很老很老的老偏方 职场疲劳一扫光

民间千年精华 医病妙药百方
专家精心甄选 百姓智慧家藏

《中国家庭养生保健书库》编委会 编

上海科学普及出版社

图书在版编目（CIP）数据

很老很老的老偏方．职场疲劳一扫光／《中国家庭养生保健书库》编委会编．—上海：上海科学普及出版社，2015.6
（中国家庭养生保健书库）
ISBN 978-7-5427-6427-0

Ⅰ.①很… Ⅱ.①中… Ⅲ.①保健－土方－汇编 Ⅳ.①R289.2

中国版本图书馆CIP数据核字（2015）第059126号

策　　划	胡名正
责任编辑	史炎均　叶婧芸
统　　筹	刘湘雯

中国家庭养生保健书库
很老很老的老偏方——职场疲劳一扫光
《中国家庭养生保健书库》编委会　编
上海科学普及出版社出版发行
（上海市中山北路832号　邮政编码 200070）
http://www.pspsh.com

各地新华书店经销　北京中创彩色印刷有限公司印刷
开本 720mm×1040mm　1/16　印张 26　字数 640 000
2015年7月第1版　2015年7月第1次印刷

ISBN 978-7-5427-6427-0　　　　　　　　　定价：59.00元

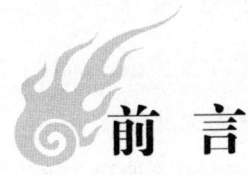

前言

一提起"上班族",人们很容易会联想到那些在宽敞明亮的写字楼里,衣着光鲜的俊男靓女们。殊不知,大部分上班族的身体都处于一种亚健康的状态,加班、无规律的饮食,让他们在展现自身光彩与荣耀的同时,也无奈地透支着健康。如果这种状态不加以改善,后果将很严重。"久坐族"的便秘与痔疮、"久站族"的颈椎病与静脉曲张、"熬夜族"的黑眼圈与肤色暗沉、"电脑族"的鼠标手与辐射,诸如此类的健康问题无时无刻不在折磨和腐蚀着上班族的身体。直到被折磨得寝食难安时,他们才想起去就医,但结果往往是钱花了病却没治好。因此,上班族们希望能找到一种简便、安全的治疗方式来应对身体的各种不适症状。老偏方就是一种不错的选择,利用老偏方治病,既见效又省事,既实用又省钱。

我国民间,自古就有"偏方治大病"的说法。正所谓"智慧藏于民间",许多老百姓在长期的生活实践中总结或发现的养生方法经受住岁月的侵蚀,历经反复验证,代代传承下来,成为疗效切实而显著的老偏方、经验方,为我们的健康护航。老偏方对中国人的影响是悠久而深远的。在现代医学进入中国之前,这些民间的老偏方肩负着维系全体国民健康及保健养生的重大作用。多部古代医学著作中都对民间偏方有所记载。

那么,老偏方都有哪些特点呢?

一是疗效显著、适用面广。老偏方大多由来已久,且为实践所验证,因而疗效切实而显著。除了日常生活中的小毛病,老偏方针对老年人常见的很多慢性病,甚至疑难杂症和一些突发情况都提供了多种治病方法。

二是取材方便、经济实用。老偏方多采用姜、枣、葱、萝卜等日常食物,以及百合、甘草等常见药材治病,材料很容易找到,且价格低廉,如利用酸枣仁可治疗失眠,用韭菜根可治关节炎等。

三是操作简便、方法多样。利用老偏方治病，只需对食物或药材进行简单处理，或是熬一碗汤，或是泡点药酒，或是做一餐药膳，或是将材料外敷于患处，即可奏效。有些老偏方则仅仅需要对身体上的某个部位或区域揉一揉、按一按，操作起来非常简便，一学就会，在家就能自行治疗各种常见病症。

四是安全温和，通俗易懂。老偏方多取材于老百姓日常饮食，所用药材也来自于大自然的天然植物，药味不多，甚至是以单味药材治病，如利用生姜治疗空调病，治病方式较为温和，不良反应极小。另外，在针对偏方的治病原理进行说明时，尽量不使用专业的中医术语，通俗易懂。

本书针对职场上班族的健康问题，描写了人们在生活和职场工作中的一系列健康问题，旨在解决上班族的健康困惑，针对上班族常见的颈椎病、腹部肥胖、痔疮、视疲劳、失眠、胃病、腰酸背痛、便秘等病症及日常工作中的小毛病，提供了外敷方、食疗方、按摩方、艾灸方、药膳方等多种治病老偏方，既包含了通俗易懂的病理分析，又介绍了具体可行的实用方法，还以真实的病例为引，配有大量的食材和穴位图，详细介绍了偏方中所涉及的主要食材的特性、功效，以及各穴位的功效，便于上班族因地、因时制宜地速查速用，可快速解除上班族的身体不适。本书内容丰富，思想性、科学性、知识性和趣味性结合紧密，提及的治病、养生保健措施对上班族具有很强的针对性、实用性，是上班族远离职场烦恼不可多得的参考书。

需要说明的是，中医讲究辨证施治，书中所录老偏方未必适合所有上班族，有些偏方在某些人身上可以快速见效，对于另一部分人可能并不适用。读者在采用时须考虑自身情况斟酌使用，对于病情较重的患者，则一定要及时就医。

编者

目　录

第一章　视疲劳老偏方，眼明心亮让工作更顺畅 ……… 1

看电脑太久眼睛疲劳，菊花粳米粥是高招 ……………………… 1
眼睛累了，喝点枸杞子陈皮红枣汁 ……………………………… 2
缓解眼部疲劳还得做做眼保健操 ………………………………… 3
眼睛酸涩难忍，揉揉头部原始点 ………………………………… 5
电脑引起干眼症，请用枸杞子菊花茶 …………………………… 6
眼睛干涩疼痛，吃根香蕉补钾排钠 ……………………………… 7
蜂蜜纯净水滴眼，有效缓解干眼症 ……………………………… 9
电脑族易得干眼症，可用牛奶敷眼 …………………………… 10
霜桑叶敷眼，有润眼、明目之功 ……………………………… 11
辅助治疗干眼症，针刺眼周穴位＋刺激三阴交穴 …………… 12
预防干眼症，多戴框架眼镜 …………………………………… 13
治疗视力下降，多按后脑勺 …………………………………… 15
视力下降，试试远望凝视治疗法 ……………………………… 16
办公桌上养金鱼，保护你的眼睛 ……………………………… 17
眼睛疲劳了，就打一会儿乒乓球 ……………………………… 18
缓解眼睛疲劳，用绿茶水熏眼睛 ……………………………… 20
上班族易"眼睛过劳死"，需注意放松减压 ………………… 21
视疲劳的自我防治法，让眼时刻明亮 ………………………… 23

第二章　犯困醒神老偏方，精神好了，干事更自信 …… 25

工作时累了困了，不妨吃点鸡肉 ……………………………… 25
绿色饮品，喝出精神头来 ……………………………………… 26
舒缓疲劳、提神健体，就选刺五加茶 ………………………… 27
陈皮泡茶喝，提神舒压效果好 ………………………………… 28
上班犯困打瞌睡，小小牙膏可有大用途 ……………………… 29
累了倦了，就找丁香火锅 ……………………………………… 30
午睡综合征犯了，动动手指可醒神 …………………………… 31
醒脑提神，少冲穴功不可没 …………………………………… 33
刮眼眶也能达到醒脑提神的效果 ……………………………… 34

疲劳头痛，按一按太阳穴就好……………………………………………… 35
感到疲倦，梳一梳头能提神…………………………………………………… 36
常备醒神香囊，一嗅解千乏…………………………………………………… 37
午休是下午不犯困的绝招……………………………………………………… 39
工作时犯困，椅子变身提神发动机…………………………………………… 41
静下来冥想，立即使困意一扫光……………………………………………… 43
全身摇摆，摆走一身的疲劳…………………………………………………… 45
困了做拉伸运动，数秒提升元气……………………………………………… 46
长期疲劳导致反应迟钝，刮一刮痧就好……………………………………… 47

第三章　健脑补脑老偏方，让你变得更聪明更出众…… 51

用脑过度常健忘，睡前喝碗远志汤…………………………………………… 51
芹菜根煮水，记忆力不减退…………………………………………………… 53
压力过大记忆力减退，吃点黄花瘦肉羹……………………………………… 54
吃点鸽子蛋，增强记忆力……………………………………………………… 55
核桃——不可或缺的天然脑黄金……………………………………………… 56
补脑防健忘，要多吃鱼头……………………………………………………… 57
伸懒腰，打哈欠，健脑又抗衰………………………………………………… 58
大脑累了，踢踢毽子可健脑…………………………………………………… 59
跳绳是职场白领最佳的健脑运动……………………………………………… 60
提高记忆力，这个小习惯要牢记……………………………………………… 61
提高记忆力，就要补充叶酸和维生素 B_{12} …………………………………… 63
张嘴闭嘴就可强身健脑………………………………………………………… 64
让大脑保持年轻，桑椹可以帮你……………………………………………… 65
卵磷脂，给大脑补充必要的营养……………………………………………… 66
头痛不用头痛药，泡手 5 分钟就治好………………………………………… 67
紧张性头痛症犯了，每天喝吴茱萸饮………………………………………… 68
患上偏头疼，滴点萝卜汁……………………………………………………… 68
常按风池穴，以防偏头痛……………………………………………………… 70
按揉天柱穴，解除头痛烦恼…………………………………………………… 71
头部热敷，让人耳聪目明脑力健……………………………………………… 72
头部松筋术，让头脑日益灵活的妙法………………………………………… 73
职场白领需牢记的日常健脑养生操…………………………………………… 74

第四章　加班熬夜老偏方，快速弥补身体消耗能量…… 76

熬夜加班前，先吃一颗 B 族维生素营养丸…………………………………… 76
熬夜加班要提神，茶比咖啡好………………………………………………… 77
加班熬夜过劳了，赶紧喝西洋参五味茶充电………………………………… 79

熬夜上火，多喝薄荷茶、枸杞子茶来滋阴清热……………… 80
熬夜后吃点生地黄炖鸭蛋，缓解口干咽燥症状……………… 82
加班引发心脏不适，莲子茶清心舒心…………………………… 83
熬夜后腰酸背痛，吃点猪腰炖杜仲……………………………… 84
熬夜后肌肉酸痛，喝点粉葛生鱼汤就好………………………… 85
刺激丘墟，缓解加班后的头昏脑胀……………………………… 87
过度疲劳常盗汗，快用米汤和桑叶……………………………… 88
工作太累放轻松，黄芪陈皮去疲劳……………………………… 89
加班后要消除疲劳，可做四种经络瑜伽………………………… 90
患了慢性疲劳，常喝十全大补汤………………………………… 91
长时间工作易疲劳，试试足部按摩……………………………… 92

第五章　空调病老偏方，夏季工作要凉爽更要健康…… 95

患上空调病，服用藿香正气水治疗……………………………… 95
夏季空调用得多，常喝荷藿薏苡仁粥…………………………… 96
生姜丝泡水喝，有效预防空调病………………………………… 98
治疗空调病最好的办法就是让全身出汗………………………… 99
喷嚏止不住，用点风油精就好………………………………… 101
自制中药水熏鼻，可让喷嚏停下来…………………………… 102
办公室止喷嚏，试试擦鼻点穴功……………………………… 104
练练呼吸导引功，有效缓解喷嚏症状………………………… 105
葱白捣一捣，鼻塞马上好……………………………………… 106
空调过冷易鼻塞，白萝卜汁可治……………………………… 107
鼻子过敏烦恼大，花生粳米来熬粥…………………………… 108
大蒜贴在涌泉穴，慢性鼻炎能治好…………………………… 109
按压睛明穴，让你不再眩晕…………………………………… 110
防治空调腿，要多活动腿部肌肉……………………………… 112
夏季常吹空调易痛经，可用益母草泡脚……………………… 114
空调房内皮肤易干燥，要多用保湿喷雾……………………… 115
耳鸣不可怕，黑木耳加鲜葱花………………………………… 118
吹空调导致面瘫，按揉面部穴位可解决……………………… 119

第六章　肩颈酸痛老偏方，办公室坐坐族的福音…… 121

肩膀筋骨要放松，就要拉手筋………………………………… 121
颈部僵硬不舒服，学着拉颈筋………………………………… 122
对治肩颈酸痛的四季滋补膏方………………………………… 123
艾叶热敷，温暖颈椎可使肌肉放松…………………………… 126
简单瑜伽术，轻松解决肩颈酸痛问题………………………… 127

舒缓肩颈腰酸痛的八招伸展操·······128
坐坐族消除肩颈酸痛的椅上瑜伽·······130
久坐后颈肩酸痛，不妨敲敲小肠经·······132
食盐热敷法，颈椎酸疼立刻好·······133
"举头望明月"，远离颈椎病的小妙计·······134
简单拿捏，让颈椎"服服帖帖"不再疼·······135
颈椎酸痛，做一做"米字操"·······136
长期伏案易眩晕，按按后脑压痛点·······138
按摩肩颈部穴位，有效缓解肩颈酸痛·······139
按揉风府和手三里，颈椎病也可"手到病除"·······141
颈椎病犯了，就给自己做一做牵引·······141
办公族人人必备的颈椎"急救"操·······143
电吹风温熨法，吹走颈椎病·······144
后溪穴，助你摆脱颈椎病困扰·······145
姜葱、热盐也是药，对治肩周炎很有效·······146
用萝卜泥、大蒜泥治疗肩酸，效果真是好·······147
脖子痛、肩膀疼，做几个简单的运动就好·······148
记住"肩三点"，巧治肩周炎·······149
立位拉筋法，肩周炎的克星·······151

第七章 腰酸背痛老偏方，解决长期伏案工作的困扰 153

长坐易腰酸背痛，两个偏方来帮忙·······153
坐姿不良后背痛，滚滚网球扩扩胸·······154
韭菜调冰糖，腰肌劳损不再疼·······155
腰肌劳损不用愁，多喝猪腰杜仲汤·······157
白领女性易肾虚腰痛，多吃栗子可止痛·······158
久坐引起坐骨神经痛，擀面杖能急救·······159
伏案工作引起背部酸痛，"三招四式"就搞定·······160
没事时常扭一扭，对付背痛有妙招·······162
腰背部酸痛，就找膀胱经和督脉·······163
长期伏案工作易驼背，做做背部拉伸操·······165
腰椎劳损，可把图书当器械来做保健操·······167
每天退步走，腰痛好得快·······168
搓腰、转腰、扭腰，巩固"先天之本"·······169
每天蛙泳，让你远离腰痛·······171
对治顽固性腰痛，可敲打右臂少海穴·······173
慢性腰痛，多喝千年健九节茶可止痛·······174
鳖甲治腰痛，效果真是不一般·······174
常做腰部保健按摩，可防腰肌疲劳·······176

每天坚持做拱桥运动，可防治腰肌劳损 ·············· 177
爬行模仿，治疗腰椎间盘突出 ······················ 178
不小心闪了腰，不妨蹬蹬腿 ························ 179
风湿腰痛，不妨多喝独活酒 ························ 180

第八章 治手、肘痛老偏方，电脑一族不再烦恼 …… 182

电话太多手臂痛，戴个护肘很管用 ·················· 182
肘关节疼痛，推一推就好 ·························· 183
手部麻痹，常吃木耳蜂蜜 ·························· 185
要想不得鼠标手，时常做做手指操 ·················· 186
按压一个穴，防治手指痛 ·························· 187
每天5分钟保健操，舒活关节手不痛 ················· 189
做好6个小动作，远离鼠标手 ······················· 190
预防鼠标手，多让手腕运动运动 ···················· 191
经常弹伸十指，远离手指疼痛 ······················ 193
双手交叉按肩部，有效防止手臂酸麻 ················ 194
多揉阳池穴，手腕灵活疼痛少 ······················ 196
饮用仙鹤草汤，告别"网球肘" ······················ 197
手指关节炎，常做"叉手操" ························ 198
用电脑手麻，勤按颈椎侧面 ························ 200
交替拍打整个手臂，为肘关节止痛 ·················· 201
缓解肘关节疼痛，可刺激三个穴位 ·················· 202

第九章 腿脚痛老偏方，职场"久站族"的健康密码 204

腿脚酸痛不用怕，泡泡姜水喝姜茶 ·················· 204
长时间站立引起小腿抽筋，记得按这两个穴 ·········· 205
这样按摩，膝关节不再痛 ·························· 206
巧制蛋壳醋，治好骨质疏松、腿抽筋 ················ 208
高跟鞋害你长鸡眼，可用乌梅醋泥治疗 ·············· 209
明矾泡脚，汗脚不再让人烦 ························ 210
每天练习弓箭步，有效缓解小腿胀痛 ················ 211
做好隐形体操，减轻腿脚肌肉酸痛 ·················· 213
踩踩脚能缓解腿抽筋 ······························ 214
常喝芍药甘草汤，腿部抽筋一扫光 ·················· 216
运动过度导致脚扭伤，快用核桃和板栗 ·············· 217
类风湿关节炎，生姜鲜葱帮大忙 ···················· 218
萝卜叶汤，可消脚疲劳 ···························· 220
热醋泡脚，足跟不痛、健步如飞 ···················· 221

芥面醋敷脚，远离足跟骨刺…………………………………………223
想治好足跟痛，多搓搓小腿就可以…………………………………224
血力花加冰片，告别足底腱鞘炎……………………………………225
让酸痛的腿脚做一次放松的"足浴"…………………………………227

第十章 失眠老偏方，工作再烦也能睡得香………… 229

失眠心悸，喝一点酸枣仁汤就好……………………………………229
对失眠很有效的紫苏酒………………………………………………230
失眠用生姜，保你睡得香……………………………………………232
早醒睡不好，常吃半夏小米粥………………………………………233
龙眼枸杞子大枣粥，治好失眠不再愁………………………………234
夏日失眠不用慌，芹菜炒香干来助阵………………………………235
睡前做好瘦身操，身体健康睡眠好…………………………………237
蒲公英龙井茶，清热消炎不失眠……………………………………238
适当吃点薄荷粥，清热解乏助睡眠…………………………………239
解郁百合茶，安神解乏睡眠佳………………………………………241
每天两杯牛奶红茶，失眠多梦不再有………………………………242
五参养心茶，补气养血不失眠………………………………………243
晚间睡前一杯牛奶，睡得沉稳又充足………………………………245
常喝丹参安神汤，告别顽固性失眠…………………………………246
敲肝经治失眠，真是一个好办法……………………………………248
睡不着，不妨试试赤脚散步…………………………………………250
药枕是很好的中医助睡工具…………………………………………251
失眠了，不妨试试拔火罐……………………………………………252
防治失眠，快找足疗来帮忙…………………………………………254
失眠不见好，可用拍打脚心法………………………………………255

第十一章 解压老偏方，身心健康才能赢得漂亮…… 257

精神焦虑需安神，龙眼冰糖最有效…………………………………257
看电脑烦躁，试试合欢红枣茶………………………………………258
15分钟办公室健身减压操，化解职场焦虑…………………………260
五个小动作，帮你消解郁闷情绪……………………………………261
把焦虑从身上"刮"掉的刮痧法………………………………………263
敷贴疗法：好心情"贴"出来…………………………………………264
开车急躁易发怒，按按头顶百会穴…………………………………265
神经衰弱难抑制，龙眼百合配莲子…………………………………267
鸡蛋黄烤油，心慌胸闷不再愁………………………………………268
精神紧张犯头痛，大蒜捣汁滴鼻中…………………………………269

心律失常要警惕，猪心大枣是补剂……………………………………270
葡萄，破解神经衰弱的密码………………………………………272
摆脱神经衰弱，试一试拉耳垂法…………………………………273
薰衣草茶，缓和焦虑精神好………………………………………274
常喝柠檬草茶，神清气爽身体棒…………………………………276
康乃馨茶，安神止烦效果佳………………………………………277
绞股蓝茶，益气养血精神佳………………………………………279
薄荷绿茶，提神醒脑促消化………………………………………280
每天一杯茉莉麦冬茶，失眠心烦不再有…………………………281

第十二章 腰腹肥胖老偏方，职场白领久坐不发胖…… 283

久坐不动腰易胖，多喝黑茶来消脂………………………………283
办公室常备乌梅泽泻茶，腰腹难肥胖……………………………284
应酬搞出啤酒肚，每天一杯豆奶瘦肚子…………………………285
想要一身轻，冬瓜汤要多喝才行…………………………………287
每天早上一杯淡盐水，轻松喝掉小肚子…………………………288
超级简单的办公室瘦腰法：捡书法………………………………289
预防腰腹赘肉堆积的椅子操………………………………………290
办公室椅子上就能做的腹部消脂运动……………………………291
每天快走40分钟，腰腹赘肉跑光光………………………………292
游泳，让"游泳圈"消失不见………………………………………294
饮上一杯菊花茶，清热解毒消脂肪………………………………295
山楂益母茶，清热活血减脂肪……………………………………296
腰腹肥胖，就饮纤美瘦身茶………………………………………298
荷叶消脂茶，清暑利湿赘肉少……………………………………299
预防腰腹发福的办公室健身操……………………………………300
工间休息做瑜伽，腰腹减肥好方法………………………………301
做好减肥健身操，腰腹赘肉全不见………………………………302
常做"消腹六部曲"，重塑玲珑腰部曲线…………………………304
工间做好"扫地式"，灵活腰椎脂肪少……………………………305

第十三章 口腔咽喉老偏方，面对面沟通更顺畅…… 307

满嘴黄牙太吓人，快用老陈醋刷牙去黄…………………………307
牙齿黑黄，快用香白芷药膏擦齿…………………………………308
蘸点绿矾刷牙，有效清除牙缝污渍………………………………309
口腔有异味，常嚼橘子皮…………………………………………310
爱吃山楂的白领，从不担心口腔有异味…………………………311
艾草浸酒绞汁食用，可除口臭……………………………………312

吃出口腔溃疡了，涂点蜂蜜就好……313
黑白木耳配山楂，口腔溃疡不复发……313
对治复发性口腔溃疡，多吃苹果就好……314
贴压关键穴，牙痛和你说再见……315
一杯淡醋水，不怕牙周炎……316
野山菊泡脚，巧治牙周炎……317
治疗咽喉疼痛，西瓜皮疗效佳……318
咽喉疼痛，快用丝瓜汁消肿止痛……319
明矾橄榄嚼一嚼，让咽喉不再肿痛……320
声音嘶哑嗓子痛，快喝玄麦甘橘茶……320
冰糖梨是清热润喉的法宝……322
烟酒过量声音嘶哑，喝点橄榄竹叶汤……323
慢性咽炎，喝点罗汉果茶准没错……324
慢性咽炎有困扰，胖大海泡茶要趁早……325
支气管炎总咳痰，川贝白梨汤来帮忙……326
海带白糖清热下火，巧治咽炎……328

第十四章　胃病老偏方，启动办公室里的保胃战…… 330

胃病瞄准职场人，多喝芦荟酒可养胃……330
小米是办公室白领养胃的上上之选……331
上班族脾胃虚弱，离不开猪肚汤……332
肠胃不适，快用十宝粥补脾胃……333
山楂麦芽熬红糖，告别消化不良……334
吐酸和嘈杂，酱油能救急……335
嗝声连连，喝点八角茴香汤就好……336
恶心呕吐受不了，生姜蜂蜜熬一熬……337
驱除胃寒，可用白酒烧鸡蛋……338
消化系统有溃疡，喝点豆浆加饴糖……339
食无定时胃反酸，饭前常服蛋壳芝麻粉……340
白领女性胃痛，喝点梅花水可缓解……341
缓解胃痛，不妨吃点山稔根……342
胃痛难忍耐，姜枣红糖疗效好……342
胃痛好难受，按摩穴位解忧愁……343
鲜马铃薯汁巧治十二指肠溃疡……345
甘草配蜂蜜，肠胃溃疡不再愁……346
食用小羊羔肠子，对胃溃疡有效……347
得了胃溃疡，试试牛肉仙人掌……347
木瓜、荔枝、樱桃互配治胃溃疡……348
慢性胃炎折磨人，陈皮大枣是救星……350

老母鸡炖参芪，能治胃下垂…………………………………………350
多做仰卧运动，治好胃下垂……………………………………………352
巧用胡椒制妙药，治好慢性胃炎………………………………………352

第十五章 便秘老偏方，狙击"职场健康新杀手"… 354

要想赶走顽固的便秘，快用黄豆面+牛奶……………………………354
解除腹胀便秘，可煎服厚朴、藿香、苏子和大黄……………………355
胡萝卜汁加蜂蜜，肠道通畅不便秘……………………………………356
吃菠菜猪血，有效治疗便秘……………………………………………357
工作压力大易便秘，多吃红薯顺肠又补气……………………………358
天热导致便秘加重，莴苣为你解忧……………………………………360
一碗麻子仁粥，轻松解决便秘烦恼……………………………………361
多吃空心菜，可有效缓解便秘…………………………………………362
决明子"一箭双雕"：既治便秘又护眼…………………………………363
久坐引起便秘，胖大海、黄芪泡茶巧治好……………………………364
上班族治便秘，吃点杏仁粉就好………………………………………365
工作劳累易体虚便秘，可吃松子治疗…………………………………366
运动不足引发便秘，黑芝麻煮粥疗效好………………………………367
韭菜是上班族治疗便秘的法宝…………………………………………368
红薯+大枣，治疗便秘效果好…………………………………………369
工作紧张易大便干燥，可喝芋头粥……………………………………370
吃点泡蒜，有效缓解因工作紧张而引发的便秘………………………371
白领女性减肥引发便秘，快找黑豆帮忙………………………………372
节食过度引发便秘，可用桃花来治……………………………………373
上班族便秘了，快找芦荟来帮忙………………………………………374
缓解便秘，荸荠比药还灵………………………………………………375
葱醋敷肚脐，促进新陈代谢治便秘……………………………………376
热水熏洗肛门，快速促进排便…………………………………………377
上班族必知的治便秘特效穴——支沟穴………………………………378
缓解便秘症状，多多刺激章门穴………………………………………379
坚持按揉天枢穴，便秘很快就消失……………………………………380
上班族饮食不规律导致便秘，快用外敷+按摩………………………381

第十六章 痔疮老偏方，白领一族不再有难言的痛… 383

白领久坐、久站易患痔疮，多多缩肛可预防…………………………383
办公族预防痔疮，应该多坐硬座椅……………………………………384
临睡前按摩长强穴，改善肛门血液循环………………………………385
葱白煮水洗痔疮，疼痛不再有…………………………………………386

痔疮作祟，柿子帮你解"难言之隐" …………………………………………386
治痔疮，倒立、冷敷是首选 ……………………………………………………387
苦楝子对治裂痔颇有成效 ………………………………………………………388
用鲜无花果叶治痔疮，效果真不错 ……………………………………………389
大黄、鸡蛋，是治痔疮的一对好搭档 …………………………………………390
长时间站立引发痔疮，多吃苋菜 ………………………………………………391
久坐引发内痔，喝点双花槐角饮可治 …………………………………………391
生豆腐渣治痔疮，效果真不错 …………………………………………………393
夏季湿热易引发痔疮，多吃鳝鱼可防治 ………………………………………394
黄花菜煮汤喝，治疗痔疮很有效 ………………………………………………395
痔疮犯了，快用田螺明矾汁消痔止痛 …………………………………………396
米醋煮羊血，止内痔出血效果好 ………………………………………………397
早晚一盅葡萄糖水，缓解痔疮出血症状 ………………………………………398
小小的清凉油，也是治痔疮的法宝 ……………………………………………399
久坐易生痔疮，多踮起脚跟走路可预防 ………………………………………400
刺激会阴穴，治疗痔疮有良效 …………………………………………………401

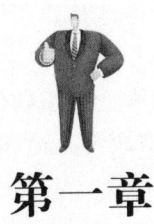

第一章
视疲劳老偏方，眼明心亮让工作更顺畅

　　眼睛是心灵之窗，每个人都希望有一双明亮清澈的眼眸，但是办公室白领在工作中都必须长时间面对电脑，而由于用眼时间过长，会感到眼睛酸痛、发胀、干涩、视力模糊，同时还会出现头痛、注意力不集中、情绪烦躁、思维迟钝、疲乏无力和失眠、恶心等一系列全身疲劳症状，这正是视疲劳的表现。那么，办公室白领要如何才能让自己的眼睛轻松抗击疲劳呢？答案就在以下的偏方中。

看电脑太久眼睛疲劳，菊花粳米粥是高招

　　眼睛疲劳的主要症状是眼睛干涩。眼干燥症其实是种病，又称干燥性角膜结膜炎。其临床表现差异较大，轻者眼睛干涩不适，发痒；重者眼睛干燥，有烧灼感，畏光，视力减退。许多人都患有轻度的眼干燥症，但往往不能引起他们的注意。如果长期如此，会产生病变，使角膜干燥、角化、浑浊，视力严重受损。

　　小于是一名狂热的网络游戏爱好者，早在念大学的时候，学计算机专业的小于就常常因为打游戏打得入神而忘记了去上课，因此没少挂科。大学毕业后，他对游戏的热衷却丝毫未减，常常因为玩游戏太入迷而错过了面试时间。父母为了将他从游戏的世界中拉出来，毅然决然地断了他的生活费，勒令他出去找工作。

　　小于迫于生存的压力，只好出去找工作，他想到自己既然喜欢游戏，何不干脆把工作和娱乐结合起来。在人才招聘网站上做过一番调查后，他发现许多游戏公司都在招聘游戏测试员，就发了自己的简历过去试试，可惜都石沉大海，杳无音讯。

　　没办法，小于只能先找了份电脑维修的工作。他一边工作，一边另辟蹊径，利用业余时间专门找那些已经推广的网络游戏的"空子"。白天他为客户修电脑，晚上就玩各种新出的游戏，找出其中的漏洞，再与网友们一起编写程序修正漏洞。虽然编写程序需要常常熬夜，但对小于而言，这是他喜欢的工作状态。他找到了问题就马上发邮件或者打电话给游戏厂商，从开始没有人理睬他到后来变得小有名气。半年之后，几个网络游戏开发商开始主动找他，请他测试新开发的游戏……就这样，小于的收入也开始多了起来。

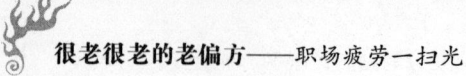

然而，因为天天对着电脑，小于的视力下降得很快，而且眼睛极容易干涩、痒疼、还怕风畏光。他到医院去检查，医生说他是患了干眼症，主要是因为他每天看电脑太久，建议他控制每天用电脑的时间。

干眼症是干燥性角膜结膜炎的俗称，是指任何原因造成的泪液质或量异常或动力学异常，导致泪膜稳定性下降，并伴有眼部不适和（或）眼表组织病变特征的多种疾病的总称。干眼症的常见症状有：眼睛干涩、容易疲倦、想睡、会痒、有异物感、痛灼热感、眼皮紧绷沉重、分泌物黏稠、怕风、畏光，对外界刺激很敏感，暂时性视力模糊；有时眼睛太干，基本泪液不足反而刺激反射性泪液分泌而造成常常流眼泪之症状；较严重者眼睛会红肿，充血，角质化，角膜上皮破皮而有丝状物黏附，长期之伤害则会造成角结膜病变，并会影响视力。

听了医生的建议后，小于忙问怎么调养，医生便告诉他一个食疗的方子：菊花粳米粥。具体做法是：将50克菊花水煎后取汁，再加入100克粳米熬成粥食用。

中医认为，菊花有平肝明目的疗效，《本草经百种录》说："凡芳香之物，皆能治头目肌表之疾，但香则无不辛燥者，唯菊不甚燥烈，故于头目风火之疾，尤宜焉。"现代医学也证实，菊花对辅助治疗眼睛疲劳、视力模糊有很好的功效。除了涂抹眼睛可消除水肿之外，平常还可以泡菊花茶来喝，它能使眼睛疲劳的症状消退。每天喝3~4杯的菊花茶，对恢复视力也有帮助。注意，菊花的种类很多，护眼效果最好的并不是那些花朵白且大的菊花，反而是那些又小又丑且颜色泛黄的菊花。

眼部疾病是由于脾胃虚弱，气血不足，精气不能上承，目失所养而导致的。此外，虚火上炎会灼烧津液，以致泪液减少，眼睛干燥。粳米性甘平，补中益气，健脾和胃，对这一病症，可以起到很好的治疗效果。将菊花和粳米结合在一起食用，则能使养眼明目的效果更加突出。

此外，人们还要注意保持良好的用眼习惯，比如，人们每对着电脑工作一段时间就要多眨眨眼睛，做做眼保健操。如果房间里常年吹空调，就要在桌边放上加湿器，或者是一杯清水，以增加眼睛周围的湿度。爱美的人士最好不要在办公室内长时间佩戴隐形眼镜，如果佩戴隐形眼镜则要每天清理镜片，定点定时地滴眼药水，保持眼睛湿润。

眼睛累了，喝点枸杞子陈皮红枣汁

爱美的白领女性都知道，如果眼睛疲劳、难受，那么即使化了妆，也是不美丽的，只有顾盼生辉的眼睛，才能显示出整个人的精气神，才能为精致的妆容加分。不仅如此，如果眼睛一直处于劳累的状态，眼睛周围的皮肤就容易松弛、长细纹。那么职场女性在日常生活中应如何保护眼睛呢？

苏珊和男友章华是一个大学的校友，他们大二相识、相恋，大学毕业之后便敲锣打鼓地办了婚事。苏珊家在市里，而男友家在农村，苏珊父母本来有点意见，怕他俩成长环境不同，以后过日子会有矛盾。但是看到章华对自己女儿确实是处处体贴、包容，他们也就勉强同意了。事实证明，父母的担心是有道理的，虽然苏珊和老公的感情很好，但是和老公家人还是有些矛盾。尤其是苏珊的婆婆，说话快又很大声，每次讲话都像是

第一章 视疲劳老偏方，眼明心亮让工作更顺畅

在吵架似的，经常会吓到苏珊。不仅如此，婆婆还非常小气。有一次，苏珊跟着章华去他家过年的，婆婆因健康饮食为由，并未买大鱼大肉招待苏珊。如果不是老公在身边，苏珊在那里一刻都待不住。但也因为，大部分的时间是只有自己和老公的二人世界，苏珊心想就那么几天时间，忍忍也无妨。

后来，苏珊跳槽到另外一家更好的公司上班。刚开始去，工作上千头万绪，苏珊的身体就有些吃不消了。章华不忍心让她再为家务操劳，可自己也分不开身，就和苏珊商量着把母亲从农村里接过来，帮忙照顾家里的大小事情。苏珊不愿驳了老公的建议扫了他的兴，便点头同意了。

那段时间苏珊下班之后总还要熬夜加班，常常累得直喊眼睛疼。婆婆听了记在心里，第二天便给苏珊端来一碗汤。苏珊问是什么，婆婆笑说："你喝喝看，对身体有好处。"苏珊想，会不会是她急着想抱孙子了，给我喝补药？算了，只要不是毒药就行，便一仰脖子就都喝下去了。接下来的日子，苏珊每天都喝两碗甜汤，因为她觉得味道还不错，香甜得很，也就没推辞。一个多月之后，苏珊觉得自己的气色红润了很多，熬夜工作之后，眼睛也不像以前那么昏花干涩了，看东西也清晰了不少。她很好奇，问："是不是那汤的原因？"婆婆听了，笑说那汤在乡下就是专门补眼睛的。

苏珊觉得婆婆在忽悠她，问清楚了材料是枸杞子、陈皮、红枣、蜂蜜。后来她上网查，还真有这么回事：甜汤中的红枣含有多种维生素和钙、磷、铁等营养元素，能够增强肌肉力量，美白肌肤，使脸色红润有光泽；枸杞子能补益肝肾；陈皮有开胃、增强食欲的作用，再加上营养丰富又全面的蜂蜜，因此煮成汤来饮用，对保健眼睛很有帮助。

苏珊这才体会到婆婆的良苦用心，觉得自己以前太不懂事了。她在心里暗暗发誓，以后一定要好好孝顺公婆，不能再戴着"有色眼镜"看人了。

那么，苏珊婆婆的这个"补眼睛"汤是怎么做的呢？

首先，准备好10克枸杞子，3克陈皮，8颗红枣和适量的蜂蜜。

接着，把枸杞子、陈皮和红枣放进锅里，加入适量的纯净水，用小火煮沸20分钟，取第一道汁，再加进一些纯净水煮成第二道汁，这两道汁便是给眼睛的营养汤，在饮用前加进去适量的蜂蜜。

每天喝2次，分别在上午和下午饮用第一道汁和第二道汁，坚持下去，不仅养出好气色，眼睛也会轻轻松松，明亮有神。

缓解眼部疲劳还得做做眼保健操

曾静大学毕业后，进入了一家外企做网络销售。由于工作的特殊性，她每天要坐在电脑前七八个小时，下班回家后还要上会儿网，这样，眼睛很快变得十分干涩，有时还很疼，但她没太在意，只是去药店买了眼药水来滴眼。刚开始滴完眼药水的时候，曾静确实觉得眼睛舒服了很多，但用的次数多了，似乎就不起作用了。她以为是自己对这个牌子的眼药水产生了所谓的"抗体"，就去买了其他牌子的眼药水来用，结果也没太大改变。

一天，曾静在连续对着电脑工作了3~4小时后，站起身来打算去厕所，却发现眼睛

出现了短暂性的视觉障碍，可把她吓坏了，连忙请假去了医院。

医生检查完曾静的眼睛后，说她是得了干眼症，主要是由于她整天面对电脑，近距离看东西，迫使眼睫状肌处于收缩紧张状态，从而使晶体变凸以适应看近物。眼睛长期处于紧张状态而得不到休息，再加上办公室空气不流通，容易引起双眼干涩、充血，甚至最终导致各种眼病。所以医生建议曾静要增强自我保健意识，注意保持正确的坐姿，适当补充营养，同时注意适当休息。

针对曾静的工作情况，医生还建议她每天在工作之余，做一做眼保健操，这不仅能够对眼部周围穴位按摩，放松睫状肌，而且可以改善眼部的血液循环，让眼睛彻底放松。

对于眼保健操，相信大家都不陌生，它是根据中医推拿、经络理论等综合形成的按摩法，主要是通过对眼部周围穴位的按摩，促进眼部血液循环，使眼内气血通畅，改善神经营养，以达到消除睫状肌紧张痉挛、缓解视疲劳的目的。做操时精神要集中，要对准穴位，不要过分用力，手法要轻缓，以感觉酸胀为适。全操共分6节，均为四八拍，用4分钟左右的时间做完。

第一步，闭目入静。双脚分开与肩同宽，双臂自然下垂，身体保持正直，全身放松，两眼轻闭。

第二步，按压睛明穴。双手食指分别按压双侧睛明穴，其余手指呈握拳状，每拍按压1次。

第三步，按揉太阳穴、攒竹穴，抹刮眉弓。

太阳穴位置：眉梢和外眼角之间，向后一寸凹陷处。

攒竹穴位置：位于眉毛内端。

动作要求：第一、二个八拍，双手拇指按揉太阳穴，食指按揉攒竹穴，每拍按揉1次。第三、四个八拍，双手食指弯曲，余指握拳，由眉毛内端向外抹刮，每两拍抹刮1次。

动作重点：对太阳穴和攒竹穴采取按揉手法，而不是挤压。抹刮眉弓时，采取由内向外的方式进行。

第四步，按压四白穴。

取穴法：先把左右食指和中指并拢对齐，分别按压在鼻翼上缘的两侧，然后食指不动，中指和其他手指缩回呈握拳状，食指所在的位置便是四白穴。

动作要求：每拍按压四白穴1次。

动作重点：取准穴位，采取按压手法，而不是按揉手法，因为按揉穴位不易准确。

第五步，捻压耳垂、转动眼球。

动作要求：双手拇指和食指，分别夹住耳垂，每拍捻压1次。

转动眼球，第一、二个八拍眼球沿逆时针方向转动，其转动顺序为上、左、下、右。第三、四个八拍眼球沿顺时针方向转动，其转动顺序为上、右、下、左。每拍转动一个方向。

动作重点：耳垂采取捻压手法，而不是挤压和按压手法。转动眼球时，头部不动。

第六步，揉捻合谷穴，远眺景物。

合谷穴位置：位于拇、食指掌骨间，微偏食指侧凹陷处。

动作要求：第一、二个八拍，右手拇指压于左手合谷穴，食指垫于掌面，与拇指呈对应位置，每拍揉捻1次。第三、四个八拍，双手轮换，每拍揉捻1次。与此同时，双眼远眺景物。

动作重点：合谷穴采用揉捻手法。远眺景物与揉捻合谷穴同时进行，但必须注意，远眺时应背向阳光，尽量望远处的目标。

注意，按摩这些穴位的基本手法有揉、按、挤、刮等，要求做到持久、有力、柔和、均匀。其中，揉——压力要轻柔，动作要协调而有节律；按——着力部位要紧贴体表，不可移动，用力要由轻而重，不可用猛力按压。

从那以后，曾静一改往常在电脑前久坐不动的习惯，每天在办公室工作之余做起了眼保健操，不断地放松眼睛，缓解眼睛的压力。坚持一年多后，曾静发现自己的视觉障碍完全消失，眼睛变得清澈明亮，精神也特别好。

此外，当职场人士因为工作繁忙而抽不出太多时间来做以上的眼保健操时，也可做一做简易的眼保健操，具体做法是：

（1）慢慢地闭眼，将两手掌相互搓热，然后用掌心的热度，轻盖住眼球（约30秒），再慢慢将眼睛睁开，让眼球以顺时针方向打转（转一圈约10秒），让眼光能够扫到各个角落。然后同样的动作，以逆时针方向再做一次。

（2）接着眼睛呈现睁开的状态，用双手的中指指尖轻轻将两眼的下眼睑往下拉，然后再往反方向将下眼睑往上提，直到眼睛闭上为止，持续保持这个状态不要动，并放松。

（3）再以肌肉的力量将眉毛挑起，慢慢闭上眼睛，眉毛也跟着下沉，再保持这个状态不要动，持续放松。

眼睛酸涩难忍，揉揉头部原始点

现代社会，电脑已经成为职场白领必备的工作用具，每天都要盯着电脑看7~8小时，再好的眼睛也会受不了。起初，眼睛还会抗议，用泪水提醒"主人"。时间久了，泪液分泌跟不上，眼睛干涩便成了办公室白领尤其是电脑族的通病。许多人喜欢用眼药水来缓解眼睛疲劳，却常常会适得其反，加剧眼睛酸涩的症状，甚至导致许多眼病滋生。

27岁的佳美是某网站的频道编辑，每天都要对着电脑工作7~8小时，最近总是觉得眼睛酸涩，很想去揉眼睛，但揉眼睛与滴眼药水都没有让眼睛好转，而她工作又特别忙，因此一直没去看医生。后来，她一个好友留学回来，两人约了见面，好友第一眼看见她，就被她的样子吓了一跳，以为她是生了什么大病，因为佳美当时脸色苍白，眼睛红红的，而且眼睛看起来也是很疲倦的样子。

好友在国外辅修医学，因此在知道佳美眼睛酸涩的毛病后，判断她是患了干眼症，就自告奋勇要为佳美诊治。好友先按揉佳美头部的原始点，她疼痛难忍，但揉完后，眼睛就比较舒服了。佳美告诉好友，她几乎一整天眼睛都不舒服，睡觉就不知道了，白天都是疲劳的感觉。而她每天工作又很繁重，用眼时间很长，眼睛就更累。所以，经常想要眨一眨或是揉揉眼睛。接着,好友又给她做了头部原始点湿敷,她感觉整个头脑都舒服多了。

后来,好友每次见面,都会帮佳美按揉并湿敷头部的原始点,每次佳美都觉得痛,而痛过之后就会舒服很多。但两人毕竟不能天天见面,因此好友不在身边的时候,佳美就自己用一根小圆棍偶尔揉揉头部的原始点。这样断断续续地揉,过了一两个月左右,佳美眼睛酸涩的状况已明显改善,除看书时眼睛会酸涩外,平常眼睛就不觉得酸涩了。

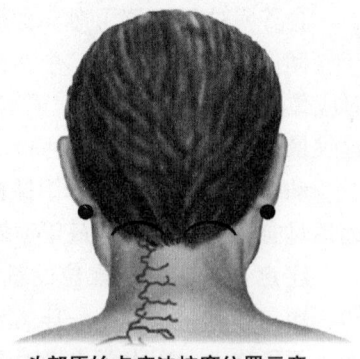

头部原始点疗法按摩位置示意

后来,和佳美一起租房的朋友搬走了,好友搬了进来,从此后每天晚上都为佳美按揉并湿敷头部原始点,半年后,佳美眼睛酸涩的毛病就完全消失了。

治好佳美眼睛酸涩毛病的头部原始点疗法的具体操作是:人们可以推揉耳后下颌骨旁(约翳风穴)的位置(如右图所示),并且沿耳后乳突部分到枕骨下缘推揉,一直推揉到头椎旁边的原始痛点。

头部原始点疗法除了能有效缓解眼睛酸涩外,还能治疗许多其他的病症,比如头痛、偏头痛、头晕、眼皮跳、眼睛痛、眼睛凸、眼酸涩、口眼歪斜、口齿不清、牙齿咬合疼痛、舌头麻、痛及灼热感、三叉神经痛、颜面神经麻痹、急性耳聋或耳鸣、颈椎病(静止时)、感冒、发热、失眠、痴呆、鼻子过敏、青春痘等。

电脑引起干眼症,请用枸杞子菊花茶

现代科技的发达,使得人们的工作变得越来越依赖电脑,然而人们整天对着电脑屏幕接受辐射,使眼睛疲劳的症状屡屡发生。许多人觉得眼睛疲劳就像身体疲劳一样,歇一歇就好。殊不知,我们的眼睛要比机体脆弱得多,如果不注意保护,会很容易受损,且眼睛损伤并不像机体损伤那么容易恢复,有时的损伤甚至无法修复。

那么,天天面对着电脑工作的都市白领们该如何预防视疲劳、眼损伤呢?医学专家建议,人们可以多用枸杞子菊花茶薰眼。

谭文是一位杂志编辑,每天的工作就是对着电脑写稿、校对。年轻的时候身体好,还不觉得什么,现在年纪大了,发现岁月不饶人,最典型的变化就是对着电脑时间一久,眼睛就会觉得干涩疲劳,看东西也不清楚,非要休息一段时间才能缓解。这个状况严重影响了她的工作效率,怎么办呢?谭文先是用热毛巾敷眼,再用眼药水来滴眼,这些方法一开始还有效,但用久了就渐渐不大好使了。她天天担心自己会不会变瞎,工作效率也下降了许多,还因此在工作中出错被领导批评了好几次。

后来,谭文经朋友介绍认识了国内一位有名的眼科医生,那位眼科医生了解完她的情况后,判断她患上了干眼症。从中医理论看来,谭文的干眼症与年纪大、肝肾阴虚有关,阴液不能滋养于眼,就会发生眼干、疲劳。而从现代医学的角度看,谭文的病与其自身的职业有关,一天到晚对着电脑,工作时精神集中,眼睛长时间不离开屏幕,时间一久,就患上了"电脑干眼症",医学专业上则称之为"视频终端综合征"。

这个病主要跟谭文使用电脑时很少眨眼有关。平时，我们每个人都会自觉不自觉地眨眼睛，可别小看眨眼这个小动作，它其实是一种眼球保护性动作，可以让泪腺分泌的泪水均匀地分布在眼球表面，保持眼睛的湿润，还可以让眼部肌肉得到暂时的休息。像谭文这类的职业人士，工作时一直盯着电脑，由于聚精会神，眼睛就会长期保持着睁大状态，而很少有眨眼动作。眼睛长时间睁着不眨，就会令眼球表面的水分不断蒸发，眼球表面补充水分的机会减少了，这样眼睛能不干涩疲劳吗？

考虑到谭文十分热爱她的工作，这就意味着她并不能减少面对电脑的时间，那位眼科医生就给谭文推荐了一个天然安全的偏方——枸杞子菊花茶，有利于长期使用。

枸杞子菊花茶的具体用法是：取枸杞子10克，菊花8朵。用开水冲泡5分钟左右后打开杯盖，把眼睛凑到杯口，先睁大眼睛，让水蒸气直接熏蒸眼球数秒，再闭上眼熏蒸数秒，如此反复熏蒸至无水蒸气散出为止，然后饮用枸杞子菊花茶。每天使用至少3次，尤其在看电脑一段时间后使用效果最佳。不过，这个方法使用时要注意，熏蒸眼睛时水蒸气不能太烫，以免对眼球造成不必要的烫伤。

这个方法早在清代《冷庐医话》中就有记载，现在看来它依然很有道理：水蒸气能给干涩的眼球直接补充水分，润湿眼球表面。热水汽熏蒸还能够加强眼周的血液循环，放松紧张的眼部肌肉，缓解疲劳。和菊花一样，枸杞子也是中医学里出了名的"明目"之品。现代药理学研究发现，枸杞子含有一种物质，能够促进泪腺分泌出油脂类的成分，混杂在泪液里，分布到眼球表面后，就能起到"隔水保湿"的功效，减少眼球水分的蒸发，而且枸杞子含有丰富的类胡萝卜素，有保护视力之效。而通过熏蒸，枸杞子、菊花的成分就能够直接作用于眼球处，起到抗氧化、保护眼球细胞、预防白内障等眼病发生的作用。

但要注意，因为菊花是偏凉性的，如果火气重菊花可以多放一点，火气少枸杞子可以多放，菊花少放。

此外，医生还告诉谭文一个使用电脑的小窍门：在电脑前工作时，应该注意把电脑屏幕由垂直于桌面的角度调为向后倾30°左右。这个小窍门的好处是，屏幕后仰了，眼睛在看屏幕的时候，上眼皮就会不自觉地下拉、放松，遮盖了部分的眼球表面，这样就能够减少眼球暴露在干燥空气里的面积，减少水分蒸发。

谭文按医生所说的那样，天天坚持用枸杞子菊花茶熏眼睛，并保持天天喝，一段时间后，眼睛不适的症状果然有了明显的好转。后来她一直坚持使用该偏方，眼睛再也没有出现过干涩、易疲劳等不适症状。

眼睛干涩疼痛，吃根香蕉补钾排钠

长期在电脑前工作的人们常常会觉得眼球干涩、酸痛疲劳、视力模糊、头痛、颈背酸痛等症状，这可能就是罹患干眼症的前兆。据美国医学报告研究，70%~75%的电脑使用者已发生电脑族综合征，轻则视力模糊，影响工作效率，严重则耗损视力，发生屈光不正、干眼症。

在某事业单位从事文秘工作的张明就是一个典型病例。由于年底前工作繁忙，张明经常熬夜加班到半夜，时间久了便会感觉眼睛酸胀、干涩不适。起初以为是用眼过度，于是他尝试滴一些眼药水。开始确实有点作用，但慢慢作用就愈来愈不明显了，眼睛干涩的症状越来越严重，现在还出现了畏光、疼痛的现象。张明心烦不已，连忙到医院去检查，结果吓了一大跳，他居然患上了干眼症。

医生告诉张明，中医认为"肝开窍于目"、"久视伤血"、"日久伤肝"是眼干的主要原因。泪液长期分泌不足，导致眼睛干痒涩，会导致肝阴肝血受损。相反，若是肝阴肝血不足，也会令泪液分泌失去平衡，导致眼睛干痒不适，两者是互为因果关系的。干眼症过去是老年人的"专利"，但现在由于电脑的普及，患病的中青年也越来越多，像张明这种情况要从整体功能来调整。

在中国国内的医院眼科诊断案例中，因盯视电脑屏幕工作而造成眼部病变有逐步增加的趋势。对此，有眼科专家提出，屈光不正是指远视眼、近视过度矫正、老花眼矫正不足、斜视的病患，这是长期近距离地面对电脑工作所造成的，而干眼症形成的原因是长时间专注在电脑屏幕，眨眼次数由正常地每分钟22次降到每分钟7次，再加上电脑多置于与眼部同高或高于眼睛水平的位置，使得注视屏幕时眼睑上提，眼睛瞪大，眼球表面的暴露面积过大，易使泪水蒸发过多。

针对这种情况，眼科专家也提出了简易的预防方法：适当吃些香蕉。香蕉中的钾可帮助人体排出多余的盐分，让身体达到钾钠平衡，缓解眼睛的不适症状。此外，香蕉中含有胡萝卜素，当人体缺乏这种物质时，眼睛就会变得疼痛、干涩、眼珠无光、失水少神，多吃香蕉不仅可减轻这些症状，还可在一定程度上缓解眼睛疲劳，避免眼睛过早衰老。

香蕉中的钾元素还对治疗心血管疾病大有帮助。因为心血管疾病患者体内往往钠多钾少，而香蕉富含钾离子。钾离子有抑制钠离子收缩血管和损坏心血管的作用。吃香蕉能维持体内钾钠平衡和酸碱平衡，使神经肌肉保持正常，心肌收缩协调，所以每日食香蕉3~5根，对心血管病患者有益无害。

此外，香蕉的营养非常丰富，每百克果肉中含蛋白质1.2克，脂肪0.5克，糖类19.5克，粗纤维0.9克，还含有胡萝卜素、维生素C、维生素E及丰富的微量元素钾等。但它本身含的都是淀粉，使人很容易饱腹，加上从淀粉转变成葡萄糖需要一些时间，所以香蕉短时间内并不会使血糖过高，也不会堆积能量，如果从这个角度来看，香蕉也可以当做减肥的优良食品。

挑选香蕉时，人们需要注意以下几点。

（1）要挑选熟的香蕉。一般来说，不熟的香蕉皮厚肉少，熟了的香蕉皮薄肉多。成熟的香蕉皮色鲜黄光亮，两端带青，果身富有弹性，尝起来柔软甜香，而果皮发青易剥离，果肉硬涩，没有香甜味的为生香蕉。

（2）选择那些果形端正、大而均匀、整把香蕉无缺损和脱落、色泽鲜亮的香蕉。

（3）挑选新鲜的香蕉。新鲜的香蕉应该果面光滑，无病斑、无创伤，果皮易剥离，果肉稍硬，捏上去不发软，口感香甜、不涩、无怪味。如果皮黑肉软，或果柄泛黑，枯干皱缩，很可能已开始腐坏，不可购买。

（4）香蕉买回家后需要挂在阴凉通风处，不能放入冰箱保存，以免让它们受到低温伤害，提前变质。

需要注意的是，香蕉性寒，脾胃虚寒、胃疼腹泻者宜少食。香蕉中含有大量的镁，多食可使血中的镁含量大幅度增加，对人的心血管系统产生抑制作用，可引起明显的感觉麻木、肌肉麻痹，出现嗜睡乏力的症状，这时开车就容易发生交通事故。故医学专家认为，司机不可空腹吃香蕉。

蜂蜜纯净水滴眼，有效缓解干眼症

在职场中，无论是出于职业礼仪，还是女性爱美心理的作用，许多女人都有化妆的习惯，比如戴隐形眼镜和假睫毛，涂上睫毛膏，再擦上眼影，眼睛会立刻变得明亮有神，但这些化妆品在带给女人美丽的同时，也容易使女人患上干眼症。由化妆引起的干眼症在临床并不鲜见，主要是由于化妆品的刺激。

黄欢是一位模特，经常外出表演。为了使舞台表现更完美，黄欢非常在意眼部妆容，睫毛膏、眼影、影线统统不落下。近来，她明显感觉到自己的双眼干涩、发痒，偶尔眼泪还会不由自主地流下来，而且症状越来越明显，无奈之下到眼科就诊，被医生诊断为干眼症。

医生告诉黄欢，她患上干眼症的主要原因就是化浓妆，尤其是涂得很厚的睫毛膏。眼睫毛根部正好处在睑板腺的开口，如果把这些含有化学成分的东西涂在睫毛的根部，睑板腺开口被一些东西，比如粉粒堵住，就不能正常分泌液体，可能会出现睑板腺的功能障碍，导致泪膜不稳定，从而导致眼睛的干涩。如果长期使用被细菌、真菌等微生物污染的化妆品，还容易造成眼部感染，从而引起过敏性眼炎、干眼症等，甚至可能导致失明。

听完医生的话，黄欢心里害怕极了，连忙向医生讨要解决办法。医生给了她三点建议：如非职业需要，应尽量不化浓妆，生活中最好不化妆；选购化妆品要慎重，要选择那些经过国家安全质检机构认可的安全产品；宜选用小包装的化妆品，短时间内用完，即使用不完，也应扔掉。

医生建议黄欢尽量使用不含防腐剂的眼药水。例如一天用完的小瓶类眼药水。目前眼药水分为含防腐剂和不含防腐剂，虽说微量防腐剂对眼睛损伤并不大，但多次使用眼药水，长期过度接触防腐剂，可能会对眼睛产生伤害，导致正常泪腺受到破坏，角膜上皮细胞出现损伤。

此外，眼药水又分水液体性和凝胶状眼药水。水液体性眼药水比较稀，如果症状比较轻，可以选用水液性的眼药水；凝胶状眼药水黏稠度比较高，如果症状较重或者嫌麻烦不愿意经常点就可以用凝胶状的眼药水。

考虑到黄欢的工作比较特殊，免不了化妆，因此较为敏感脆弱，医生又推荐给她一个更为安全的护眼方法——自制蜂蜜滴眼液。具体制作方法是：取纯净的新鲜蜂蜜100毫升，加入300毫升的纯净水，配成1∶3的蜂蜜稀释液，装入干净的瓶子里密封，然后将密封的瓶子放入锅中加水煮30分钟，以进行充分消毒。再取一个空的眼药水瓶，将消毒后的蜂蜜液吸入眼药水瓶中备用。使用时滴数滴于眼中，每日滴3次即可。

蜂蜜是一种胶质状高渗性溶液，滴入眼后能迅速在眼角膜表面形成一层保护膜，对角膜起到滋润作用，并能够减少眼睛水分的蒸发，达到预防电脑干眼症发生的作用。蜂蜜还具有一定的消炎、解毒效果，对疲劳的双眼十分有益。

从那以后，黄欢就听从医生的建议，只在工作时化妆，其他时间都选择素面朝天，并天天都记得使用自制的蜂蜜滴眼液，干眼症的毛病很快就好了，并且再也没有复发过。

电脑族易得干眼症，可用牛奶敷眼

如果每天面对电脑工作的你发现自己经常出现眼睛干涩和异物感，此外还有眼睛反复充血，眼皮沉重，产生非常疲累的感觉，这多是干眼症的表现，应及时到医院进行检查。目前临床上诊断干眼症通常有泪液分泌实验、泪膜破裂时间、活检及印迹细胞学检查、荧光素染色等检查，这些检查都可以很好地科学诊断干眼症。

最近从事IT工作的小刘发现在工作时，眼睛经常感到不舒服，时常眼球发红、充血，觉得干涩，还有点怕光，好像眼睛里面有沙子。以前滴一些眼药水症状就会好转，所以他在办公室和家里都备有眼药水，每天都滴，但最近滴眼药水效果不明显了。他急忙请假去医院看医生，结果被查出患上了干眼症。

像小刘这样每天使用电脑超过8小时而导致眼睛疲劳的情况并不少见，大多数时候，眼睛疲劳时，只要一滴眼药水就让眼睛回复清亮舒适，红血丝也不见了，因此许多办公室白领都会在办公桌上放置一小瓶眼药水，抬头滴药水也成了办公室一景。然而，如果人们过于依赖眼药水，反而会患上干眼症。

这是为什么呢？医学专家分析，尽管含有冰片和血管收缩药物的眼药水可以让充血的眼睛一下子恢复正常，并且有凉爽舒服的感觉，但也掩盖了眼睛的真实状况。眼药水对眼睛的伤害除了药物本身的毒性作用外，现在大部分眼药水都含有防腐剂，长时间使用会损害眼表能够分泌黏液的细胞，使眼泪的质量发生变化，破坏眼表微环境，最终导致眼表损害，严重者甚至失明。眼科专家表示，没有任何一种眼药水有预防眼病的作用，要保护好眼睛，最重要的是科学用眼，让眼睛劳逸结合，切忌滥用眼药水。尽量让电脑屏幕处在眼睛水平线偏下处，距离保持在50厘米左右，每注视电脑40分钟后就主动闭眼休息或远望一会儿。

对于小刘这样的电脑一族，医学专家还推荐了一个偏方：用牛奶敷眼。具体方法是：将纱布折叠成小片，用奶浸透后盖在眼皮上敷20~30分钟。同时缓慢转动眼球，早晚各1次，连续敷眼5天即可，能增强眼部肌肉活力，解除眼睛酸涩疲劳。

中医认为，牛奶味甘，气微寒无毒，能养血脉，滋润五脏，外敷可补液润燥。现代研究表明，每100克牛奶约含水分87克，脂肪3.5克，维生素A 33微克。其中蛋白质和维生素A可营养眼睛，脂肪具有防止水分蒸发的功能，用牛奶敷眼缓解眼部干涩、疲劳症效果明显。

人们还可将冷藏的牛奶与适量清水混合，使其形成乳液，把日常美容用的粉扑浸在里面，然后闭上眼把吸饱乳液的粉扑放在眼皮上保持数分钟，可以消除眼皮炎症、眼睛水肿。

人们如果将冰水及冷的全脂牛奶依1∶1比例混合调匀，将棉花球或化妆棉浸在混合液中，然后将浸过的棉花球或化妆棉敷在眼睛上约15分钟，可淡化黑眼圈。

人们如果早晨起床发现眼皮水肿，可用适量鲜牛奶和醋加开水调匀，抹于眼皮上并轻按3~5分钟，再以毛巾热敷片刻，因牛奶有收紧肌肤的功效，眼皮瞬即消肿。

爱美的女人还可用热牛奶蒸脸，具有极好的美容效果。

具体做法是：用250克鲜牛奶放锅内在火上煮开后，改为慢火让牛奶在锅内沸腾产生蒸汽，再闭上眼，把脸放在沸腾牛奶的蒸汽上面，并保持20厘米的距离蒸（当然要是太热受不了可离得远一点，以免烫伤皮肤）。10分钟后，脸上就会感到湿润柔嫩，然后洗干净脸上被软化的老化角质。

若能坚持每日一次，一段时间后面部皮肤绝对红、滑、软、白。这是因为营养丰富的牛奶加热蒸发到脸部，可促进面部血液循环，加快新陈代谢，美丽你的容颜。

霜桑叶敷眼，有润眼、明目之功

现在很多都市白领，由于长期使用电脑和晚上睡觉少的缘故，发现眼睛好像干干的，鼻子也是干干的。尤其是在夏天，干眼症更是职场人士的高发病，这与人们长期处于空调环境有关。

有些患者在出现干眼症状时，会自作主张擅自给眼睛"补水"，去药店购买一瓶眼药水。但医学专家认为这样做有害无益，因为一般在药店买的眼药水大都是含有抗生素的眼药水，长期使用反而会刺激眼睛，破坏角膜表面泪液层的稳定性。不但不能缓解症状，还会加重眼睛不适感，造成眼睛器质性损害。

而且大多数眼药水是以杀菌为目的的，但是干眼症并非细菌感染所致，所以抗生素眼药水并不能真正作用于干眼症。长期使用，眼睛容易对眼药水产生抗药性，当真正需要这些眼药水时却达不到应有的效果。这也正是许多都市白领烦恼的问题。

其实，要解决这个问题并不难，中药熏蒸就是一种非常适合上班族治疗干眼症的方法。利用中药煎剂的热气熏蒸眼部的治疗方法，具有物理热敷作用及药物直达病所的双重治疗作用。中药熏蒸除温热的刺激，还可湿润眼睑、结膜、角膜，解决眼睑、结膜、角膜干燥不适的感觉，达到治疗干眼症的目的。

对付干眼症，最好的熏蒸是用霜桑叶15~20克洗净，水煎去渣，对眼部进行熏蒸，辅助治疗眼部昏暗、干涩较好。一般每日多次，2~3天见效，亦可以用霜桑叶煎水温洗，有润眼明目之功。

霜桑叶其实就是桑叶，有疏风解表、清肝明目的功效，所以辅助治疗干眼症效果较好。而由于药用的桑叶一般在深秋下霜后采集，所以又称为霜桑叶，这时候的药用成分也是最好的。

中医还认为，干眼症之所以不能依靠眼药水来解决，主要是因为人们如果长时间用眼过度，表面上是眼睛干涩，内在的原因则是消耗了肝血。《黄帝内经》所说的"五劳所伤"中有一伤："久视伤血。"这里的"血"，指的就是肝血。实际上，眼睛与肝脏联系紧密。"肝藏血"，即肝脏具有贮藏血液和调节血量的功能，而且"肝开窍于目"。双眼受到血的给养才能视物，而过度用眼，会使肝血亏虚，双目得不到营养的供给，从而出现眼睛干涩、看东西模糊，甚至还会引发夜盲症。面对这种情况，就要注意护肝养血，这时，可以考虑食疗和药疗相结合的方法来进行治疗，许多中医师都不约而同地推荐一种护眼防干燥的经典药茶——桑菊茶。

中医明目名方"桑菊饮"（《温病条辨》）的主药就包括桑叶和菊花，而我们推荐的桑菊茶，则是源自《慈禧光绪医方选议》，为宫廷的养肝明目方。一般市面上能买到的药用桑叶都是霜桑叶，医院和药房都有售卖。

要制作这道桑菊茶，可到药店购买杭白菊、杭黄菊和霜桑叶若干。每日取杭白菊和杭黄菊3克，霜桑叶6克，将这三味药一起放入保温瓶内，倒入沸水，加盖浸泡15分钟，即可饮用。每日1剂，可多次用开水冲泡，当茶饮。我们知道，杭白菊的功效是平肝明目，而杭黄菊除了能够明目祛风外，还有养血润容之效。下面为大家重点介绍一下霜桑叶的明目功效。

《本草纲目》曾记载"桑叶可以明目长发"，另外一个著名的成药——桑麻丸，就是用桑叶为主药，配合黑芝麻等制成的，是治疗头晕眼花、视物不清、迎风流泪等症的良药。

桑叶为什么能够明目呢？从五色上来讲，青色入肝，平时我们吃的一些青色食物，例如菠菜、西洋菜、芥蓝、青瓜、冬瓜、绿豆等，都具有明目的功效，桑叶自然也不例外。另外，晚秋至初冬经霜后采收的桑叶，深得冬天的寒水之气，因此具有气寒的特点，能够清除肝脏的火气，因此用它来治疗因肝火引起的眼部干燥等问题，功效自然是非同一般的。20世纪70年代，福建一位老翁长期用霜桑叶煲水熏眼，90多岁高龄仍无须戴老花镜看报，还能用毛笔写小楷，由此可见桑叶在护眼方面的功效了。因此，人们用霜桑叶与菊花来治疗眼部疾患，可说是一个相得益彰的组合。

除了明目，桑叶还具有乌发的功效。中医认为，桑叶除了入肝经之外，还归于十二经络的另外一条经络——肺经。而中医有"肺主皮毛"之说，因此桑叶也具有乌发的功效。光绪皇帝所用的护发药方中，桑叶就是其中之一。而我国古代医者《保生要录》中，早就有桑叶能"驻容颜，乌髭发，补髓填精，祛疾延年"的记载。所以，都市白领若坚持长期饮桑菊茶，不但能够拥有一双健康美丽的明眸，还可让自己的头发变得乌黑柔顺，拥有更出众的职场形象。

辅助治疗干眼症，针刺眼周穴位+刺激三阴交穴

对于需要天天对着电脑工作的职场人士来说，干眼症是很常见的一种疾病。不少人以为，干眼症就是眼睛比较干涩而已，似乎并没有大碍。但是事实并不是这样，干眼症假如不及时治疗，时间一长就会导致视力损害。

文辉从事于平面设计4年后，发现自己患上了干眼症。主要症状表现为：双眼干涩、烧灼感、异物感、眼痛、发痒。这主要是因为他经常加班到深夜，睡眠不好，经常失眠，用了好多种眼药水其效果都不好。

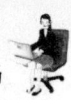

后来，一位朋友推荐他去做中医针灸治疗，他抱着"死马当活马医"的态度，试用了一个疗程，自觉双眼干涩症状减轻，继续两个疗程，症状全部消失。再加上他开始养成了良好的用眼习惯，尤其是避免晚上熬夜工作，干眼症就再也没有复发过。他高兴极了，把这个方法也推荐给了其他正遭受干眼症困扰的同事和朋友，效果都不错。

这个针灸治疗方法是：针刺眼周穴位+刺激三阴交穴。

具体做法是：让专业的针灸医师在患者眼睛周围的穴位针刺，针刺3次后，干眼症的症状就能明显好转。随后，针灸医师再在针刺眼周穴位的基础上，加用三阴交这个穴位，症状就会有更大的改观。一般治疗3次后，症状就能完全消失。

注意，针灸哪些眼周的穴位，应由中医师根据患者的具体症状而决定，不能随便选穴位。

在结束针灸治疗后，人们也可自行对三阴交穴进行按摩。三阴交位于小腿内侧，在内踝尖直上3寸，胫骨后缘处。这个穴顾名思义，是指三条阴经在此穴处相交，所以经常按压它，就能够补充人体阴液，使阴津充足，眼睛有足够的阴液滋养，就不容易眼干了。

此外，治疗干眼症还可以采用针刺配合拔罐疗法：先进行针刺治疗，留针20分钟，然后采用拔罐疗法，留罐5~10分钟，最后进行耳穴贴压治疗。一般隔日治疗1次，每周治疗3次，10次为1疗程。一般1~2个疗程可获疗效。针刺主穴取睛明、攒竹、新明Ⅱ、太阳、四白、合谷、太冲、光明、三阴交、百会、风池。配穴：肝肾阴虚者加肝俞、肾俞、太溪；瘀血内阻者加血海、曲池；湿热壅滞者加内庭、丰隆；气血亏虚者加足三里、关元；肝郁气滞者加内关、行间、神门。拔罐取大椎、肺俞、膈俞、肝俞、肾俞拔罐，留罐5~10分钟，疏通脏腑气血。

干眼症的耳穴贴压疗法具体操作为：耳穴取神门、肝、肾、眼、目1、目2、皮质下，贴压磁珠，单耳贴压，双耳交替。嘱咐患者每天自行按压刺激4~5次，至其耳郭发红发热为度。对于重度干眼症患者，可配合穴位注射治疗，可取新明Ⅱ、太阳交替使用，选用丹参注射液或当归注射液，均双侧取穴，注射量每穴为1毫升。

预防干眼症，多戴框架眼镜

都市白领常常伏案工作，对着电脑很容易造成眼睛缺水缺氧，甚至患上干眼症。而许多白领女性为了维护自身的美丽形象，常常佩戴隐形眼镜，殊不知，隐形眼镜可谓是干眼症的"加速器"，经常佩戴隐形眼镜的人往往会在戴镜一段时间后出现视物模糊、眼部干燥难耐、局部瘙痒并伴有强烈的异物感等干眼症症状。有研究表明，在戴用隐形眼镜的人群中，有20%~30%的人会患上干眼症。

医学专家曾对隐形眼镜引发干眼症的原因进行了较为详细地分析，发现此类干眼症属于泪液动力学异常。一般来说，有以下5个因素值得留意。

（1）镜片与角膜紧密接触，影响了泪液的交换率，废弃物不能及时排出而积聚于角膜表面。

（2）佩戴隐形眼镜会改变瞬目次数和方式，不完全瞬目增多，从而破坏了泪膜的稳定性。

（3）长期佩戴隐形眼镜容易刺激结膜，导致结膜的异常增殖，出现乳头状结膜炎，影响睑板腺功能，导致脂质分泌异常，泪液蒸发过快。

（4）隐形眼镜的透氧性均较差，长期佩戴可导致角膜缺氧，新生血管增殖，从而破坏眼表的稳定，导致泪膜不完整，而泪膜的破坏又进一步加重角膜的病变。

（5）镜片由于脱水而容易变形或形成沉积物，也可导致干眼症。

婷婷和玲玲是一对双胞胎姐妹，尽管两人外貌十分相似，但两个人性格不同。婷婷性格比较外向活泼，十分爱美，喜欢买很多漂亮衣服打扮自己，而玲玲则不太关注自己的外表，喜欢阅读大量的书籍。她俩除了在外貌上有相同点外，还有一个共同点，就是她俩都是近视眼。

大学毕业后，婷婷进了一家知名网站做编辑，而玲玲则进了一家图书馆做管理员。婷婷依旧每天都打扮得漂漂亮亮地出门，隐形眼镜就变成了她的必备装备，尤其是美瞳流行起来后，她更是天天戴美瞳出门，这确实让她看起来更美丽动人。而玲玲却从来不戴隐形眼镜，总是佩戴着一副黑框眼镜，衣着打扮也依旧朴素。

可没过多久，婷婷就开始向玲玲诉苦，主要是说她觉得自己最近眼睛老是干干的，有时候还又痒又疼，她想去医院检查，可刚好赶上那段时间工作很忙，抽不出空闲，只得每天顶着两只红红的兔子眼去上班。在地铁上周围的人都以为她得了"红眼病"，吓得离她远远的，搞得她尴尬不已。

玲玲听完婷婷的抱怨后，淡然地告诉她："你这应该是患上了干眼症。干眼症常见的症状就是眼部干涩和红痛，其他症状还有烧灼感、痒感、畏光、视物模糊易疲劳、有黏丝状分泌物等。"

婷婷有些纳闷：自己怎么会得上这个病呢？玲玲接着告诉她："你之所以会得这个病，不仅跟你长期对着电脑工作有关，还与你天天佩戴隐形眼镜有关。你要想治好干眼症，除了多吃护眼食物外，还要将隐形眼镜换为框架眼镜。"

从那以后，婷婷的隐形眼镜就失宠了，她开始佩戴各种各样的框架眼镜，后来抽空去看了眼科医生，配合医生推荐的一些饮食方案，她的干眼症很快就好了。

而人们要想为自己选配一副合格的眼镜，通常需要做到以下几点：

（1）应选择品牌眼镜店，即有一定规模和技术力量的眼镜店。眼镜店必须有专门的验光师、配镜师，有暗室型的验光室，并配有验光镜片箱、焦度计、曲率仪等必备的计量器具。且经过计量检定合格，在有效期之内，还应有必需的镜架整形设备。

（2）应根据自身实际情况来选择镜架。半框、无框架重量较轻，压迫感较轻，但镜片较易受到损伤；有些金属架镀层太薄，会导致皮肤过敏。选择镜架在注重美观的同时，更要注意瞳距（两眼平视时瞳孔的中心距离）要和镜架相符合，不能为了美观而选择不适合自己的镜架。

（3）选择适合自己的镜片。镜片按材料分为普通玻璃、光学玻璃、高折射率玻璃和树脂类镜片。后两者重量较轻，树脂类镜片又比高折射率玻璃镜片轻50%左右。光学玻璃镜片透过率高、成像清晰，适合青少年选配，但如果屈光度较大，镜片会很厚，此时宜选择高折射率镜片。喜欢运动的人宜选择树脂类镜片，其韧性比较好，不易损坏。

至于镜片是否镀膜，可依个人需要选择。

（4）验光必不可少。验光是个比较重要的环节，常用的验光方法有散瞳验光和使用验光仪进行验光。不论采用哪种方法（特别是用电脑验光仪进行验光的结果只能是个参考数据），都要用验光镜片进行插片校验，以主观上感觉舒适，无晕眩等不适感，看视力表可达0.8~1.2为宜。此外在配镜时，人们应对配镜师的工作进行监督。眼镜配好了，要检查镜片与镜圈间无明显缝隙，镜片不应松动；左右镜片表面保持相对的平整；两镜腿张开平放或倒状均保持平整，镜架无扭曲现象产生等。

（5）别忘了试戴眼镜。请配镜师帮助调整镜脚直至佩戴合适。可戴上眼镜走一走，看看远处及近处，一切感觉良好后，再让商家对你购买的眼镜出具一份质量检验报告并索要发票，这些需要连同验光单一起保存好。如果以后有什么问题，可以要求商家帮你解决或向质监部门投诉。

当然，人们也不是不可以佩戴隐形眼镜，只是在选择佩戴隐形眼镜前，应做好相应的眼科检查，如果是干眼症的患者，一般是不适合佩戴隐形眼镜的。如果人们确有佩戴隐形眼镜的实际需要，那么可以适当地挑选对眼睛伤害较小的隐形眼镜的材料和镜片的设计，有时会对改善干眼的症状有作用。使用日抛型隐形眼镜对干眼症患者有较大帮助，日抛型镜片是目前为止可用于干眼症患者的最佳隐形眼镜。

治疗视力下降，多按后脑勺

魏青是一名绘图员，最近一年来，她的视力下降得很厉害，看东西经常觉得模糊，眼睛也很容易出现干涩、疲劳。一开始她没太注意，以为只是看电脑时间过长，眼睛太累造成的，于是买了多种保健眼药水，经常滴眼，但情况一直没有什么改善。她觉得可能是自己工作太累的原因，并没有太放在心上，想着多休息就会没事。

后来，她在一个养生节目中看到专家在讲眼睛保健知识时，说到现在的社会由于手机、电脑、游戏机等电子产品的普及，很多人用眼过度，导致眼睛疾病有越来越"年轻化"的趋势，如果不及时医治，可能会导致失明。

魏青这才害怕起来，专门请假去眼科医院做了检查，但没查出什么毛病，医生只是叮嘱她要注意眼部休息，连药都没给她开。魏青不放心，想西医既然看不出毛病，那找中医瞧瞧吧，于是经人介绍找到了一位眼科的老中医。

听完魏青对自己症状的叙述，老中医让她在椅子上坐好，绕到她的背后，用手指在她后脑勺枕骨的下缘处进行轻轻按压。按压到一个位置时，魏青突然轻轻叫了一声，说那里按着很痛。老中医点点头，让她稍微忍一下，然后在这个痛点处用力揉搓了几下。虽然预先有提醒，但魏青还是禁不住叫出声来。揉搓了一会儿，老中医停了手，问魏青现在看东西怎么样。魏青看了一下四周，脸上露出惊讶的表情，说她的眼睛刚才有干涩的感觉，给按了几下后，现在这种感觉轻微多了。见魏青有这样的反应，老中医就确诊她患上了颈性视力障碍，也称颈源性视力障碍，是一种由颈椎颈髓及椎周疾病引起的视力障碍疾病。

颈源性视力障碍的临床表现主要为：阵发性短暂失明、阵发性复视、阵发性视力减弱、视雾、视野缺损，飞蚊症多伴有头昏头晕，占到本症的80%~95%。出现颈源性视力障碍的人几乎都存在颈椎病的其他应有症状和体征，所以在患颈椎病时，若出现上述情况的视力障碍应首先考虑是不是颈椎病在作怪。

看到这里，许多人会觉得奇怪：眼睛为什么会和枕骨下缘、颈部扯上关系？中医认为，循行于颈项的督脉和手足三阳经均直接或间接与目系发生联系。颈椎出现问题时，颈项部的经络痹阻，气血运行不畅，就会直接导致眼睛出现不适。现代医学也认为眼睛与颈项部有联系，因为上段颈部脊髓发出的神经纤维，通过神经纤维网络，最终是连接于眼部组织的，并能够起到调节瞳孔括约肌、眼睑肌和眼部血液循环的功效。因此，当颈项部出现急性损伤（如交通事故）或慢性劳损（如年纪大，或长期伏案工作），损伤的部位就可能干扰通往眼睛的这条神经通路，使神经传导出现障碍，最终引起眼部的功能障碍，出现视力问题。

大量的临床实践也证实，颈性视力障碍在白领办公族身上较为常见，特别是对电脑严重依赖的工作人群，他们长期低头伏案工作，颈部软组织发生慢性劳损，就可能引起眼睛不适的症状。但当他们去看病时，很多临床医生却往往会忽视颈部的病因，魏青就属于这种情况。

值得庆幸的是，颈源性视力障碍经治疗颈椎病后绝大部分可以恢复正常。在老中医对魏青讲清楚颈源性视力障碍的病因后，就继续为她治疗：仔细在她的颈部进行试探性揉按，最后在她的左、右枕骨下缘以及第三颈椎棘突旁共发现3处明显压痛点，且按压后都能使她的眼睛症状减轻，就好像这3个点是眼睛的"开关"一样，一按就能使眼睛发生变化。老中医还对这3个位置进行了针刺、推拿的手法。魏青在老中医这里治疗3次后，她的症状就完全消失了。

如果你也像魏青一样经常伏案工作，也出现了视物不清、眼睛干涩等视力障碍，但眼科检查没发现明显的异常，或者按照常规的方法治疗效果不佳时，也可以自行按颈性视力障碍来治疗一下，往往可能获得意想不到的功效。

注意，在治疗此病时，按压的位置一般不会在某个固定的穴位上，一般需要在与患眼同侧的枕骨下缘及上段颈椎旁的区域寻找具体治疗点。如感觉左侧眼睛视力欠佳，就从左耳后的枕骨下缘开始，向颈椎方向，由外至内地慢慢按压。到达颈椎脊柱后，则从颈椎上段，由上至下地在颈椎棘突左侧处慢慢按压，直至颈椎中段为止。如能在以上区域找到一个或数个明显压痛点，且按压后视力障碍能够有所变化，则可确定为治疗点。在治疗点处用手指按压揉搓，注意要用力向深层揉搓，每个治疗点揉搓1分钟左右，每天治疗2~3次，一般当天即可见效，连续治疗1周左右，往往就可以痊愈了。

视力下降，试试远望凝视治疗法

眼睛是心灵的窗户，人人都希望这窗户能够永远干净、清澈，谁愿意在这窗户外边再套一层"玻璃"呢？既不方便，也不美观。所以，保护好眼睛对爱美的女人来说是非常重要的。但是如果工作、生活中因为用眼过度而视力下降，那也是无可奈何的事。不过也不能听之任之，任由视力恶化下去。那么，有没有什么好的解决方法呢？

第一章 视疲劳老偏方,眼明心亮让工作更顺畅

马小洁从小就对数字非常敏感,当幼儿园的小朋友们只会数到10的时候,她就会加减乘除了;别人还在费劲地背圆周计算公式时,她已经把圆周率记到小数点后20多位了,所以考大学填志愿时,她毫不犹豫地填了会计系。在大学期间,她在"数字世界"里吸取营养,不断地丰富自己的知识,老师都夸她很有天赋。大学毕业后,她如愿以偿地进入一家著名的会计事务所工作。每个月底是她最忙的时候,等待处理的报表堆积如山。即便是马小洁的领导,在那几天也都是焦头烂额。马小洁虽然并不害怕那些密密麻麻的数字,但是眼睛跟不上她的计算速度,没多久就会酸胀难忍。可能是从小到大一直拼命学习的原因,马小洁的眼睛容易疲劳,视力也下降了。工作之后,用眼更加频繁,持续时间也更长,所以马小洁明显感觉到自己的视力下降了。

熟悉马小洁的同事们发现,马小洁最近有点奇怪:以前的马小洁一工作起来都是伏在案头上一动不动,可最近总是在固定的时间,去外面待一会儿再进来继续工作。一个好奇心重的同事有一次悄悄地跟着马小洁后面,看她走到阳台上,看着10米开外的草地,过了会儿还举起了左手。同事忍不住问她原因,马小洁笑说:"我正在做一个实验,据说可以治疗视力下降的问题。我先看看有没有效果,如果有的话我再教给你们,不然浪费大家的时间。"两个多月之后,马小洁的同事们都收到了马小洁的一封邮件,上面揭开了她的实验的"面纱",内容是这样的:

亲爱的同事们,想让眼睛不戴眼镜也能看得清清楚楚吗?那就这样做吧:找一处视野开阔的地方,能看见10米以外的草地或绿树,我们单位的阳台上就可以。不要眯着眼睛,也不要总是眨眼,集中精力凝视25秒,仔细地辨认草叶或者树叶的轮廓。接下来,把左手掌抬到略高于眼睛前方30厘米处,花大约5秒的时间,从头到尾看清掌纹。看完掌纹后再重复凝视和辨认远处的草地或树叶25秒,然后再看掌纹。这样每隔10秒的时间,反复做20次,每天3次,觉得自己视力下降得厉害的还要增加训练次数。事实证明,这是个很好的方法。

还是那个好奇心重的同事问马小洁,为什么这样就能有治疗视力下降的效果?马小洁告诉他,因为绿色波长比较短,在视网膜之前成像,先看远处的绿色植物,再近距离地看清自己的手掌纹,这样一远一近,能够促使眼部调节放松、眼睫状肌松弛,从而很好地减轻视疲劳,治疗近视问题。马小洁还说,这个远望凝视治疗法和原理都是医生告诉她的,而自己坚持做了两个多月之后,视力恢复了一些,而且工作之后眼睛也不再像以前那样干涩得睁不开,见光遇风也不再流泪了。

接下来的日子,同事们都约好了要站在阳台上"看风景"呢!

办公桌上养金鱼,保护你的眼睛

郑爽是某公司的文员,每天的主要工作就是在电脑上填写各种报表,这是她大学毕业后的第一份工作。郑爽迫切想要证明自己的能力,所以工作热情特别高,经常加班加点地干活,因此常常被主管作为先进模范来表扬。

但最近几天,主管发现郑爽似乎突然变得很"懒":在电脑上填写报表才半个多小时,就时不时地闭眼眯一会儿。主管关切地问郑爽是不是有什么心事。郑爽却说:"我

总觉得眼睛干涩、发胀，闭眼也没有泪水出来。"原来，郑爽经常在家里对着电脑加班到夜里两三点，之前只是感觉眼睛累，现在已经发展到怕光，一上网就头痛的地步。

主管认为郑爽可能是得了干眼症，就批假让她去医院检查一下。经泪液分泌试验检测，郑爽确实患上了干眼症。

干眼症的诊断检测手段有两种：一是泪液分泌试验，即用滤纸条扣在泪点，看流下的泪液能在滤纸条上留下多长的印记。正常人的泪液印记长度为5~10毫米，如果小于5毫米，属于不正常状态；二是泪膜破裂试验，染色泪水在眼睛表面形成的泪膜如果不到10秒即破裂，则属于不正常状态。

干眼症症状为眼睛干涩、发红、怕光，看东西伴有刺痛感，眼睛容易疲劳。临床数据显示，每年夏季是干眼症发病的一个高峰。因为夏天天气比较热，很多办公室一族白天在空调房对着电脑，晚上回家一进门就打开空调，很容易得干眼症。这主要是因为眨眼有保持眼球湿润的作用，而当人一盯着电脑时，眨动次数就会在不知不觉中减少。而且，空调房间一般比较干燥，加之电脑辐射等使眼泪的蒸发加速，在这种情况下就会出现眼睛发干、发涩的不适感觉。因此，医学专家普遍认为，"空调+电脑"是干眼症的双重诱发因素。

医生对郑爽进行了一次头部和面部的穴位按摩治疗，郑爽明显感觉自己的眼睛舒服了许多。医生建议郑爽应该有意识地在工作中找空闲，给自己的双眼放假。最好每隔一段时间出去走走，或者每工作1小时，抽出10分钟闭目养神，或是做一做眼保健操。

医生还建议郑爽最好在办公桌上养一小缸金鱼，这样既可以保持身边环境的空气湿度，在眼睛疲劳的时候，还可以看看鱼缸中游动的小鱼，放松双眼。鱼缸的开口选大一点的，鱼的颜色越多越杂，缓解眼睛干涩的效果就越好。

养金鱼能缓解眼睛干涩？郑爽抱着半信半疑的态度在家附近的菜市场买了两条黑色的金鱼和两条红色的金鱼，放在一个漂亮的玻璃鱼缸里，第二天抱到了办公室。工作累了的时候就做做眼保健操，看看鱼，确实感觉眼睛不那么容易干涩了。而且，郑爽从此爱上了养鱼，不断购入新品种，使得她的鱼缸成为办公室一景。

对于养金鱼能缓解眼睛干涩的原因，医学专家普遍认为有效原因无非两点。

（1）办公室的空气流通性比较差，这样的环境不利于眼部健康，金鱼在浴缸里游动带动水与气的交流，有助于改善办公的微环境。

（2）办公桌前放些水本身便有利于缓解空气的干燥情况，而且金鱼游动的速度正好适合眼球的运动速度，观看金鱼游动有助于锻炼眼部肌肉，缓解干眼症状。虽然不是很明显，但也是有积极作用的。

注意，人们感觉眼睛干涩并不等于得了干眼症，很多眼病都会令患者感到眼干。如果眼睛出现眼干、眼红、灼痛、异物感等症状超过两天时，就应及时到眼科就医，筛查具体原因。

眼睛疲劳了，就打一会儿乒乓球

对每天长时间对着电脑工作的上班族而言，眼睛的保健是颇为纠结的一件事情。据

第一章 视疲劳老偏方，眼明心亮让工作更顺畅

不完全统计，有70%~80%的白领都存在视疲劳现象，办公室一族、IT白领和室内工作者通常是高发人群。视疲劳的直接后果便是导致干眼症等眼部疾患。

有眼科医院的一项粗略体检数据显示，最近几年，有近1/3的白领体检者患有不同程度的干眼症。据美国全国职业保健与安全研究所的一项调查证明，每天要在电脑前工作3小时以上的人中，有90%的人眼睛有问题，表现症状是眼睛发干、头痛、烦躁、疲劳、注意力难以集中等。

28岁的胡蜂因为眼睛视物不清去看医生。在眼科的诊室里，他急切地向医生描述自己的病情："从去年开始，我就发现自己的眼睛不太对头，常常看到眼前有一个个黑影飘过，尤其在阳光下，一个个小圈到处乱跑，眼睛里总像蒙着什么东西。我个人猜测我眼睛的问题可能与我爱玩电脑有关，我从大学时代起就爱玩电脑。最近几年来，每天上班对着电脑，下班后继续玩电脑游戏到深夜，常常觉得眼睛干涩疼痛，但我都没太在意……"

医生听完胡蜂的描述，指出他这类症状属于玻璃体浑浊，这种眼病是"电脑终端性眼病"的主要症状之一，俗称"飞蚊症"。患者会见到黑影飘动，吃药、滴眼药水等方法，都很难使患者的玻璃体恢复清澈透明。

像胡蜂这样的办公室白领是这两类眼病的高发群体，主要是大部分白领本就多少都有近视、散光等屈光不正症状，又每天在电脑前连续坐几个小时，工作压力大，造成他们久坐后头晕眼花、眼干疼、少泪。在注视电脑时眨眼次数减少，同时办公室的空调环境，都进一步加速了泪液的挥发，使眼球润滑度不够。

胡蜂当即就慌了，连忙问医生："这病难道就治不好了吗？"医生安慰他不必惊慌，只要在日常生活中注意用眼卫生，如保证充足的睡眠，用眼后做眼保健操，积极参加体育运动，很快就能缓解症状。像他这种办公室白领一般在工作1~2小时后，应适当活动一下，望望远处或坚持个人按摩眼圈四周。同时，多转眼球也能促进眼部肌肉活动，促进血液循环，解除眼部疲劳，而转动眼球最好的方法就是打乒乓球。

从那以后，胡蜂每天中午午休时都会约几个同事去公司楼下的乒乓球台打一会儿乒乓球，有时遇上下雨天或没有同事陪他打，他就自己一个人对着墙壁打乒乓球。半年后，飞蚊症基本痊愈了，他的视力也恢复了一些。

乒乓球，被称为中国的"国球"，是一项全民适宜的强身健脑的运动，它可使全身的肌肉和关节组织得到活动，增强身体协调和平衡能力。但许多人不知道的是，乒乓球还有缓解视疲劳的功效，也就是医生常说的预防近视。因为造成近视的主要原因是视疲劳。长期近距离看物，晶状体总是处在高度调节状态，同时看近处物体时，两眼需要动用集合功能，长时间动用集合容易引起眼肌疲劳，调节过度和眼肌疲劳引起的假性近视未经治疗很快就转变成近视。

而打乒乓球，既要"手急"更要"眼快"，乒乓球的来回速度飞快，来球落点或近或远，或左或右，或旋转或不转，为了看清不同距离的目标，做出准确的判断，双眼必须始终以球为目标。晶体随着球的远近上下而运动，并与大脑进行快速反馈联系，眼肌也可以不停活动，促进眼球组织的血液循环，提高眼神经功能和眼睛视敏度，这些会使眼睛的疲劳消除或者减轻，从而起到预防近视的作用。临床实践证实，让患近视的人打

乒乓球，坚持每天练习1~2小时，会起到预防近视和减缓近视加深的效果。一次打乒乓球的时间太短作用不明显，但时间太长，身体和眼睛都容易疲劳可能适得其反。

需要注意的是，并不是所有的近视眼都适合乒乓球运动。高度近视者由于眼球轴长、眼球壁薄，视网膜也随之变脆弱，如有外力作用很容易受伤，造成视网膜脱离，甚至导致失明。

缓解眼睛疲劳，用绿茶水熏眼睛

林洋是个建筑设计师，每天的主要工作就是没完没了地画设计图纸，多画一张，就多挣一份钱，可是这也意味着要牺牲掉很多休息时间。如果客户要得急，那就必须要加班加点地赶出来，这个工程完了，又要接下一个工程，月复一月，年复一年。当然，这样卖力工作所获得的报酬也是十分丰厚的，这从林洋3年换了两部新车，还买了一套120平方米的婚房就可以看出。

可就在结婚前夕，林洋的身体却出了问题。一天，林洋又在家里赶着画图纸，刚把图纸画完，忽然就发现眼睛不太舒服：电脑上的东西突然模模糊糊的，揉了几下眼睛还是看不清。左眼眼睛前面好像有一块黑色的影子，擦也擦不掉。他以为是眼睛太疲劳了，于是去睡了一会儿，可醒来之后，还是没有改善。他只好停下工作，继续休息。

第二天起床后，林洋发现眼睛还是有些模糊，因此就没有开车，而是打车去了公司。所幸他那天上午特别悠闲，先参加了一场会议，然后回办公室翻了翻报纸。11点过了，窗外的阳光很强烈，办公室内的光线十分充足，但坐在靠窗位置的林洋看报纸只能看清楚大标题，报纸上的小字他一个也看不清，他意识到，自己有必要上医院检查检查了。

到了医院，医生给林洋做了眼底荧光血管造影，发现他的眼底视网膜出血，也就是说，眼底的血管爆了。这可把林洋吓坏了，说："我眼睛没流血啊，怎么会血管爆了呢？"

医生告诉他："表面上来看，你的眼睛似乎没有任何异常，那是因为出血的部位在眼底的视网膜，而且出血部位呈片状，这正是血管爆了之后血液流到眼底的影像，而眼睛看到的那个黑影，也正是这片血液造成的。视网膜血管爆裂一般有两种原因，一是如糖尿病、高血压等原发病引起的血管病变，这类患者通常以40岁以上为主，因为这个年龄是高血压和糖尿病的高发年龄。而另外一个原因就是工作强度过高，生活规律失调，用眼过度，而这类人群就以40岁以下的中青年为主。"

医生在得知林洋经常加班后，叹息道："看来，导致你眼底血管爆裂的罪魁祸首就是视疲劳，归根结底还是怪加班，眼睛扛不住了，就以这样的方式来抗争。因为眼睛里的血管非常细，也特别脆弱，工作强度和压力一旦让眼睛感到紧张，容易发生血管痉挛，视网膜上血液流动收缩不当，血管就容易爆裂。像你这样因为用眼过度发生视网膜血管爆裂的患者，在眼底疾病患者中占到将近一半的数量。爆血管如果出血量不是很大，还容易控制，要是出血量大了，引发眼底的病变，眼睛想保都保不住了。如果你再这样超负荷工作，眼睛废掉的可能性很大。"

医生给林洋开了一些药服用，林洋服药两天后，眼睛就慢慢清楚了起来，但画图30

分钟以上就会又开始视线模糊,他只好停止画图工作,转而先做其他的事情。两周后,林洋眼睛模糊的毛病已经差不多好了,去复诊时,医生认为他不用继续服用药物治疗了,而是介绍给他一个缓解视疲劳的偏方——用绿茶水熏眼睛。

从此以后,林洋开始学着减少自己的工作量,且工作一个小时就会让眼睛休息一会儿,用一杯刚泡好的绿茶水熏眼睛,原本干涩酸痛的眼睛就变得舒适了,而且近视的度数也稳定了。

绿茶熏眼的具体方法是:在一个杯子中放入3~5克的绿茶(最好是新茶,不要用茶末),再加上少许杭白菊,则功效更好。然后给杯中注入开水,再低下头,将杯口移至眼睛下部,双手轻捂住杯口与眼眶间,这样能使茶水热气聚集和免除过早地冷却散发掉。两眼自然睁大,让有着天然茶香的茶气能直接熏蒸眼部。

注意,刚泡好的茶水温度较高,因此在熏眼时眼睛应离杯口略为远些。若杯口较小,则可以双目轮流着做。每次时间15~20分钟,早晚各做一次即可,方法简单、便捷。双目经过绿茶的熏蒸之后,往往会使人顿觉干涩症状消失。

中医认为,绿茶因没有经过发酵,故性平、味苦、微甘,有些寒凉性,有清火明目作用,这在李时珍的《本草纲目》中早就有记载。现代医学研究发现,绿茶中的儿茶酚能够使眼睛有效对抗氧化压力,且作用可以持续20个小时。此外,绿茶中的有益成分也可以通过熏蒸渗入眼部组织,有助于防止青光眼等眼部疾病。

此外,为了更好地预防干眼症,人们还可以在临睡前用热毛巾敷敷眼,以利于缓解眼部肌肉的紧张度,利于眼部血管的流通,缓解眼部疲劳。

上班族易"眼睛过劳死",需注意放松减压

意大利萨萨里大学职业病医疗中心的医生对212名银行员工进行调查。接受调查的员工同处一个工作环境里,拥有相同的职务和健康背景。经验眼师检验,证实他们从未有过眼疾。调查发现,30%投诉眼睛疼痛或视线模糊的人指出,他们的工作压力过大,无法发挥专长,与同事发生摩擦和自信心不足。

在如今这个快节奏的生活中,人们尽管常常觉得生活辛苦,但他们因为坚信"有压力才有动力",丝毫不敢放松自己,生怕一松懈就在人生的跑道上成了落后分子。这时,人们不妨想想另外两个词"张弛有度"、"劳逸结合"。如果人们只是一味地接受过多的压力,最后压力多得都没有力气再将它转化成动力了,此刻就只能说没有动力,只有痛苦。

新时代,女性在社会地位提高之后变得更加独立自强,不仅在家庭中撑起半边天,在职场、运动赛场等一个个舞台上同样拥有愈加显著的地位。然而女性所面对的压力也是空前的,压力过大给女性造成的伤害不容忽视。压力过大很容易造成记忆力减退,还有可能导致内分泌紊乱。因此,女人要保持身心健康,就要时刻警惕压力过大。在锻炼自己坚韧内心的同时,可以多吃点有利于减压抗压的食物,保持心情愉悦,从容面对生活。

刘丹年仅28岁就顺利坐上了部门经理的位子,这不能不让人佩服她出色的办事能

力，不过这背后的酸甜苦辣也只有刘丹能够体会。升职之后的工作使刘丹更加忙乱，年轻气盛的她非要在上半年就做出点成绩，好让那些对她报以怀疑目光的上司和员工看到她的实力。为此刘丹把自己的私人时间也全部用来工作，没有约会，没有逛街，就连和老妈打电话也是在晚上加班后回家的路上。

新上任没多久，刘丹遇到了不小的困难，而就在这个需要大脑高速运转的时候，刘丹的大脑居然开始罢工，刚刚对秘书交代过的事情，自己反倒忘了，文件翻看到结尾的时候，早已不记得前面所说的内容。思维缓慢、记忆力变差导致她的工作效率急剧下降，这个月的目标实现起来更加艰难。刘丹越感到压力大，工作起来就愈加卖力，最后累得几乎要瘫在地上。

更要命的是，刘丹的眼睛又出了问题。那是一个周日，刘丹傍晚临时接到公司老总来电要求拟一份项目计划书，她便赶紧打开电脑工作。晚上10点，刘丹终于完成了项目计划书，于是关闭电脑，起身准备去洗漱，却发现眼前有些模糊，但她不以为然，心想只要休息一晚，隔天情况就会好转。第二天一早刘丹起床后，发现眼睛仍不对劲：打开电视看晨间新闻时，字幕与画面都看不清楚；报纸都已贴住鼻子，斗大标题仍模糊一片。她只好请假去看医生，最终被诊断为"眼睛过劳死"，这让她很是不解。

医生给她解释说，"眼睛过劳死"的病状是眼球内"脉络膜"血管破裂，血水渗过视网膜，造成黄斑部附近"淹水"，视觉影像糊成一片。心理压力过大是最可能导致眼球血管破裂的原因。

刘丹所患的这种"过劳"并不一定是身体功能上的"过劳"。大量临床数据显示，"眼睛过劳死"与身体是否疲惫较无关系，压力才是主因，即使躺下休息，心理压力仍然存在。记者、工程师、上班族是最可能发生"眼睛过劳死"的族群，而且患者呈年轻化趋势。

医生告诉刘丹，既然"眼睛过劳死"与心理压力有关，那么她就必须从减压方面来治疗。对此，医生的建议是放松全身，具体方法是：

将全身分为若干段，然后自上而下进行分段放松。其顺序为：头部—颈部—两上肢—胸腹—背—两大腿—两小腿。接着再采用倒行放松的方式，自下而上分段放松。其顺序依次为：两脚—两小腿—两大腿—臀部—腰背部—腹胸部—颈部—头部。连续做3组，对消除紧张情绪及身体疲劳非常有帮助。

当然，更重要的是，刘丹必须调整目前这种紧张的心理状态，医生也给她提供了几个小方法，供她参考。

（1）一吐为快：假如你正为某事所困扰，千万不要闷在心里，把苦恼讲给你可信的头脑冷静的人听，以取得解脱、支持和指正。

（2）开怀大笑：健康的开怀大笑是消除压力的最好方法，也是一种愉快的发泄方法。"笑一笑，十年少"，忧愁和压力自然就和你无缘了。

（3）听听音乐：轻松的音乐有助于缓解压力。如果你懂得弹钢琴、吉他或其他乐器，不妨以此来对付心绪不宁。

（4）阅读书报：读书可以说是最简单、消费最低的轻松消遣方式，不仅有助于缓解压力，还可使人增加知识与乐趣。

（5）重新评价：如果真做错了事，要想到谁都有可能犯错误，若事与愿违，就应重新进行自我评价，才能不钻牛角尖，继续正常地工作。

（6）大喊大叫：在僻静处大声喊叫或放声大哭，哭并不可耻，流泪可使悲哀的感情发泄，也是减轻体内压力的一种方法。

（7）与人为善：遇事千万别怀恨在心（包括自己是对的）。怀恨在心付出的代价是使自己的情绪紧张，用别人的错误惩罚自己。

（8）不要挑剔：不要对他人期望过高，应看到别人的优点，不应过于挑剔他人行为，世上没有完美的人或事。

（9）留有余地：不要企图处处争先，强求自己时刻都以一个完美形象出现，生活不需如此，你给别人留有余地，自己也往往更加从容。

（10）学会躲避：从一些不必要的、纷繁复杂的活动中，从一些人为制造的杂乱和疲劳中摆脱出来。在没有必要说话时最好保持沉默，听别人说话同样可以减轻心理压力。

视疲劳的自我防治法，让眼时刻明亮

医学研究显示，人们在操作计算机、看文件、抬头看屏幕等重复动作中，眼球平均每天要转动2万~3万次，这些动作都得靠眼球肌肉——睫状肌的控制，同时因为眼睛要不停地注视文字、符号或图像，使眨眼次数减少，引起干眼症等，从而导致眼睛在不知不觉中负荷过度，视疲劳便由此产生。

在许多人眼里，视疲劳只是眼睛累了的缘故，只要休息一下就好。对于休息解决不了的视疲劳，很多人都选择点眼药水，其实这并不是一个好方法，因为眼药水可能会对眼睛造成伤害。我们还是调动身体的自愈功能，让眼睛自己来保持健康吧！

洪锦是某担保公司的材料审核员，每天都要审核不同公司的大量材料，常常看得头昏眼花。工作时间久了，洪锦的眼睛就有点小问题：每天下午三四点钟，她都觉得眼睛干涩酸痛得厉害。这天下午，她又开始嘟囔："眼好疼啊，真干涩。"说着就闭上了眼睛。

旁边的同事给出了建议："滴点儿滴眼液吧，这样会好些。"

洪锦却无奈地说："我一直在滴啊，可是感觉没什么用，老对着电脑也没办法。"

这时，另外一个同事开口了："我听说过一个诀窍——转眼就可以缓解眼部疲劳，就这样按摩。"洪锦尝试了一下，没想到，还真管用，眼部舒服多了。

转眼的具体方法是：

（1）眼球居中，正视前方一点，不动约10秒；

（2）眼视右侧，停约10秒，再换左侧10秒；

（3）眼视上方，停约10秒，再看下方10秒；

（4）双眼交替向右看1秒，再向左看1秒；

（5）双眼交替向上看1秒，向下看1秒；

（6）双眼同时从左往右绕转，再由右从左绕转；

（7）双眼向远处注视10秒，双眼向鼻尖注视10秒。

当然，如果嫌计算时间麻烦，也可以这样转眼：闭着眼睛，转动眼球，开始先顺时针转36次，然后逆时针转36次。

转完眼睛之后，最好再用食指按住承泣穴（目视正前方，黑眼球正下方，眼眶骨上的这个点，就是承泣穴），反复地揉搓。

转眼不仅能有效缓解眼睛疲劳，还能治疗白内障，对老花眼、近视眼也有治疗和预防的作用。

为什么转睛和按承泣穴就能有如此神奇的护眼效果呢？中医讲"目受血而能视"，这个"血"不仅指血液，而且包括由血液化生的各种营养物质，比如眼泪等，眼睛要不断接收这些物质的濡养，才能保持和提高视力。而转睛可以疏通络脉，祛除瘀滞，使眼睛更顺利地得到"血"的滋养。与此同时，承泣穴是胃经最靠近眼睛的穴位，而中医讲"脾胃是后天之本，气血生化之源"，也就是说由脾胃化生的气血最多，所以按揉这个穴位能够使脾胃生化的气血更多地注入眼睛，保持视力，对预防白内障和老花眼、近视眼都是有帮助的。

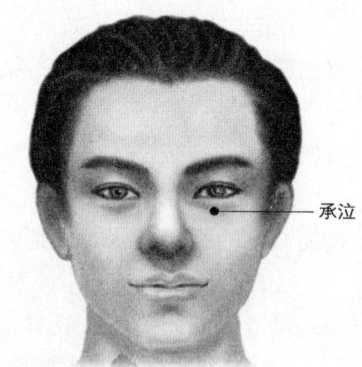

承泣

承泣穴

此外，办公室白领还可以使用温热两眼法，来有效缓解视疲劳症状。具体做法是：先把两手的五指并拢，然后手心对手心互相搓揉，直至两手心发烫为止。然后，两眼微闭，用空心掌速将发烫的手心轻扣在两眼上面。约3分钟后手心离眼，再把两眼慢慢睁开。该方法对缓解视疲劳有良好的作用。

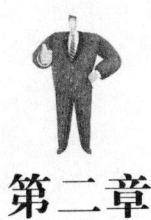

第二章
犯困醒神老偏方，精神好了，干事更自信

　　犯困是现代职场中十分常见的现象，许多人都会在工作时感到一阵困意袭来，再加上办公室大多气氛安静，往往就会使人们的眼皮越发往下垂。困意的原因也许是昨夜笙歌，也许是几天来的连续加班，也许是……但无论是哪种原因，企业的领导们都不会乐意见到员工精神委靡、哈欠连连的样子，这就要求人们学会一些在犯困时能迅速醒神的绝招，让自己随时保持清醒。

工作时累了困了，不妨吃点鸡肉

　　有医学研究证实，鸡肉及其萃取物具有显著提高免疫功能的效果，也就是说吃鸡肉能够提高人的免疫力，这一观点与营养学以及传统的中医理论不谋而合。现代社会中整天为工作忙碌，常处于亚健康状态的白领最好多吃一些鸡肉，以增强免疫力，减少患病概率。

　　大齐很喜欢足球，因此在大学毕业后，他凭借自己的努力进入了一家体育杂志做足球报道记者，天天都要跟着国内各大足球队后面跑新闻，还要密切关注国际足坛的消息。每到有足球赛事的时候，他常常忙得连休息的时间都没有，尤其是因为时差的关系，欧美各国的盛大足球赛事开赛时大多是北京时间的凌晨两三点，熬夜工作就成了家常便饭。因为常常熬夜，大齐的身体就开始走下坡路：面色变得萎黄，黑眼圈也越来越重。

　　每当这些足球赛事落下帷幕，大齐和一起工作的同事都需要休息两三天的时间才能恢复精神，可自从大齐的妈妈来照顾他之后，同事们就发现他的身体状况突飞猛进，最突出的就是他在连续熬夜后依然精神奕奕。同事们都纷纷向他讨要秘方，他摸着头不好意思地说："我妈天天给我做鸡肉馄饨吃，说是可以增强免疫力。"

　　同事们又纷纷向他打探鸡肉馄饨的做法，他打电话问过母亲后，把鸡肉馄饨的做法写给了同事。

　　具体做法是：准备鸡肉150克，人参10克，红枣6枚（去核），黄芪10克。先将鸡肉剁碎做馅，再将馅料放在馄饨的中间，包制成馄饨。然后将人参、红枣、黄芪加水，用小火慢炖，再用此汤煮馄饨。最后吃馄饨，喝汤。

中医认为，鸡肉可以温中益气、补精填髓、益五脏、补虚损，对由身体虚弱而引起的乏力、头晕等症状有显著的缓解效果。《本草纲目》禽部就记载了鸡肉的众多疗效。其中提到这样一个方子："脾胃弱乏，人痿黄瘦。同黄雌鸡肉五两，白面七两，做成馄饨，下五味煮熟，空腹吃。每天一次。"此外，男性因肾精不足所导致的小便频繁、耳聋、精少精冷等症状，也可以通过吃鸡肉得到一定的缓解。

现代营养学把肉分为"红肉"和"白肉"，前者指的是猪、牛、羊等肉类；后者指的是禽类和海鲜等，其营养价值要高于红肉。鸡肉就是白肉中的代表，它能够增强人的消化能力，起到抗氧化和一定的解毒作用，在改善心脑功能、促进儿童智力发育方面，更是有较好的作用。尤其是乌鸡、火鸡等品种，比普通鸡肉的滋补作用更强。

鸡胸脯肉的脂肪含量很低，而且含有大量维生素，如B族维生素和尼克酸，后者能起到一定的降低胆固醇的作用；鸡翅膀中含有较多脂肪，想减肥的人应尽量少吃一些。一般来说，老鸡的脂肪含量高于仔鸡；鸡肝中的胆固醇很高，胆固醇高的人不要多吃。

不过，需要注意的是，鸡肉虽然是一种营养佳品，但不是所有人都适合吃鸡肉进补。因为它有丰富的蛋白质会加重肾脏负担，因此有肾病的人应尽量少吃，尤其是尿毒症患者，应该禁食。

此外，感冒的人，要先分清症状后才考虑是否用鸡汤来补身体。如果是体质虚弱的人感冒，一般就是虚证外感。中医上有"虚则补之"一说，此时让他喝点鸡汤、吃点鸡肉是再好不过了。但如果是平时体质很壮实的人感冒，就大多是实证外感。这种情况下用上滋补的食物，反而会火上浇油，加重病情。鸡汤能扶助正气，感冒时喝鸡汤适宜于虚证外感者，而不适宜于实证外感者。

绿色饮品，喝出精神头来

对于职场人士来说，夏天通常晚睡早起，下班后聚会较多，相对睡眠不足，所以更容易犯困。而且，因为夏天白天气温较高汗多，体力消耗过大，人体较容易流失蛋白质、钙、盐和钾等元素，这样也会导致身体疲劳、四肢酸痛、头晕犯困等。尤其是正午时分烈日当空，此时人体血管扩张，脑部供血量减少，因而时常感到精神不振、昏昏欲睡。

自从进入公司以来，任远就一直是销售部业绩的第一名，即便是后来当上了销售经理，他所带领的销售部也一直在业绩榜首的位置上居高不下。公司让他分享成功经验，他在讲了许多专业销售技巧外，还给大家推荐了一个小方法：多喝绿色饮料提神，只有保持旺盛的精神，才能够保证工作效率。他每天都会为他所在的部门的员工们准备提神饮料，保证大家有足够的工作激情。

然后，他列出了几个他常用的提神饮料。

（1）绿茶。绿茶里面也含有一种咖啡因，但是和红茶、咖啡里的咖啡因有很大不同，它能和鞣酸混合在一起，平缓地散布在全身，让提神的作用持续时间更长。尤其是咖啡因提高了物质代谢和大脑供血，可以提高注意力。而且绿茶里的苦味素让绿茶有一

第二章 犯困醒神老偏方，精神好了，干事更自信

种独特的芳香，苦味素还可以促进消化和代谢，它本身有收敛性，对肠道起镇定作用。绿茶还含有多种矿物质和维生素，其中胡萝卜素可以保护细胞，预防疾病，锰元素可以排出身体里的一些毒素。

绿茶冲泡适合用玻璃杯，传热快，不透气，而且观赏性极强。但要注意，泡绿茶的时候不能有盖子，有盖子不容易散热，茶汤的颜色会变得浑浊，而且水温不要过高，80℃就可以，水温过高，会造成茶叶里维生素的流失。

（2）凉茶。凉茶不仅能"清火气养元气"，还是很提神的办公室饮品。办公室里的空调吹得人昏昏欲睡，皮肤缺失水分，虚火上冲，凉茶是最合适的办公室饮品。凉茶不是茶，而是中草药熬出的茶汤。对于广东人来说"生命源于水，健康源于凉茶"。

凉茶的做法也很简单，将金银花、夏枯草、菊花、蒲公英和荷叶各少许在一起熬煮，冰镇起来即可，而且材料在超市里就能买到。蒲公英消炎利胆，荷叶清脂减肥，很适合女性饮用。另外，可以添置一些山楂，因为蒲公英和夏枯草有一点苦味，山楂的酸味能盖住苦味，让茶的口感更好。凉茶不仅可以夏天喝，冬天用暖水冲泡，暖身养胃。

（3）蜂蜜柚子茶。蜂蜜柚子茶是日本、韩国白领女性的首选饮料，因为它不但可以提神醒脑，降低血液的黏稠度，减少血栓的形成，还被称做"黑色素斩草除根"的饮品。柚子含有丰富的维生素C及大量其他营养素，能够深入皮肤，使皮肤变白，蜂蜜中含有的L-半胱氨酸具有排毒作用，经常长暗疮的人服用以后能有效缓解皮肤疾病，有一定的祛斑效果。两者结合起来，尤其适合皮肤遭受电脑辐射损伤、气色暗淡的白领女性。

蜂蜜柚子茶的做法非常简单，准备一个大的玻璃杯，柚子、蜂蜜的比例2∶1，柚子要连皮带瓤。用热水浸泡后，把皮、筋络、果肉分离，皮和筋络切丝，果肉粉碎，然后放到一起中小火熬，加一小碗清水和蜂蜜，熬到黏稠，熬的过程中要经常搅拌，煮好后放入密封容器冷藏，大约10天就可以食用，放得越久，味道越好，既经济又营养美味。

舒缓疲劳、提神健体，就选刺五加茶

对于都市上班族来说，工作压力、生活压力无所不在，而周围的环境又充满了各种污染，很容易导致人们精神不振，疲惫不已。地铁或者公交上，无精打采地靠在座位上或者是栏杆上、面色憔悴、疲惫万分的人比比皆是。可以说许多都市人都是处于这样一种亚健康的状态中。那么针对这样的情况，有没有什么茶饮是可以起到缓解紧张情绪，消除身体疲惫的作用呢？当然有，那就是强身健体的好茶饮——刺五加茶。

小芽是个自由撰稿人，每天窝在家里对着电脑写网络原创小说，还时不时地为朋友所在的杂志社、报社撰写一些小文章。她住的附近有一个大型蔬果批发市场，所以白天的时候比较吵，她静不下心来写作，就将写作的时间改在了晚上。许多时候，面对编辑的连番催稿电话，她不得不整晚熬夜写稿子。长此以往，她的生物钟被彻底打乱了，再加上白天受到外界环境的干扰，睡眠质量不高，因此身体的免疫力就大大降低了。她常常觉得疲惫，没有精神。

后来，她的一位学中医的朋友知道了她的状况，就特意给她寄来了许多刺五加茶，说可以舒缓疲劳、提神健体。小芽就开始天天喝刺五加茶，不久后发现自己的身体果然

好了许多。

俗话说，"宁得一把五加，不要金玉满车。"刺五加是一种天然的强身健体、益寿延年的好食物。刺五加之所以功效神奇，是因为其中有胡萝卜苷、丁香苷、异秦皮定苷、乙基米乳糖苷、二元葡萄糖苷等多种苷物质，可以有效降血糖，抗疲劳，调节人的神经系统，对糖尿病、风湿病都有一定的治疗作用。由于可以提高人体骨髓的造血功能，刺五加也是贫血患者的首选药物。

古代医书《神农本草经》将刺五加列为上品。上品就是指无毒，可以久服。刺五加性味辛温，有补中，益精，坚筋骨，强意志的功效，所以刺五加茶特别适合工作忙碌，身心疲乏的上班族。每天泡上这样一杯刺五加茶，不仅能够有效缓解疲惫，振奋精神，还能强健身体。下面就为大家介绍两种刺五加茶，祝愿大家身体健康。

1. 茉莉龙加茶

材料：刺五加5克，茉莉花5克，乌龙茶5克。

制作方法：先将茉莉花和刺五加放入茶壶中，加入适量沸水。15分钟后加入乌龙茶茶叶，再闷10分钟左右，待到茶汤变为褐色，滤除茶渣，即可饮用。

保健功效：刺五加与可分解和消融身体脂肪的乌龙茶，再配以清香的茉莉花，是瘦身减肥的不二选择，也是调理心神的绝佳饮品。

健康提示：感冒发热时不宜服用，阴虚火旺者慎服。

2. 刺五加明眸茶

材料：刺五加15克，麦冬50克，白芷5克，洋甘菊3大匙，红枣15克，丹参5克，马鞭草2大匙。

制作方法：将刺五加、麦冬、白芷、红枣、丹参用清水浸泡半小时，再将上述泡过的药材放入水中煮沸，然后调成小火熬制一个小时，此时加入马鞭草和洋甘菊。最后过滤药材，保留茶汤，代茶饮用。

保健功效：此茶有益气补血、提神健体、清凉止痒、生津止渴、明亮双眼的作用。

健康提示：饮用刺五加茶的时候不适合食用生冷油腻辛辣的食物。

陈皮泡茶喝，提神舒压效果好

陈皮是橘子的果皮，阴干或通风干燥制成。对于工作忙碌而易于疲倦犯困的办公室一族来说，陈皮是很好的提神饮料。

刘女士就十分迷恋陈皮，每逢秋季橘子收获的季节，她都会把新鲜的橘皮用水清洗干净，然后晒干或烘干，做成陈皮，用来泡茶，特别是困乏的时候，总会饮上一杯陈皮茶来提神。后来经朋友介绍，刘女士在陈皮中加入了适量的甜菊叶，提神舒压的效果更好了。于是她尝试着饮用这款新式的"陈皮提神茶"，果然比之前单独泡饮陈皮的效果要明显，而且口感也变得好了，甜菊叶的香甜减少了陈皮的苦味，喝起来，更让人觉得更加神清气爽。如此有效的提神活力茶，不仅制作起来十分的简便，而且成本也很低，可谓是质高价低的首选茶饮。疲倦时品上一杯"陈皮提神茶"，可以瞬间让人充满活力。

具体做法是：

材料：陈皮5克，甜菊叶3克。

制作方法：首先将陈皮和甜菊叶一同放入干净的茶杯中，然后取300毫升的沸水倒入茶杯中，加盖泡5分钟，温饮即可。

保健功效：由陈皮与甜菊叶配伍而成的"陈皮提神茶"，可以很好地缓解困乏、消除疲劳、养阴生津、促进人体新陈代谢，从而起到提神、舒缓神经的良好功效，为身体增加年轻活力。

此外，陈皮还是辅助治疗消化不良的"法宝"。中医认为，陈皮温能养脾，辛能醒脾，苦能健脾。由于陈皮主行脾胃之气，脾胃地处中焦，中焦之气通行，使三焦之气也随之涌动。三焦为决渎之官，通行水液，与湿相伴，又为脏腑之外府，上及心、肺，下及肝、肾，所以陈皮的作用可宽及所有脏腑，遍及全身之湿。从肺而言，则辛散肺气，苦泄肺气，温化寒气，能治痰多咳喘，气壅食停；从心而言，则辛开心气，苦泄心火，温化湿浊，能治胸中烦热、口气臭；从肝而言，则辛散肝郁，苦降肝火，温化寒湿，所以它能治肝郁热，饮停食滞；从肾而言，则辛润肾燥，苦泄肾湿，温和肾气，所以它能治命火不足，饮食不化。

陈皮的苦味物质是以柠檬苷和苦味素为代表的类柠檬苦素，这种类柠檬苦素味平和，易溶解于水，有助于食物的消化。陈皮用于烹制菜肴时，其苦味与其他味道相互调和，可形成独具一格的风味。陈皮含有挥发油、橙皮苷、B族维生素、维生素C等成分，它所含的挥发油对胃肠道有温和刺激作用，可促进消化液的分泌，排出肠管内积气，增加食欲。

需要注意的是，陈皮偏于温燥，有气虚体燥、阴虚燥咳、干咳无痰、口干舌燥、吐血等症状的阴虚体质者不宜多食。此外，鲜橘皮不具备陈皮那样的功效，因为鲜橘皮表面有农药和保鲜剂污染，这些化学制剂有损人体健康，因此，不可以用鲜橘皮来代替陈皮。

上班犯困打瞌睡，小小牙膏可有大用途

许多上班族都会有这样的切身体会：一上班就觉得犯困，而一下班就变得精神奕奕，充满活力。有研究表明，在中国有30%~40%的职场人士会在早上刚上班时感到疲倦，没精神，打瞌睡，尤其是在每周的星期一早上，很多人来到公司时都会哈欠连天，迟迟不能进入工作状态，这种症状还被称为"星期一综合征"。那么，上班族要怎么才能避免自己上班就犯困的状态，而保持良好的精神去工作呢？

阿男是一家外企的员工，参加工作刚一年。年轻人强调享受生活，所以阿强每天下班后都给自己安排了丰富的活动：吃饭、唱卡拉OK、泡吧、熬夜打网络游戏、凌晨起床看欧洲冠军杯足球直播……他的夜生活丰富多彩，但后果是早上经常不想起床，强打起精神来到公司，工作起来又很难集中精神，坐着坐着，就低头打起瞌睡。他觉得每天早上上班，刚开始工作的那一个小时效率非常低，做事拖拖拉拉，还因此被领导批评过几次。他知道长期这样下去，很不利于自己的职业前景。为了使自己尽快进入工作状

态,他一上班就泡咖啡喝,可发现并没有明显的效果。他心里总想着晚上要好好休息,早点睡,可朋友一招呼,他就屁颠屁颠地跟着玩去了,早把休息的事甩到了脑后。

到了后来,领导对他下了最后通牒:"阿强,你要是继续在早上上班时打瞌睡,你就不用上班了,就在家里睡觉好了。"他这才慌了,连忙向自己的一位医生朋友求助。

医生朋友告诉他要治本的话,他得自己安排好作息时间,避免过多的夜生活,阿男听了面露难色。朋友见他为难,拍拍他的肩膀表示理解,毕竟年轻人刚进入社会,有了经济支撑,面对社会上的各种诱惑,有去体验、享受的心态并不奇怪。等过上一段时间,各种新鲜玩意儿都尝试过了,一般就不会再有那么多夜生活了。既然阿男不能立即执行"治本"的措施,那就只能先采取"治标"的措施:使用牙膏提神。

具体方法是:上班时带支有薄荷气味的牙膏。到单位后如果觉得精神状态很差,睡意来临时,就用牙膏刷牙漱口,特别注意刷一下舌头。或者更直接简便的方法,是将这种牙膏挤少量出来置于食指指尖,将指尖伸入鼻腔,把牙膏涂在鼻孔附近的黏膜处。

如果使用牙膏还是不能很好地解决精神疲倦的问题,就要配合使用冷水吸鼻法,具体做法是:

准备一杯冷水,将鼻子浸入冷水中,慢慢将冷水吸入鼻腔,刺激鼻黏膜。如果觉得这个动作不好掌握,可能会引起鼻子呛水,也可以直接用手指蘸点冷水,涂在鼻腔黏膜处。如将牙膏和冷水吸鼻法一起使用,往往可以有迅速提神醒脑的效果。

第二天,阿男就试用了这两种方法,发现醒神效果确实很好,他一上午都没有打瞌睡。后来,他也逐渐学会了减少晚上的应酬娱乐,坚持良好的作息规律,才彻底解决了一上班就犯困的问题。

这两个方法为什么能起到提神醒脑的作用呢?因为从中医学看来,人的舌头与五脏六腑的经脉相通,古医书专门有"舌上通于脑,下达于脏腑"这样的论述。至于鼻子,中医学也认为它与全身气血、心肺活动有关系。在以上理论指导下,中医针灸学专门创立了"舌针""鼻针"的方法,通过刺激舌、鼻的经络来起到醒脑开窍的效果,比如临床上许多昏迷的患者,往往就会用到这两种疗法来对大脑进行刺激,达到"醒脑开窍",使昏迷患者苏醒的目的。刷牙、漱口、挤牙膏、鼻腔泡冷水这些方法,其实是效仿"舌针""鼻针"的方法,通过芳香气味,或者低温,来对鼻腔、口腔里的经络、神经感受器进行刺激。这种治疗思路,对于完全昏迷的患者都有效,何况只是昏昏欲睡的普通人。

累了倦了,就找丁香火锅

刚工作时的丁香正如一首诗中所说,渐渐变成一个"结着幽怨的姑娘"。其实丁香原本是个爱说爱笑的女孩,经常因为在街上和同伴们嬉戏打闹引来无数路人的关注。而丁香性格上的转折点开始于她的一个选择,从出生到大学毕业,丁香都没有走出过自己所在的北方小城,在信息化的今天,丁香通过网络了解到外面世界的繁华多彩,想要远行高飞的冲动再也抑制不住了。毕业之后,丁香放弃家人早已为她准备好的安逸工作,带着亲友的万分不解和担忧,只身来到北京。在北京,丁香拼命努力,同时也在迅速地成长着。短短3年时间，丁香便从一个囊中羞涩的小土丫头蜕变成一个大气、成熟的职业女强人。在北京这座大城市里，丁香为自己争取到了体面的生活，但是她失去了最宝贵的东西——快乐。

来到北京后，丁香一直一个人住，对家里从来都是报喜不报忧，平日里为工作忙得焦头烂额，和朋友联系日渐稀疏，稍微可以停下来喘口气时，丁香觉得好累，心中莫名惆怅。"外面的世界很精彩，外面的世界很无奈……"丁香感到疲倦时总会哼起这首歌，但她从未后悔过自己的选择。

一天晚上下班，丁香一脸疲惫，正准备起身回家时，坐在隔壁的师姐佳玉探过头略带诡异地问道："丁香，今天晚上没有安排吧，去我家坐坐吃个便饭，顺便谈谈咱们下一步工作上的事情。"听到是工作上的事情，丁香就立马答应了。谁知师姐把她带到一家火锅店，随后拐进一间屋子，她发现项目组的同事全都在场，并一起欢呼着"生日快乐"！丁香被突如其来的场景感动得一塌糊涂，她这个月太忙了，连自己的生日都忘得一干二净。佳玉把不知所措的丁香扶到座位上坐下，说："今天是你生日啊傻丫头，咱们这个项目你是大功臣，我们想借这个机会为你庆功。而且这段时间大家都辛苦了，正好沾你的光放松一下！"又转头对大家说："咱们今天吃的可是我家的祖传秘方，叫做丁香火锅，累了乏了吃一次保证让你重新活力十足。"

第二天大家果然精神焕发，纷纷跑过来找佳玉姐要火锅的方子，以后要是再累了就带几个朋友一起吃一次。这件事让丁香很有感触，生活中不能没有朋友，不管在哪里都可以找到新朋友，互相温暖，互相鼓励，一起吃丁香火锅。

丁香火锅所需材料有：蛤蜊肉200克，丁香6克，墨鱼2条，鸡汤800毫升，鱼丸、虾仁各100克，适量的粉丝、芹菜、冻豆腐、葱、精盐、味精、葡萄酒。具体做法也很简单，将蛤蜊肉、虾仁用水洗干净备用；鱼丸切成片；除去墨鱼腹中的杂物，洗干净后在沸水锅里迅速烫一遍，然后把它切成2片；用热水把粉丝泡软，切成几段；芹菜切成段；冻豆腐切成小块；葱切小段。把准备好的各种材料先都放一半在锅里，汤也只加一半，还可加上适量的葡萄酒及少量精盐，用大火加热五六分钟，就可以吃到热乎乎、独具丁香气味的火锅了。

丁香可以起到温中降逆，补肾助阳的作用。丁香所具有的芳香气味，具有兴奋强身的功效。当你感到身体疲劳时，吃一次丁香火锅就可以明显感觉到精神振奋，全身再次充满活力。

中医认为，墨鱼味咸，性平，归肝、肾经，具有养血、通经、补脾、益肾、滋阴、调经、止带之功效。需要特别提醒人们的是，墨鱼不可以和茄子一起食用，否则容易引起霍乱。

午睡综合征犯了，动动手指可醒神

"好累啊！"每到下午2点的时候，同事佳妮就会这样叫。"累了，就在桌子上趴会儿。"另一个女同事接着说。"别趴着，越趴越累的。"这时主管正好从这里经过。"其实，动动手指就可以提神啊，你们可以试试。"于是，大家纷纷开始活动起自己的手指来，发现自己真的精神了很多。

现代的白领女士一族，可谓是压力甚大，每天都要对着电脑进行超负荷的工作，她们好像没有了生活和娱乐，只有无休止地工作工作再工作，所以感觉精神不振是很正常的事情。尤其是到下午的时候，更提不起精神来，因为白领们的工作效率大都在中午12点达到高峰，接着便往下坡路走，尤其是下午2~4时。在这2小时中，会让人感到极度疲乏、沉闷，总是提不起劲工作，工作效率变低，还特别容易出错，这些都是"午睡综合征"的表现。那么怎么对付"午睡综合征"呢？很简单，就是动动你的手指。

（1）拍手掌。如果办公室白领白天昏昏沉沉，记忆力不佳，注意力也不集中时，就应该进行拍击手掌的锻炼。这种锻炼方法很简单：把双手向上方伸展，强烈地拍击手掌3次。接着，把向上方伸展的双手放在胸前，再拍击3次。注意，手腕要用力伸展，尽量使左右手的中指牢牢地靠拢。这样一来，头脑的模糊和心中的烦躁都可以完全消除。

手掌中央是有助于增强心脏功能、开发大脑潜力的重要部位。只要给予强烈刺激，即把手掌合起来拍击时会发出"嘭嘭"的声音，这个声音通过听觉神经传到大脑，可以增强大脑功能，大脑潜力就能得到开发，会使原本早上懒得起床或白天爱打瞌睡的人，头脑变得清醒，精力充沛地重新投入工作，并能提高工作效率。

（2）双手交叉运动。当人们感到大脑反应迟钝、注意力不集中时，不妨把双手手指交叉地扭在一起。一只手的拇指在上交叉一会儿后，再换成另一只手的拇指在上。然后将手指尖朝向自己，并使双手腕的内侧尽量紧靠在一起。反复进行几次，能达到提神的目的。

（3）折手指。先捏住左手的拇指指尖，向掌面折弯，再向后扳，反复10次，再对另外四个手指进行同样的操作，然后换到右手，进行同样的操作。中医理论认为，手指分别有心经、心包经、肺经等多条经络通过。扳手指，实际就是在刺激这几条经络。心气旺，则神气强。另外，手指尖处还有十宣穴，这个穴位在临床上往往用于治疗植物人和中风昏迷者，有显著的促醒、醒脑之效。用在普通人身上做提神之功，效果会更显著。

（4）顶大拇指。人的大拇指除了能使人类拥有准确的握抓能力外，还有醒神的功效。大拇指对应的是身体的左侧。当人们工作久了，感到疲倦时，最简单的办法是用右手的大拇指内侧和中指的指甲盖顶住左手大拇指，轻轻按压，然后换到左手上。这样可以积蓄力量，启动身体组织，消除疲劳，不但有助于减肥，还能改善脸色。

如果感到体力不支，不妨试着让拇指做360°旋转，旋转时拇指指尖尽量画圆形。起初会感到不顺，但反复几次后拇指就会变得灵活，而且人会觉得心情舒畅。拇指按顺时针及逆时针方向各旋转1~2分钟即可。

（5）弹手指。食指是大脑的反射区，经常有规律地活动食指可以开发大脑，刺激内脏，激发细胞活力，促进新陈代谢，排出体内垃圾，使人体内气血充足，经络畅通，从而有效维护人们的身体健康。

但人们不知道的是，弹手指还能帮助人们醒神，具体做法是：双手前伸，掌心向下，大拇指搭在食指指甲部位，成圆圈状，其他三指自然放置，然后食指用力弹出，弹

30下，速度由自己掌握。

（6）挤压中指。中指是人的第三个手指，它对应的是心脏。人之所以困倦一部分原因是心脏疲累，供血不足。两个手的中指交叉，插到指根部，手指弯曲，相互挤压，不可用蛮力，以不痛为度，然后慢慢松开，一挤一松，挤压10遍。这样挤压具有提神、消除疲劳、减轻精神负担等作用，还能平静呼吸，增强视力，使人摆脱萎靡不振和动作迟钝。

（7）触压无名指。无名指是人类最不灵活的手指头，它的强弱却和一个人的整体健康状况关系密切。

无名指以圆秀健壮为最好。无名指太长的人，容易有生活不规律而影响身体健康的倾向。无名指苍白瘦小的人，一般肾脏和生殖系统的功能较差。无名指第一节，代表性功能的强弱，过于强壮，内分泌容易失调，过于瘦弱，生殖系统较衰弱；指纹散乱，身体较差，完整清爽，身体健康。无名指第二节，代表筋骨的强壮，指纹散乱，筋骨细小衰弱。第二节过程，骨质脆弱，指头偏曲有细缝，烦恼较多，容易精神衰弱。

具体操作方法是：右手大拇指从手掌方向放在左手无名指和小指上，其他手指放在左手背上，一起轻轻触压，片刻后再到右手上重复此动作。有安神，减轻疲劳，缓解精神压力和紧张情绪的作用，还有帮助呼吸，增强心脏功能。

（8）转笔。许多人在上学的时候都喜欢手指夹着笔下意识地转来转去，一圈又一圈，觉得很好玩。其实转笔能锻炼手指的协调性和反应能力，左手转笔还可以锻炼大脑。注意力集中在飞速旋转的笔上时，人不容易困倦。而且，转笔没有什么固定的要求和模式，想怎么转就怎么转，只要活动手指就好，感觉到舒服提神就好。

夏天，办公室一族在大多数的时间都处在空调房里，干燥的空气夺走了手部的油脂和水分，电脑的键盘更是使手部肌肤中的营养成分日益透支，倒刺一点一点生了出来，手上的皮肤也渐渐粗糙起来。因此，人们应注意为手部保湿。

此外，办公室一族还要保持手部清洁。因为手接触的东西多，无论从卫生的角度讲还是从手自身的保健看都应及时清除手部的污物、灰尘。但注意不要让手长时间浸在水中，水温不能过冷或过热，过热的水使手的皮肤干燥变粗，过凉的水又不能完全洗净手上的污垢。洗手应用温水，或冷热水交替使用。洗手时用洗手液，尽量不用洗衣粉、肥皂等碱性大的洗护品。要用干净、柔软的毛巾擦手，然后抹护手霜锁住水分。涂护手霜时要认真按摩双手，可加速指甲生长，使手指变细，皮肤细嫩。

醒脑提神，少冲穴功不可没

目前，国内有4%~5%的人受到瞌睡困扰，45%的车祸、50%以上的工伤事故都与睡眠不足有关。美国国家高速公路安全管理最新资料显示，因为疲劳驾驶每年平均造成10万起车祸和1500人死亡，仅这些车祸所带来的财产和工作效率损失就达125亿美元。俗话说，春困秋乏夏打盹，为了防止瞌睡人们采用的办法可以说是五花八门，今天我们就给办公室一族支上一招"少冲穴按摩法"，可以说是百试百灵。

蓝伟在一家公司做人力资源的工作，为了提高自己的专业技能，他在业余时间给自己报了一个人力资源培训班。但他发现自己在上课时有一个很大的问题——注意力无法集中。具体表现如下：上课的时候，涉及专业理论较深的课，刚开始能够很认真地听讲，大概过了十来分钟，一遇到比较多无法理解的知识时，就会慢慢地进入打瞌睡的状态（休息时间充足的时候也会这样，有时候一天能休息8~9小时），还有就是看书时，经常也会不知不觉地进入打瞌睡的状态。他尝试过很多方法，都不能很好地解决这个困扰他的问题。

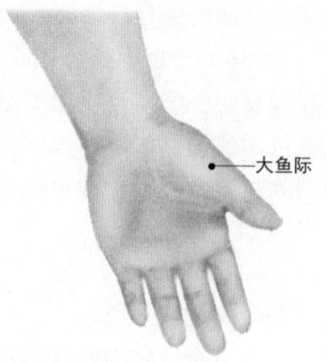

大鱼际穴

他怀疑自己是不是心理上出了什么问题，就去医院看心理医生。医生却认为他心理并没有太大的问题，只是他的身体处于亚健康状态，主要是因为他平时工作太忙，又常常加班的关系，所以一到周末，他的身体就会感到疲倦，他就容易打瞌睡。医生建议他在平时的工作中注意多休息，避免熬夜，而在周末学习时若打瞌睡，可以试着按摩手上的少冲穴，往往能起到很好的醒脑提神的效果。

从那以后，蓝伟一边减少熬夜加班，一边在周末参加培训课时经常按摩少冲穴，果然发现自己能专心听老师讲课了，培训结束后还考到了高分。

少冲穴位于小指指甲内侧，小指桡侧，距指甲角旁约0.1寸处。少，阴也；冲，突也。少冲穴为手少阴心经的井穴（四肢末端之井穴为经络之根），其运行是由内向外、由下向上，因其水湿含量大，虽为上行但上行不高，只有木的生发特性，故其属木。按摩此穴，可以减轻疲劳引起的头痛不舒服，有助于醒脑提神。

操作方法：要求大拇指和食指轻轻夹住左手小拇指指甲两侧的凹陷处，以垂直方式轻轻揉捏此穴位。此穴位是脑部的反射区，要慢慢地出力揉捏，不要用蛮力，左右手可以互相按。

除此之外，按摩手部的大鱼际穴也具有提神的功效。右手大拇指按压左手大拇指骨下掌面隆起的像鸡腿肉的这块区域，称做大鱼际，也是脾的反射区。先按左手，再按右手。按摩的方法很简单，拇指按下去后轻揉每个地方，感觉痛的地方可以多揉几次。选择这个部位是脾的经脉的穴位，按压感觉到疼就起到活血化瘀、促进血液循环的作用，使脾发挥运送营养的功能，改善打瞌睡这一方面的症状。

刮眼眶也能达到醒脑提神的效果

小菲是做文案工作的，纷乱复杂的稿件经常会使她头昏脑胀。最近，由于睡眠不好，她感觉力不从心，记忆力减退，无法集中精力工作。请了几天假，可休假回来上班后情况还是没有什么好转。

有一天，她在杂志上看到一篇关于"刮眼眶能使大脑清醒"的报道，于是每天困了她就用手指刮刮自己的眼眶，没想到这个小动作还真的灵验。现在她精神好多了，还到处宣扬这个奇妙怪招，希望大家都能保持最好的精神状态。

刮眼眶的具体操作有点像做眼保健操：用手指顺时针或逆时针地刮眼眶，一般一只

第二章 犯困醒神老偏方，精神好了，干事更自信

眼眶至少刮10圈，要求用一定力度，刮得微痛为佳。

眼眶与大脑中枢神经也有密切关联。早在明朝医著《证治准绳》就对眼眶有这样的论述："有旁支细络莫知其数，皆悬贯于脑。"在中医针灸学里，专门有一个"眼针疗法"，就是通过刺激眼眶周围穴位来治疗脑部疾病。现代先进的显影技术也证实，刺激眼部周围穴位后，大脑的供血和供氧能够得到迅速改善，从而达到醒脑、提神等良效。

如果困得厉害，人们可以对眼部进行更为细致的按摩，具体分为以下三个步骤：

第一步，指压、按摩眼周。

（1）在眼睛上方，从眼角朝眼尾处缓缓移动手指。用大拇指的指腹按摩太阳穴处，每按一处深呼吸一次。

（2）将中指放在眼尾处，朝外侧轻轻地提拉按摩。

（3）将手指放在眼睛下方，从眼尾向眼角慢慢移动，用食指和中指（或中指和无名指）指腹按压眼睑。

第二步，按摩脸颊及眉头。

（1）在眉头上方附近用中指和无名指以画圆圈的方式，稍微用力按摩。

（2）在颧骨上方处以画圈的方式按摩，这个步骤再加上一步眉头按摩，平均约按3分钟即可。

第三步，让眼睛做操。

眼睛过于疲劳时你需要做些眼部运动进行舒解。

（1）将双眼闭上2~3秒。

（2）尽量睁大眼睛，停2~3秒。

（3）眼球分别向左、右移动，各停2~3秒。

（4）眼睛向上看，停2~3秒。

（5）眼睛向下看，停2~3秒。

总之，眼部按摩对保护眼睛、提高视力、消除疲劳都有很大作用，是简便有效的措施，必须持之以恒。要注意的是操作时注意力要集中，全身肌肉放松，呼吸要自然，按压穴位要正确，手法要缓慢，旋转幅度不宜过大，由轻到重，速度要均匀，以感到酸胀略痛为宜。

疲劳头痛，按一按太阳穴就好

社会经济发展越快，都市白领们就感觉压力大，日子越不好过。他们虽然拿着高薪，衣着光鲜靓丽，但承受的压力却越来越大。他们的压力并不仅仅是天天要加班，在加班的背后隐藏的是激烈的竞争、高质量的业务考核指标、高要求的绩效考核指标。为了完成这些指标，为了不至于在激烈的竞争中被淘汰，许多人不光是忙到顾不上吃饭、喝水，甚至走路、坐车、睡觉都在思考与工作有关的事情。

一位合资公司的市场经理李女士说："没办法，工作逼得你不得不加班，每天从早9点到晚9点，一天都忙个没完，连吃饭也没个准点儿。"李女士的状态其实也是众多中青年白领的状态，加班已经是很多白领人士的家常便饭。在紧张和压力之下，一般人的

感觉首先是疲劳乏力，紧接着便是失眠头痛。这种状态持续下去，就会影响内分泌，导致内分泌系统紊乱，身体功能失调，引发更大的疾病。

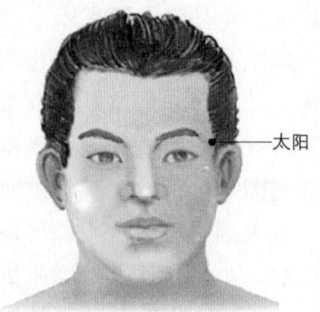

太阳穴

为了避免身体继续恶化，都市白领就要学会在感到疲倦头痛时及时调节身体状态，最简单的调节方法就是按一按太阳穴。

太阳穴是人头部的重要穴位，《达摩秘方》中将按揉此穴列为"回春法"，常用此法可保持大脑的青春常在，返老还童。当人们长时间连续用脑后，太阳穴往往会出现重压或胀痛的感觉，这就是大脑给人体发出的疲劳的信号。这时对太阳穴施以按摩效果会非常显著，可以给大脑以良性刺激，能够解除疲劳、振奋精神、止痛醒脑，并且能继续保持注意力的集中。

太阳穴位于眉梢与眼外眦之间向后1寸许的凹陷处。当人们患感冒或头痛的时候，用手摸这个地方，会明显地感觉到血管的跳动。这就说明在这个穴位下边，有静脉血管通过。因此，用指按压这个穴位，会对脑部血液循环产生影响。对于头痛、头晕、用脑过度造成的神经性疲劳、三叉神经痛，按压太阳穴都能使症状有所缓解。

按太阳穴的具体方法是：首先调整好身体姿势，坐站皆可，但要身体端正，脊背挺直，挺胸收腹，情绪稳定，精神集中。坐或站好后将手掌搓热，贴于太阳穴，稍稍用力，顺时针转揉10~20次，逆时针再转相同的次数。也可以将手掌贴在头上，以拇指指肚分别按在两边的太阳穴上，稍用力使太阳穴微感疼痛，然后，顺、逆各转相同的次数。按摩的次数可多可少，可以自己按照大脑疲劳的程度进行适当的调整。

注意，按压太阳穴时要两侧一起按，两只手十指分开，两个大拇指顶在穴位上，用指腹、关节均可。顶住之后逐渐加力，以局部有酸胀感为佳。产生了这种感觉后，就要减轻力量，或者轻轻揉动，过一会儿再逐渐加力。如此反复，每10次左右可休息较长一段时间，然后再从头做起。

感到疲倦，梳一梳头能提神

亚健康是21世纪人类健康的大敌。据统计，女性的亚健康问题比男性高出4倍。在一些发达国家，精神抑郁症、慢性疲劳综合征、内分泌失调是导致女性亚健康状态的主要原因。亚健康是介于健康与疾病之间的中间状态。主要表现为身体虚弱，容易疲劳，常有失眠、便秘、食欲不振，工作学习时的注意力不能集中，月经失调，甚至有时会感觉焦虑和紧张，这样的状态直接导致面容憔悴、无光泽、眼圈发黑等。这样的结果使爱美的女士不寒而栗。

赵敏的精神状态很不好，天天无精打采，头昏脑胀，食欲不振，还总是失眠，导致工作业绩严重下滑。她去了几家医院，检查结果总是没什么病，这下可愁坏了她，四处寻医问药，可还是失望而归。后来她的一位朋友告诉她这是亚健康，去医院也是没用的，但是可以用梳头的方法来提神，说不定会有效果。她半信半疑，但为了能扭转现在的状态，她也只能试试了，没想到过些日子，她的精神状态有了明显的好转。

赵敏所用的梳头方法是：十指弯曲，吸气时用指尖由玄关（两眉间稍上处）向上沿头部中线，经百会穴，向后推至后发际的风府处；呼气时两手放松，向身体两侧用力甩下，如此反复12次。简单点说，就是我们可以将双手想象成一把梳子，慢慢梳理至后脑勺。在梳头的过程中，注意力度适中，双手梳头后用力甩下，放松置于身体两侧，犹如荡秋千状。

通过"干梳头"可以按摩刺激大脑皮层，解除大脑皮层紧张，促进新陈代谢，改善和提高头部的血液循环。这是因为中医认为，人体上下内外、脏腑器官的互相联系以及气血调与输养，要靠十二经脉、七经八脉等经络的传导作用。经络遍布全身，气血也通达全身；营养组织器官抗御外邪，保卫机体。这些经络或直接汇集头部，或间接作用于头部，人头顶的"百会穴"就由此得名。早在隋朝，名医巢元方就明确指出，梳头有通畅血脉、祛风散湿，使发不白的作用。北宋大文学家苏东坡对梳头促进睡眠有深切体会，他说："梳头百余下，散发卧，熟寝至天明。"

现代研究也表明，头是五官和中枢神经所在，经常梳头能加强对头部的摩擦，疏通血脉，改善头部血液循环，使发泽乌黑光润，牢固发根，防止脱发；梳头还能聪耳明目，缓解头痛，预防感冒；可健脑提神，解除疲劳，有效防止大脑老化，延缓脑衰老。

中医还强调人们在春天要多梳头，这是因为在春天，大自然阳气萌生、升发，人体的阳气也顺应自然，有向上、向外升发的特点，表现为毛孔逐渐舒展，循环系统功能加强，代谢旺盛，生长迅速。因此人们在春天养生保健中就要求必须顺应天时和人体的生理，春天梳头正是符合春季养生强身的要求，能通达阳气，疏利气血，当然也能壮健身体了。

常备醒神香囊，一嗅解千乏

都市白领因为工作压力大，常常使自己处于精神高度紧张的状态中，长此以往，就容易导致身体疲倦。尤其是在春天，加上春困作祟，就更容易疲倦。这是因为在冬天的时候，人体的皮肤血管受到寒冷刺激，血流量减少，大脑和内脏的血流量增加，所以人们普遍都精神抖擞。而进入春季以后，气温开始回升，这时皮肤的毛细血管舒展，血液供应增多，而供应大脑的氧气相应减少，于是人们普遍会感到困乏无力，这也就是"春困"。

那么，身在职场的都市白领要怎么才能避免"春困"，消除身体的疲倦感，保持头脑的清醒呢？很简单，只要自制一个香囊佩戴在身上，以佩挂在胸前为最佳，利用嗅觉刺激的方法就可以消除疲劳感。

冰冰的长相很有古典美：瓜子脸、大眼睛、樱桃小嘴、小巧玲珑的鼻子、乌黑顺直的长发，总是笑不露齿。在穿着打扮上，冰冰也极具古典美：碎花棉布旗袍，青色缎面斗篷，各式各样的绣花布鞋。因为冰冰从事的是文化创意策划的工作，她的同事们都有着自己独特的打扮，所以也就不显得她特别突兀了。

冰冰有佩戴香囊的习惯，她觉得这比香水省钱多了，而且制作方法简单又环保，还能随时变换香味。后来，她发现每到春天，其他人都常常困得不行，但自己的头脑一直很清醒，一点困意也没有，就猜想是不是自己佩戴的香囊有醒神的作用。她在网上一查，发现果真如此。她就特意多做了一些香囊，送给几个要好的同事，他们使用后觉得提神效果相当不错。从此，随身佩戴一个香囊就成为冰冰办公室内的新时尚。

古代人都喜欢佩戴香囊，既漂亮又大方。香囊是用丝绸缝制出一个小口袋，里面可以装上各种各样的香料，因此它又被叫做香袋、花囊，相当于古代的"香水"。古代人不仅拿香囊装香料，还拿它装各种零零碎碎的小东西，比如胭脂盒、珍珠粉、银两等，因此又俗称"荷包"。

其实，香囊不仅能当除臭香体的香水、装零碎东西的荷包用，还能提神醒脑。如果人们在荷包里放上具有刺激性味道的药材，在昏昏欲睡、无精打采的时候嗅上一会儿，利用嗅觉刺激的方法赶走困倦，非常简单易行，还不伤害身体。香囊里的药材还有个奇妙的作用，如果搭配得当，能够预防感冒。有一些中药的味道能够刺激鼻黏膜，使病毒不易在鼻黏膜和呼吸道黏膜上存活，可以提高人体局部的抗病能力。

一般来说，提神效果较好的香囊都是药材香囊，一般有以下几种：

（1）冰片香囊。制作香囊的中药材有很多，首选的药材就是冰片。冰片还有一个非常动听的别名"梅花脑"，它为片状透明体，味道闻起来有点像樟脑，但是没有樟脑味道浓烈，还有一点清香，绝对不会让你的同事家人闻到你身上尴尬的樟脑味道。冰片最大的用处就是提神醒脑，把它研成粉末，放在荷包里，不但能提神醒脑，还有意想不到的奇妙用处。如果牙齿疼，把冰片粉敷在患处，不一会儿就可以消肿止痛。出现了外伤，敷到伤口上，很快就能止血消炎。每天把使用过的冰片粉末倒在净水里洗眼睛，能缓解眼睛一天的疲劳肿痛。很有名的"八宝眼药水"，其中就有冰片的成分。

（2）菖蒲香囊。菖蒲不但是一味中药，还是中国文化中防疫驱邪的"灵草"，和兰花、水仙、菊花并称为"花草四雅"。江南人家有端午节门前插菖蒲的习俗。干燥的菖蒲在中药店随处可以买到，它的味道非常清香淡雅，可提神明目。当困倦的时候，闻上一闻，很快就可以清醒过来。菖蒲还能够驱蚊，身上常佩戴香蒲，蚊虫就不容易叮咬。

（3）零陵香香囊。零陵香是一种很奇特的药材。它的香味充满记忆的味道，闻起来的时候很容易让人觉得置身田野里，阳光温暖和煦，花香阵阵。这是因为零陵香里面含有一种叫香豆精的原料，它散发出一种奇妙的香味。这种香味可以使人的中枢神经放松，缓解肌肉的疲劳和紧张，达到提神醒脑的目的。这种香草还可以在泡澡的时候放在浴缸里，它的香味还能辅助人们把负面的情绪调整到平静的状态。晒干的零陵香在一般的中药店就可以买到。

（4）白芷香囊。白芷的味道比较冲，刚开始闻会有点不习惯，但是它不但可以提神醒脑，还能够预防感冒。白芷含挥发油、香豆精及其衍生物，是很好的提神中药。如果把白芷磨成粉，和绿豆粉在一起敷脸，能改善局部血液循环，消除色素在组织中过度堆积，促进皮肤细胞新陈代谢，有美白和收敛毛孔的作用。

此外，一些鲜花的香气，也有提神的作用，因此一些香花香囊也适合易犯困的职场人士携带。

（1）茉莉香囊。茉莉有一种优雅甜美的芳香，有安定神经、滋润肌肤的功效。它可能是古代女人最喜欢的一种花了，她们把茉莉簪在发际上，或者用细线穿成球，挂在衣襟下，味道浓郁。茉莉花不但可以闻，还可以泡茶饮。茉莉花茶是用茉莉和茶叶混合而成，有松弛神经的功效。如果你想消除紧张感不妨来一杯茉莉花茶，在获得幸福感的同时，也有助于保持稳定的情绪。

（2）桂花香囊。桂花的香气比茉莉还要浓郁一些，古代的女子用桂花泡油来打理头发，既滋养头发又提神。桂花有一种甜香味，只要一点点，整个屋子就会变得香喷喷的，十分适合困倦的时候拿出来闻上一闻。

（3）月季香囊。有人喜欢月季的香味，其实玫瑰、月季、蔷薇都属于同一类植物。人们习惯把花朵直径大、单生的品种叫做月季，小朵丛生的叫做蔷薇，玫瑰和它们最大的不同就是可以提炼出香精，但是它们在英语中都叫"rose"。玫瑰虽然能提炼出香精，但是市面上卖的玫瑰香味很淡，尤其是昂贵、品种优良的玫瑰，这是因为玫瑰在栽种过程中经人工培育，失去了香味。但是月季保留了香气。月季的香气有很多种，有古典的大马士革香气，这种香味非常浓郁，有淡淡的茶香和味道有点像水果的果茶香。这里除了茶香月季以外，都可以把花瓣摘下来做香囊，可以提神解压。女性在生理周期，用月季花瓣泡水饮，可以起到活血调经、消肿止痛的作用。

（4）果皮香囊。女性都喜欢在办公室里吃一点小零食或者水果，除非特别苛刻的老板，一般都会允许，甚至有一些公司还会特别为员工准备各式各样的零食。然而，我们吃剩下的果皮也不要浪费，风干放到香囊里。果皮的味道不会太浓烈，但是效果很好。香橙的味道会提高工作效率，消除上班族在办公室压抑气氛中产生的紧张、不安感；柚子皮味有制怒作用，舒缓情绪，它的淡淡香味还能增强记忆力，有利于更好地接受外部信息。

香囊的做法其实很简单，随便用一些漂亮的小布片就可以缝制出一个香囊来。香囊不一定要随身佩戴，放在办公桌上就可以。人们在工作困倦的时候闻一闻，可以让自己清醒过来，继续工作。人们还可以把香囊挂在汽车里，既能掩盖住车厢里的异味，又能让人神清气爽，远离那些对人体有害，用化学成分合成的空气清新剂，比汽车香水环保多了。

午休是下午不犯困的绝招

社会竞争的激烈，生活节奏的加快，使得很多人埋头工作，无暇顾及午休。其实，经过了一个上午的工作，人体能量消耗较多，午饭后小睡一会儿能够有效补充人体脑力、体力方面的消耗，对于健康是大有裨益的。

清朝的雍正皇帝被称为中国最勤政的皇帝，他在位期间，决定做到"以勤天下先"，每天都处理政事到深夜，终年不息。而且，他和现代的职场人士可不一样，他没有什么年假，每年就休息两天，一天是大年三十，一天是自己的生日。据史料记载，雍正朝现存的汉文奏折为35000件，满文奏折6600件，都是亲笔仔细批看，不假手他人，有的奏折上的批语竟有1000多字。他之所以能保持旺盛的精神力，原因之一就在于他有午睡的习惯。他每天的饮食起居都在热炕上，在炕上摆个小桌子，吃饭写字十分方便，还利于他在批阅奏折感到疲倦时，躺下小睡一会儿。

现在的上班族就没有这样的讲究了，在结束一上午又累又困的工作后，他们常常拿着自己的手臂当枕头，趴在办公桌上呼呼大睡。睡过以后，却没有半点解乏的感觉。而且这样的睡法还容易睡出病来。下面，我们就来介绍一下伏案趴睡给人体造成的不容忽视的几大危害。

（1）影响呼吸。伏案趴睡的姿势使人们身体弯曲度增加，导致呼吸不顺畅，容易使人产生憋闷感，还容易在睡觉时打鼾，即使睡过，也感觉到不解乏，觉得胸腔很难受，似乎总有一口闷气憋在那里。而且，体内的氧气供应不充足，还容易诱发心脏病。

（2）压迫面部神经。颜面上的神经比较丰富，趴在桌子上睡还很容易压迫面部的神经。神经一旦受到压迫，它就会把焦虑的信号传达给大脑，这不但休息不好，反而睡得十分累。

（3）趴睡的姿势会压到眼球。午睡后可能会出现暂时性的视力模糊，使劲揉揉眼睛，才能得到缓解，这是因为眼睛充血，眼压增高的原因。这很容易形成高度近视，也容易增加青光眼的发病概率。尤其是戴隐形眼镜的人，更不能趴着睡觉，避免隐形眼镜划伤角膜。

（4）影响正常的血液循环。长期的压迫手臂和颜面，会影响正常的血液循环，使手臂和颜面酸麻，时间长了就会变成局部神经麻痹或者脸部产生变形。有许多面神经瘫痪或者面神经炎突发患者，就是趴着睡觉睡出的毛病，由此引发的后遗症有时甚至会伴随终生。

（5）造成胸部的挤压。趴在桌子上睡觉，对女性的胸部伤害很大，保持一个含胸的姿势，影响胸部的挺拔度，乳房会肿胀、疼痛。如果经常趴在桌子上，双乳正好处于挤压的支点，就会干扰乳腺内部的正常代谢，伤害柔嫩的乳房。

（6）趴着睡的时候，两条腿下垂，不利于腿和全身的血液循环，下半身受到严重的压迫，甚至会引起腿部的静脉曲张。静脉曲张非常影响美观，一条青筋蜿蜒匍匐在小腿上，甚至弯弯曲曲或像天罗地网覆盖部分大腿或小腿，虽然不痛不痒，但是让爱美的女士无法再穿露腿的裙子。

既然伏案趴睡不利于健康，那么职场人士应怎样午睡才健康呢？

（1）午饭后不可立即睡觉。刚吃完饭就午睡，可能引起食物反流，使胃液刺激食管，轻则会让人感到不舒服，严重的则可能产生反流性食管炎。而且睡前不要吃太油腻的食物，也不要吃得太饱。因为油腻会增加血液的黏稠度，过饱加重胃的负担。这就是午睡后感觉嘴巴油腻、发干，特别想喝水的原因。睡醒以后，可以喝杯淡盐水，补充血容量，稀释黏稠度。

（2）午睡时间不宜过长。午睡实际的睡眠时间达到半小时就够了，习惯睡较长时间的人，也不要超过1小时。因为睡多了以后，人会进入深度睡眠状态，大脑中枢神经会加深抑制，体内代谢过程逐渐减慢，醒来后就会感到更加困倦。午睡的时候，不要去想工作上的事情，尽量放松下来，可以买个眼罩，把光挡起来。如果办公室里声音过大，就再买个耳塞，这样可以得到最好的中午睡眠质量。

（3）午睡最好到床上休息，采取右侧卧位。不少人因为受工作环境的限制习惯坐着或趴在桌上午睡，这样会压迫身体，影响血液循环和神经传导，轻则不能使身体得到调剂、休息，严重的可能导致颈椎病和腰椎间盘突出。对于实在没有条件又需要午睡的白领，至少也应该在沙发上采取卧姿休息：头高脚低，盖上一张薄薄的毯子，保暖安全，不会走光，尽可能地让自己舒服。如果没有沙发，就买一张折叠床，现在的折叠床制作的特别精巧，用的时候展开搭在办公桌的旁边，不用的时候收起来，既方便又舒服。

（4）睡醒以后不要立刻起来。午睡醒来后，不宜马上站起身，应慢慢坐起来，活动活动，可以用冷水洗个脸，唤醒身体，使其恢复到正常的生理状态，然后再进入工作状态。这时人们也可以闻一闻带有薄荷、橘子、玫瑰气息的干花香袋，可以起到提神醒脑的作用。还可以咀嚼一些带有薄荷味道的口香糖，吃一点味道强劲的杏脯，或是泡杯茶，滋润下因为小睡引起的干燥，迅速补充水分，让身体恢复状态。人们要注意尽量不要饮用含有糖分的饮料，否则糖分会使你的午睡事倍功半，极易引起疲劳倦怠的感觉。

（5）并不是所有的人都适合睡午觉。失眠症患者不应该睡午觉。本来失眠就难以入睡，睡午觉会让晚上更加难以入睡，长期下去，容易造成神经衰弱。有的人天生精力旺盛，强迫午睡，反而会造成生物钟紊乱，对身体不利。

工作时犯困，椅子变身提神发动机

困倦是人本能的一种生理反应。过度疲劳的时候会困，长时间不睡觉会困，甚至天气不好的时候也会让人哈欠连天。办公室里人太多，得不到通风容易困，计算机的屏幕太暗会困，甚至小小的椅子坐不舒服也容易困……那么当你感到困倦却又不能不继续工作时，你该怎么办？办公室的椅子就是你最好的提神发动机。

其实，办公室一族之所以容易犯困，和他们所坐的椅子也有很大的关系。因为大多数上班族都要在每天8小时的工作时间里坐在椅子上，导致身体不能自由活动，体内的血流就不畅通，就容易造成大脑缺氧，尤其是当坐一把不舒服的椅子时，情况会更糟。

办公室里一般配备的是那种软软的旋转椅，但是这种椅子对身体有一定的拘束性，坐下立刻有陷进去的感觉，虽然会觉得浑身好像能放松，但是这种放松会让整个神经都松弛下来，进入一个平缓困顿的状态，大脑很容易接到困倦的信号。由于缺乏运动，大腿很容易发胖，尤其是女性，脂肪的堆积速度是男性的2倍。这种柔软的旋转椅对男士的健康也是有害的，男性的臀部一般比女性要窄，太软的旋转椅会让整个臀部受到挤压，尤其是隐私部位，对健康有害。如果男性要配备旋转椅的话，自己再买一个稍微硬点的坐垫。而且现在的旋转椅都是气压旋转，如果质量不过关，具有一定的安全隐患。这样的椅子还容易让一种尴尬的病症找上门来，那就是痔疮，高档的软椅子让肛门部位的血管向下压迫的空间加大，极易形成痔疮。

因此，办公室一族一定要选一把舒服健康的椅子，最佳的选择就是硬硬的木椅。这种硬椅子坐起来，的确没有软椅子舒服，但是它能让人们的精神紧张起来，而摇晃的软背椅还会增加腰部受损的危险。所以办公室一族最好选椅背较高、有一定后仰度的硬椅子，既能保持身体的紧张度和平衡，又能让脊柱处于一个舒服挺直的状态。

在挑选椅子时，椅子的高度也显得格外重要，因为椅子的高度不合适，就会使坐的人腰酸背疼、精力不集中，产生困倦。人们应根据工作性质来决定办公桌和椅子的高度，拿身体来做"参照物"来调整椅子的高度。在舒服的前提下，肘部离桌子越近越好，保证上臂和脊柱的平行，调整椅子的高度，让肘部成直角，同时调整扶手，使上臂刚巧在肩膀处提起。这样身体是最自然的状态，有利于血氧平衡，使人精神不会松懈，神清气爽。

正确的坐姿也很重要，应该是：上身挺直、收腹、下颌微收，两下肢并拢，这样的坐姿不但对身体有好处，看起来整个人的精神状态也特别饱满。当感觉到疲劳的时候站起来走一走，不要在椅子上缩成一团，这样会额外加重腰部和椎间盘的负担。将臀部紧贴椅背，或垫个靠垫这样身体就不会缩成一团，能将后背的负担减轻到最低。

当然，即便是满足以上条件，也无法避免人们因工作太累而疲倦犯困，这时椅子作为提神发动机的功效就得以体现了。

（1）椅子只坐一半，左侧屁股悬空，右手抓住空出来的椅面，左手抓住脚踝，膝盖歪曲，慢慢地吐气，此时会感觉大腿和身体都在伸展。然后浅坐在椅子约1/3的位置上，伸直右脚，脚跟着地，脚尖朝内，挺直背部慢慢地吐气，身体往前倾，伸展腰部，你就会感觉到整个身体有一种向上拔的绷直感，做几次你就会感觉整个人都会轻松下来，压力和困倦都没有了。如果每天坚持，不但可以保持活力，还能够起到锻炼腹肌的作用。

（2）全身放松，上身挺直，双臂自然下垂，头部前倾，然后慢慢后仰，左右转动，双臂伸向体后，十指交叉，掌心向外，两臂尽量后伸，胸部展开，将这个姿势保持到手臂酸麻为止。然后扭转上身，先左后右，转动幅度尽量要大。这几个动作适合长期伏案工作的人，可以使伏案低头、弯腰弓背的紧张状态得到放松，消除局部疲劳，使人精神焕发。

（3）坐在椅子上，伸直身体，两肩向后用力使背肌收紧，两肩胛骨靠近。头部轻轻上扬，眼睛看着天花板，保持4~6秒，重复4次。让新鲜的血液及时回到大脑，保持头脑清醒，还能强健肩背和预防肩背肌僵硬和酸痛。开始的时候，这个动作会引起稍微的头晕，这和大脑血流突然紧张有关系，多做几次，大脑就会适应这种紧张。然后双腿小范围地屈膝抬起，双手抱住小腿，尽力往回使膝盖贴近胸部。重复4~8次，这样的动作可促进腿部血液循环，预防下肢肿胀。

（4）身体右侧靠近椅背站立，右手扶着椅背，左手向前抬起，和地面平行，接着侧摆，幅度不宜过大。当我们的身体接近平衡状态的时候，气血得到很好的调节，人的大脑就会清醒灵活，每个动作尽量做到最大幅度。在完成动作的时候，深呼吸，打开自己的胸腔，让肩部完全放松，让更多的新鲜空气涌进来。

（5）站直后双手抓住椅背，身体挺直，仰头看天花板，保持望月似的动作。这个时候，身体呈反向弯曲，对脊椎是很好的保健作用，还能起到锻炼颈椎的作用。

（6）手扶椅背，身体直立并将右腿向正后抬起，在最高处保持5秒，换左腿重复。与椅子保持一步距离，把右腿踩在椅子上成90°，左手扶椅背右手放在膝盖上，然后利用臀部的力量向前压，换左腿重复。身体要保持直立，做动作时臀部有收紧感才能达到效果。每个动作重复做10~20次,这个时候,腿会微微酸,不要立刻坐下来,而是用手握拳,轻轻地去捶,促进血流加快,不但可以缓解刚才运动的疲劳,还能消除腿部久坐的水肿。

(7)站在椅子后面,双手握住椅背,身体尽量前倾90°,上半身和下半身成一个直角,下压数秒,让腰腹有紧张感以后抬起。两脚呈弓步,向左扭腰看右脚的脚跟,这样能最大限度地锻炼我们的腰部,让腰部曲线玲珑自然。

(8)用手抓住椅背,脚后跟不断地提起再放下,这个小小的运动能够锻炼你的骨骼肌,对小腿的塑形也很有帮助。

静下来冥想,立即使困意一扫光

"小芳,醒醒,项目策划书完成了吗?"主管拍着小芳的肩膀半气愤半无奈地问。"噢,对不起,还没有,我马上做好,一会儿就给您送过去。"小芳猛抬头,努力睁大张不开的眼睛,主管话也没说转身就走了。"完了,睡觉又被发现了,而且还没完成工作,天天这时候困,怎么办啊?"小芳嘟囔着。

英国埃夫南斯公司发布过一项针对1000名上班族的调查结果。上班族的工作效率在中午12点达到高峰,接着便走下坡路。3/4的受访者在午餐后昏昏欲睡。尤其是下午2点到4点,他们感到极度疲乏、沉闷,工作效率降低,甚至容易犯错。面对这种状况,我们该怎么应对呢?其实很简单,只要你静下来冥想,就可以赶跑瞌睡虫,使困意一扫而光。

冥想是一种改变意识的形式,它通过进入深度的宁静状态而使人的精神达到良好状态。在冥想期间,人们集中自己的呼吸并调节呼吸,采取某些身体姿势使外部刺激减至最小,产生特定的心理表象。简单地说,冥想是放松与调理内心的最好方法之一,能培养一种保持平静的情绪状态。当冥想达到一种禅定的状态时,心跳明显减慢,呼吸呈龟息状态,身体代谢随之降低,大脑及组织器官处于休息中,耗氧量降低,是一种储蓄生命、延缓衰老的最佳方法。因此,繁忙之余静坐冥想一下,不仅能促使人的精神放松,还能平息体内的躁动情绪,清除肌肉中不必要的张力,帮助调节呼吸频率。每天练习5~6分钟冥想,对应付生命中的挑战和压力很有帮助。

冥想的最终目的是天人合一的最佳精神状态,而你将洞悉世事或自觉地感悟自我的本质。精神上,注意力集中和大脑活动平静能把你带入真正的冥想状态,这时你抛弃了所有感觉,也不会被任何事物打扰。

有关研究表明,利用冥想的方法可以使自己变得越来越精力充沛。比如,如果你经常把自己冥想成一棵充满活力的植物,就能让你活力充沛。这种方法的奥妙在于,心理对生理可产生作用,当你冥想时,大脑产生一种激素,使你的遗传因子按照冥想对象不断地调整,使你控制肌肉、软组织甚至骨骼形态的信息码发生相应变化。

科学研究发现,"沉思冥想"不但有助于修炼,还能大大降低高血压患者患心血管疾病的概率。研究人员对202位平均年龄72岁的高血压患者进行了长达18年的跟踪调查后发现,练习"沉思冥想"的患者,动脉壁厚度明显缩小,患心血管疾病的概率比对照组要低30%。此外，美国耶鲁大学医学院教授伯尼·塞格尔还认为，"沉思冥想"可以治疗心脏病、关节炎等疾病，对预防癌症也非常有效。

具体如何达到冥想境界，以下是三个常用的方法，在瑜伽练习中也常遇到。

（1）观呼吸。把注意力放在我们平稳且深长的呼吸上，慢慢地缩小注意力的范围到鼻尖，或是鼻尖外那一小块吸、吐气的空间上。不要想任何事情，仔细感觉每个吸与吐之间的变化。

（2）观外物。半闭双眼，把目光集中在眼前约一尺的定点上，可以是一张图，也可以是一支蜡烛……尽量保持眼前的事物越单纯越好，以防分心。全神注视定点一阵子后，缓缓闭上眼睛，心中仍想着那个影像，仍旧保持平顺的呼吸。

（3）内观。内观可以看的地方很多，除了之前介绍的观呼吸外，还能专注在第三眼、喉轮、心轮等多处。若有什么杂念产生，仍旧回来注视那个定点，不要让自己的注意力分散。

一般来说，冥想的具体步骤是：

（1）选择一个不被打搅的时间和安静的地点。

（2）坐在椅子上，或双腿交叉盘于硬垫之上，双手轻握放在大腿上。整个冥想的过程中保持上身直立，别让头或肩倾斜或背部朝后仰，同时尽可能放松肌肉。

（3）闭上双眼，把注意力集中于呼吸，保持一切轻松自然。

（4）让自己对呼吸的感觉占据你头脑的全部意识，无论你聚焦于鼻子还是腹部，选择一个焦点并坚持到底，别让注意力随呼吸而转向全身，让它始终停留在你所选择的焦点上。

（5）你也可以在呼第一口气时默数1，第二次数2，第三次数3……一直数到10，然后往回数，每呼一次数一次，一直数到1，又往回数到10，这样循环往复。若在计数过程中走了神，你可以再回到1，从头开始。

（6）如果脑中有各种想法出现时，把注意力集中于呼吸，不要聚集于想法，让它出入你的头脑，既不追随，也不阻止。

（7）冥想过程结束后，慢慢从座位上站起来。在从事各项活动时，保持住冥想过程中体验到的平衡意识。用意识呼吸的方法去努力意识周围的所见所闻，不要急于脱离联想链。

此外，针对心血管疾病，美国《时代周刊》还推荐一种"沉思冥想"。具体锻炼步骤为：每天花10~20分钟，最好是早上睡醒或黄昏；坐在一个清静、温度适中的位置上；双手放在大腿或膝盖上，手掌向下，或手掌朝天，食指轻触大拇指；放松全身肌肉；专注呼吸，将意念集中于两眉之间或丹田之上，驱除一切杂念。

注意，冥想的时间不要太长，尤其是初学者，能很专注且享受5分钟即可。然后再慢慢拉长每次冥想的时间。不过，要留意的是，我们虽关注某处，但身体和心情要绝对放松的，不要不自觉地皱着眉头或握着拳头。

第二章 犯困醒神老偏方，精神好了，干事更自信

全身摇摆，摆走一身的疲劳

大学毕业后，陈浩进入了一家银行做柜员，每天除了吃饭、上厕所外，其他时间都耗在了柜台前的那把椅子上。一下了班，他就感觉自己累得要死，拖着疲惫的身体回到家后，他就瘫在了床上，动也不动，连吃饭都要父母给送到嘴边。这样每天不运动的生活，最直接的后果就是他在1年后暴长了20斤肉，从原来的瘦弱帅哥变身成肥胖的大叔。更可怕的是，他发觉自己越来越容易犯困，还四肢无力，工作的效率也降低了许多，领导已经私下里找他谈过几次了。他心里担心工作不保，天天想着法提神，就差没给眼皮间支根火柴棍了，可还是觉得困。

陈浩悄悄观察旁边的同事小姚，发现他近来一直神采奕奕的，工作效率极高，不一会儿就处理完了一个客户交代的业务。而且他还发现，小姚依旧保持着刚进银行时的苗条身段。下了班后，陈浩赶紧向小姚取经。

小姚的回答很简单："你可以每天多做全身摇摆运动，抽午休或上厕所的空闲时间做一做摇摆运动，下班后也要多做摇摆运动，自然就不会觉得困了。"

人们都知道，生命在于运动，只有动起来，才能有生气和活力。没事的时候多跑跑，多跳跳，对身体很有好处。但对于像陈浩这样需要长时间坐着工作的职场人士来说，在上班时间跑跑跳跳并不现实，但可以试一下摇摆运动。

摇摆运动通过脊柱的轻度活动，减轻局部疼痛、肌肉麻痹，还可以带动胃肠的活动，从而加强胃肠功能，对防治便秘、肠粘连、腹胀、腹痛等有良好效果。

下面，我们就来介绍一下适合在办公室做的摇摆运动。

（1）一听到"摇摆"这个词，许多人的第一反应就是憨态可掬的企鹅。它们走路的姿态就是很可爱的摇摆动作，改良一下放到自己身上，不但能让人立刻精神振奋，还有利于瘦腰和紧腹。具体的做法是：双手手掌朝上放在身体两侧，双腿弯曲，双脚脚掌与地面全部接触。头部尽量向上，使躯干离开地面20~30厘米，始终保证躯干离地。让脚跟慢慢远离腰部，如此加大自己的动作幅度。坚持5分钟，能让人有浑身舒畅、神清气爽的感觉。

（2）身体直立，向上举起双臂（也可以两臂自然下垂），然后双肩放松，使全身瘫软般地左右摇摆，可以站着做，也可以坐着做，每次3~5分钟，做时双目轻闭，嘴巴自然微张，自我感觉舒适为好，可解除周身疲劳和减轻腰背疼痛。

（3）站立，双腿分开，与肩同宽，分两步来做，先保持下身和肩不动，单纯靠着腰身左右活动，这个动作非常消耗腰部的脂肪，没过一会儿，你就会发现腰部和肩胛大量出汗。然后再上身保持直立，下身扭转，消耗腿部和臀部的脂肪。

（4）在办公室没有其他人的情况下，你还可以把地面打扫干净，或铺一块地毯，然后躺在地上，放一把椅子在头后面，双手抓住两条椅腿，将双腿向上伸直，双脚放松，收缩腹部，臀部尽量向上提起，离开地面20~30厘米。坚持2秒，然后回到初始状态。这个动作可以带动浑身的肌肉收缩，让精神紧张和困意一扫而光。

如果人们在上班时抽不出时间来做摇摆运动，也可以下班后在家里的床上做摇摆运

动，一样有缓解疲劳的功效。

（1）仰卧式。去掉枕头，平躺在硬床上，身体伸直成一条直线；脚尖并拢，尽力向膝盖方向钩起；双手十指交叉，放于颈后；两肘部支撑床面。身体模仿金鱼游泳的动作，快速地向左右两侧做水平扭摆。如果身体难以协调，可以用双肘与足跟支撑，帮助用力。练习协调之后，可以逐渐加快速度。每次练3~5分钟，每天练习2次。

（2）俯卧式。身体俯卧，伸成直线。两手十指交叉，掌心向上，垫于前额下。以双肘尖支撑，做迅速而协调的左右水平摆动。

（3）屈膝式。仰卧，双手十指交叉，垫在颈后，掌心向上。两腿并拢屈膝，脚跟靠近臀部。向左右两侧交替扭转，摆动时以双膝的左右摇动来带动身体的活动。开始时幅度可小，熟练后可加大幅度，加快频率。

陈浩听从了小姚的建议，天天抽空进行全身摇摆运动，下班后也不再一味地躺在床上，而是多做摇摆运动，1周后就觉得精神好了许多，连体重都减了，这下可把他高兴坏了。

困了做拉伸运动，数秒提升元气

薇薇是个职业画师，每天的工作就是守着家里的电脑为各种图书、杂志、报纸画图。她常常一画图就画好几个小时，画得连饭都忘了吃，连厕所都忘了去。时间长了，她老觉得自己身体酸痛，容易犯困，于是她就常常给自己泡咖啡喝。可夏天到了，天气炎热，薇薇发现自己变得更容易犯困，画图画一会儿就觉得眼皮抬不起来，喝咖啡也不顶用了。那段时间正赶上她为一本紧赶着要出版的图书画图，编辑天天电话、QQ催图，她只好强撑着画图，可越是强撑越是犯困。眼看着和编辑约定的时间就要到了，她却还有将近一半的图没画，可把她急坏了，只好给编辑说明了这个情况，希望能延期几天交图。

编辑一听要延期交图，当即就急了，说绝对不行，但可以给薇薇推荐一个赶跑瞌睡虫的方法，就是做拉伸运动。随后，编辑给薇薇发了一份写有拉伸运动的详细操作法的word文档，内容如下。

（1）颈部拉伸。可以增强颈部周围的肌肉的柔韧性，让大脑充分接受新鲜血液，精神振奋。把耳朵慢慢往肩膀靠近，让头偏向一侧，肩膀放松，然后再做另一侧。如果你听见颈椎发出咯吱咯吱的声音，这是说明轻微的颈椎病已经找上门来，不要害怕，每天坚持颈部拉伸就会缓解。然后把头慢慢转到左侧，好像左面有人与你讲话，转到不能动时，保持10秒，再回到正中，再转到右侧。

最后让下巴在你面前缓缓地划一个圆圈，先往左划，再往下划一个弧，到右边，再向上划一个弧到左边，连续3次，变换方向，由下至左。颈部拉伸绝对不能过于用力，因为我们的颈椎非常娇嫩，用错力就会伤害颈椎，而且过度的拉伸很容易让颈部的皮肤出现松弛或者褶皱，过早出现衰老状态。

（2）扩胸。身体直立，双手交叉于体后。两肩后移，慢慢抬高双臂。这种动作很累，但做完以后会觉得非常舒服。这是因为胸腔打开了，肺内的废气排出，减轻了身体的负担，让背部也可以得到很好的锻炼，整个人也变得轻松下来。这个动作会让你有意外的收获，可以让你的手部得到锻炼，告别鼠标手和脊背劳损。时间长了，你还会发现自己的胸肌变得饱满结实。

（3）下背肌拉伸。双膝跪于垫上，双手着地。放松背部，然后收腹弓背，低头，动作要缓慢。这个动作有点像猫咪伸懒腰的样子，可以很好地拉伸后背，后背的疲劳感和负重感就会消失，还可以保持背部的柔美线条。

（4）腰肌拉伸。身体平躺于垫上，屈左腿并倒向身体右侧，左手伸直放于地面，右手轻轻下压左腿，交换方向重复动作。腰部是脂肪最容易堆积的地方，适当地做做腰肌拉伸，可以让腰部的赘肉消失。

（5）腿部拉伸。腿部拉伸不但可以让久坐的腿部得到休息，还能够保持腿部的修长和苗条，前胸向膝盖靠拢，膝盖不要弯曲。感觉腿部韧带与后背有酸痛感，停止拉伸并做两次深呼吸，慢慢恢复为起始动作。重复动作12次。慢慢拉起绷直的左腿，膝盖不要弯曲，臀部与大腿肌肉绷紧，直到大腿与身体呈直角后停止拉伸，做两次深呼吸，慢慢恢复为起始动作。然后站直，双脚打开与肩同宽，脚尖向腿的方向呈外八字打开，脚不要弯曲，上身向下弯曲，用手去碰脚尖、脚侧、脚后。感觉到双腿内、外、后侧有拉伸的感觉。

注意，最好挑选一个无人的安静环境做拉伸运动，可以让肌肉紧张起来，精神集中。而且，拉伸运动是针对身体里每一块肌肉的，动作要慢，注意自己身体的感受，当你拉到肌肉稍有酸疼感的时候就应停止，保持这种状态15~30秒，且不要前后摆动，这时候你的肌肉已经接近最大长度，运动惯性太大会造成损伤。保持拉伸状态时不要忘了保持住呼吸，这时候可以用一两次深呼吸来放松。

薇薇照着编辑所写的方法试做了一遍拉伸运动，发现精神果然好了许多，工作效率也大大提高。最终，薇薇如期交了图。

长期疲劳导致反应迟钝，刮一刮痧就好

对于现代职场人士来说，疲劳已经成为生活的常态。在这种疲劳的状态下，人们正面临严重的健康危机，好多人都处于亚健康状态，经常会感到疲劳、头疼、反应迟钝、记忆力差等症状，这已然成为当代办公族甩不掉的包袱。

大梅是高三文科班的数学教师，还担任班主任，平时事很多。文科班的学生有些数学成绩不太好，大梅的工作压力很大，天天变着法儿地想怎么提高学生们学数学的兴趣。作为班主任，这使大梅还要时不时地处理班级事务，既要让领导、家长满意，又要管好学生，真是压力重重。再加上她自己也到了申报职称的重要关头，要不断学习新知识，因此常常觉得时间不够用。她每晚都熬夜到一两点才睡，近半年来觉得身体越来越差，每天都很疲乏，上课得强打着精神，脑袋反应似乎也变慢了，常常忘事，还经常头痛、颈部及背后酸痛，要吃止痛片才能解除，人也瘦了下来。

一开始大梅没当回事，直到有一天头痛难忍，吃了三粒止痛片还是觉得不舒服，只好请假休息了半天。她想自己身体肯定出了问题，赶紧去医院的体检中心做了个全身检

查,却没有什么指标不正常。体检医生认为她只是疲劳过度的表现,不必服药治疗,只要注意休息就行。

可休息了几天后,大梅发现自己的情况并没有明显的改善,她心想,自己肯定是有问题的,于是就到中医院去看中医。一位女中医看过她的体检报告,又问了一下她的病情,基本确定她患的是慢性疲劳综合征。

慢性疲劳综合征是现代社会的产物,它于1987年才由美国疾病控制中心正式定名,1994年正式确定下来诊断标准,认为如果体检没有明显的问题,但又存在长期的慢性疲劳半年以上,且有以下症状的4项或以上,就可以认为是慢性疲劳综合征:

(1)注意力或记忆力下降;

(2)咽痛;

(3)颈部或腋下淋巴结肿大、触痛;

(4)肌肉疼痛;

(5)无红肿的多关节疼痛;

(6)头痛;

(7)睡眠质量不佳;

(8)运动后肌肉酸痛、疲劳持续超过24小时。

对照一下这个标准,大梅显然是得了慢性疲劳综合征。

慢性疲劳综合征的发病率很高,尤其对于脑力劳动者,比如像大梅这些教师群体中非常普遍。多项针对教师群体的调查研究显示,本病的发病率在60%以上。中医认为,慢性疲劳综合征属于"虚劳病",与心、肝、脾、肺、肾等多脏腑均气血虚弱有关。气血虚弱,经络之气就会运行不畅,导致了此病多种症状的反复发生,在治疗上应当强调整体调节才行。现代医学普遍认为该病的病因是精神过度紧张,病毒感染,免疫功能、神经、内分泌异常等多种因素。但近年来业界越来越重视精神因素,因为当人体长期处于高度紧张、劳累状态,大脑的神经系统功能就会失调,继而导致内分泌、免疫功能亦发生紊乱,从而出现像大梅的这些症状。但在治疗上,现代医学的办法不太多。因此,人们还是要用中医的方法来治疗慢性疲劳综合征,比如刮痧。

那位女中医推荐给大梅的就是一个刮痧治疗慢性疲劳的方法,具体操作是:患者俯卧位,先在背部常规消毒,涂抹润滑油,然后依次推刮督脉、足太阳膀胱经。见痧即止。每周治疗1~2次,一般要坚持治疗4周。

随后,那位女中医就为大梅做了一次刮痧治疗,在她背上刮出了很多紫黑色的痧斑。十来分钟后治疗结束,大梅从治疗床上起来,满脸喜色,说原本身体上的沉重、疲劳感消失了大半,连头脑也清醒了不少。女中医又开了些中药给她回去服用。一周后大梅就觉得整个人神清气爽,精神多了。她又继续接受了一个月左右的刮痧治疗,所有症状就全部消失了。恢复健康的大梅在上班中干劲十足。在当年的高考中,她带的班级在学校里取得了最好的成绩,让人欣慰的是有两个学生考上了北京大学,她也顺利评上了中学一级教师。

刮痧治疗慢性疲劳综合征的原理很简单:督脉为"阳脉之海",总督一身之阳气,因此在督脉处刮痧进行刺激,就能激发全身的气机;足太阳膀胱经行于背部两侧,心、肝、脾、肺、肾等五脏六腑之腧穴皆行于其上。要知道"腧穴"的意思就是"脏腑之气灌注之处",因此在膀胱经上刮痧,就相当于刺激了全身所有脏腑的腧穴,对全身脏腑的精气均有激发、补充之效,对于因五脏六腑虚弱导致的慢性疲劳综合征正适合。

现代研究也发现,通过背部刮痧治疗,能够起到舒缓精神压力、放松肌肉、改善微循环、提升免疫细胞活性、调节内分泌的功效。而且,由于痧斑一般要数日甚至1周才能消失,在此期间,痧斑会一直刺激着督脉、膀胱经,起到持久的治疗作用。大量临床实践已经证明了该疗法的有效性和安全性,人们完全可以放心使用。

人们可以使用专用的刮痧板来刮痧,也可以从厨房里拿个搪瓷汤匙,用匙子的边缘来刮痧。最简单的办法是拿一元钱的硬币清洗干净后,用硬币边缘来刮。要注意不要拿其他面值的硬币,因为一元钱的硬币边缘很光滑,其他面额硬币边缘粗糙,刮起来很容易损伤皮肤。

刮痧过程中还是有一些事项需要注意,以免影响效果或者损伤身体以免给身体造成伤害。

(1)要根据保健刮痧的适用范围,对适合刮痧的人进行,不宜超出相应范围,以免给身体造成伤害。

(2)刮痧时一定要选择合适的体位,以便采取正确的刮拭操作、防止晕刮和取得良好效果。

(3)根据接受者的体质,选择好合适的刮痧部位后,尽量暴露。若刮拭部位不清洁,要用消毒用品、热毛巾、卫生纸巾或酒精棉球擦洗干净,预防感染。

(4)对于初次接受保健刮痧的人,操作人员应该为其做必要的解释工作,以消除其紧张心理。

(5)刮痧时应保持室内温度适宜,尤其是在冬季应避免伤风受寒,夏季应回避风扇、穿堂风及空调直吹刮拭部位。

(6)刮痧后,接受者可休息一会儿,并喝适量温开水。不宜即刻食用生冷食物或洗凉水澡。

(7)刮痧时用力要均匀,手法由轻到重,以接受者能承受为度,刮到局部潮红或出现痧斑、痧点为止。

(8)有人经过刮拭后不易出痧,不可强求。

(9)年迈体弱、年幼、对疼痛敏感者,应使用轻刮法刮拭,并注意观察接受者面色表情及全身情况,随时调整方案。

(10)刮痧后痧斑未退,不宜在原处进行再次刮拭出痧。一般间隔3~5天,待痧退后方可在原部位再刮。

(11)下肢静脉曲张或下肢易肿胀者,宜采用逆刮法,由下向上刮,注意不要从上向下刮。

此外,还有一些不适合使用刮痧疗法的禁忌证及不可进行刮痧的部位,也必须谨记。

(1)原因不明的肿块及恶性肿瘤部位禁刮,可在肿瘤部位周围进行补刮。

(2)有严重的心脑血管疾病、肝肾功能不全、全身水肿者禁用刮痧。

（3）孕妇的腹部、腰骶部禁用刮痧。

（4）眼睛、口唇、舌体、耳孔、鼻孔、乳头、肚脐、前后二阴等部位禁止刮痧。

（5）凡体表有疖肿、破溃、疮痈、痣、斑疹和不明原因包块处禁止刮痧。

（6）急性扭伤、创伤的疼痛部位或骨折部位禁止刮痧。

（7）有接触性皮肤传染病者忌用本法或注意严格消毒后方可使用。

（8）出血倾向者（如糖尿病晚期、严重贫血、白血病、再生障碍性贫血和血小板减少等）慎用本法。

（9）过度饥饱、过度疲劳、醉酒者，不可当即用重力大面积刮痧，特殊情况下可用轻刮法或点按刮拭。

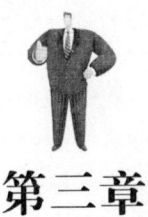

第三章
健脑补脑老偏方，让你变得更聪明更出众

在普通人眼里看来，办公室白领大多工作轻松，工资高，是大家梦寐以求的工作。其实不然，许多办公室白领每天都面临着白热化的竞争、复杂的人际关系、繁忙的工作，身体容易出现"透支"现象，很容易因用脑过度而四肢乏力、嗜睡或瞌睡，出现注意力不能集中、记忆力下降、反应迟钝，出现恶心、呕吐现象等。如果办公室白领懂得运用一些老偏方来为自己健脑补脑，或许就不会有用脑过度的问题。

用脑过度常健忘，睡前喝碗远志汤

健忘症是指遇事易忘而思维意识仍属于正常的状态，其发病原因多样，最主要的原因是年龄。如今，健忘症的发病率有低龄化的趋势，主要是因为年轻人工作繁忙，持续的压力和紧张会使得脑细胞产生疲劳，从而使健忘症状继续加重。而抽烟饮酒、身体缺乏维生素等，也会引起暂时性记忆力退化。

在一家外企做市场调研师的胡军近来似乎患上了健忘症，在公司里办事总是丢三落四，上司吩咐的事情，有时一转身就忘得一干二净。在家里呢，他出门总是忘记锁门，一些话刚到嘴边，却怎么都想不起来。

胡军小时候特别聪明，记忆力非常好，因此学习成绩一直很好，从小到大都是读重点小学、重点中学、重点大学，工作后也一直是公司的优秀员工。但近半年来出现了比较严重的健忘症状，他去医院检查过，甚至还照过头颅MRI，却没有发现异常。医生也说不出所以然来，只是让他注意休息，工作别太劳累，这让他不免担心自己患上了什么绝症。

后来，朋友介绍他去找一位老中医看看，老中医看完他的体检报告后，就问起了他的工作状态。胡军说，平时工作节奏很快，白天调研，写市场报告，晚上还要发邮件与海外客户联络，一天到晚都离不开电脑，常常要工作到凌晨两三点，每天累计睡眠才五六个小时。近半年来，胡军发现自己的脑子似乎不太好使了，以前他的记忆力超强，客户资料在他的大脑中存档，随用随取。现在，他经常得把事情记在便笺纸、手机、笔记本里，还要经常拿出来翻翻，否则很多事情转身就忘，这严重影响了他的工作效率。

因此，他开始怀疑自己是未老先衰，才三十几岁就得了老年痴呆症。

听胡军讲完，老中医告诉胡军，像胡军这种青中年的"健忘症"，近年来临床上确实见得不少。由于这种病多见于那些出入于高级公司、长期使用电脑、传真机等数码产品的白领精英们，所以还有人称之为"数码痴呆症"，具体表现就是工作中精神难以集中，记忆力衰退，办事丢三落四。这种病症的发生机理不是太清楚，但一般认为与工作强度过大、睡眠时间不足、精神过度紧张，以及过度吸烟、饮酒等相关。而这些因素又恰恰都是白领们的"家常便饭"，综合起来，就容易造就"数码痴呆"这种现代病。这也是为什么很多年轻人觉得自己的记忆力迅速变差的原因。

胡军对此感到很是无奈，因为这些习惯都是工作需要，他很难改变，而且他又不愿意辞职。不过，老中医说，胡军可以通过睡前喝一碗远志汤来增强记忆力。具体的方法是：取远志5克，百合10克，鸡蛋1个，龙眼肉10克，冰糖5克，将鸡蛋打破，合上药放入炖盅里加水适量，搅匀蒸熟，每晚服用1次。如果想味道更好，也可以同时加少量鸡肉、瘦肉等一起炖，一般服用2~4周就能见效。脑力工作紧张的人更可以长期服用，以作预防保健之功。

远志又名葽绕、棘菀、细草、小鸡腿，属多年生草本植物，是一味常见的安神药。它味苦、辛，性微温，归心经、肾经、肺经，有安神、益智、祛痰的功效，可用于治疗失眠多梦、健忘惊悸、神志恍惚、咳痰不爽等症。唐代医学家孙思邈甚至将之列为益智方药的第一名。《神农本草经》中记载它"益智慧，耳目聪明，不忘，强志倍力"。李时珍在书中说："此药服之能益智强志，故有远志之称。"晋代葛洪在《抱朴子·仙药篇》中也记载："陵阳子仲服远志二十年……开书所视不忘。"现代药理研究也发现，远志能够通过增加脑血流量、增加记忆神经递质、保护脑细胞等多方面机制达到增强记忆力的效果。

远志的成药有几种：净远志、制远志和蜜远志。由于远志的木心含有一定量的毒素，所以以蜜制不良反应最小，效果最好。远志可以煎汤内服，或制成丸药，还可以研磨用酒调匀外敷患处，对于痈疽肿痛也有着很好的疗效。

龙眼肉作为滋补药品及保健食品已有1000多年的应用历史，有补益心脾、养血安神之功效。现代研究发现，自由基损伤脑细胞是使记忆力下降、痴呆的重要机制之一，而龙眼肉对于清除脑部的自由基有确切的实验证据支持。龙眼肉里含有一种腺苷酸，对于焦虑症状有明显的抑制效果，从而起到镇静、宁心、安神之效。

百合加鸡蛋的使用最早出自于张仲景的《金匮要略》一书，原名叫"百合鸡子汤"。方中百合味甘，为清补之晶，具有养阴清心安神功效。而鸡蛋，张仲景认为主要靠里面的蛋黄来发挥作用，认为它有滋阴润燥之功。百合与蛋黄合用，滋阴之效更强。许多因为工作需要而加班的人，睡觉睡得太晚，睡眠时间过少，从中医看来这显然是伤阴的，所以需要滋阴治疗。而且，现代医学也证实，百合含有人体的多种必需氨基酸以及药效氨基酸，具有很高的营养和药用价值，在抗疲劳、抗氧化、免疫调节方面均有独特的功效。蛋黄含有丰富的卵磷脂成分，在人的大脑中，卵磷脂约占比重的30%。在脑部，卵磷脂会转化成乙酰胆碱，而乙酰胆碱是神经细胞之间的重要信息传导物质。吃蛋黄相当于从外界补充卵磷脂、乙酰胆碱，自然有提高记忆、增加脑功能之效了。

第三章 健脑补脑老偏方，让你变得更聪明更出众

此后，胡军就天天晚上给自己煮一碗远志汤喝，1个月后，就感觉自己健忘的毛病没那么严重了，再服用1个月，就感觉自己已恢复到以前的精神状态。但他依然时不时按这个方子炖夜宵吃，健忘的毛病就再也没有犯过。

芹菜根煮水，记忆力不减退

许多时候，职场人士都会因为工作压力过大而出现健忘的症状，他们以为健忘就是大脑丢失了相关记忆，因此常常内心十分恐慌，努力想要保持脑海中的记忆。但据英国剑桥大学等机构的研究人员在美国《科学》杂志上报告说，出现健忘症状可能并不是真忘了，而是大脑功能失常使得相关记忆混淆。参与该项研究的莉萨·萨克西达说："这好比一个健忘的人没有按时吃药，并不一定是彻底忘记了应该吃药的时间，而是记忆系统混乱，错以为已经在这个时间吃过药了。"

在某公司做财务主管的史沙刚过40岁就患上了健忘症，常常在从椅子上起来走到办公室内的文件柜里拿东西时，就忘了自己要拿什么。有好几次，她把水杯放在饮水机那里接水，然后转身去忙别的事情，让水流了一地，饮水机旁工作的小姑娘惊得叫了起来，她才想起来。还有好几次，下属把财务报表上交给了她，她却还一个劲地催着下属交财务报表。在一次差点弄出财务事故后，史沙终于下定决心要去医院看医生，希望能治好自己的健忘症。

医生为史沙做了一个全面的体检，发现她的身体并没有器质性病变，因此确诊她是因为工作压力过大导致的记忆混乱，从而出现了健忘症状。医生认为史沙没有服药治疗的必要，就推荐她先使用一个提高记忆力的偏方——芹菜根煮水，具体做法是：芹菜根60克，用水煎服。

史沙回去后按此方服用了一段时间，复诊时表示健忘症已经得到改善，不像先前那样发病频率那么高，一天比一天有所好转。

中医认为，芹菜性凉，味甘辛，入肺、胃、肝经，有清热除烦、平肝、利水消肿、凉血止血的功效，主治高血压、头痛、头晕、暴热烦渴、妇女月经不调、赤白带下等病症。芹菜清胃涤热，通利血脉，利口齿润喉，明目通鼻，醒脑健胃。现代药理研究发现，芹菜中含有一种碱性成分，对动物有镇静作用，对人体也能起到安定作用，可以消除烦躁。

美国维克森林大学科学家发现，富含硝酸盐的蔬菜，能够使脑子更灵活，比如芹菜、卷心菜和菠菜，经常吃此类食物有助于改善大脑血流，防止衰老性记忆力减退以及老年痴呆症。美国伊利诺大学研究人员也发现，吃芹菜后的白鼠记忆力明显提高。这是因为芹菜中含有一种高浓度的化学物质——木樨草素，可以减少因年龄增加而导致的记忆力衰退。

爱美的白领女性还可以自制芹菜汁爽肤水来护肤，具体做法是：

将芹菜的根和叶洗净，切碎，放到锅中，加入少许水煮15~20分钟，过滤后用汁液擦洗脸部，每天早晚各擦一次即可。使用从芹菜中提取出的芹菜汁，可以深层地滋润肌肤，经常使用还能抗衰老，并有效去除面部皱纹。

压力过大记忆力减退，吃点黄花瘦肉羹

心理学把压力定义为人的内心冲突和与其相伴随的强烈情绪体验。当一个人凭借目前的能力，在现有的资源条件下，难以完成期望达到的目标时就会产生压力感。

长期的压力会对人体造成很多损害，较为显著的就是大脑功能衰退。现代医学研究证明，记忆的实质是大脑皮质神经细胞兴奋的结果，而压力大的人常常会感到精神紧张或失眠，再加上思考过度，很容易使大脑感到疲惫，对大脑皮层产生抑制作用，进而导致记忆力减退甚至丧失。

24岁的郝倩刚做中学老师不到半年，由于她所在的学校是本市最好的中学，对老师教学成绩的考核也很严格，郝倩在签订合同的那一刻就感到前所未有的压力。郝倩是个慢性子，工作上手比较慢，但是学校每个月都会举行一次考试，老师的教学成绩会在考试中一目了然，郝倩所带的班每次都垫底。每过一个月，郝倩的心情就会沉重一次，原来确信不疑的教学方法也不知该不该继续坚持下去。

顶着重重压力和担忧，郝倩发觉自己上课很吃力，本来记得滚瓜烂熟的教案，到讲课时却怎么也想不起来，提问时竟然忘记学生的名字。这一连串事件让郝倩很尴尬，她不认为自己的能力会比别人差多少，但是背着沉重的考核包袱，自己总是容易紧张，一紧张记得的也全都忘了。

正巧郝倩的大学同学也在这所学校做老师，不过她做的是心理辅导老师，郝倩找到同学，诉说自己工作以来的煎熬和苦闷。这位同学对郝倩的处境感同身受，她告诉郝倩，自己也时常感到压力很大，不过学会应对压力就能好很多。至于郝倩说自己记忆力上出现的问题，同学告诉她不要过于担心，先把身上的压力卸掉，减轻压力对大脑功能的抑制，记忆力很快就会恢复。最后，同学还特别向她推荐一道菜，叫做黄花瘦肉羹，吃了可以健脑，还可以防衰老。

具体做法为：准备猪瘦肉250克，干黄花菜10克，枸杞子、生姜、香菜各5克。先将黄花菜泡透，洗干净，然后将其剁碎；将猪瘦肉剁成泥；枸杞子泡透；生姜去皮切丁；香菜切碎。把瘦肉泥、枸杞子、生姜一起放入碗中，倒入花生油、盐、白糖、水淀粉，拌匀，再做成肉饼，然后撒上黄花菜，接着用大火蒸9分钟后拿出，最后撒上香菜，淋上香油就可以食用了。

黄花菜又叫金针菜、萱草花、忘忧草、健脑菜，只看它的别称就足见黄花菜对于大脑的补益作用。中医认为黄花菜味甘，性平偏凉，具有清热解毒、凉血止血、解郁安神、补益养血的功效，是人们常用、爱吃的滋补佳品。

需要注意的是，由于新鲜的黄花菜有毒，因此在食用之前，应首先将鲜黄花菜用开水焯一遍，再用清水浸泡2小时以上，之后捞出用水洗干净，再进行炒食为好。另外，胃肠不和的人，以及痰多尤其是哮喘患者不宜多吃。

郝倩的厨艺很棒，很快把同学的方子变成口中的美味，有同学的心理疏导再加上美味又营养的黄花瘦肉羹，郝倩很快从压力中挣脱出来，脑子和以前一样好用了。这次聊天之后，郝倩往这位同学的寝室跑得更勤了，她发现身边有这样一个心理咨询师真方

便,健康开心又开胃。

吃点鸽子蛋,增强记忆力

许多人在职场奋斗了几年后,都会开始出现"记性不好"的问题。一些人对此感到困惑,怎么刚说过的话或刚做过的事转眼就会忘,这给工作、生活带来了很大影响。造成"记性差"的原因很多,但主要是身体超负荷工作,大脑的思考能力(检索能力)暂时出现了障碍。如果人们不能够及时检修大脑出现的障碍,就可能使大脑受损,引发更多健康问题。

在一家大型国企做文化宣传专员的卢燕最近很苦恼,因为她感觉自己的记忆力越来越差了:刚出门就发现忘记带钱包;开车去办事却忘了要去什么地方;明明很熟悉的人却突然想不起他叫什么名字;话刚到嘴边就忘了……

有一段时间,单位里忙着搞一个大型文化活动,只给了她两天的时间去写活动策划案,她化了一天时间去搜集材料,就只剩下一天的时间来写策划案了,结果时间根本不够用,害她忙到晚上10点还没写完。她害怕太晚回家路上不安全,于是就将材料和策划案带回家写,当天晚上忙到半夜3点才写完。结果第二天早上走得急,忘记带策划案了,而领导当天又要开会商讨这个策划案,以便制订具体的执行计划。领导得知她把策划案落在了家里,当即对她一通批评,并责令她立即回家去取策划案。

后来,卢燕倒是很快把策划案送到了领导手上,并心怀内疚地参加了那个会议。会议结束后,又是晚上8点了,卢燕搭同事的顺风车回家,要开门的时候才发现钥匙找不到了。没办法,她只好去附近的朋友家借宿了一晚。

卢燕不止工作健忘,日常生活表现得更严重,比如周末她跟好友约好一起去看电影。结果她刚走到楼下,想起房门好像没关,尽管好友说出门的时候亲眼看见她已经关了,可她还是很担忧,上楼后,见房门已经关了,这才安心。到达电影院门口她翻找手提包,才发现自己把电影票落在了家里,而电影马上就要开演了,她只好打车返回家去取。

知道自己有健忘的毛病,卢燕每天都过得很小心,可老天似乎特别爱捉弄她,她越是小心,就越是健忘。后来她还发生过好几次把公司材料落在家里的事情,被领导批评了很多次,吓得她宁愿在单位忙通宵,也不敢把工作带回家了。

正巧,卢燕的妈妈从老家过来看她,得知卢燕的情况后,就每天在早餐中加了一道特殊的菜:鸽子蛋。

具体做法是:将一个鸽蛋打碎,莲子肉10粒砸碎,加水约2汤匙,搅匀蒸熟,早晨空腹食用。一天一次,连吃7天为一个疗程。

卢燕坚持吃鸽子蛋一个疗程后,发现自己健忘的毛病果然好了许多。

为什么吃鸽子蛋会对提高智力和增强记忆力有特效?中医认为,鸽子蛋味甘、咸、性平,含有大量优质蛋白质及少量脂肪,并含少量糖分以及磷脂、铁、钙、维生素A、维生素B_1、维生素D等营养成分,易于消化吸收,具有补肝肾、益精气、丰肌肤等多种功效。此外,莲子也属平和之物,有清心醒脾、补脾止泻、养心安神、明目、健脾补胃、滋补元气的功效。将这两者用水调和后,能将静心安神、健脑益智的发挥到效用最大化。

需要注意的是,人们在使用这个方子时,要忌辛辣刺激的食物,既不能饮酒,也尽量不要吃皮蛋、蚕豆、海带、辣椒之类的食物,咖啡也最好不要喝。

核桃——不可或缺的天然脑黄金

中医认为,肾气亏虚是健忘症的基本病因。大量的实验和临床研究也表明,老年肾虚者大多为脑功能下降,大脑神经细胞减少,递质含量及递质受体数量下降,内分泌功能紊乱,免疫功能下降,体内自由基的含量及过氧化物随年龄增加而积累。这些变化说明肾虚是老年性痴呆的重要病因,因此中医治疗健忘症以补肾填精益髓、补气养血为主。同样,肾虚引起健忘的现象在年轻办公室一族身上也多有出现,有医学测试甚至将健忘程度定为肾虚的重要标准。因此,职场白领如果发现自己经常忘事,就应考虑到肾虚的原因。

萧芳在某公司做销售员已经有两三年了,一直表现良好,多次被评为优秀员工,但最近她在工作中错误百出,这些错误的源头都指向一点:她很健忘。

有一次她给一位客户打电话,正好接通的时候,发现自己忘了是给哪个客户打的电话。只好开口就问:"请问,您是谁?"对方:"那你找的是谁?"我:"是啊,不清楚……"对方:"……"

她打车去客户公司,车走到一半,突然觉得有点不对劲。"师傅,刚才,我跟你说去哪里来着?"出租司机则无语了。

她去楼上的会议室开会,却不小心在楼梯上跌倒了,一边嘴里说着"倒霉",一边用最快的速度上了楼。看看周围,还好,没有人看到。突然,发现一个问题,自己到底是在上楼?还是下楼?

萧芳内心很苦恼,同事们都劝她去看医生,好好调理一下身体。她向公司请了假,去医院检查,却又没查出什么毛病,医生只是建议她多休息,注意调节情绪。她只好又去了一家中医医院看病,医生给她把过脉后,认为她是工作过于劳累导致肾虚引起的健忘症。在为她开了一些补肾的药物外,医生还推荐给她一个补肾养脑的偏方:多吃核桃,同时还教给她核桃芝麻奶饮的做法:

准备核桃肉20克,黑芝麻20克,鲜牛奶250毫升,白糖适量。然后将核桃肉、黑芝麻研细成末,加入鲜牛奶中煮沸10分钟,加白糖适量,即可饮用。每日饮用一次。

核桃芝麻奶饮具有益智健脑之功效。适用于头昏眼花、耳鸣重听、须发早白、健忘、智障等肾精不足者。

中医认为,核桃性温味甘,具有补肾固精、温肺定喘、消石利尿、润肠通便的功用。李时珍也称赞核桃有"补肾通脉,有益智慧"的功效。美国的研究人员通过动物实验发现,核桃有抑制前列腺肿瘤生长的功效。研究人员把一批体内长有前列腺肿瘤的实验鼠分成两组,在其中一组的食物中添加了核桃,食用量相当于一名成年男子每天的食用量,约68克。18周后,与没有食用核桃的另一组相比,这组实验鼠体内肿瘤的生长速度减缓了30%~40%。研究者发现，不仅小鼠体内的前列腺肿瘤缩小或减慢了生长速度，它们血液内一种与前列腺癌有重大关联的蛋白质水准也有所下降。

而且，核桃与扁桃、腰果和榛子一起，并列为世界四大干果，素有"万岁子"、"长寿果"、"养人之宝"的美称。其卓著的健脑效果和丰富的营养价值，已经被越来越多的人所推崇。现在营养学认为，核桃中富含Ω-3脂肪酸、抗氧化物和维生素E等成分，已证实可预防血液中胆固醇升高，对动脉硬化、心脑血管病患者的保健很有帮助。

北京中医药大学养生室教授张湖德说，核桃最适合脑力工作者，因为这部分人往往用脑过度，很耗伤心血，常吃核桃能够补脑，改善脑循环，增强脑力。同时还有乌发，使皮肤光润的作用，因为"发者血之余"，血旺则发黑，而且核桃中富含多种维生素，可以提高人体皮肤的生理活性，所以也是美容佳品。据说著名的京剧表演艺术家梅兰芳生前每天都吃核桃粥，因而皮肤舒展细嫩，面色光润。

现代营养学研究认为，核桃的净仁，含有63%的亚油酸、16.4%的亚麻酸，以及丰富的蛋白质、磷、钙、多种维生素和大量的不饱和脂肪酸，能强化脑血管弹力和促进神经细胞的活力，提高大脑的生理功能。而且，核桃含磷脂较高，可维护细胞正常代谢，增强细胞活力，防止脑细胞的衰退。

可见，吃核桃对健脑具有不可低估的作用，的确是一种天然的脑黄金。

补脑防健忘，要多吃鱼头

李静常常向同事抱怨她婆婆健忘带来的烦恼，比如，煤气上正煲着汤，婆婆却看电视忘记了，导致锅里的汤都被烧干了。早上出去买菜时，婆婆常常是买了鱼忘了买姜，买了肉忘了买菜。甚至有一次，婆婆带着李静的小侄子去超市买东西，出了超市才发现小孩没在身边，又连忙回超市去找，幸好找到了。

可没多久，李静就不再抱怨婆婆健忘的毛病，改为抱怨自己健忘了，而且她发现自己似乎比她婆婆更严重。有一次她打出租车去机场，车子上了高速公路之后，她竟然叫司机调转车头回去，司机问她怎么回事，她说不知道身份证有没有带。然后就开始翻她的包，最后还是在包的夹层里找到了身份证，否则时间就来不及了。而李静在找到身份证之后像什么事也没有发生一样，又谈笑风生起来。

李静去医院看医生，医生说像她这样的人很多，而且年纪都很轻，不过是30岁左右的人。这些很健忘的人都有一个共同的特点，那就是脾气大多比较好，做事也不紧不慢的。普通人如果要乘坐飞机都会早早就准备好一切，出门前也会检查证件机票，可是他们不一样，总是一副事不关己的态度，等到人家催了才会不紧不慢地收拾。等的人焦急万分，他们却一点也不着急。别人说她，她也不会生气，所以经常是说的人气个半死，被说的人却根本就不当一回事。

医生建议她多吃鱼头，吃鱼头最好的方法就是熬煮砂锅鱼头豆腐汤，具体做法是：用嫩豆腐500克，配鳙鱼头500克，置于砂锅中，加上白糖、食盐、生姜、老酒等适量佐料，用文火煲30分钟即可食用。此菜汤浓肉烂，味道鲜美，食之对补脑益寿颇有好处。

有人对砂锅鱼头豆腐汤作过这样的评析：常饮砂锅鱼头豆腐汤能健脑，关键在于鳙鱼头和豆腐均为高蛋白、低脂肪、高维生素食物，两者均含有丰富的健脑物质——卵磷脂。该物质被机体代谢后能分解出胆碱，最后合成乙酰胆碱。乙酰胆碱是神经之间化学物质传递信息的一种最主要的神经递质，可增强记忆、思维和分析能力，让人变得聪明。据报道，武汉同济医科大学的营养师曾对鳙鱼头作过化学分析，结果表明鳙鱼头含有比任何其他食物都丰富的不饱和脂肪酸，对脑的发育极为重要，可增进大脑细胞活跃。常吃砂锅鱼头豆腐汤确实不仅可以健脑，而且还可延缓中老年的脑力衰退。

营养专家对鱼头汤的好处分析归纳为四条。

（1）鱼眼和鱼脑富含DHA（二十二碳六烯酸）和EPA（二十碳五烯酸）。这两种不饱和脂肪酸是人体必需的不饱和脂肪酸。由于其高度不饱和极容易氧化变质，故烹调时应专用含维生素E高的大豆油。英国脑营养化学研究所教授认为：DHA和EPA摄取不足会导致脑功能障碍。

鱼眼和鱼脑中含有现成的DHA和EPA，根本不必要花高价去买"脑黄金"或"补脑营养液"。DHA和EPA对脑神经传导和神经突触细胞的生长发育有重要生理功能，有助于提高大脑的推理、理解、判断和记忆能力。鱼脑优于羊脑、牛脑、猪脑之处，就在于鱼脑中富含DHA和EPA。

（2）鱼脑中有很多物质如脑磷脂、卵磷脂、胆固醇等均为人脑营养所必需。鱼头汤中鱼脑的营养价值最高，其健脑效果之快、好、省显而易见。

（3）鱼头汤中含人体易于吸收的蛋白质，其中所含的氨基酸种类可达18种。其大脑物质中蛋白质占35%，蛋白质对大脑的记忆力、思维、信息传导等功能有优异的作用，例如由7种氨基酸组成的"加压素"和乙酰胆碱协同作用，可增进大脑的记忆力。

（4）鱼脑中含有丰富的维生素A和E。这两种维生素均有一定的抗氧化能力，有助于防止大脑脂质组成中的DHA和EPA的氧化，保护大脑的生理功能，使大脑健康地发展。此外，它还含有维生素B_1、维生素B_2、维生素P和多种微量元素。由此看来，鱼头确是有利于身心健康的健脑佳品。

需要注意的是，人们在烹饪鱼头前要注意挖净鱼鳃，并将鱼头彻底洗净，烧煮时间尽量长一些，要烧熟烧透，否则易感染华支睾吸虫。因为我国常见的淡水鱼有些感染有华支睾吸虫囊蚴，尤其以鱼头和鱼鳃感染率最高。人们吃鱼头时如不烧熟，华支睾吸虫囊蚴就不能被杀死。

伸懒腰，打哈欠，健脑又抗衰

乔奇是某知名医学专家的助理，她经常跟着专家参加国内外大大小小的医学会议，每天干得最多的事情不是帮专家整理她的临床经验，就是在会议上做笔记，会后一边听录音资料一边整理笔记。两三个小时的会议开完，乔奇常常觉得自己的整个身体都僵硬了，脑子更是一片混沌。她很想出去透透气，可又不能立即离场，因为有时还需要记录下专家与其他医学专家的会后讨论。但在记录会后讨论时，乔奇发现自己常常忘记专家们说的话，因此记录常常不完整，她怀疑自己是不是未老先衰了。

医学专家发现乔奇的这个情况后,就告诉她一个健脑抗衰的方法:伸懒腰、打哈欠。

平时大家都有这样的体会,当身体特别累的时候常常不自觉地伸个懒腰、打个哈欠,做完这些后身体就会感觉轻松很多。从中医的角度来说,这是脏腑气机不顺、三焦气机不顺的表现。这时,人体自觉不自觉地就会伸懒腰。当我们伸懒腰、两臂上举的时候,胸腔就得到了扩张,心、肺、胃都能得到舒展,三焦在这时候加快体内新陈代谢,气血通畅,体内废水废气也更易于排出;同时,伸懒腰时的扩胸动作,可调节心肺呼吸,从而让人体的气机充足,加快各个脏腑的运化,减轻疲劳。

打哈欠时会深深地吸一口气然后再快而短地呼气,这可以有效地将胸中的废气吐出,并且增加血中氧气的浓度,有消除困倦感的作用。

不过,很多员工在公共场合,尤其是办公室中,常常因为怕显露疲态而不好意思伸懒腰、打哈欠。长期如此,不但会影响血液循环,使人容易疲劳,还会使脑部的活动能力减退,使身体细胞呈现衰老的状态。所以,当你一个姿势坐久了,不妨起身伸个懒腰,将头后仰,深深地打一个大哈欠,这对于疲劳的人来说,可以促进血液的回流,促进新陈代谢,使细胞获得更多的氧气。

伸懒腰、打哈欠也是有方法的,最好的方式是起身站立(如果不方便站立,坐着也行),将双臂张开尽量向外扩,向后伸展。将头后仰,身体挺直,让上半身的肌肉绷紧,张嘴深深地打一个大哈欠。然后再吸一口气,一会儿再慢慢地吐气。这样可以增加呼吸的深度,使更多的氧气进入身体各部位,这时大脑也同时吸收了大量氧气,更能提神醒脑,对于用脑过度或是工作疲劳的办公室员工来说也是一种很好的运动。

我们一定要记住,锻炼是可以随时随地进行的,但是这种锻炼首先要养成习惯。习惯决定健康。锻炼贵在坚持,锻炼的动作都不难,难的是天天练习,持之以恒。在西方国家,人们有种说法,任何行为只要连续坚持40天,就可以成为一种习惯,而我国传统文化认为的时间周期是49天。大家就别偷懒,坚持49天看看,相信一定会从中得到很好的回报。

大脑累了,踢踢毽子可健脑

都市白领因为长期伏案工作,容易导致肺脏换气功能受限、心脏排血量减少、身体新陈代谢下降,继而影响体内器官的正常运转,产生疲惫、懈怠、记忆力下降等症状。既然导致这些症状主要因素在于办公室一族缺乏锻炼,那就应该在办公室做一些运动,保证心肺功能的正常运转,也就能起到健脑的作用。而踢毽子就是一项简单又不需要太大空间的运动,极适合办公室一族用来锻炼身体。

小梁跳槽进入一家创意工作室工作,他很喜欢工作室里轻松的氛围。工作累了,大家会在一起喝咖啡、吃蛋糕、讲笑话,让疲惫的大脑放松下来。有时,一些爱唱歌的同事还会即兴演唱一首歌曲,一些爱跳舞的同事还会跳一段拉丁舞、傣族舞,这样一来,就为大家疲惫的身体注入了新的活力。而每到下午4点到4点半,工作室里的全体人员都要参加踢毽子运动。每次踢完毽子后,大家的精神头都特别好,小梁甚至发现自己在原来公司有的那些犯困、胸闷等毛病都消失了,连记忆力都比以前好了。

俗话说得好："人老先老腿。"因为下肢离心脏最远，供血容易受到影响。长期坐办公室的人，尤其是"电脑族"的下肢活动少，大腿持续受压，盆腔及下肢静脉回流受阻，很容易发生精索静脉曲张和痔疮。长期低头伏案的人，颈、胸、腰等部位疏于活动，还容易形成弓腰驼背的"办公室型体态"。国外最近的一项研究表明，保持同一姿势连续4小时，就可能发生深静脉血栓。我国的老祖宗给我们留下的防治这种病的祖传秘方就是——踢毽子。

踢毽子是比较简单的运动，经常踢毽子，可强身健骨，而且它对运动条件要求不高。晴天室外，雨天屋内，只需"卧牛之地"即可踢上几脚。

踢毽子时要使下肢肌肉协调运动，功夫在脑，也在脚。磕、拐、盘、转身稳步，起跳偏腿，前仰后合，这些踢毽子的基本动作在他人看来，就像舞蹈动作一样优美。髋、膝、踝等关节随着盘、拐、绕等动作，将供血最困难、动作难度最大的下肢肌肉带动起来，使腿部肌肉得到锻炼；磕、落等动作则离不开足背肌、足底肌的收缩运动。

至于踢花毽子等一些高难度动作，可将毽子上滚下翻，需要使用头顶、后背、脚跟、脚面等才能完成，腰肌、髋肌、臀肌，甚至胸肌、腹肌等都要参与，使骨骼肌的动—静脉短路支大量开放，下肢供血得到维持。因此，经常踢毽子，既能增强肌肉、骨骼的功能，又能有效预防下肢静脉血栓形成性疾病。

踢毽子时，随着毽子的起落，脊椎各关节屈伸有节、有度，椎体的深、浅层肌及颈前、颈后肌等一张一弛的功能锻炼，可避免椎关节的僵化，增强关节的稳定性，预防颈椎及腰椎疾患。踢毽子时双上肢有节律地摆动，运动了肩、背部肌肉和关节，对中老年人罹患的肩周炎也有较好的防治作用。

注意，踢毽子必须心到、眼到、脚到，不仅反应要迅速，动作也要准确、灵敏，毽子起落才能随心所欲。由于踢毽子使大脑皮层建立起新的兴奋灶，因此对于调节高级神经活动，缓解心理压力十分有效。多人踢毽子又叫走健，相互配合要心领神会。大家围在一起，你一脚，我一脚，飞舞的毽子牵动所有人的眼球，调动所有人的责任感，激发所有人团结进取的精神，更有利于团队的发展，从而创造更好的工作业绩。

跳绳是职场白领最佳的健脑运动

每到下午两三点钟，办公室一族常常会觉得头脑混沌、全身疲倦、胸口发闷，这些都是身体气血循环不畅所导致的。这时，办公室一族应该适当做一些对空间要求不大的小运动，来帮助自己舒筋活络，使体内气血畅通，才能保证工作的高效。

英国健身专家玛姆强调说，跳绳能增强人体心血管、呼吸和神经系统的功能。他的研究证实，跳绳可以预防诸如糖尿病、肥胖症、骨质疏松症、高血压、肌肉萎缩、失眠症、抑郁症、更年期综合征等多种病症，更重要的是它具有健脑、抗衰功效。

每天下午两三点，在某公司的一楼大厅内，总会传出"轰、轰"的声音，别人还以为在"打桩"，走近一看，发现一群男女正在"集体跳绳"。这个跳绳运动的组织者就是该公司的职员翁哲。翁哲组织大家跳绳的原因很简单：上班工作繁忙，下班要照顾家庭，只能利用工作空隙锻炼，跳绳自然成了最好的选择。

第三章 健脑补脑老偏方，让你变得更聪明更出众

翁哲从小就是个运动狂，对他来说，最快乐的事就是：运动得大汗淋漓，再舒服地泡个澡。他原来特别喜欢极限山地车、仰卧起坐等高强度的运动，常常使身体受伤，让他不得不放弃，渐渐地他改做有氧运动。跳绳成了他最喜欢的有氧运动，一跳就是七八年。翁哲进入公司后，就在办公室准备了一根绳子，每天下午两三点钟，就换好鞋子，拿起绳子来到公司大厅跳绳。一下、两下、三下……一跳就是3200下，把同事们都惊呆了。后来，其他的同事也逐渐加入到了这个行列，就连公司老总都喜欢上了这项运动。大家也都发现，坚持跳绳后，身体好了许多，工作效率也高了不少。

人在跳绳时，以下肢弹跳和后蹬动作为主，手臂同时摆动，腰部则配合上下肢活动而扭动，腹部肌群收缩以帮助提腿。同时，跳绳时呼吸加深，胸背、膈部所有与呼吸有关的肌肉都参加了活动。因此，在跳绳时，大脑处于高度兴奋状态，经常进行这种锻炼，可增加脑神经细胞的活力，有利于提高思维能力。

从中医的角度来看，人体有12条经络，手足各6条。跳绳时，手握绳头，不停地做旋转运动，能刺激手掌与手指的穴位，从而疏通手部经络，使分布于手和上肢部的6条经络气血畅通，有效增强脑神经细胞的活力，同时又能刺激足部、腿部的6条经络，从而促进整个身体内部的血液循环，进一步达到健脑功效。

有研究证实，跳绳是全身运动，人体各个器官和肌肉以及神经系统同时受到锻炼和发展，所以长期跳绳可以预防疾病，如肥胖、失眠、关节炎、神经痛等症状。

此外，跳绳还能帮助人们锻炼多种器官。经国内外专家研究，跳绳对心脏功能有良好的促进作用，它可以让血液获得更多的氧气，使心血管系统保持强壮和健康。

跳绳更是白领女性瘦身的利器，可以帮助她们消除臀部和大腿上的多余脂肪，使她们的形体不断健美，并能使动作敏捷、稳定身体的重心。

鉴于跳绳的独特保健作用，法国健身专家莫克专门为健身者设计了一种"跳绳渐进计划"。初学时，人们仅在原地跳1分钟；3天后即可连续跳3分钟；3个月后可连续跳上10分钟；半年后每天可实行"系列跳"，如每次连跳3分钟，共5次，直到一次连续跳上半小时。人们如果使用这种方法，一次跳半小时，就相当于慢跑90分钟的运动量，已是标准的有氧健身运动。

需要注意的是，因为跳绳是一项运动量较大的活动，身体较为虚弱的人不宜采用此法，且在跳绳前要做好身体各部位的准备活动，尤其是要活动开手腕、脚腕和肩关节、肘关节等部位。

此外，在做跳绳运动时，应该穿质地软、重量轻的运动鞋，避免脚踝受伤；绳子软硬、粗细要适中；场地以户外平坦地为最好，切莫在硬性水泥地上跳绳，以免损伤关节，并易引起头昏；跳绳时须放松肌肉和关节，脚尖和脚跟须用力协调，防止扭伤；体形肥胖的人和中年人宜采用双脚同时起落的方式，也不要跳得太高，以免关节因过于负重而受伤。

提高记忆力，这个小习惯要牢记

在一家图书公司做文字校对工作的路遥觉得自己最近的身体状态很差，工作一会儿

就觉得全身酸痛，四肢发软，头脑更是像团"糨糊"，浑浑噩噩的，一下午都看不了几页稿子。她的工作是按量计酬的，照这样下去，她这个月就要"喝西北风"了。

路遥知道核桃补脑，就买了一些核桃来吃，但又觉得核桃太贵，天天吃太奢侈。于是，她就在网上四处搜寻简单、便宜又有效的健脑方法，还真被她发现了一个，那就是多咀嚼。从那以后，路遥每天感觉累了就嚼一嚼口香糖，在吃饭的时候也要细嚼慢咽，坚持了半个月，路遥确实感到自己的精神状态好了许多，工作进度也开始突飞猛进，她终于不用担心月底"喝西北风"了。

医学专家一直都在提倡吃饭时要细嚼慢咽，认为这既有利于肠胃吸收，又能防止发胖。其实，吃饭多咀嚼的好处还远不止这些。有研究发现，咀嚼会刺激脑部主管记忆力的部分，也就是说，咀嚼能帮助人们增强记忆力。

从医学原理上看，这是因为脑部的海马区细胞，也就是掌管学习的部分，会随着年纪增大而衰退，短期记忆力也会衰退。而咀嚼的动作可以增加海马区细胞的活跃性，防止其老化。医学研究还发现，咀嚼还能促使人分泌唾液，而大脑中负责分泌唾液的区域与记忆和学习有密切关系。因此，吃饭时多咀嚼、饭后漱口、经常叩齿，都能帮助提高脑活力。

研究发现，受试者只咀嚼了两分钟食物，回答问题的正确率就比平常增加了30%。这个结果意味着两分钟的咀嚼行为使记忆力得到了提高。英国诺森布里亚大学研究人员也证实：多咀嚼可加快心脏运动，使脑部激素分泌增多，从而思维能力和记忆力也随之提高。

那么，人们在吃饭时应采用怎样的咀嚼频率才合适呢？医学专家建议，一口食物在嘴里至少经20次咀嚼，才能得到唾液给我们带来的恩惠，如果能达到30次更好。

具体做法是：食物送入口中后，把筷子放下，然后开始仔细咀嚼，先用右侧牙齿咀嚼5次，再用左侧牙齿咀嚼5次，再重复一次，最后用两侧牙齿咀嚼10次，这样容易获得饱腹感。总之，人们只要能坚持一口饭咀嚼30次，一顿饭咀嚼1500次，就能起到很好的增强记忆力的效果，还有利于瘦身，何乐而不为呢？

随着柔软食物不断增加，现代人吃饭时咀嚼次数远低于古人。而且，在如今这个追求高效率的时代，很多办公族为了赶时间而习惯在吃饭时狼吞虎咽，一下子改为细嚼慢咽很有难度：要么不知不觉地忘了，要么嚼不到10下就咽了下去。这时，人们可以尝试在饭菜中多加一些有嚼头的食物，例如在煮饭熬粥时，可以适当加入玉米、燕麦、花生、核桃仁、芝麻、各种豆类等；炒菜或凉拌菜时，不要舍弃一些有嚼头蔬菜的茎或叶，如荠菜、芹菜、菠菜、大白菜、苋菜等，还可以把栗子、瓜子之类的坚果用来入菜；喜欢煲汤的人，不妨多放点海带、莲藕，既有营养，又有嚼头。

而在不吃饭的时候，人们则可以多嚼食口香糖。墨西哥有医学研究表明，咀嚼口香糖可增强记忆力、控制体重和缓解压力。这是因为咀嚼口香糖的动作使负责向大脑输送氧气的血红蛋白水平提高，从而增进大脑学习、储存和回忆信息的能力。此外，咀嚼口香糖时，人的心跳加快，能量消耗更多，导致压力的激素分泌受到抑制。

英国诺森布里亚大学的研究人员针对咀嚼口香糖能否增强记忆力做过一项测试：将志愿者按咀嚼口香糖、想象自己在咀嚼口香糖和不咀嚼口香糖三种情况分组进行记忆测试。结果表明，咀嚼口香糖的人记忆力比不咀嚼的人高出35%，想象自己在咀嚼口香糖的人在测试中也表现良好。

提高记忆力，就要补充叶酸和维生素 B_{12}

感到万分苦恼的小贝在自己的博客中写道："最近发现，一些在当时发生的很重大的事、对我有很大影响的事情，现在我都不记得了。现在我没事的时候觉得以前的事情很多都想不起来，比如工作中有很多事儿，现在同事跟我提起我都不记得了。同事们都说：'这么大的事儿你都忘了？'可我真的是想不起来了，自己慢慢回忆还能想起来，感觉我好像把一切看似很烦的事情，在很短的时间内忘记了，感觉自己没有烦恼，可是这就是我最大的烦恼。我以前遇到事情的时候，都告诉自己别急，事情总会有解决的办法，就是把什么事情看得都很平淡，而且有的时候我会强迫自己忘记某件事，不要再去想它，因为想来想去很烦人。大家都觉得我心态特别好，导致现在很多事情都不记得了，在同事眼里我很不用心，我以前真的不是这样的。"

这段表意有些凌乱的文字真实地反映了小贝当前混乱的精神状态，当即引来了许多朋友对她的关心。一位学中医的朋友还特意打电话和她聊了一个小时，最后认为她可能是工作压力太大导致的记忆力衰退。同时，这位朋友还推荐给她一个增强记忆力的偏方：补充叶酸和维生素B_{12}。富含叶酸的食物如四季豆、芦笋等，富含维生素B_{12}的食物如鲑鱼、沙丁鱼等。医学专家提醒，维生素B_{12}只存在于荤食，素食者要特别通过B族维生素营养品补充。

小贝抱着半信半疑的态度买了一些叶酸和B族维生素营养品来吃，在平时的饮食中也注意多吃富含叶酸和维生素B_{12}的食物，1个月后，就发现自己已经能想起以前的大多数事情了。

叶酸和维生素B_{12}之所以能帮助职场人士增强记忆力，是因为这两种维生素可以控制血液中的高半胱氨酸。瑞士科学家的研究发现，60岁以上的人摄取这两种维生素过低，罹患失智症的概率是适量摄取的人的4倍。荷兰科学家最新研究发现，B族维生素叶酸有助于改善部分年过50岁者的记忆力，延缓其大脑记忆力的衰退。

《美国临床营养学杂志》刊登澳大利亚国立大学一项最新研究也发现，服用维生素B_{12}和叶酸两年，可提高老年人的短时记忆和长时记忆。新研究负责人亚尼内·沃尔克博士表示，维生素对于改善衰老和智力健康具有重要作用，有利于老年人保持良好的认知能力。

在该新研究中，研究人员让700多名60~74岁参试老年人每天服用叶酸和维生素B_{12}或者安慰剂。维生素剂量包括400毫克叶酸和100毫克维生素B_{12}。参试老年人不知道自己服用的究竟是维生素还是安慰剂。参试老年人都有一定的抑郁表现，但是没有一人确诊患有抑郁症。沃尔克博士表示，老年人抑郁症状越严重，日后认知能力损伤的危险就越大。

研究进行了12个月之后，"维生素组"和"安慰剂组"老年人在记忆力、注意力和速度等智力测试中基本没区别。但是两年之后，"维生素组"老年人在记忆力测试中，成绩相对更好。比如,"维生素组"老年人和"安慰剂组"老年人的短时记忆测试得分,分别从原来的5.2和5.16,提高到5.5和5.6。记住别人刚刚告诉你的一个数字,需要运用短时记忆,一天或一周后仍记住这个数字则需要长时记忆。

但研究人员同时也指出,服用维生素是否会提高大脑功能,目前尚无定论。一种观点认为,维生素可降低人体内高半胱氨酸水平,该分子与心血管疾病和认知能力减退有关联。而降低这种分子的水平,可能有助于降低心血管疾病危险,改善大脑认知功能。

张嘴闭嘴就可强身健脑

小米刚从学校毕业,就进入了一家大型图书公司做文字编辑,每天的工作就是对着电脑查材料、改稿子。尽管小米工作热情很高,但一到了下午三四点钟,小米就觉得自己困得不行,头脑一片混沌,她本想趴在桌子上小睡一会儿,可一看其他的同事都在认真地忙工作,她这个职场菜鸟就没胆子了。而且,她当天的任务还有许多没有完成,更不能把时间用在睡觉上了,即便是小睡一会儿也不行。

小米心里很纳闷:怎么大家都不困啊?

旁边的同事张姐看到小米一脸疲惫的样子,就对她说:"你是不是困了?困了就趴在桌子上休息一会儿吧。"小米摇摇头,连忙表示她不困。

张姐看她故作坚强的样子,不禁笑了,对她说:"其实每天这个时候大家都很困,感觉脑子转不动了,但只要用一个小方法,就能让头脑清醒过来。你要不要试试?"

小米连忙点头。张姐告诉她:"这个方法很简单,就是张嘴闭嘴,具体方法是:到阳台上空气新鲜的地方,将嘴最大限度地张开,先向外哈一口气,然后将嘴闭起来,深吸一口气。这样有节奏地张嘴闭嘴,并进行深呼吸运动,连续做100~200下。张嘴闭嘴有很好的强身健脑作用。"

听了张姐的话,小米连忙跑去阳台开始做张嘴闭嘴运动,做完后,果然发现头脑清醒了许多,工作效率也提高了不少。

张嘴闭嘴为何能强身健脑呢?

(1)张嘴与闭嘴的动作能使面部40多块肌肉有节奏地进行收缩运动,这些肌肉在运动中得到锻炼,逐渐发达变粗,便面部显得饱满,可防止中老年人因面部肌肉逐渐萎缩形成的"猴尖脸"。

(2)向外哈气和用力深吸气能扩张肺脏和胸腔,增大肺活量,可使肺脏吸进较多氧气,增强身体的新陈代谢,从而提高全身各器官的功能,使人的衰老过程减缓,有利于健康长寿。

(3)人们处在犯困或疲惫状态时,嘴的一张一闭,通过面部的神经反射刺激大脑,使大脑尽快清醒,思路敏捷,工作效率提高。

(4)张嘴闭嘴,能使咽喉部得到活动,耳咽管保持通畅,中耳内外的压力维持平衡,防止出现老年性耳聋、耳鸣等现象。

(5)张嘴闭嘴时,牙齿得到叩击,增强了牙齿的坚固性,可防止牙齿过早脱落。

据观察,长年坚持张嘴闭嘴锻炼的人,身体强壮、头脑灵活、耳聪目明、老当益

第三章 健脑补脑老偏方，让你变得更聪明更出众

壮。而且此法简单易行，无不良反应，不妨一试。

让大脑保持年轻，桑椹可以帮你

生活中，我们总能听到周围的一些人，尤其是经常加班的职场人士，常常抱怨"最近记性越来越差了"，"这段时间脑子怎么这么迟钝呢？"其实，这些都是大脑衰老的点滴表现。

我们的大脑也会像机体一样，随着年龄的增长而衰老，在形态和功能上都会发生迟行性变化，如智力衰退、思维紊乱、记忆下降、性格改变、行动迟缓等。同时，脑血管不同程度的硬化也会促进脑的老化过程。

那么，我们如何应对大脑的衰老呢？如何挽救我们慢慢失去的记忆呢？其实，我们可以吃一点桑椹。

大海被外派到非洲忙一个项目，这一忙就是大半年，而且为了缩短工期，早日回国，大海每天都加班加点地干活，所以一忙完项目回到国内后，大海就病倒了。医生说大海是过度疲劳和营养不良的原因，建议修养一个月，可大海因为要忙一个新项目，根本无法申请到一个月的休假，因此在休息一周后，大海又开始上班了。

上班后，大海明显感觉自己的脑子有些不够用，上司交代下来的工作他总是记不住，同事给的文件他也常常不记得放哪儿去了，和客户约定吃饭，他也常常记错时间。尽管上司体谅他身体的原因，没有对他多加指责，但一向心高气傲的大海适应不了这种挫败感，常常焦虑得失眠。

大海的母亲得知了儿子的近况，连忙从老家乘飞机赶了过来，还给大海带了一大堆补品，尤其是带了大海最喜欢的桑椹。大海小时候就特别喜欢吃桑椹，常常跑到田间去偷摘别人家桑树上的桑椹，每回都把小嘴吃得乌紫乌紫的，甚至还因为摘桑椹从桑树上摔下来，把头磕破了。一拿到母亲带来的桑椹，大海就乐不可支地吃起来，吃得心满意足后就把剩下的桑椹放进冰箱里存起来，天天都吃。

没几天，母亲带来的桑椹就被大海吃光了，可他肚里的"馋虫"被勾起来了，于是他去超市买了许多桑椹来吃。他发现自从吃了桑椹后，工作时精神了不少，健忘的毛病似乎也好了许多。他心想："这不会是桑椹的功效吧？"在网上一查，他发现桑椹还真有健脑的功效。

桑椹，也叫桑果，是桑科落叶乔木桑树上结的一种聚合果。嫩时色青，味酸；成熟时色紫红，质油润，味甜汁多，酸甜适口，以个大、肉厚、色紫黑、糖分足者为佳。每年4~6月果实成熟，可直接采食，也可晒干或略蒸后晒干食用。

现代医学证实，桑椹含有丰富的胡萝卜素及维生素，以及许多以亚油酸为主要成分的脂肪油，对大脑的发育及活动很有补益。同时，桑椹对脾脏有增重作用，对溶血性反应有增强作用，可防止人体动脉硬化、骨骼关节硬化，促进新陈代谢。它含有丰富的葡萄糖、果糖、蔗糖、钙、胡萝卜素、维生素等成分，可以促进血红细胞的生长，防止白细胞减少，对治疗糖尿病、贫血、高血压、高血脂、冠心病、神经衰弱等病证具有辅助功效。

人们还可以用桑椹做果汁和酿酒，不但口感好，营养丰富，而且保健作用明显，符合现代人对健康型饮料的要求。下面，我们就向职场人士推荐一款桑椹饮，制作起来非常简单：

准备桑椹1000克，蜂蜜300克。先将桑椹洗净，加水适量煎煮；每隔30分钟取煎液一次，加水再煎，共取煎液2次；将煎液合并，再以小火煎熬浓缩；至较黏稠时，加入蜂蜜，烧沸停火，冷却后装瓶备用。

此方可滋补肝肾，健脑益智。不过，由于桑椹中含有溶血性过敏物质及透明质酸，过量食用后容易发生溶血性肠炎，少年儿童不宜多吃桑椹。其含糖量很高，糖尿病人应忌食。此外，桑椹忌与鸭蛋同食。

卵磷脂，给大脑补充必要的营养

众所周知，人体有充足的营养才能维持健康。同样，人体的大脑没有了营养，就无法正常工作。卵磷脂被誉为与蛋白质、维生素并列的"第三营养素"，可以给大脑补充必要的营养，是养生保健必不可少的物质之一。

忙完一个项目后，张平感觉自己的身体状况不理想，做事情没有精神，还总出现忘事的现象。他想给自己买点营养品补一补，便去问一位医生朋友选什么样的营养品好？买营养品是看牌子还是看成分？那位医生朋友告诉他，想买什么样的营养品要根据他的身体情况和想补哪方面来定，方向确定下来，不单要看牌子，更要看主要成分，这样才知道补得对不对。

于是，张平请假去了那位医生朋友所在医院做体检。朋友看完他的体检报告后，说他并没有什么大毛病。只是因为前段时间工作太累了导致用脑过度，所以才出现了精神不好、健忘的毛病，只要休息1周，注意补充营养，就会慢慢好起来的。

一向爱护身体的张平还是想给自己买点营养品来吃，朋友便建议他买主要成分含卵磷脂的营养品。

读者一定会好奇，为什么要选含卵磷脂的营养品呢？要知道，卵磷脂属于一种混合物，是存在于动植物组织以及卵黄之中的一组黄褐色的油脂性物质，其构成成分包括磷酸、胆碱、脂肪酸、甘油、糖脂、甘油三酸酯以及磷脂。卵磷脂有时还是纯磷脂酰胆碱的同义词，它作为一种营养成分，在增进健康及预防疾病方面所起到的重要作用，早已赢得了世界营养专家、药物学家和医学家的普遍认同。虽然它的功效不像消炎药那样立竿见影，但有着全面、长远、稳定的效果，同时对人体又没有药物的不良反应，因此是保健养生的上佳之选。

关于卵磷脂的具体功效，研究已证实，它不但可以预防脂肪肝，还能促进肝细胞再生。同时，卵磷脂可降低血清胆固醇含量，防止肝硬化，并有助于肝功能的恢复。

在促进大脑发育，增强记忆力方面，它的作用更加显著。随着年龄的增长，人的记忆力会减退，其原因与乙酰胆碱含量不足有一定关系。脑部的神经传导物质减少是引起老年痴呆的主要原因，而这种物质是神经系统信息传递时的必需物质。你可能想不到，这种物质也是卵磷脂的基本成分。所以，长期补充卵磷脂可以减缓记忆力衰退的进程，预防或推迟老年痴呆的发生。

卵磷脂还具有乳化、分解油脂的作用，可促进血液循环，改善血清脂质，清除过氧化物，使血液中胆固醇及中性脂肪含量降低，从而对高血脂和高胆固醇具有显著的防治功效。而且，它还是糖尿病患者的良好营养品，可以有效化解胆结石，更是良好的心理调和剂。

在我们日常的食物中，蛋黄、大豆、鱼头、芝麻、蘑菇、山药、黑木耳、谷类、小鱼、动物肝脏、鳗鱼、红花子油、玉米油、向日葵等都含有一定量的卵磷脂，不过，营养及含量较完整的还是大豆、蛋黄和动物肝脏。所以，给大脑补充营养，尤其是老年人，平时应该多摄入这方面的食物。当然，如果有条件也可以补充一些富含卵磷脂的营养品。

头痛不用头痛药，泡手5分钟就治好

头痛是现代职场人士的一种常见病证，很多人靠止痛药来缓解头痛，但长期使用止痛药会给身体带来不利影响，为其他疾患埋下病根。

夏天离是北京某知名广告公司的设计师，他的设计在许多广告设计大赛中都得了大奖，他已经积累了不少的人脉资源，打算自己创业，开一家小型的广告公司。可是，偏偏这个时候夏天离犯了头痛病，时常难受地拿头去撞墙。很多人都劝他去看医生，他说自己有医院恐惧症，说什么也不肯去。后来，想合作创业的朋友王某见他病情严重，就托了自己的另一个学医的好友前来看望他。朋友问夏天离，头痛的部位大概在哪里？他说"哪里都好像在痛"，就好比有一个沉重的滚球在转来转去，转到哪里哪里就痛。

这位学医的朋友笑了笑说："如果你分不清自己是哪里头痛，那么有一个治头痛的简便方法。"夏天离和同学都觉得很稀奇，就勇敢地尝试了一下，结果痛感果然大大减轻了。

这个方法就是泡手法。具体方法如下：头痛发作时，把双手伸到热水里（水温以把手放进去能感觉到烫为宜），然后赶快抽回来，再放入水中，再抽回来，如此反复直到手指感到麻木，头痛马上就能缓解。

这个泡手法的治疗原理其实很简单，因为手指上的经络全部都通向心与脑，手受热刺激后就会打通经络，通则不痛，头痛自然就会得到缓解。

这个小窍门操作简单，取材也简单，尝试也没有任何风险，所以，如果有朋友得了头痛症，又像夏天离这样说不清楚位置，一试便可。

其实，主要还是在生活中注重护理，像头痛脑热这样的小毛病基本是无法近身的。当然，这是在非重大病理因素的前提下。

对于症状较轻的头痛症，一般不用休息，只需要一个相对安静和舒适的环境。当能清楚地了解病痛点的时候，可以针对性地给予相应的护理。另外，对于有头痛眩晕、心烦易怒、夜眠不佳、面红、口苦症状的患者，应加强其精神护理，消除患者易怒、紧张等不良情绪，以避免诱发其他疾病。高血压患者应注意休息，保持安静，按时服降压药。和治疗一样，预防和护理也都需要有一定的针对性，这样才能达到更好的效果。

紧张性头痛症犯了，每天喝吴茱萸饮

生活中，谁都难保不会有头疼脑热的时候。大部分时候，这种疼痛只局限于头颅上半部，也就是我们眉毛以上和眼眶的边缘部位。

为什么会头痛？头痛的原因很多，其中有些是可能自愈的小毛病，有的却可能是严重到足以致命的疾患。所以说，越简单的病症表现，其后面的病因越复杂。

许长文是某外贸公司的高级会计师。因为有长达7年的业内经验以及良好的职业口碑，所以一直很受领导的重视。但是，唯一不太如意的是，许长文患有头痛症，不能经常加班，这也影响了他的工作和生活。每次头痛症都是发生在他心情比较烦恼或者遇到季度结算或年度结算之前的时候。后来他知道，这种头痛多是因为人的神经和心情过于紧张引起的，严重的时候还会出现干呕症状。

他妹妹知道了他的病情后，就告诉他一个治疗紧张头痛的偏方。连续使用一周后，他发现头痛症状大有缓解。

这个方子就是吴茱萸饮。具体的使用方法是：每天使用1~3克的吴茱萸，加水200毫升煎煮，煎至水剩下半量的时候，分3次服用。

吴茱萸是属于芸香科的落叶小乔木，其未成熟的果实可以作为药用，果实有特殊的芳香，味道极辣，还带有一点点苦味。一般来说，越辣的品质越好，新鲜的不如陈品效果佳。在中药中，常被用于健胃、止吐、镇痛，特别对因呕吐引起的头痛症有效。

吴茱萸的功能主治：温中、止痛、理气、燥湿，治呕逆吞酸，厥阴头痛，脏寒吐泻，脘腹胀痛。现代药理研究证实，吴茱萸有镇痛、镇静的作用，并能用于治疗蛲虫病。此方在使用上的忌讳是不能过量饮用，否则可引起视力障碍等。

此外，还要多注意服用期间的饮食禁忌。比如头痛患者不能经常吃火腿等防腐剂类食品，或者保存过久的野味。像巧克力、啤酒、咖啡等对人的神经系统造成一定刺激的食物都不宜食用，尤其是烟、酒和浓茶更是大禁忌。因为这些食物可导致心率加快、小动脉痉挛，从而使头痛加重。紧张性的头痛患者，要在调养自己的肝脾上下工夫，注重掌握一日三餐的量，以免给肝脾带来额外的负担，加重头痛。

患上偏头疼，滴点萝卜汁

偏头痛是常见的血管性头痛，常呈现与脉搏一致的搏动性痛或胀痛。低头、受热、用力、咳嗽等均可使头痛加重。研究发现，不良生活习惯、工作方式也是造成头痛的主要因素。疲劳过度、睡眠不足、精神紧张、情绪波动、季节更换、天气变化、女性月经以及噪声、强光等因素都有可能诱发偏头痛。另外，过度食用含酒精的咖啡、巧克力等也很容易导致偏头痛。

26岁的王媛是一家传媒公司的策划编辑，毕业工作时抱着学习的心态选了这份工作，没想到几年下来，她深深爱上了这个行业，就算为工作忙得吃不上饭、睡不够觉，心里也是美滋滋的。因为她在做着自己喜欢做的事情，就算辛苦也是幸福的。但

第三章 健脑补脑老偏方，让你变得更聪明更出众

是，长期的劳累使得王媛日渐感到精力不足，咖啡成了她熬夜工作的必备品，后来发展到白天不喝就会打不起精神。王媛认为每天靠咖啡振奋精神是很普遍的现象，没什么大不了的。但是日积月累，王媛对咖啡的依赖更加严重，工作上业绩蒸蒸日上，咖啡也在以惊人的速度消耗着。王媛抱着只要有精力工作就好的想法继续努力工作着，可是最近一年，由于长期的过度劳累再加上过度依赖咖啡，王媛患上了偏头痛，尤其是最近几个月，反复发作，耽误工作不说，仅仅承受头部胀痛欲裂的折磨就够原本娇弱的王媛受的了。

王媛的男朋友每次看到她头痛，都会劝她以后工作不要再那么拼命，毕竟身体是工作的本钱。王媛只是听听，并没放在心上，但是变本加厉的头痛症让她不得不重视自己的疾病。在男友的陪同下，王媛找到一位知名的老中医看病。医生为她开出一个方子——用白萝卜汁滴鼻孔，具体方法是：

取白萝卜一根，洗净切丝，以洁净纱布包后榨取汁约20毫升。如左侧偏头痛，就将萝卜汁分数次滴入右侧鼻孔中；右侧偏头痛则滴入左侧鼻孔中。一日2次，连用4~5天，最多一周见效。

这个方法源自古法，在中医药古籍《本草备要》中记载："王荆公患偏头痛，捣萝卜汁，仰卧，左痛注右鼻，右痛注左鼻，或两鼻齐注，数十年患，二注而愈。"这里所说的莱菔汁就是白萝卜汁。

中医认为白萝卜汁辛甘，性凉，在治疗因为鼻塞或鼻窦炎，以及外感风寒等引起的偏头痛方面有一定效果。偏头痛西医称之为"血管性头痛"，在中医看来，"不通则痛"，不论什么原因，只要导致循环受阻就会出现疼痛。白萝卜汁中含天然芥子油，滴入鼻腔时通过鼻黏膜迅速吸收，起到通窍活血的效果，同时改善促进脑部血液循环，缓解偏头痛。患者取汁时要注意卫生，防止因萝卜汁受到污染而引起鼻腔、鼻窦感染的情况发生。此外，还可将白萝卜皮贴在太阳穴处，也有一定治疗效果。若治疗效果不明显，最好及时去医院查明原因并进行针对性治疗。

通过这个偏方，王媛不仅治好了自己的头痛症，还帮到了众多同事，心里别提有多高兴了。

中医学认为萝卜具有健胃消食、化痰平喘、通气顺气、解毒散瘀之功能。所以，职场人士在应酬时如果一次吃了过多的大鱼大肉，引起饮食积滞或进食过饱引起腹部胀满、胃痛、气逆等症状，可用萝卜来养胃，具体方法是：将250克新鲜萝卜切成薄片，放入山楂或酸梅2个，清水3碗，煎至一碗半，加少许食盐调味，去渣喝汤。

此外，萝卜虽好，脾胃虚寒者，或体质虚弱者不宜多吃。另外，萝卜破气，也不宜与人参、生熟地黄、何首乌等补药一起食用，否则会影响药效。

注意，如果是长期患有偏头痛症，除了通过服药治疗来缓解疼痛外，还需要在生活中多加注意。切勿劳累过度，保养身体最为重要，要及时放松，保持愉快的心情，减少外因刺激。养成良好的睡眠习惯，按时入睡起床，生活作息有规律可循。平时多锻炼身体，打太极、体操、气功等运动都是比较适合的，有条件的可以去学学瑜伽，尤其要学习瑜伽的呼吸方式，有助于调养心肺功能，缓解压力，开拓心胸。

常按风池穴，以防偏头痛

对于头痛的最早医学记载出现在距今2000多年前。当时，古希腊著名医生希波克拉底就把单侧的头痛称为"半头痛"。从此，自然引发了此领域诸多研究者的好奇，人们开始认识和了解各种类型的头痛症。迄今为止，头痛症仍然是医疗热点，尤其是偏头痛，因患者众多而备受关注。

偏头痛是常见的血管性头痛，由于颅血管收缩功能变化，呈现为发作性的搏动性痛或胀痛，伴恶心、呕吐、畏光，发作间歇期正常。头痛发作时，一般都局限于头的一侧，有的患者每次发作时头痛的部位可有变化，有时可见枕部和头顶疼痛，也有的患者表现为面部和颈部疼痛。头痛发作时，疼痛逐渐加重，几分钟到1~2小时头痛达到高峰，可持续几个小时乃至几天，随后头痛逐渐减弱或消失。活动可使头痛加剧，卧床休息可使疼痛减轻，短期睡眠可使疼痛完全消失。并非所有的偏头痛都需要治疗，而且在治疗中，患者自己如果能够掌握科学的方法，便可以减轻痛苦。

方言是湖北一家经纪公司的签约模特，不过，因没有什么名气而生活较为拮据。每次遇到商业活动的面试，她就很兴奋。上进心和成功欲望促使她自觉练习。由于对自己的身材和步法要求严格，所以每天的练习几乎都要做到筋疲力尽，直到面试前一天才休息了半天。有一次，方言面试当天右侧的太阳穴疼痛难忍。吃了止痛药却未能缓解，这让她更加着急。头痛让她无法集中精力走台，结果面试没有成功。心情沮丧的方言回到家中一言不发。同居室的好友文文为了让她感觉舒服一些就把学医的姨妈请到家里，文文的姨妈在方言后脑勺的风池穴重重按了两下，方言马上就觉得头痛完全消失了。

深按风池穴是一个简单而且非常实用的治偏头痛的小方法。风池穴位于后颈部枕骨下的两个凹陷处，左右各一个，属于比较好找的穴位。这个穴位与耳垂下缘基本处于同一水平线上，找穴位的时候可以这样进行：如找左侧的风池穴，先摸到左耳垂下缘，然后手指紧贴后颈部的皮肤，沿耳垂下缘的水平线，往颈椎方向移动，在离颈椎正中线还有约3厘米左右的距离时，手指就可以摸到一个凹陷，在此处深按若有酸胀感，这就是风池穴了。头痛发作时，把手伸到脑后，将大拇指按在头痛同侧的风池穴处，深深按下，要求深按至指腹能感觉到深层的枕骨为止，然后用力向上方揉搓2秒；休息几秒后再用力揉搓，连做3~5次，一般头痛即可立即缓解、消失。每天进行1次，治疗7天为一个疗程。轻度和中度的头痛，一般一个疗程后就不再容易发作了。

当然，头痛的病因很多，医生有这样一句话"患者头痛，医生也头痛"，意思是碰到一位头痛的患者，医生要考虑到很多种原因，并进行多项检查来最后确定到底是哪一种。但对于经常坐在办公室的白领们，头痛的原因就比较简单，大部分都与风池穴或者附近的区域有密切关系。

从中医理论讲，头痛属于中医的"头风病"范畴，乃风邪侵入头部经络，导致经络不通，从而导致痛证，即所谓"不通则痛"。而风池穴乃祛风的要穴，古人认为，通过此穴能把风邪驱散出体外，因此自然对于头风病非常有效。历代医家均对此穴非常推崇，如《针灸资生经》记载"风池疗脑痛"，《胜玉歌》云"头风头痛灸风池"，可以说风池穴一直被视为治疗偏头痛的要穴。

而从现代医学的角度看，办公室白领们主要从事脑力劳动，工作时以伏案或面对电脑为主，颈部长时间保持一个姿势，渐渐地就会导致颈椎上段、枕骨下缘处（最常见就是风池穴的深层区域）的颈肌慢性劳损，结果造成肌肉痉挛，或者局部出现纤维粘连紧张，对颈1~3脊神经以及枕神经产生挤压。而这些神经从神经解剖学上来说，均与头面部的神经直接或间接相联通。当颈部神经受压时，就有可能出现头痛、偏头痛的症状。在医学上，近些年将这种头痛命名为颈源性头痛、高位颈神经后支源性头痛，或颈肌收缩性头痛等。而在风池穴进行深按揉搓，能够解除颈部肌肉的痉挛，松解局部粘连紧张的组织，解除对颈1~3脊神经以及枕神经的压迫、挤压，自然就能迅速消除疼痛症状，立竿见影。

神经受压迫还可能表现为其他症状，比如有的人不是头痛，而是出现双侧面颊部麻木感，尤其在躺下睡觉时更明显。这也是风池穴深层的软组织损伤，挤压了神经，只是神经受压后没有表现为疼痛，而是出现了麻木症状而已，因此也可以通过点按风池穴来消除疼痛。

按揉天柱穴，解除头痛烦恼

潇潇自从工作之后，睡眠就变得不是太好，而且还患有严重的头痛症，她认为是工作压力大的缘故。于是她试着注意休息，可是头痛的症状丝毫没有改变。看了医生，吃了药，她还是头痛。后来男朋友告诉潇潇：对于那些原因不明的头痛，又经医生治疗后不见效果的，可以试试按压疗法。潇潇按照男朋友教的方法做了，果真没过多久她的偏头痛症就有了好转。

头痛是一种常见的病症，患者多为女性，常有家族史，通常青春期前后起病，历时多年，甚至可达数十年。能够引起头痛的原因有很多，这就造成了各种头痛症。在各种各样的头痛症中，有很多是可以找出原因的，比如脑瘤、脑膜炎、脑寄生虫等，都可以引起头痛症。

在头痛发作前，多有各种先兆，如神经系统功能紊乱和情绪改变等。其主要临床特征是间歇性反复发作的单侧或双侧头痛，每次发作的症状及过程相似，常伴有恶心、呕吐和厌食等症状。在间歇期，症状可完全消失。凡是器质性原因引起的头痛症，都有反复或定时发作的特点，那就需要及时进医院进行治疗。而对于那些原因不明的头痛症，又经医药治疗不见效果的，都可以尝试一下按压疗法。

中医认为"不通则痛"是偏头痛的发病机制。其病机为风邪入脑、瘀血阻络、肝经风火、痰浊蒙窍、精血不足

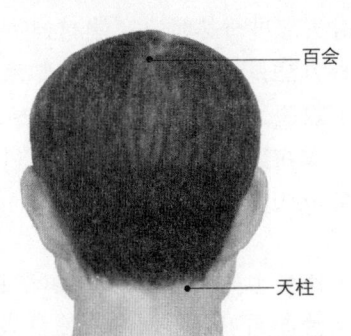
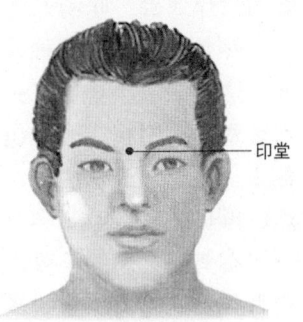

百会穴、天柱穴、印堂穴

等，导致脑的气血不能正常运行。

治疗头痛最有效的穴位有3个：天柱穴、百会穴和印堂穴。天柱穴在后发际凹陷处，按揉此处30~50次，对前头痛有很好的效果。对于后头痛除了按揉天柱穴外，还可按压后发际中间的哑门穴，这样效果更佳。百会穴位于头顶正中线与两耳尖连线的交点处，用手指推压、点压、按压此处，对各种头痛都有效果。印堂穴位于两眉头连线的中点上，点、按、压此处，对前头痛有治疗效果。

另外，用指压法按摩头维穴，可治偏头痛。头维穴在额角发际直上0.5寸处。按压这个穴位，能感到明显的脉搏跳动，手指压揉此穴10~20次，即可缓解偏头痛症状。

如果有头晕的现象，可自行按摩合谷、足三里各2分钟，做腹式呼吸5分钟，有能力的可进行两条腿下蹲运动，这对缓解头晕有很大的益处。

头部热敷，让人耳聪目明脑力健

近些年来，很多年轻人为了供楼供车，导致工作和生活压力不断增大，一年到头忙得团团转，不少人患上了本应该是老年人才有的疾病。网上流行的一句话——"30岁的年龄，60岁的身体"正是对这种现象最形象的描述。

彭真所在的公司专门聘请了一位中医师来为员工进行工作之余的自我保健讲座，课程结束后，组织方设了现场提问的环节。彭真举手提问，说自己经常有头痛的毛病，经常要吃止痛片，同事们都笑他把止痛片当零食吃。中医师问他现在有没有不舒服，他说有，早上上班没多久就开始头痛，不过不算太厉害，所以他就忍着没吃止痛药，尽量减少服药量。中医师说那正好现场演示一下，于是中医师让彭真来到台上，面朝椅背，坐在椅子上，将头靠在椅背上，露出脖子来，中医师在其后脑部覆盖了一层纱布。然后中医师让人准备了一盆热水，将一块干净的毛巾放入了热水中，打湿后折叠成块，稍微拧了一下水，就将热毛巾放在了彭真的小脑上（枕骨左右两侧，俗称"后脑勺"），两侧同时热敷（也可左右交替热敷）。

进行4遍后，中医师拿来毛巾，问彭真："你现在感觉怎么样？"彭真摸摸自己的头，说："很舒服，而且一点都不头疼了。"

中医师说，这种方法是中医里的一种外部治疗方法，叫热敷，可以使局部肌肉松弛，血管扩张，起到消炎、消肿的作用，还对因寒湿聚集、气滞血瘀引起的疼痛等有较好的治疗效果，职场人士常对头部进行热敷，还能起到防病保健的效果。

热敷的方法有两种，一种方法是用毛巾或净布浸热水或药液，轻轻去水，掩覆于患处，这是湿敷法。还有一种干敷法，是用热水袋装入1/2~2/3的热水，排出其中的空气，拧紧塞子，用布或毛巾包好，放在需要热敷的部位。不过，干热敷法的穿透力不如湿热敷法。注意，湿敷法时，以免烫伤皮肤，最好在皮肤表面覆盖一层纱布或涂抹凡士林，然后再热敷。

有头痛毛病的人可以每天热敷头部1~2次，每次进行4~8遍，具有健脑作用，提高反应力和思维能力，对职场人士常见的头晕、高血压等有一定防治效果。同时，需要注意的是，热敷法必须长期进行（少则3个月，多则1年）才能取得满意的效果，所以要长期坚持。注意，热敷时温度不宜过高，以面部能承受的温度为标准，一般水温在60~70℃的热水即可。

此外，人们还可以对眼部进行热敷，具有解除疲乏、保护视力的作用，对预防远视眼、近视眼也有效果。眼部热敷的方法是：将毛巾放入稍烫手的热水中，浸透折叠；然后将其放在闭合的双眼上，双手在毛巾上轻柔地揉眼，毛巾稍冷后，用热水重浸再热敷摩揉。每次做时保持呼吸自然，心情放松，每次可做3~5遍，每天1~2次。

熏热敷法也适用于眼部热敷：可将40℃左右的热水倒入杯内，闭眼将眼部凑在杯口处。热水内放入桑叶、菊花、金银花等清热消炎的中草药，效果会更好，还有清热明目的作用。

人们也可以对耳朵进行热敷，能增加耳部的气血流量，可预防耳部疾病及老年人常见的耳聋。

耳朵热敷的具体方法是：将热毛巾掩盖在耳上，先掩左耳或右耳均可。每次交替重复做3~5遍，每天1~2次。

注意，不是任何人都适合热敷。有面部危险三角区感染、各种脏器出血、软组织挫伤、扭伤、皮肤外伤等情况的人，应禁忌热敷。

对于鼻出血、软组织钝挫伤、关节扭伤早期和颅脑损伤、脑出血、高热头痛等症状，适合冷敷，可以使血管收缩，减轻局部充血，减轻疼痛。做冷敷时，如果感到不适或疼痛，应立即停止，每次冷敷时间不宜过长，20分钟即可。

头部松筋术，让头脑日益灵活的妙法

梅雪是某公司的人力资源助理，因为最近公司新添加了一个技术部门，需要招聘新员工，于是她就开始忙得像旋转的陀螺：每天不停地筛选简历，再打电话给那些符合条件的人员前来面试，同时还要接待来公司面试的人员，有时还要帮人力资源主管做面试。就这样忙了几天，梅雪就开始感觉自己的大脑能量几乎被消耗殆尽，脑子总是木木的，人也有点呆呆的看简历时也经常走神。

又忙了几天，梅雪发现自己工作时间长了会头晕，猜测自己是不是得了什么病，就到医院检查，却发现身体又没什么毛病。医生了解了她的工作性质后，认为她之所以常常会出现头昏脑胀的症状，主要是因为活动量不够，血液流通不畅，脑部供血不足造成的。因此，医生就推荐了一种小方法，不需要她丢下工作去活动身体，只要她利用工作休息的时间就可以轻松解决头昏脑胀这一问题。

梅雪按医生所说的方法操作几天后，发现头昏脑胀的毛病果然没有了，又能精神百倍地工作了。

医生告诉梅雪的这个方法就是头部松筋术。头部松筋术主要是以牛角沿经络走向垂直划拨，在穴位处加强，以起到防治头痛、偏头痛、失眠、神经衰弱、毛囊阻塞性斑秃，以及头部舒压放松、醒脑、增强记忆力与强化脑部功能等功效。

正确的头部牛角松筋术是：

（1）患者俯卧，医者用牛角棒沿天柱、风池、完骨划拨发际线，耳背外围采取圆拨舒缓手法。

（2）医者用牛角棒沿督脉线，放松划拨至百会穴，再分同等分比例，呈放射状，逐一划拨至百会穴。

（3）先用双手拇指指压头部的督脉与膀胱经，再使用上下波动的按摩手法，以使脑部头皮层放松。

（4）双手十指指尖微微弯曲，在头部做深层按摩，尤其是脑户、玉枕、脑空、头窍阴，加强揉按。

（5）双手合并，以中指按压哑门穴往头方向施力按摩，力度不可太深太重。

（6）双手合并，食指、中指、无名指各扣住天柱穴、风池穴、完骨穴，往头顶方向施力，做活络按摩手法。整个松筋开穴的过程约10分钟。

需要注意的是，施行头部松筋术的手法力度要平稳、轻柔，不宜太重，因为头部的一些穴位靠近两条椎动脉会合脑底动脉处，手法过重易造成脑部动脉损伤。

职场白领需牢记的日常健脑养生操

都市白领每天的工作都很忙碌，很多人都是脑力劳动，所以会造成脑部的供血不足，导致头昏脑胀，脑子一片空白。

大周觉得自己每到下午4点，就精神涣散，大脑里一片空白，一点工作激情都没有，因此常常一个人坐在那傻傻地发愣。等他发完愣，一看时间，也快下班了，更没有心情工作了，因此常常完不成当天的工作量，也就常常拖了部门的后腿，这让他的上司很不满意。

其实，不只是大周一个人，其他同事也多多少少存在着这样的毛病，似乎每到了下午三四点钟，部门的人就开始集体大脑低氧，进入了大脑罢工状态。只有一个人例外，那就是大周的上司。后来，上司了解了大家下午容易脑疲倦的情况后，就专门亲身为大家演示了一套健脑操，对解除头昏是很有效的，其目的在于充分使肩部活动开，从而改善脑部的供血。最好每天做一遍，一次大概只需要6分钟。具体做法如下：

（1）上下耸肩运动：两足分开而立，约与肩宽，两肩尽量上提，使脑袋贴在两肩头之间，稍停片刻，肩头突然下落。做8遍。

（2）背后举臂运动：两臂交叉并伸直于后，随即用力上举，状似用肩胛骨上推头的根部，保持两三秒后，两臂猛地落下。做1遍。

（3）叉手前伸运动：屈肘，五指交叉于胸前，两手迅猛前伸，同时迅速向前低头，使头夹在伸直的两小臂之间。做5~10遍。

（4）叉手转肩运动：五指交叉于胸前，掌心朝下，尽量左右转肩。头必须跟着向后转，注意保持开始时的姿势，转动幅度要等于或大于90°。左右交替。做5~10遍。

（5）前后曲肩运动：先使两肩尽量向后弯曲，状如两肩胛骨要碰到一起似的。接着用力让两肩向前弯曲，如同两肩会在胸前闭合似的，并使两只手背靠在一起。做5~10遍。

（6）前后转肩运动：曲肘，呈直角，旋转肩部，先由前向后，再从后向前，旋转遍数不拘。

此外，都市白领还可以尝试一种"不对称体操"，它是指由于人体四肢不对称运动而促使大脑增加思维反应速度的健脑健身体操，可有效改善头昏脑胀、反应慢、记忆减退等症状。具体做法如下：

（1）身体直立，手臂依次上举、摸头顶、摸耳朵、摸肩膀、叉腰、摸裤线。不过左右手臂不同步运动，某一手臂比另一手臂超前一拍或两拍进行。即左手摸头顶时，右手才开始上举，并依照各顺序继续运动。

（2）或坐或站，伸出两手，手心相对，手指伸出。左手按拇指→食指→中指→无名指→小指顺序依次将五指弯向掌心；而右手的动作比左手慢1~2拍，或按相反顺序弯曲。

（3）自然站立后，双臂以肩膀为轴心划圆转动。左臂按顺时针方向转动，右臂则按逆时针方向转动，然后双臂交换转动的方向。

（4）成"金鸡独立"状单腿站稳后，单手叉腰，活动另外一手一脚。开始时动作可以简单一些，用左腿站立，右手叉腰，左臂以肘关节为轴，右腿以膝关节为轴分别按逆时针和顺时针方向画圆。能够站立较长时间后，试做更难的动作，即用左腿站立，左手叉腰，用右臂和右腿分别按逆、顺时针做画圆动作。

注意，动作难完成时可稍慢些，然后再增加速度和难度。只要长期坚持，就能达到健脑益智的目的。

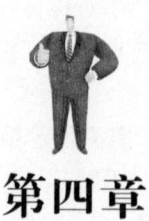

第四章

加班熬夜老偏方，快速弥补身体消耗能量

生活在现代化大都市中，上班族们像一个个永不停歇的陀螺，一刻不能停止旋转。手头堆着办不完的事情，肩头压着干不完的工作，案头摆着解决不完的问题。加班熬夜可谓是许多上班族们日常必做的功课。而熬夜不仅会使身体的正常节律性发生紊乱，长期熬夜会慢慢出现失眠、疲劳、健忘、易怒、焦虑不安等症状，对视力、肠胃及皮肤都会造成影响，人体免疫力也会随之下降。因此，人们必须利用一些老偏方来弥补身体消耗的能量。

熬夜加班前，先吃一颗 B 族维生素营养丸

熬夜加班已经成为现在很多人的常事，可能你会因为工作量大而加班加点，可能你会为了增长业绩而熬夜奋斗，但也别忘记自身健康。如果你长期熬夜的话，最明显的外部表现就是黑眼圈，而在你的身体内部：经常疲劳，精神不振，身体抵抗力下降；内分泌和神经系统的正常循环遭到破坏，皮肤出现干燥、弹性差、无光泽、暗疮、粉刺、黄褐斑、记忆力下降等问题；引起不同程度的胃肠道疾病。要想避免或减轻这些身体伤害，经常熬夜的"夜猫子"要注意多补充B族维生素。

吕林是印刷厂的一名工人，每到厂里业务量繁重时，他都需要上夜班。一次夜班需要连续上12个小时，每上完一次夜班，吕林都感觉体内的能量像被抽空了一样，浑身没劲，脸色也十分憔悴。而且，白天补完觉后也觉得又困又累，主要是因为白天外界干扰因素多，使得他的睡眠质量不如晚上高。

有一次，他才上完夜班回来，就被老妈逼着去相亲。他拗不过老妈，只好去了。到了约定见面的咖啡馆，相亲对象还没到，吕林已经困得眼睛都有些睁不开了，于是他给自己点了一杯黑咖啡，喝了几口，精神确实好了一些。这时，他的相亲对象也来了，对方看他一脸憔悴，一副失望又恐慌的样子，似乎把他当成了吸毒犯一般。吕林连忙解释说："抱歉，我才上完夜班回家，就赶来和你见面了。"女方的脸色变得缓和了一些，还告诉吕林说："你要是经常加夜班，可以在加班前吃一颗B族维生素营养丸，就不会感觉那么累了。"接着，两人又聊了其他的话题，发现彼此很合得来。女方看吕林

一直打哈欠,就对吕林说:"你才上完夜班很累,那你还是回家休息吧,我们下次再约吧。"然后,两人各自留下手机号码,就友好地分手,各回各家了。

从那以后,吕林每次加夜班前都不忘吃一颗B族维生素营养丸,没多久,吕林便发现自己在加班过程中不会像以前那么困,加班后也不会觉得身体被掏空了,体质也比以前好了一些。而在他的努力下,那位昔日的相亲对象也变成了他的女朋友。

现代医学研究表明,因熬夜而疲劳的人最容易出现B族维生素缺乏,容易情绪紧张,烦躁激动,更容易疲劳。因此,上班族要在开始熬夜前,给自己来一颗B族维生素营养丸,B族维生素包括叶酸、烟碱酸、维生素B_6、维生素B_{12}等,它们不仅参与新陈代谢,提供能量,保护神经组织细胞,而且对安定神经、舒缓焦虑紧张也有助益,并且能够提高记忆力,防止疲劳,增强人体免疫力。

对于那些经常需要加班熬夜的上班族来说,除了在熬夜前吃一颗B族维生素营养丸之外,还应在平日的饮食中多摄入富含丰富B族维生素的食物,多吃一些深绿色叶菜类,如菠菜、西蓝花、芥蓝等,这些正是B族维生素最好的来源。此外,瘦肉、牛奶、奶酪中富含维生素B_{12},有利于增强记忆力,提高工作效率。而饮料最好为豆汁、水果汁。把适量的苹果、胡萝卜、菠菜和芹菜切成小块,加入牛奶、蜂蜜、少许冰块,用果汁机打碎,这样做出来的果汁不仅清爽可口,还能够很好地补充人体所需要的维生素。在补充B族维生素时,"夜猫子"还要最大限度地降低B族维生素的消耗,戒掉喝咖啡、抽烟、喝酒、吃甜食等习惯,这样才能尽可能多地为身体提供所需的B族维生素。

熬夜加班要提神,茶比咖啡好

黄平今年35岁,是一家IT公司的行政主管,最近他工作繁忙,常常加班到一两点,为了保证自己精力充沛地工作,他喜欢喝咖啡来提神。刚开始还挺管用的,后来就发现不管用了,而且他还发现自己很容易失眠多梦、注意力下降、思维迟缓、食欲不振。他到医院去检查,发现自己的血压比以前高了许多。对此,医生给他的建议是:少熬夜,少喝咖啡,如果因为工作需要不得不加班,可以选择喝茶提神。

现在人们的工作压力越来越大,熬夜加班已经成了司空见惯的事。不过人们到了夜里就会精神不济,所以很多熬夜的白领们喜欢喝上好几杯浓咖啡来提神。虽然咖啡中所含的咖啡因会刺激大脑皮质,消除睡意,能作为调节心脏功能的强心剂。当你喝下一杯咖啡之后,半个小时以后就会觉得神清气爽,工作起来也更带劲儿。但是长此以往,就会发现身体实在消受不了。

通常一杯咖啡,含咖啡因60~65毫克。如果摄取过多的咖啡因,就容易发生耳鸣、心跳加快,经常这样就会伤害到你的心脏。熬夜本就是最伤身体的事情,再加上几杯浓浓的咖啡,你的身体自然吃不消了。

美国几位医学专家通过长时间的研究发现,一个人如果每天喝5杯或5杯以上的咖啡,其患心脏病的可能性要比不喝咖啡的人高2倍。他们曾对1000名长期过度饮用咖啡的人进行检查和测验,其中有的被试验者断断续续喝了5年咖啡,有的人喝了25年,试验结果表明,过度饮用咖啡的时间越长,患心脏病的可能性就越大。医学研究还证实,短时间内（1~2小时之内）连续饮用3杯咖啡，就可能出现情绪紧张、忧虑、呼吸短浅等现象；饮用10杯以上，就可能引起一些中毒现象，如耳鸣、谵妄、说胡话、视力模糊、心律失常、气急、肌肉紧张和肌肉震颤等，连续饮用100杯以上，则可导致死亡。

这不是危言耸听，如果是女性的话，经常过度饮用咖啡还容易罹患不孕症、骨质疏松症、妊娠高血压综合征、糖尿病，增加心肌梗死的危险，孕妇过度饮用咖啡还会对胎儿不利。研究人员统计发现，每天饮1杯咖啡的妇女比不饮咖啡的妇女易患不孕症。有关专家曾调查了有饮用咖啡习惯的104名妇女，其中约有50名妇女不易受孕。

美国加利福尼亚大学的研究者对980名50~98岁的老年妇女进行了调查研究，结果发现，每天饮2杯以上咖啡而不饮牛奶的老年妇女，不管年龄、肥胖程度如何，其髋骨、脊椎骨的骨密度都会降低，且降低的程度与饮用咖啡习惯延续的时间长短和饮用量的多少有关。这是因为咖啡因能与人体内的游离钙结合，并经尿液排出。游离钙的减少必然引起结合钙的分解，从而导致骨质疏松。

妊娠高血压综合征是孕妇特有的一种疾病，患者表现为水肿、高血压和蛋白尿，如不及时防治，可危及母胎安全。据澳大利亚一项研究结果表明，每日只饮几杯咖啡就会升高血压。

芬兰和美国的研究人员通过调查分析发现，这两个国家都是消费咖啡最多的国家，其结果是，这两个国家中患糖尿病的人数也最多。其中，芬兰人的咖啡消费量居世界之首，该国的糖尿病患者也是世界上最多的。其他北欧国家的咖啡消费量也大，患糖尿病的人数也多。相反，日本人的咖啡消费量在世界上是最少的，糖尿病患者也最少。研究者分析认为，咖啡饮料中含有的咖啡因可以透过胰脏而沉淀到胎儿组织中，尤其是胎儿的肝脏、大脑，使出生后的婴儿可能患糖尿病。

美国波士顿大学公共卫生学院的医学家们通过对858例在45~69岁首次患心肌梗死的妇女和858例从未患过心肌梗死的妇女进行了为期4年的研究，结果表明，每日饮5杯或更多的咖啡，可使妇女患心肌梗死的危险增加70%，而且危险性随着饮用咖啡的数量增加而增加。

早在20世纪80年代初，美国食品与药品管理局的考林博士即在实验中发现，每天给小白鼠饲喂相当于成人饮12~24杯浓咖啡的量后，妊娠鼠就会生育出畸形的小鼠。因此，孕妇应暂停饮用咖啡。

其实，如果真的要熬夜，最好选择茶做你的提神饮料。《本草纲目》中有："茶苦而寒……最能降火。火为百病，火清则上清矣。"这说明茶叶能降火，不仅如此，茶叶归心、肺、胃经，有醒脑清神、生津止渴、利尿止泻的功效。熬夜最易让人上火，喝茶不仅提神还可以降火。胃肠不好的人，最好改喝枸杞子泡水的茶，可以解压，还可以明目。

现代医学研究证实，茶叶有延长动物平均寿命、清除自由基、抗脂质过氧化和提高抗氧化酶活性的作用。茶叶能够降低总胆固醇、三酰甘油和升高高密度脂蛋白胆固醇，具有一定的抗动脉粥样硬化作用。茶叶还有增强免疫功能、抗肿瘤、抗辐射和减肥等作用。临床观察也发现饮用乌龙茶可以降低毛细血管的脆性，增强其抗力，改善血液的黏滞性和微循环，防止血栓的形成，可降低心脑血管疾病的发病率。所以，不仅是熬夜的

第四章 加班熬夜老偏方，快速弥补身体消耗能量

时候可以喝茶提神，我们平时也可以喝茶养生。

加班熬夜过劳了，赶紧喝西洋参五味茶充电

网店销售是近几年大热的一种职业，看似轻松，其实非常不容易，最辛苦的是在创业初期。有资深网店销售者曾感慨地说道："很多人总觉得开网店的人只要坐在电脑前就可以有收入，很舒服。殊不知我们这行都很辛苦。实物图片要拍照、要修图；参考图得去百度找没水印的；衣服要度量，至少3个部位要量；上传图片弄一个淘宝链接，如果是新牌子要半个小时一个；当面交易怕客人走单，淘宝拍下怕恶意差评，害怕哪天淘宝的宝贝会被降权。身心疲惫……"

魏巍在淘宝上开了一个卖女装的网店，她除了白天去公司上班外，晚上还要将主要精力投入到网店经营，经常从傍晚下班开始一直到凌晨2点，时刻守着电脑不离开，每天在线时间平均超过10个小时，只要听到电脑上"叮咚"的声音，无论多困多累也要打起精神来，认真对待每一个上门的客户，了解客户需求，积累最初客户，引导客户成交。后来，网店生意进入正轨，她辞了工作专职在家经营网店，并随着业务量的急速攀升而雇有进货、打包、发货、客服等多名专职人员，她只处理雇员搞不定的环节和思考促销等问题，仍是每天忙得团团转，熬夜加班是很正常的事。

当她看到一则"淘宝美女店主因过劳而猝死"的新闻后，想到自己也是每天只睡四五个小时，精神早已疲惫不堪却还硬撑着工作。心里不由得害怕起来，害怕自己哪天也突然在睡梦中猝死，于是当即去医院检查身体，幸好并没有什么器质性病变，只是气虚得比较厉害。

一般情况下，正常人疲劳后，休息一晚就可以恢复充沛精力。但是对于网店销售这样需要经常熬夜加班者的人来说，工作时间远远超过了休息时间，过度伤精耗气，又无法通过充足的休息补充回来，隔天起床，还是会感到非常疲倦。对于这种疲倦，很多人都不会真正重视，就算重视起来去医院专门做体检，抽血化验拍胸片等折腾一阵子，各项理化指标的结果往往都会显示正常。但体检正常，并不代表真的没病，这种情况在中医看来已属于"气虚"之象，如放任自流，继续长期过度劳累，轻者造成免疫力下降，易感冒发热，严重的话，则容易造成痰湿内生，可能滋生肿瘤疾病；气虚还容易造成血瘀之象，容易导致心脑血管疾病。近年来各种媒体已经报道了很多位职场精英突然猝死、英年早逝的案例，他们的悲剧，就与长期劳累、过度气虚有关。

医生建议魏巍调整作息时间，少熬夜，多休息，如果不得不熬夜，应赶快喝一些西洋参五味茶。

具体做法是：取西洋参5克，五味子5克，枸杞子5克，加夜班时加入适量茶叶共同泡水饮用，可酌加蜂蜜调味，每天服用至少一次。

魏巍回家后就开始为自己熬煮西洋参五味茶喝，不久发现自己的精神果然好了许多，于是每天也为网站的员工每人准备一杯西洋参五味茶，员工反映效果不错，工作效率有了大大提高。同时，魏巍也调整了工作时间，尽量避免大家晚上熬夜加班。

中医认为，夜晚属于阴，长期熬夜者，由于缺乏睡眠，既伤气，又伤阴，使全身

心、肝、肺、脾、肾五脏均亏损，所以治疗上最好是既补气阴，又调五脏。西洋参具有补气养阴的功效，五味子起到调五脏之功，因此西洋参五味茶可谓是熬夜一族快速补充身体能量的最佳选择。

西洋参，又名广东人参、花旗参，具有补气养阴，清热生津的功效，是中医用来补气的首选保健药材，适用于气虚阴亏、内热、咳喘痰血、虚热烦倦、消渴、口燥咽干。现代医学也证实，西洋参可以促进血清蛋白合成、骨髓蛋白合成、器官蛋白合成等，提高机体免疫力，抑制癌细胞生长，有效抵抗癌症。常服西洋参可以抗心律失常、抗心肌缺血、抗心肌氧化、强化心肌收缩能力，冠心病患者症状表现为气阴两虚、心慌气短可长期服用西洋参，疗效显著。西洋参的功效还在于可以调节血压，可有效降低暂时性和持久性血压的作用，有助于高血压、心律失常、冠心病、急性心肌梗死、脑血栓等疾病的恢复。

五味子是一种具有辛、甘、酸、苦、咸五种药性的果实，《新修本草》记载："五味皮肉甘酸，核中辛苦，都有咸味"，因此有五味子之名。古人认为，这种五味俱全的果实，能对心、肝、脾、肺、肾等人体五脏均发挥补益作用。如早在《神农本草经》里就记载："五味子主益气，补不足，强阴，益精。"晋《抱朴子》有关五味子的记载是："常服能返老还童、延年益寿。"明《本草纲目》记载："补虚劳，令人身体悦泽、明目。"中国古代的王宫贵族和中药名师，都喜欢经常服用五味子以强身健体。

现代医学也证实，五味子含有五味子素、五味子粗多糖、五味子醇甲等多种有效成分，对人体有很好的补益作用：五味子素能改善人的智力活动，提高工作效率；五味子粗多糖能有效帮助人们延长工作时间，具有抗疲劳作用；五味子醇甲对脑细胞有保护作用。五味子对中枢神经的不同部位都有兴奋作用，可以在一定程度上提高人的智力活动和工作效率。曾有研究者表明，以规定时间内穿针引线、听电话的正误率或长距离赛跑为评价指标，发现服用五味子后的健康男青年，注意力、灵活性和耐力明显提高了。此外，护肝、调节免疫力、保护心血管也是五味子的功效。总之，不管从中医角度，还是从现代医学角度看，服用五味子都是非常有益的。

枸杞子具有"补肾壮阳，明目安神，令人长寿"的作用，因此将它与花旗参、五味子共同使用，可谓强强联手，消疲劳、补身体的效果更佳。

熬夜上火，多喝薄荷茶、枸杞子茶来滋阴清热

在如今这个快节奏的社会，职场人士往往为了拼业绩而争分夺秒地工作，加班熬夜可谓常事。但如果人们长期熬夜，就会导致身体长期处于超负荷的工作状态，如果不及时调整的话，就会因此而出现功能性紊乱，中医认为这是阴虚火旺，也就是人们常说的上火。

现代医学认为，熬夜打破了人体的生物钟，使人体的神经系统、消化系统、循环系统等都处于十分紊乱的阶段，身体内的各个器官和组织得不到足够的休息、调整、修补，体内的毒素也无法及时排除，人就表现出各种中医所谓的"上火"症状：便秘、痔疮发作、嘴唇干裂、嘴角起泡、牙龈肿痛、舌苔黄腻、口臭、全身燥热、易发怒、流鼻

第四章 加班熬夜老偏方，快速弥补身体消耗能量

血、腰酸等。

每到夏季，人们处在高温环境中，熬夜上火的问题就往往成了网上讨论的焦点，大家在论坛中纷纷讨论预防之法。小陈也在网上诉说自己熬夜上火的苦恼。小陈是一名IT工作者，由于工作的缘故，晚上经常需要加班，有时候还通宵达旦。到了夏季，熬夜上网使得他脸上的"小痘痘"像是到了秋收时节一样，一个个红嘟嘟地"丰收"了。这是因为他的脸与电脑近在咫尺，大量的灰尘容易落在脸部皮肤上，让皮肤变脏，毛孔堵塞。他说自己本来就是油性皮肤，最近又常熬夜，皮肤就变得更为粗糙，脸蛋就成了痘痘生长的好地方。

而且，由于小陈长期睡眠不足，肝火特别旺盛，因此脾气很不好，而女友又常常在他耳边唠叨，两人也常常因为一点芝麻大的小事就吵闹，彼此关系弄得很僵。每次吵完后，小陈就十分后悔，虽然他明白女友是关心自己的身体才好言相劝，但是他就是控制不了火气而跟她吵架。

在一次吵架后，女友伤心地说："最近你老是熬夜上网，既伤神又伤身。劝你非但不听，还冲我发火，真不知道该怎样说，你才明白我的心意。"小陈也很后悔地说："我明白，不就是熬夜上火嘛，喝些凉茶就好了，你也不用太担心了。"

第二天，女友就去超市为小陈买了一大箱凉茶，天天监督小陈喝。喝了一段时间后，小陈感到自己的肝火确实不那么旺盛了，皮肤状况也好了许多，正打算再去买一箱凉茶来喝，女友却给他端来了一壶薄荷茶，还说："我最近看了一则新闻，说熬夜后上火最好不要靠喝清热解毒的凉茶来败火，因为熬夜容易耗阴，所以才导致'上火'，为了人体'阴'的恢复，此时应该多喝具有滋阴清热的茶饮，如薄荷、菊花、金银花、枸杞子、麦冬等花草茶。但我又听说金银花、麦冬易伤胃并造成腹泻，不适宜长期饮用，一旦症状有所缓解，就不要再饮用了。而菊花、薄荷、枸杞子性质温和，可以长期作为保健茶饮用。所以，我买了一些薄荷，以后你就改喝薄荷茶吧。"

薄荷有清心怡神，疏风散热的功效，但是薄荷的味道有些怪，有些人会喝不惯，可和玫瑰搭在一起，看起来赏心悦目，喝起来齿唇留香，解毒养颜，看起来也赏心悦目，在枯燥的工作中喝上一杯，既能提神又有好心情。办公室的白领女性经常穿高跟鞋，容易小腿水肿，用手按下去就是一个很大的坑，薄荷是很好的消肿饮品，没有任何不良反应，经常饮用，能消除身体多余的水分。

薄荷和菊花也可以搭配在一起，上好的小菊花、干燥的薄荷叶在超市里就可以买到，用滚水浇开即可，提神醒脑，喝剩下的残茶不用扔，在下班前把菊花捞出来敷在眼睛上消肿明目，薄荷也有消除眼睛疲劳的作用，被称做眼睛草。还可以根据自己的喜好将薄荷和青柠檬、红茶甚至酸梅汤搭配，随心所欲。

菊花不仅清肝明目，祛毒散火，制成饮料喝还能润泽肌肤，延缓衰老。做法：取鲜菊花300克，蜂蜜适量。把鲜菊花用水煮开，熬至汁浓以后，再加入少量炼蜜制成膏。每晚取15克用白开水冲服。

枸杞子全身是宝，叶、花、根是上等的美食补品。明朝李时珍《本草纲目》记载："春采枸杞子叶，名天精草；夏采花，名长生草；秋采子，名枸杞子；冬采根，名地骨皮。"中医认为，枸杞子亦为扶正固本，生精补髓、滋阴补肾、益气安神、强身健体、

延缓衰老之良药,对于缓解熬夜后上火的症状有很好的疗效。

一般来说,枸杞子老少皆宜,但不可多吃。因为它毕竟是药物,每日用量不应超过10克。不是所有的人都适合服用的。由于它温热身体的效果相当强,正在感冒发热、身体有炎症、腹泻的人最好别吃。由于枸杞子温热身体的效果相当强,患有高血压、性情太过急躁的人,或平日大量摄取肉类导致面泛红光的最好不要食用。枸杞子可滋补肝肾,但肝肾不虚也就没有必要服用。

注意,对于因为熬夜引发上火的职场人士来说,食用枸杞子期间最好放弃享受美食,以免造成吃海鲜类食物"火"上浇油的情况。同时,也要少吃羊肉、肥肉、乌梅等。同时医学专家建议,由于"上火"产生的原因不同,"降火"的方法也不相同,一旦上火超过一个月,就应到医院及时检查原因。

熬夜后吃点生地黄炖鸭蛋,缓解口干咽燥症状

随着生活节奏的加快,职场中越来越多的人加入了熬夜行列中。当熬夜成为一种不得已的选择时,如何保证熬夜的质量,又能减少对身体健康的影响,就成了一个重要的话题。医学专家们指出,经常夜里工作的人,除了要创造良好的工作条件和足够充分的睡眠之外,还应在饮食上注意调养。

经常熬夜的人就能体会到,熬夜之后会口干舌燥,脾气暴躁,而且因为白天太疲劳还不容易入睡。

每次熬夜加班后,季裴都觉得口干舌燥,喝再多的水也不解渴。而且,她还发现自己变得十分疲倦,整个人好像精力耗尽,累得无法工作,连平时的爱好都提不起精神去做。即使休息也无法改善这种劳累感,还常会有低热、寒战、睡眠障碍、关节痛和感冒等症状。这些不适感时好时坏,平时就会让人兴趣全无,症状恶化后会让人整天只想躺在床上。她很讨厌熬夜加班,但因为工作需要又不得不熬夜加班,她真担心自己哪一天会过劳死。

她把这个苦恼说给了自己的好友听,好友最近正迷中医养生,就告诉她这是熬夜伤阴的表现。因为中医认为,熬夜是刻意地改变生物钟和生活规律,容易伤气伤阴。偶尔熬夜对身体不会有太大影响,但长期熬夜必定会出现症状。熬夜伤阴后容易引起疲劳、口干舌燥、食欲不振、口腔溃疡等常见症状,同时,因为每个人的体质不同,部分人容易出现精力衰退、记忆力减退等症状。晚上11点以后不睡觉,还在上网或喝酒,阳气亢奋,功能活动剧烈,消耗的营养物质也就多,微量元素流失多,最后伤到的是阴。中医里阴是生命活动的物质基础,如不注意保养,易损难复。

而且,女性比男性更经不起熬夜,女性属于阴,而夜晚也属于阴,熬夜后女性容易阴阳失衡。人的皮肤会在晚上11点到凌晨1点半进入晚间保养状态。如果长时间熬夜,内分泌和神经系统功能就会失调,使皮肤出现干燥、弹性差、灰暗无光、暗疮等问题。经常熬夜的女性,严重者可出现月经不调,甚至闭经。

季裴不想听好友在那继续说一大堆中医理论,就问好友有没有简单的解决办法,好友告诉她,她正好刚从一个老中医那学到一个治疗这种熬夜伤阴的偏方,就是用生地黄

炖鸭蛋。

具体做法是：每次用生地黄20克，鸭蛋2个，一起放进炖盅内，加入冷开水500毫升（约2碗量），加盖隔水炖20分钟，捞起蛋放进清水里片刻，去壳再放回炖盅内，再炖15~20分钟便可。亦可弃药渣加入少许冰糖调味，此量可供1~2人用，若作治疗用宜每周2~3次。

此方有滋阴清热、生津止渴等功效，适用于熬夜后口燥咽干、牙龈肿痛、手足心热者食用。

生地就是生地黄，是中医中常用的一种中药，该药性寒，味微苦，入心、肝、肾经，功能清热凉血，养阴生津。《别录》说它能"补五脏，内伤不足，通血脉，益气力，利耳目"。元代名医王好古说它"主心病，掌中热痛，痹气痿蹶，嗜卧，足下热而痛"。鸭蛋含的成分与鸡蛋基本相似，脂肪含量高于它而含锌量低于它。中医认为其性为凉，能滋阴、清肺，主治肺阴亏虚，干咳少痰，咽干而痛等；胃阴亏虚，口干而渴，干呕，大便干燥等。

由此可见，将生地黄和鸭蛋一起炖煮，能起到更好的清热、滋阴、生津、养血的功效。这道美食也是我国广东地区民间常用于治疗虚火牙痛、阴虚手心足心发热等症的名方。

加班引发心脏不适，莲子茶清心舒心

芬兰赫尔辛基职业卫生研究所的一项新的研究显示，经常加班可能导致心脏病。研究人员通过追踪调查6014名志愿者11年发现，那些每天工作10个小时或更长时间的人，心脏病或者非致命性心脏病发作的概率比那些不加班的人高出约60%。

康灵今年30岁，是一家大公司里的财务，由于工作繁忙，已经连续加班两个星期。每次加班的时间都很长，很多时候凌晨还在公司，也不乏通宵达旦。直到有一天，她觉得心慌心悸，有时胸前区突如其来感到一阵闷痛。起初她没有注意，但那天的报纸正好报道了几起过劳死的新闻，她觉得似乎和自己的症状相似，才害怕起来，当即请了假去医院做了24小时的动态心电图检查、心脏彩超等检查，结果还好，没有发现有心脏缺血的表现，但却有阵发性心律失常，也就是偶尔出现心脏跳动不规整。医生说她是太累引起的，让她多注意休息，也没有开药。

康灵左想右想都觉得不放心，于是又去找了一个老中医看病，想通过中医调理自己的心脏。了解过康灵的病情后，老中医告诉康灵一定要重视自己的症状。别看她现在只是偶尔心脏跳动得不规律，这是良性心律失常的表现，此时心脏还没有器质性病变，但长期这样下去，一则心脏可能会有缺血等实质性病变，二则良性心律失常也可能变成恶性心律失常，而这恰恰是很多猝死患者的直接死因。

听了老中医的话，康灵更害怕了，连忙让老中医给她开些药。老中医却告诉她，良性的心律失常一般不用药物治疗，这是因为许多抗心律失常的药，在治疗一种心律失常时，又可能会引起另外一种心律失常，所以使用起来有严格的指征，但可以通过中医的一些食疗方法来调理。然后，老中医就向康灵推荐了一个方子——莲子茶。

具体做法是：取莲子20克，冰糖或砂糖10克，茶叶适量，莲子用温水浸泡2小时，加冰糖炖烂，倒入茶叶即可食用，每天服用一次。平时可常服以作为保健之用。

对于工作忙碌的上班族来说，也可采取一种更简单的制作莲子茶的方法：不要莲子肉，只将莲子心、茶叶各10克，放入茶杯中，冲入适量沸水，浸泡5分钟即可。如果嫌太苦的话，可以加入蜂蜜或砂糖来调味。

康灵按照老中医推荐的方子和建议实施了一个月后，心慌、胸闷的症状就基本消失了。复诊时，老中医又格外奉劝康灵，除了服用莲子进行调理外，注重休息同样不能忽视。此外，适量的运动也很重要，即便只是每天散步20分钟左右，都是很有好处的。

传统中医理论认为，莲子是一味性平味甘、没有毒性的中药。时常饮用莲子茶可以利用莲子能够归入心经、脾经与神经的特点，来达到健脑益智、滋补元气、养护肝脏、安神明目、健脾补胃、益肾固精的效果。患有心烦失眠、腰膝疼痛、遗精、赤白带下等症的患者均可采用饮用莲子茶的方式来缓解与治疗自己的症状。

许多人喜欢吃莲子，因为其肉味甜，却不喜欢吃苦涩的莲子心，却不知对于心脏来说，莲子心可是关键。中医认为莲子心入心经，具有清心除烦，养心安神的功效。现代药理研究也证实莲子心的有效药理成分为"莲心碱"，具有降压、抗心律失常，以及强心、增加心肌收缩力的作用，对于心脏的调理保健极有裨益。

此外，现代大量的流行病学和实验研究证实，茶叶具有预防心脑血管疾病的功效，对于高血压、动脉硬化及心律失常均有明显防治作用。因此，将莲子和茶一起煮水饮用，对加班引发的心脏不适有更好的疗效。

此外，莲子茶还是由肝气不足、体虚引起的春困症状的克星。肝气不足既是体虚的症状之一，又是引起体虚的原因之一。当肝气不足的时候，人体储存的元气就会大量外泄。这时，饮上一杯莲子茶便可以阻止元气外泄，并使元气源源不断地进入人体的五脏六腑中，从而达到养护肝脏，解除春困的目的。

熬夜后腰酸背痛，吃点猪腰炖杜仲

许多职场人士都有过加班24小时不睡觉的经历，加班过程中及加班后，头晕、头痛、眼花是很常见的症状，并且加班熬夜时的效率似乎没有白天高，这主要是因为人们体内能量被大量消耗，又没能够通过睡眠来及时补充体内能量，最终导致入不敷出。

欧洲《睡眠研究杂志》上曾发表研究：科学家用磁核成像系统对17名缺觉一天的正常人做脑部扫描，发现分管思维和注意力的脑区活跃程度非常明显下降了8%。与此同时，德国吕贝大学的研究者为19名健康人接种了甲肝疫苗后，一组人保持正常睡眠，另一组人坚持24小时不睡，之后测他们体内甲肝病毒抗体的浓度，发现规律睡眠组的人中，体内疫苗抗体的浓度是缺觉24小时组浓度的2倍。可见，缺觉不仅让人体白细胞的功能大打折扣，最终导致身体对疾病的抵抗能力下降，而熬夜后腰酸背痛就是身体抵抗力下降的一种表现。

大力在一家合资企业做销售，平时每天就奔波在外面。年底了，又到催账的时候，同时公司里各种工作报表要写，让大力每天都忙到晚上2点多才能休息，每天腰酸背痛

第四章 加班熬夜老偏方，快速弥补身体消耗能量

得不行。原本就有些腰椎间盘突出的他，没想到在这种超负荷的劳动下，仅熬夜加班了一个星期就再也走不动路了。他尽管人在医院里进行物理治疗，还要每天焦虑不安，心里惦记着那些没有完成的工作，害怕自己因为没有按时完成任务而被老板炒鱿鱼，因此常常在夜里偷偷地用笔记本电脑忙工作。在严重的心理焦虑以及熬夜工作双重作用下，大力不仅腰椎间盘突出没治好，还多出全身肌肉酸痛、做事健忘、注意力不集中等各种不舒服的症状。

医生看他的病情一直不见好转，和他详谈了几次，又对他进行心理辅导，同时推荐他在治疗腰椎间盘突出的同时食用一个偏方——猪腰炖杜仲，对缓解熬夜后的腰酸背痛有很好的效果。

猪腰杜仲汤的具体做法是：准备杜仲25克，猪腰子1个（去筋膜），水适量，先中火煮开，再慢火慢炖。每日或隔日服食1次，具有滋补肝肾、强筋壮骨之功效。适用于熬夜后腰酸背痛、四肢乏力者服用。

民间一直有"腰骨痛，猪腰煲杜仲"的说法。猪腰也称猪肾，味甘咸、性平，入肾经，具有补肾气、通膀胱、消积滞、止消渴之功效。可用于治疗肾虚腰痛、水肿、耳聋等症。《本草权度》记载猪腰能治肾虚腰痛，用法是将猪腰以椒、盐腌去腥水，入杜仲末10克，用荷叶包煨食之即可。

洗猪腰子的窍门是：将猪腰子剥去薄膜，剖开，剔去筋，切成所需的片或花，用清水漂洗一遍，捞起沥干；或是将1000克猪腰用100克烧酒拌和、捏挤，用水漂洗两三遍，再用开水烫一遍，即可去膻臭味。

一说腰骨痛，人们就会想到杜仲。杜仲为杜仲科落叶乔木植物杜仲的树皮，主产于四川、云南、贵州、湖北等地。如将其树皮折断时，可看见皮中有银丝如绵，故又名绵杜仲。杜仲以皮厚、块大、去净粗皮、断面丝多、内表面暗紫色者为佳。杜仲性温，味甘，归肝、肾经，擅补肝肾，强筋骨，安胎，凡肾亏腰痛，下肢痿软无力，阳痿不举，小便频数或胎动不安，习惯性流产及寒湿腰痛等症皆可应用。

现代医学证实，杜仲有强壮作用，可增强体力，抗疲劳，能增强机体非特异性免疫功能，还有镇静、镇痛、利尿及延缓衰老的作用。

在中医上，如果人们肾虚腰痛、酸软无力，可以将杜仲研为末，每天早晚以温酒送服9克；或用杜仲20克，威灵仙15克，共为细末，每服9克，每日2~3次，以淡盐汤送下；亦可用杜仲、牛膝各12克，补骨脂、红花各9克，鸡血藤12克，水煎服；还有用杜仲、补骨脂、大蒜各120克，核桃仁90克，青盐30克，将药研末，大蒜煮熟与核桃仁、青盐捣成膏，合药末，炼蜜为丸，每次服9克，每日2次。如果人们不小心闪腰岔气、扭伤，还可以用杜仲、当归各15克，水煎服，每日1剂。

熬夜后肌肉酸痛，喝点粉葛生鱼汤就好

报社编辑、医生、护士、机场调度、保安……很多职业的工作性质注定了24小时必须有人在岗位上，都是三班倒，所以被动熬夜在所难免。而夜班的周期又分为很多种：一周上一次夜班；一周夜班一周白班轮番换；一个月颠倒一次白班夜班；上半年白班下

很老很老的老偏方——职场疲劳一扫光

半年夜班……

很多人以为半年夜班是最大的苦差，其实相对其他夜班制而言，那反而是对人体伤害比较轻的。而一周上一次夜班或夜班白班以"周"为周期轮换反而最折腾人。这是因为人的适应能力有限，刚刚调节过来习惯了朝九晚五又马上恢复成晚九朝五，永远都在不停调整，生理周期会被打乱。从中医角度来看，这是因为阴阳波动越频繁对人体损伤越大。相比之下，半年轮换则能让人体在较长周期内逐步缓慢调整新的生物规律。因此，那些按周轮换白班、夜班的上班族最容易出现健康问题，尤其容易出现肌肉酸痛的问题。

医学临床实践证实，肌肉疼痛多发于20~50岁的女性。这种情况可能由外伤或心理造成，其症状为晨起时身体僵硬，主要在颈、肩、背部以及臀部有大面积僵硬感，有时还会出现瘙痒感。

小林是医院的护士，每周都有一两天要值夜班，每次值完夜班后，她都感到自己浑身肌肉酸软无力。以往曾出现过这种情况，但稍作活动就好了，可最近这种"肌无力"的感觉特别强烈，而且每天都觉得很累。

她就自己的这种症状向同事张医生咨询，张医生告诉她，这是熬夜伤害身体所致。因为人体肾上腺皮质激素和生长激素都是在夜间睡眠时才分泌的。前者在黎明前分泌，具有促进人体糖类代谢、保障肌肉发育的功能；后者在入睡后方才产生，既促进青少年的生长发育，也能延缓中老年人衰老。人们如果熬夜，这些激素就很难正常分泌，就会对人体的肌肉产生不利的影响，最常见的就是会产生肌肉酸痛的感觉。张医生又感慨道："我们做医生、护士的，上夜班是不可避免的，所以只能通过其他方法来调节身体了。我这有一个很好的食疗方——粉葛生鱼汤，对缓解你这种熬夜后肌肉酸痛的现象很管用，我自己熬夜后都会喝一点这个汤，你也可以试试。"

然后，张医生就将粉葛生鱼汤的方法写给了小林：

每次用粉葛250克洗净切成小块，生鱼1条，去腮及内脏，加水适量共煲，鱼熟后放入姜丝、油盐调味，食鱼饮汤，每日或隔日1次，有舒筋活络、益气和血、解肌痛等功效。适用于劳力过度熬夜后的肌肉酸痛、颈肌胀痛者服用。

小林按这个方子吃了两次后，就觉得肌肉酸痛的症状好了许多。后来每次熬夜加班后，小林都会为自己熬煮一锅粉葛生鱼汤，就很少再因为熬夜而肌肉酸痛了。

粉葛又称葛根，为豆科植物野葛，是中国南方一些地区的一种常食蔬菜。它的主要成分是淀粉，并含有胡萝卜苷、氨基酸、香豆素类等。其味甘凉可口，常作煲汤之用。葛根可作为药物应用。明朝著名的医学家李时珍对葛根进行了系统的研究，认为葛根性平、无毒，味甘、辛，其茎、叶、花、果、根均可入药，主治消渴、身大热、呕吐、起阴气，解诸毒。

《本草纲目》还记载葛根有调养肌肉的功效："本草十剂云，轻可去实，麻黄、葛根之属。盖麻黄乃太阳经药，兼入肺经，肺主皮毛；葛根乃阳明经药，兼入脾经，脾主肌肉。所以二味药皆轻扬发散，而所入迥然不同也。"

生鱼，学名乌鳢，俗称黑鱼，是一种肉食性凶猛鱼类，以鱼、虾等为食。生鱼肉质细嫩，口味鲜美，且营养价值颇高，因而在国内外市场深受欢迎，是人们喜爱的上乘菜

第四章 加班熬夜老偏方，快速弥补身体消耗能量

肴。此外，生鱼还具有去瘀生新、滋补调养、健脾利水的医疗功效。病后、产后以及手术后食用，有生肌补血，加速愈合伤口的作用，也可治疗水肿、湿痹、脚气、痔疮、疥癣等症。因此，在我国南方地区，尤其是在广东、广西和港澳地区，生鱼汤一向被视为病后康复和体虚者的滋补珍品。

由此可见，将粉葛与生鱼一起熬汤，养肌补血的效果更好，十分适合熬夜后肌肉酸痛的职场人士使用。

此外，人们在遇到经常性的头痛、肌肉疼痛、失眠等问题时，一定要到医院及早检查和治疗。另外，避免疲劳综合征重在预防，选择游泳、步行之类的运动可以提高肌肉的力量和柔韧性，减少肌肉疼痛。而热疗和按摩也能起到短时间放松的作用。

刺激丘墟，缓解加班后的头昏脑胀

钟翔是一名服装设计师，熬夜加班是家常便饭。有时候客户催得紧，他甚至会每天只睡一两个小时，通宵达旦地工作。每次加班完，他都觉得头昏脑胀、胸闷气喘、失眠，常常需要休息一两天才能恢复正常。有一次，他才加班熬夜完成一个作品的设计，正打算回家好好补个觉，却接到一个多年不见的好友的电话，说他刚从国外回来，正好路过这里，顺便约他见一面，他便打车去见好友了。

好友见他精神委靡、面部水肿、眼神涣散的样子，就问他："你是不是才加班完啊？"他点头。好友又问他："你现在是不是感觉头昏脑胀、胸闷气喘？"他又点头，并惊讶地问道："你怎么知道？"好友笑了笑说："你果真是加班加多了，脑子都变傻了。你忘了，我上大学时辅修过中医啊。"他恍然大悟，又连忙向好友咨询解决办法。好友倒真推荐给他一个方法——刺激丘墟穴。

对于经常坐在办公室中的人来说，尤其是那些企业管理者，不仅需要在上班时间里保持高效不间断的工作激情，还常常被迫在下班后加班，有时还会一直工作到深夜，甚至会连续很多天都忙碌至深夜。那必然会出现头昏脑胀，仿佛气血都瘀阻在头脑当中，思维也变得不是很清晰敏捷了。那到底身体出现了什么变化，会使得头脑无法清晰，全身都感觉不舒服呢。这是因为长时间的劳累，工作强度大，会使身体血液循环变慢，一些身体末端产生的垃圾和有害的物质就堆积在一起，那么其他的系统也慢慢地失去原有的活性。那么也有人说长时间的身体压力大，会形成微微的瘀血，这些瘀血会阻碍血液的循环，神经以及其他地方缺少养分，自然全身都会感觉非常不舒服。而产生瘀血的位置就在丘墟穴。

中医指出，丘墟穴属于人体少阳胆经上的一个重要穴位，可以使人头脑清晰，情绪稳定。丘墟穴位于人体双脚外踝突出位置的前下方，解剖学的定位是趾长伸肌腱的外侧凹陷处。一般选穴时候都采用仰卧的姿势。

为什么丘墟穴就可以使人的头脑变清晰呢？大部分上班族之所以出现瘀血，是因为长时间开会加班，导致下肢没有很好地活动。这种瘀血没有出现在腿部，也没有出现

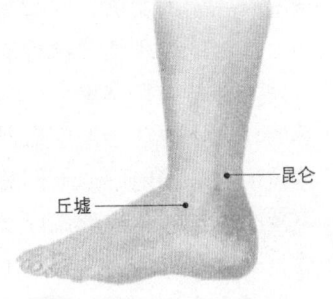

丘墟穴、昆仑穴

在脚掌,而是出现在脚和腿之间的踝关节。虽然人体的脚和大脑距离最远,但是足部对大脑的血液循环起着至关重要的作用。如果脚上的运动代谢通畅,头部连接身体一直延续到脚上的循环就会运行通畅,那么由于重力的原因必然会出现在下方。

对于神经和血液的循环推动,中医的经络一直非常关注脚踝部位的几个大穴,其中丘墟就是非常典型的代表。通过刺激丘墟穴,脚部的瘀血就会循环代谢出去,当然存在于身体末端的垃圾和有害的物质也会被全身的循环运输到体外。最关键的循环被疏通了,大脑的血液自然非常通畅,人的思路也会逐渐清晰,头脑变得更加清醒。

所以千万不要小看在脚踝位置的丘墟,它可是能够远程遥控大脑的开关,如果想使自己头脑清晰,那么选取丘墟穴,另外可以加上脚踝后方的昆仑穴,缓慢按摩、点按。开始的时候要先放松整个腿部和脚步的肌肉,然后边按摩边深呼吸,这样操作几次就能感到明显的效果。

过度疲劳常盗汗,快用米汤和桑叶

莫言是一家商贸公司的部门经理,日常的工作强度较高,但很有规律。但最近一段时间,由于公司的业务量大增,因此工作节奏明显加快,经常加班,常常熬夜工作到凌晨三四点才能休息,搞得公司上下的员工都叫苦不迭。而莫言这个部门经理则往往要忙到快天亮了才能小睡一会儿。

这样高强度地工作了一阵,莫言就发现自己的身体出了问题:每次睡着了都要做梦,而且每次醒来浑身都是大汗淋漓,有时候床单都是湿的。奇怪的是,一醒来后,出汗就自动停止了。一开始他没太重视,但发展下去,晚上出汗的症状越来越严重,出汗多了,醒来后他觉得心烦意乱,全身乏力,口渴难耐,全身很是难受。他去看过医生,医生说他是工作压力太大,精神过于紧张,得了自主神经功能紊乱,给他开了些谷维素之类的神经营养药,吃了一个月,却没见好转。他想,西医往往治标不治本,要治本还得看中医,就去找了一位有名的老中医看病。

根据莫言描述的症状,老中医判断莫言所患的是盗汗。盗汗是指人在平常无汗,而入睡后异常出汗,汗液自行流出,醒来之后,出汗即止为特征的一种病征。"盗"即"偷盗"之意,"盗汗"是形容该病像盗贼一样等人们入睡以后偷偷泄出来,而一旦发现人们醒来后,盗贼就偷偷地溜走了。

在临床医学上,盗汗其实是一种比较常见的症状。一般认为,盗汗与汗腺的发育情况有一定的关联,同时与汗腺的自主神经的兴奋程度也有着密切的关系。在日常生活中,诸多的生理情况都可能引发盗汗症状的发生,特别是身患各种慢性病、体质虚弱的人发生盗汗的概率更大,发病的频率更高。但是,盗汗并不属于一种病态。新生儿在闷热的环境下往往会发生盗汗现象;一些即将参加高考的考生在考前常常有盗汗现象;一些睡前看恐怖电影的人们常常会发生盗汗;术后的病人及产妇盗汗者较多;一些晚上做噩梦的人会偶尔出现盗汗现象,等等,这些都属于正常的生理现象,我们无须特殊的治疗,不属于任何疾病。对于那些盗汗现象较为严重,盗汗持续时间较长的人群而言,可酌情考虑服用一些镇静类药物或者是调节自主神经的药物。一般服用几天后,会起到不

第四章 加班熬夜老偏方，快速弥补身体消耗能量

错的效果。

而针对莫言这种因为长时间熬夜加班引发的盗汗现象，中医师推荐给他一个十分有效的老偏方——桑叶加米汤，就是将干燥的桑叶研碎成末备用，每晚睡前取9克，用米汤送服，一周为一个疗程。一般患者服用此药当晚即可见效，症状减轻，一个疗程一般即可治愈。

说起这个方子的来历，还有一个故事：据宋·洪迈《夷坚志》记载，严山寺有一个僧人，每夜入睡后遍身汗出，次日晨起衣服皆湿透，饮食不佳，身体虚弱不堪。遍请名医诊治，均无疗效。后寺内一监寺僧人授他一方，用霜桑叶6克，焙干研末，空腹用米汤送服。连服数日，多年的顽疾竟霍然而愈。从此，桑叶加米汤就作为治疗盗汗的经典药方被记载下来。

老中医给莫言开了7天的桑叶用量，让他先回家试试。莫言就每晚按照老中医的嘱咐睡前服用。他没想到，当天晚上就有效果，出的汗比以前少多了。坚持服用了一个星期，盗汗的症状完全消失了。复诊时他高兴地对老中医说："没想到桑叶这么神奇，以前真是小看它了。"

中医认为，盗汗多是因为过劳、熬夜引起的。人过度疲劳，就可能导致阴精亏虚、虚火内生。桑叶味甘性寒，甘能养血滋阴，寒能泻热，切中盗汗症阴虚火旺的病机。据《神农本草经》记载，桑叶能"除寒热、出汗"。元代的《丹溪心法》中也记载："青桑第二叶，焙干为末，空心米饮（米汤）调服，最止盗汗。"现代医学研究也证实，桑叶含有的芸香苷和槲皮素，能减少毛细血管的通透性，从而起到止汗作用。

桑叶这个方子，其实不仅用于晚上出现的盗汗症，对于白天出现的出汗过多（称为自汗症），也可使用，往往亦可取得理想的效果。不过要提醒的是，盗汗、自汗，还可能由其他疾病引起，比如结核病、甲亢、肿瘤等，均有可能导致这个症状，这时桑叶的偏方就没什么效果了，这是需要注意的。

但要注意的是，如果服用药物并不见效，依旧长时间的、持续性的出现盗汗现象，并伴有手足心热、口咽干燥、午后潮热、消瘦、乏力等其他不适症状，则应尽早到医院进行全面检查。

此外，对于经常盗汗的人而言，应注意树立自我保健意识，养成规律的生活方式，早睡早起，切忌熬夜，睡前不喝酒、不喝咖啡，不看恐怖电影、恐怖小说，加强体育锻炼，合理食疗调养。

工作太累放轻松，黄芪陈皮去疲劳

如果你是上班一族，整日忙忙碌碌的，并且可能经常超时加班，回家后，感到浑身疲劳，就蒙头大睡，一觉醒来，又是一天的冲刺。那么你可能被"慢性疲劳症"缠上也懵然不知，还是不断地为生活拼搏，因为你认为自己还可以撑得下去。当发现自己疲劳不堪的时候，以为睡觉就可以恢复精力，这种想法必须加以纠正，尤其是久休后疲劳症状仍挥之不去的时候，很容易导致气虚。精力气虚是指气力不足，体力缺乏，稍微劳作便有疲劳之感。临床上通常表现为少气懒言、语声低微、疲倦乏力、自汗、舌淡苔白、

脉虚弱等。中医补气养身的关键在于温补脾肺。

袁磊是某网站某频道的主编,他每天都觉得自己十分疲劳,总有歇不过来的乏。他还发现自己手指甲上的月牙儿几乎都没有了,指甲的质地也非常软,一点都不丰满,而且疲劳感越严重,月牙儿就越小,这使他心里恐慌得要命。更麻烦的是,只要稍微有点累,便开始长口腔溃疡,而且是周而复始。因为处在主编的位置,他每天都有好多需要操心劳神的事处理,所以口腔溃疡老是旧的没好,新的又来,这样也很影响他吃东西。吃不好,人就更虚了,一直处于恶性循环中,这直接影响了他的工作情绪,导致他的工作效率迅速下降。网站老总还为此找他谈过话,得知他身体有恙后,就建议他去看中医。

最终,在网站老总的介绍下,袁磊找到一位老中医看病,经过诊治,老中医认为袁磊主要是因为气虚导致的气力不足。知道的确是自己身体出了状况才体力不济、无心工作,袁磊不觉更加忧愁,这气虚该怎么补呢?

考虑到袁磊因为职业位置的关系而无法减少太多工作量,因此老中医给他开了一副药性比较强的药:生黄芪30~60克,粳米60克,红糖少量,陈皮研末1克。将生黄芪用水煎浓汁,去渣,加入粳米、红糖、陈皮末煮粥食用。

黄芪始载于《神农本草经》,其性味甘、微温,归脾、肺经,为补气要药。中医认为,黄芪能补一身之气,兼有升阳、固表止汗、排脓生肌、利水消肿、安胎益血的作用。黄芪鸡就是中医上一味有名的抗疲劳药膳,具体做法是:准备黄芪30克,陈皮15克,肉桂12克,公鸡1只,盐少许。然后将原料中的中药用纱布包好,与公鸡一起放入砂锅中小火炖熟,加盐调味,吃肉喝汤,进而调养身体抗疲劳,适用于体力下降者。

粳米能补中益气,健脾和胃,《食物本草会纂》中说,粳米"壮筋骨,通血脉,和五脏,补脾气,止烦闷"。

陈皮能理气健脾,调中,燥湿化痰,温能行气,辛能发散,苦而泄水。大医学家李时珍曾说:"橘皮苦能泄能燥,辛能散能和,其治百病,总是取其理气燥湿之功。"

袁磊按此方吃了1个月,精力逐渐恢复,不再像先前那样懒怠无力,有了精气神,工作起来也充满朝气。

此外,因为长期加班而导致气虚的办公室一族最重要的是平时的生活调养,要劳逸结合,保持充足的睡眠,多喝温开水,戒烟酒,避免长时间大声说话。

加班后要消除疲劳,可做四种经络瑜伽

办公室工作者因为久坐不动,容易形成各种疾病,致使很多人处于亚健康状态。颈椎病、腰椎病等都是办公室一族经常面对的烦恼。经常做一些简单的瑜伽动作,只要坚持一段时间,你将会变得容光焕发、精力充沛。

李冉最近精神状态非常好,加班也不感到累,不像其他同事,别说加班,就算工作8个小时就已经疲惫不堪了。这是她锻炼的原因吗?应该不是,因为大家都抽不出时间去锻炼,上班8个小时,再加上路上的时间就已经是10个小时了,大家都很纳闷。一次午休的时候,大家决定向她取经,她直言不讳地告诉大家,她这些日子一直在做经络瑜

第四章 加班熬夜老偏方，快速弥补身体消耗能量

伽，其中几个动作能消除疲劳。原来是这样，于是大家开始进一步向她展开"攻势"，问她具体怎么做，她嘿嘿一笑说："回头再教你们。"转身就走了。

随着现代社会生活节奏的加快、工作压力的增加，人的疲劳感就会接踵而来。因此，人们通过各种方法来调节自己，以达到消除疲劳的效果。而经络瑜伽的调节功能则能将来自各方面的疲劳症状各个击破。下面就让我们一起学习以下几种消除疲劳的瑜伽动作：

1. 摩天式

动作要领如下：

（1）站姿，脚分开。

（2）吸气，踮脚尖，两手臂交叠，举过头顶向上伸展身体。

（3）呼气，脚跟慢慢着地，向后延展背部。

（4）吸气，提脚跟向上抬起身体。

（5）呼气，手臂侧平举打开。

2. 舞蹈式

动作要领如下：

（1）脚并拢目视前方地面，抬右脚用右手握住。

（2）保持姿势做6次呼吸。

（3）吸气，左手扶树干（在家可扶墙壁或门框），形成舞蹈式。

（4）保持姿势，时间以感觉舒适为限度。

（5）右脚放回地面，慢慢放下手臂，正常呼吸。换侧，重复练习。

3. 蹲式莲花

动作要领如下：

（1）半蹲，均匀呼吸。

（2）吸气，趾尖踮起；呼气，双膝向两侧打开，身体继续下蹲；再吸气，手掌合拢于胸前。

（3）呼气，双膝向两侧延展到极限，脚掌尽量相对，脊柱中正，目视前方，保持15秒左右，身体慢慢直立。

（4）重复姿势4~5次。

4. 门闩式

动作要领如下：

（1）双膝跪地，将右腿伸向右方，右脚与左膝一线。

（2）吸气，双臂向两侧平举，与地面平行；呼气，躯干和右臂屈向右腿，头放松，身体保持在一个平面上，不要扭动。

（3）保持姿势1分钟；吸气，放直身体；呼气，放松手臂。换侧，重复练习。

患了慢性疲劳，常喝十全大补汤

人的身体一旦受到外界强大压力的干扰，就很容易出现疲劳，精神不振等现象，很

多上班族对此感受颇深。实际上，这种状态在城市的白领阶层比较多见，虽然他们的工作不像体力劳动者那么辛苦，但心理上总觉得压力更大，因此精神上也更觉疲劳。这种状态就是亚健康状态的一种表现，即慢性疲劳综合征。如果慢性疲劳综合征得不到及时调整，很容易引发"过劳死"。

中国社科院边疆史地研究中心32岁的年轻学者萧亮，2005年1月5日在睡梦中突然大口喘气，5分钟后便停止了呼吸；1月22日，清华大学36岁的年轻讲师焦连伟，午饭后突发胸痛，发病当晚死于心肌梗塞；1月26日，清华大学工程物理学46岁的高文焕教授死于肺癌。这些正处于事业巅峰期的中青年人，没有输给竞争对手，却输在了自己手里。一部分人因过度劳累而英年早逝，再次为人们拉响了身体健康的警报。由此可见，办公室一族必须要懂得及时驱散身体的疲劳症状，喝十全大补汤就是最有效地缓解疲劳的方法。

小叶最近经常感到浑身没力气，工作打不起精神，也不像以前那么有干劲，注意力总是集中不起来。每天上班、下班，两点一线，就一个字感觉"累"。想出去旅游散散心觉得没时间，还花钱，生活变得乏味无趣。当与朋友诉苦时，想不到朋友们也有同感。这是怎么回事呢？

小叶害怕自己患了什么心理疾病，就去医院做体检，却没发现什么器质性病变，但医生确诊她患了慢性疲劳综合征。医生还告诉她："疲劳是一种信号，它提醒你，你的机体已经超过正常负荷，应该进行调整和休息。如果你认为自己还可以撑得下去，还是不断为生活拼搏。那么当你发现自己疲劳不堪的时候，再想通过休息来恢复精力就已经不太可能了，必须借助外力才行。当你患上慢性疲劳症后，要治疗此病，就得先找出病源，而长时间休养可取得最佳疗效，适度运动也对病情有帮助，运动可舒缓压力和减轻疲劳，因为运动可活动筋骨，使平时较少活动的肌肉得以松弛，对于消除局部疲劳有效用。"

小叶连忙向医生请教治疗慢性疲劳综合征的方法，医生告诉她必须规范自己的饮食习惯和作息习惯，同时医生还推荐给她一个简单有效的缓解疲劳的方法——十全大补汤。此方由元代著名医学家朱丹溪提出，是补益气血的著名方剂，对于因为过度劳累而导致的种种疑难疾患，都有很好的疗效。

十全大补汤的具体做法是：准备人参10克，白术15克，茯苓12克，当归10克，熟地黄12克，川芎10克，炒白芍10克，炙甘草5克，黄芪15克，肉桂9克，生姜3片，大枣5枚。将所有材料加水煎服，可温补气血，主治诸虚不足，五劳七伤，久病虚损等症。

如果你嫌煎药麻烦，还可以到药店购买此药的成品十全大补丸，疗效也是不错的。

另外，要提醒大家的是，如果服用此药后感觉不舒服，那就要立即停服，不可再服用。如果服用此药后，身体的病症消失，那就可以停止服用，改为饮食或运动疗法来调理，这样对身体的康复会更安全、更妥当。

长时间工作易疲劳，试试足部按摩

一般来讲，正常的人经过一夜疲劳后，休息一宿就可恢复充沛精力。可如果你是长

第四章 加班熬夜老偏方，快速弥补身体消耗能量

期加班的职场人士，且一晚上的睡眠无法消除你身心的疲倦感，并且这种疲倦感还会持续相当长的一段时间，这种状态就是"慢性疲劳综合征"。

大部分的职场人士都不把这些症状视为病症，而掉以轻心，其实这会影响个人工作和日常生活，严重的长期性的疲劳，可能会成为其他病症的征兆。这种强烈的疲劳感如果持续半年或更长，便会出现轻微发热、咽喉痛、淋巴结肿大、集中注意力降低、全身无力等。其实，身体长期处于疲劳状态，会造成体内激素代谢失调、神经系统调节功能异常、免疫力减低，同时也会引起肩膀酸痛、头痛等自主神经失调症状，感染疾病的概率也会提高。疲劳症状强烈的人，较一般人患上呼吸系统、消化系统、循环系统等各种感染症的机会也增加许多。患有心血管等疾病的人，如果平时操劳过度，可能导致猝死。除了工作或运动过度外，一些病症也会带来慢性疲劳症，这包括恶性肿瘤、肾脏、肝脏等疾病、甲状腺功能不足等。酗酒者和服用药物所引起的不良反应，以及压力、忧郁症患者等，也会出现慢性疲劳综合征。

要想防治慢性疲劳综合征，就得明白长时间超负荷地工作是病源，最好的治疗方法就是长时间休养。但对于工作繁忙的职场人士来说，这点很难做到，这时可注意适度运动，可舒缓压力和减轻疲劳，对病情有不小的帮助。对于那些工作繁忙到抽不出时间来运动的职场人士，则可试试足部按摩来消除疲劳。

疲劳是一种自我感觉，也是亚健康的主要标志和典型表现。疲劳表现为头昏脑胀、精疲力竭、无精打采、记忆力减退、食欲下降，等等。足部按摩疗法对躯体性疲劳、脑力性疲劳、心理（精神）性疲劳均有良好的消除作用。

1. 按摩的反射区及穴位

（1）反射区：基本反射区（肾、输尿管、膀胱、尿

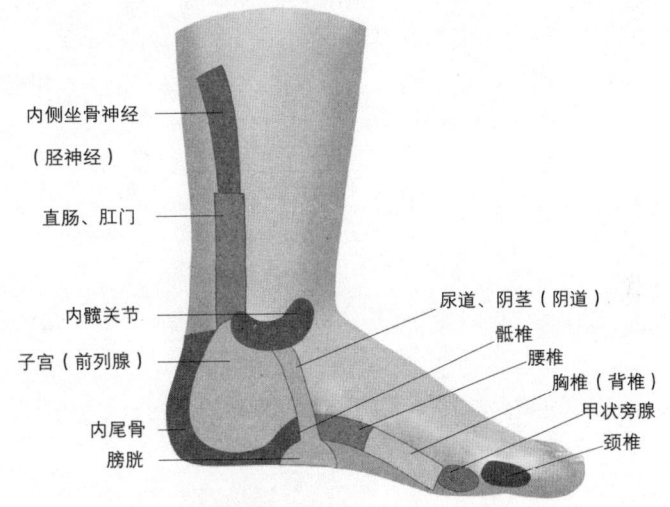

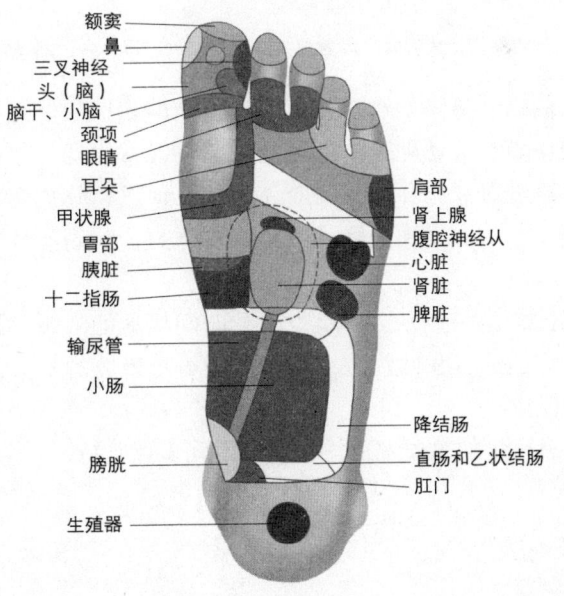

道、腹腔神经丛等5个)、大脑、前额、小脑、脑干、垂体、眼、耳、颈、斜方肌、甲状腺、甲状旁腺、肺、心、脾、肝、胆、小肠、生殖腺、脊椎(颈椎、胸椎、腰椎、骶骨、尾骨)、坐骨神经、肩、肘、上肢、肩胛部、膝、髋关节、各淋巴结、膈等反射区。

(2) 穴位：涌泉、足三里、三阴交、承山、阳陵泉、昆仑、太溪等。

2. 按摩的程序与方法

(1) 用食指关节刮压基本反射区各1~2分钟。

(2) 用拇指腹按揉大脑、前额、小脑、脑干、垂体、眼、耳、颈项、甲状腺、甲状旁腺反射区各30次。

(3) 用食指关节刮压斜方肌、肺、腹腔神经、小肠反射区各30~50次。

(4) 用食指关节点按心、脾、肝、胆反射区各30次。

(5) 用拇指腹按揉生殖腺反射区30次，拇指腹推压脊椎反射区共约2~3分钟。

(6) 用拇指腹推压坐骨神经、肩、肘、膝、肩胛部、髋关节、肋反射区各30次。

(7) 用食指关节按揉各淋巴结反射区各20~30次。

(8) 用拇指点按涌泉、足三里、三阴交、承山、阳陵泉、昆仑、太溪等穴各30次。

(9) 重复刮压5个基本反射区各1分钟。

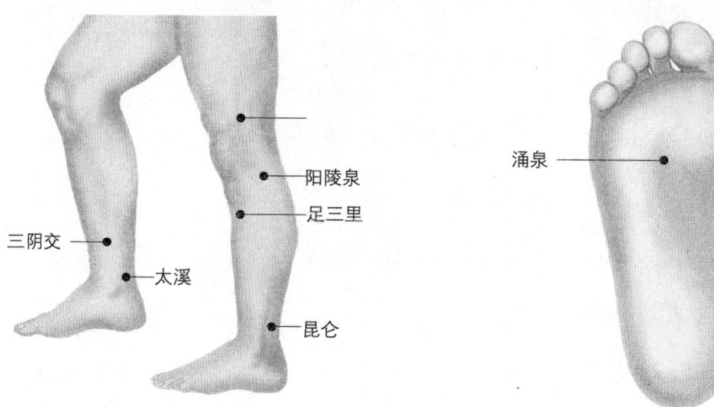

三阴交穴、太溪穴、阳陵泉穴、足三里穴、昆仑穴、涌泉穴

当人们感到身体不适或疲劳时，人体的相应穴位点上就会出现压痛、酸楚肿胀、变形、硬结等异常表现。足底按摩可以增进血液循环，提高肢体温度，促进新陈代谢，增强免疫力，从而达到消除疲劳、恢复体力、防病治病的作用。

足底按摩是一种方法简单，不受时间场地的限制，具有广泛适用性的自我诊疗方法，尤其适合上班族的身心调整与健康保健。

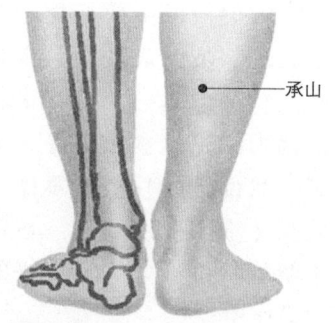

承山穴

足部有诸多的重要穴道。在业余时间多点坚持，每个人都可以从足疗中受益。

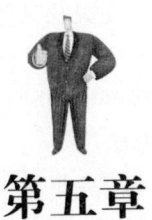

第五章
空调病老偏方，夏季工作要凉爽更要健康

夏天一到，办公室的空调便处于长时间开启状态，而且冷气十足，因此许多人在空调房内待久了，就容易受寒，出现鼻塞、头昏、打喷嚏、耳鸣、乏力、记忆力减退等症状，以及一些皮肤过敏的症状，如皮肤发紧发干、易过敏、皮肤变差等。这类现象在现代医学上称之为"空调综合征"或"空调病"。要防治空调病，人们采取以下偏方可以获得极好的效果。

患上空调病，服用藿香正气水治疗

在现代化的办公环境中，空调往往是每个办公室必备的器具。空调能为办公室创造一个冬暖夏凉的舒适环境，给办公室一族带来极大的舒爽感，但同时它也会带来一种疾病。长时间在空调环境下工作的人，因空气不流通，环境得不到改善，会出现鼻塞、头昏、打喷嚏、耳鸣、乏力、记忆力减退等症状，以及一些皮肤过敏的症状，如皮肤发紧发干、易过敏、皮肤变差，等等。这类现象在现代医学上称之为"空调综合征"或"空调病"。

最近，毕耕的座位换到了正对着办公室空调的出风口，因此他每天都能直接享受到空调送出来的大量冷风，这让他内心十分得意。但没几天，他就发现自己开始头昏、打喷嚏、发热、浑身乏力，他想自己肯定是吹空调吹得太多，感冒了。于是，他赶紧吃了一些感冒药，却发现症状并没有减轻，反而更严重了。他不得不向老板请了半天病假，前去医院看病。

可是到医院检查后，医生却说毕耕并非感冒，而是"空调病"。医生还告诉毕耕，人们之所以患"空调病"，一是由于室内外温差悬殊，空调房内的低温会对人体的眼、鼻等处的黏膜产生不利作用，还会导致一些人的体表血管急剧收缩、血液流动不畅，使关节受冷导致关节疼痛；二是空调房内的"冷"感觉能使交感神经兴奋，导致腹腔内血管收缩，胃肠运动减弱，从而出现诸多相应症状；三是因为空调的过滤器可过多吸附空气中的负氧离子，使室内的阳离子增多，负氧离子和阳离子正常比例失调时，会造成人体生理功能紊乱；四是当长时间使用空调时，滤尘网上会有很多絮状的附着物，由皮屑、灰尘等悬浮物集聚而成,其中的真菌、皮屑、尘螨等可引起过敏性皮肤病或者诱发哮喘病,主要症状为头痛、发热痛、哮喘、皮炎及其他过敏性不良反应,特别是由于空调房内干燥又温度适宜,病菌和病毒易于在空气中生存,更易于引起较大规模的感染。

毕耕一听空调对健康的危害有这么多,想到自己那正对着空调出风口的座位,心里就担忧得不行,连忙向医生咨询解决办法。

医生认为,人们要预防空调病,室内要尽量不用或少用空调。必须使用空调时,室内外温差不可过大,不宜超过8℃,并定时打开门窗进行通风换气,更不要在密闭的空调房中吸烟、饮酒、使用香水等,以保持室内空气新鲜。使用空调时,最好每隔2小时到通风良好的室外活动活动,呼吸一下新鲜空气,喝些开水。不要坐、卧在空调排风口附近让冷风直吹,在睡眠时尤其要注意。还要认真做好对空调的维修、保养、清洁及消毒工作,以提高室内的空气质量。

而对于像毕耕这种患了空调病的人来说,因为空调病与感冒的症状很像,常常会服用一些感冒药,其实这个时候,不要急于吃感冒药,不妨试试藿香正气水。毕耕回去后就坚持喝了几天藿香正气水,发现原有的头昏、打喷嚏、发热、浑身乏力果然渐渐消失了。此后,他就在自己的办公室随时准备一盒藿香正气水。

藿香正气水是夏季用来解暑的常用药,可用于外感风寒、内伤湿滞或夏伤暑湿所致的感冒。而空调病引起的类似感冒的症状属于典型的夏伤暑湿所致,所以适合服用藿香正气水。不过,藿香正气水中有酒精成分,酒精过敏者不适合服用,可改吃藿香正气胶囊。如果服用藿香正气水一两天后,症状不减反增,最好去医院治疗。

藿香正气水除了可以治疗空调病外,还有很多其他的疗效。

(1)水土不服:夏天是人们外出旅游的高峰期,如果人们在旅游时因为水土不服而出现消化不良、呕吐、腹泻等胃肠道不适现象,就可以喝一些藿香正气水,每次服10毫升,每天3次,能够缓解症状。因为藿香正气水(液)具有解表化湿、理气和中的作用。

(2)晕车晕船:外出时如果人们出现晕车晕船的现象,可用医用棉签蘸取藿香正气水,直接外涂肚脐,或将药液敷于肚脐内,有一定的预防作用。

(3)美尼尔综合征:可用10毫升藿香正气水(液),每天服3次,连用3~5天。症状改善后,再用六君子丸调理。

(4)女性白带过多:可喝藿香正气水10毫升,每天3次,连服5~7天。

(5)消化不良:夏天出现消化不良的状况,常是人们体内湿气过胜的原因,这时可在消食和胃药里加点健脾化湿的藿香正气水,事半功倍。方法是:取山楂、神曲各6克,麦芽10克,水煎去渣,再加入藿香正气水20毫升,分3次服,连用3天。

(6)蚊叮虫咬:用适量的藿香正气水外搽患部3~5分钟,很快就能消除瘙痒。

(7)湿疹:用藿香正气水外涂皮损处,每天3~5次,连用3~5日,对带状疱疹也有效。

夏季空调用得多,常喝荷藿薏苡仁粥

每到夏天,几乎每个办公室的空调就会开始长时间运转,以便为在办公室工作的

第五章 空调病老偏方，夏季工作要凉爽更要健康

人们创造一个凉爽舒适的工作环境。然而，对于那些身体较好的办公室一族来说，空调带来的是舒适的冷风，而对于那些身体较弱的办公室一族来说，空调带来的就往往是病痛，也即是人们俗称的"空调病"。

空调病的主要表现有两个方面：一是适应能力弱或体弱的老年人在室外高温出汗的情况下进入凉冷的空调房间，会顿感冷气袭来，犹如中医说的外感风寒，出现类似风寒感冒的头痛、身痛、鼻阻等症状；二是由于空调提供的是再循环空气，关门闭窗新鲜空气很少，室内空气负离子极少，还会产生一些臭氧等异味气体，使人产生胸闷心慌、头昏乏力、肢体酸楚、恶心欲吐、胃腹胀满等不适症状，但查血查尿都是正常的。如果职场人士在空调大开的办公室工作时，发现自己存在以上两个方面的症状，就基本可以断定自己患上了空调病，应注意调养。

人们为什么会患上空调病呢？中医认为，夏天暑湿之气弥漫，在空调房内因冷而汗孔紧闭，体内的湿热不能通过出汗散发，郁积体内，形成"寒冷外束肌表，湿热内蕴脾胃之证"。中医对这种症候，常采用"疏散外寒，清化内湿"之法，荷藿薏苡仁粥就是对证之食疗药膳方。

安超为了锻炼身体，每天骑自行车上班。从他家到公司，路程不算近，一般需要骑行一个小时才能到达，每次骑车时，安超都热得满头大汗。到了公司，一进入冷气充足的办公室，安超就觉得全身的毛孔似乎都在喊"爽"。有时，他甚至还会跑到空调的出风口那对着吹一会儿冷风，直到身上不那么黏黏的，才回到座位上去工作。

一天，他如往常一般骑自行车骑得满头大汗，一进入办公室，就跑到空调的出风口那儿吹冷风，才吹了2分钟，他就喷嚏连连，接着就浑身疼痛。起初他并没在意，只以为是自己骑自行车太累的原因。但在接下来的几天，他发现自己一进到空调房里就喷嚏连连，浑身疼痛不说，还觉得头昏头痛，四肢无力。他以为自己感冒了，就买了一些感冒药来吃，却发现一点作用都没有。而且，他还发现自己的症状越来越严重，他只好请假去看医生。

医生诊断他是因为身体适应调节力差引起的空调病，因为他属于湿热体质。而中医认为虚寒及湿热体质容易得空调病，因为湿热重的人怕热，往往喜欢猛吹空调，短时间温差太大，结果就会导致"寒包火"，汗无法排出，热量无法正常散发，人就生病了。于是，医生嘱咐安超每天早上喝一碗荷藿薏苡仁粥，连喝半个月，这种现象就会消失。

荷藿薏苡仁粥的具体做法是：

用鲜荷叶100克、藿香30克（干品，鲜藿香则用嫩茎叶50克），加水800毫升，煮沸后，小火再熬20分钟，滤去渣，取药液约500毫升；用此药液与薏苡仁100克煮成稀粥。早晚各吃1剂。

安超在坚持喝了半个月的荷藿薏苡仁粥后，身体那些不适的症状果然消失了，但他再也不敢对着空调出风口吹冷风了。

荷叶是夏日的解暑佳品，既芳香化湿，又清热解暑，升发清阳，凉血止血，广泛用于暑热烦渴、暑湿泄泻、脾虚泄泻、血热吐衄、便血崩漏等症。

藿香味辛，性微温，归肺、脾、胃经，具有祛暑解表、化湿和胃的功效，可广泛用于夏令感冒、寒热头痛、胸脘痞闷、呕吐泄泻、妊娠呕吐等症。

薏苡仁是常用的中药，又是一种常吃的食物，性味甘淡微寒，有利水消肿、健脾去湿、舒筋除痹、清热排脓等功效，为常用的利水渗湿药。现在研究，薏苡仁还有增强免疫功能，提高适应能力的作用。

因此，将荷叶、藿香、薏苡仁三者结合在一起的荷藿薏苡仁粥，对从高温环境进入空调房间，因适应力差而出现类似感冒风寒的症状者，有很好的防治效果。

生姜丝泡水喝，有效预防空调病

炎炎夏日，空调成了办公室的必需品。人们在享受着空调带来的凉爽和惬意时，却无意间让我们的身体经受了一次不小的磨难。长时间在空调环境下工作、学习的人，因空气不流通，室内环境得不到改善，会出现鼻塞、头昏、打喷嚏、耳鸣、乏力、记忆力减退，以及一些皮肤过敏的症状。这类现象在现代医学上称之为"空调综合征"或"空调病"。

用什么办法来对付夏季的空调病呢？令人意想不到的是，最简便有效的东西竟然是人们厨房里常用的生姜。研究表明，适量喝姜汤不仅能预防空调病，而且对吹空调受凉引起的一些症状也有很好的缓解作用。一般来说，吹空调而引发的疾病症状主要有以下三种。

（1）腹痛胃痛：很多人晚上睡觉喜欢开着空调，凉气加凉席可真凉快！可是早晨起床胃部和腹部开始疼痛，伴有大便溏泻的症状，原来是昨天晚上着了凉。这个时候喝一些姜汤，能驱散脾胃中的寒气，效果非常好。而对一些平常脾胃虚寒的人来说，可以喝点姜枣汤（即姜和大枣熬的汤），有暖胃养胃的作用。

（2）四肢酸痛：空调房里待久了，人们的四肢关节和腰部最容易受风寒的侵袭，导致酸痛。可以煮一些浓浓的热姜汤，用毛巾浸水热敷患处。或是在热姜汤里加少许盐和醋，然后用毛巾浸水拧干，敷于痛处，反复数次，可达到舒筋活血、祛寒止痛的作用。如果症状严重，可以先内服一些姜汤，同时外用热姜汤洗手或者泡脚，这样能达到散风驱寒、舒筋活血的作用，可最大限度地缓解疼痛。

（3）伤风感冒：外面酷暑难耐，室内凉风习习，长时间吹空调加之室内外温差过大，很容易引起风寒感冒。主要体现在恶寒、头疼、发热、鼻塞、流涕、咳嗽等症状，这个时候喝上一碗姜汤，你会发现感冒症状好了许多。

老蒋是一家大型私营企业的部门经理，为了工作时保持良好的精力，他一直十分注意养生，身体也不错。不过最近，老蒋一直感到双腿疼痛，而且鼻塞、头昏，到各大医院做了检查，一切正常，查不出原因。后来，他才知道，罪魁祸首竟然是自己办公室里的空调。自一个月之前写字楼开启中央空调后，室内温度常常在20℃左右，这才导致自己的病状。后来，他从一个老中医那打听到一个防治空调病的老偏方——用生姜丝泡水喝。

医生还叮嘱老蒋，姜汤不可过淡也不宜太浓，一天喝一碗就可以起到作用。也可以在姜汤中加适量的红糖，因为红糖有补中缓肝、活血化瘀、调经等作用。喜欢喝茶的话，人们可以再配一些绿茶，这样不仅口味好，对身体也更有益处。

从那以后，老蒋就开始带点生姜丝给自己泡水喝，一段时间后，自己那些空调病的症状果然都渐渐消失了。他把这个方法推荐给了他的部门员工，大家都反映效果不错。

民间有谚语："冬吃萝卜夏吃姜。"这话颇有科学养生道理。生姜含有挥发性姜油酮和姜油酚，具有活血、祛寒、除湿、发汗等功能，生姜中的姜辣素具有发汗解表、温胃止呕、解毒等功效，还能刺激舌头的味觉神经和胃黏膜上的感受器，通过神经反射促使胃肠道充血并促进消化液的分泌，从而起到开胃健脾，促进消化，增进食欲的作用。故医家和民谚称"家备小姜，小病不慌"。红糖含有葡萄糖、维生素、氨基酸等营养物质，如果在姜汤中加入一些红糖，可发汗解表，温胃散寒，能更好地防治空调病。而且，红糖有活血化瘀、调经等作用，姜汤中加适量的红糖，对经常畏寒的白领女性尤为适合。

但要注意的是，尽管生姜可以在夏季发挥一些治病作用，但因为它属于辛热燥烈之品，故阴虚有热者及孕妇必须忌用。姜辣素还能使肝炎患者的肝细胞发生变性、坏死以及间质组织增生，使肝功能失常，因此肝炎患者要忌食生姜。

治疗空调病最好的办法就是让全身出汗

到了夏季，天气炎热，阳气旺盛，按照自然规律，人体要排出大量汗液，一是为了散热，二是为了排出体内代谢物，给身体解毒。然而，在现代化的办公室里，空调不断吹送冷风，以便给人们提供凉爽宜人的工作环境，这就导致人们出汗较少，很多的毒素就留在了身体中。此外，开空调的房间与室外气温反差大，使人体难以适应，抵抗力下降，此时病毒、细菌乘机入侵，会出现鼻塞、头晕、打喷嚏、耳鸣、乏力等感冒样症状，这往往是患上空调病的典型症状。

医学专家认为，空调病最主要的两大危害为降低人体的机体抵抗力和减弱人体适应性，所以常处于空调房中的人很容易感冒以及旧病复发。

盛锋是某中学的语文老师，每到夏季，他都觉得日子特别难过。因为他特别怕热，可教室里又没有安置空调，只有几顶吊扇，但为了避免吹得学生们课桌上的书本、试卷满天飞，电扇往往开最小挡。所以，每次上课，学生们都会发现盛锋满脸是汗地站在讲台上讲课，常常是一节课下来，盛锋的上衣几乎都湿透了。盛锋自己也觉得特别尴尬，所以每到下课时间，他都直接宣布下课，然后迅速走回办公室去换衣服，吹吹空调。

有一次，盛锋因为临时要帮另一位语文老师代课，所以就没有时间换衣服，他便想着去空调前吹吹冷风也好，而且还能顺便把衣服吹干一点，不至于在学生面前太尴尬。在空调前吹了15分钟后，盛锋恋恋不舍地离开办公室的空调，又回到了那个热腾腾的教室去讲课。课才上到一半，盛锋就开始感觉自己嗓子隐隐作痛。他想自己可能是讲课太累了，并没放在心上。

到了下午，盛锋嗓子疼的症状不仅没有好转，还开始有了流涕和发热的症状，他猜想自己可能是感冒了，跑去医务室拿了点感冒药吃。结果，到了第二天，他的症状变得更严重了，他只好请假去医院就诊。一番检查后，医生确诊他患上了支气管肺炎。

盛锋很奇怪自己会得这样的病，医生却很淡定地告诉他："近日，这样由感冒发热引发的支气管肺炎病例在医院急诊里已经很多。大部分人都是吹空调引起的感冒发热，因没有及时治疗而并发支气管肺炎。高温下空调太冷，长时间待在空调房里，汗孔打不开，体内暑湿，就容易发生发热的症状。由于空调房的封闭，室内缺乏新鲜的氧气，而空调又不经常清洗，会滋生大量的细菌。这些都容易引发大脑低氧和呼吸道感染等。"

那位医生还提醒盛锋注意家里老年人的健康，因为在持续高温日里，老年人罹患肺炎的死亡率将明显上升，特别是高温天通常是细菌活动及其繁殖力最为旺盛的时候，而人体的抵抗力恰巧较差。这对于有慢性疾病的老年人而言，更是加重了患病的风险。

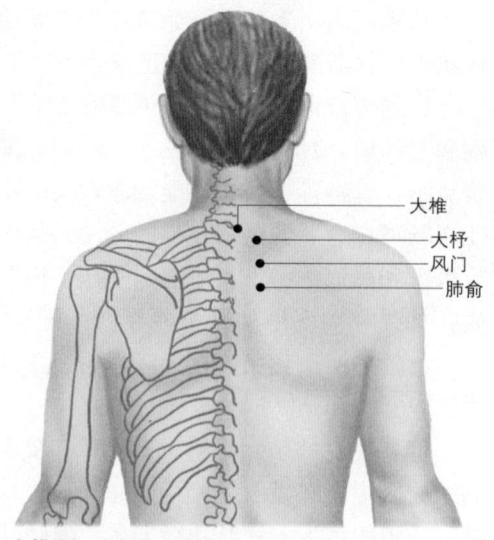

大椎穴、大杼穴、风门穴、肺俞穴

医生告诉盛锋，治疗空调病最好的办法就是让其全身出汗，如果吹空调时间较长，最好做30~40分钟的运动，让全身出汗，将体内的毒素排出，赶走疲倦感，精神会也比较好。

医生还提醒盛锋要治好空调病，对空调的定期清洗是非常重要的。因为大多数用户在清洗空调时，只是对外壳、面板及过滤网进行了清洗，而对内部的冷凝器和蒸发器等特殊构件就毫无办法，但恰恰后者往往是滋生细菌的温床。如空调在运行中，空气中80%的微小灰尘和细菌穿过过滤网进入空调内部，与冷凝水黏合后堵塞在蒸发器上，影响空调的制冷和散热，同时潮湿的蒸发器表面更是各种细菌的繁殖温床。

人们可以使用空调清洗剂来清洗空调。空调清洗剂包装类似于灭蚊喷雾剂，只需对准所需消毒部位轻轻按住喷嘴，就会在空调部件上形成一大片泡沫。待泡沫渐渐消失，启动空调时会通过管道排出浓稠的污液。在这个过程中，达到了抗菌、除螨、消臭、清洗一次完成的效果，还能提高空调制冷效率，节约用电，延长其使用寿命。

空调清洗步骤：

（1）切断空调电源，打开盖（面）板，卸下过滤网。

（2）用抹布或吸尘器除去表面絮状灰尘。

（3）将空调清洗剂摇匀后均匀地喷洗过滤网、风机、通风口表面。

（4）装上过滤和面板，用软布蘸上温水或中性清洁剂轻轻擦拭，然后用干的软布擦干。

（5）两小时后使用空调。

从那以后，盛锋在下课后就不再站在空调前大吹冷风了，而是自己拿一把扇子扇，在空调开放的办公室里待久了，都会记得起身做做运动，或是去外面操场上慢跑一圈，让全身出汗。他还会定期自己掏钱买空调清洗剂对空调进行一番清洗。此后，他再也没有因为空调病而烦恼过。

第五章 空调病老偏方，夏季工作要凉爽更要健康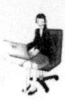

喷嚏止不住，用点风油精就好

喷嚏，相信每个人都打过，它的发生是不受人为控制的，是一种呼吸道排斥异物的行为，也是一种人体自我防御和保护行为。

当我们感冒的时候，通常会通过打喷嚏来排出体内的一部分细菌和病毒，随着感冒症状的好转，打喷嚏的现象也会逐渐消失。当我们受到风寒侵袭的时候，人体就会通过打喷嚏的方式使身体内的器官产生热量来赶走体表的微寒。当我们情绪不良的时候，也可以通过打喷嚏的方式使心情舒畅、情绪稳定。另外，鼻道如果受到花粉、霉菌等微小颗粒物质的刺激，人们也会通过打喷嚏的方式经由鼻道排出过敏物。

我们现在已经知道，打喷嚏其实是人体自身的一种保护反应，偶尔打喷嚏还有益于人体健康，可以将体内的一部分病菌释放出来，所以不要一味地忍。但很多人认为在公共场所打喷嚏不太礼貌，因此通常会把喷嚏憋回去，实在忍不住时，就又捂嘴又捏鼻子，以免飞沫四溅。殊不知，这样不仅会把喷嚏中的细菌吞回体内，给健康埋下隐患，还容易使咽部的细菌由咽鼓管进入中耳鼓室，从而引发急性中耳炎。而且人在打喷嚏时，上呼吸道会产生强大的压力，口、鼻都被捂住，不能得到缓解的压力会通过咽鼓管作用于耳道鼓膜，严重时可造成鼓膜穿孔。

为了身体健康，我们一定要痛痛快快地把喷嚏打出来。但是打喷嚏时不能太强烈，否则会使血压突然反弹性增高，甚至使颅内压增高，引起脑血管破裂，进而导致颅内出血；胸腔内的压力也会从高压突然转成低压，易诱发心脏病或脑栓塞；强烈地打喷嚏会剧烈震动身体，有时可能引起腰肌损伤或关节错位；慢性肺气肿、肺大泡患者打喷嚏时，可能会出现肺泡和肺内血管破裂，导致气胸或血气胸。

但如果人们喷嚏止不住，就不是人体自身的自然保护反应，多是感冒的表现，也可能是空调病的表现。因为空调使得办公室内外温差很大，长期待在空调制造的违背自然的低、高温度环境中，身体的免疫力就容易下降，就容易受到空气中病毒和细菌地入侵，最常见的表现就是打喷嚏。

吴莉今年46岁，是某企业的财务总监，因为公司要进行年中总结，她所在的财务部人员全部都要加班加点地核准公司上半年的所有财务数据，并给出一些详尽的财务分析。她连续几天加班到凌晨2点，一周后，开始出现了反复流涕、鼻塞、喷嚏的症状，她想着多喝开水就会好了，但几天后，她又出现了畏寒、发热、肌肉酸痛和头困身重等症状，但眼看着年中总结大会召开在即，她也只能硬撑着工作。最终她们如期核准完了财务数据，也交上了一份详尽漂亮的财务分析报告，但她也因为止不住地打喷嚏而被同事送进了医院。

到了医院，吴莉还在不停地打喷嚏，医生当即用蘸有风油精的棉签迅速插入其鼻腔并旋转一周，喷嚏立即就停止了。

医院还对她进行了较为全面的体格检查：体温37.8℃，

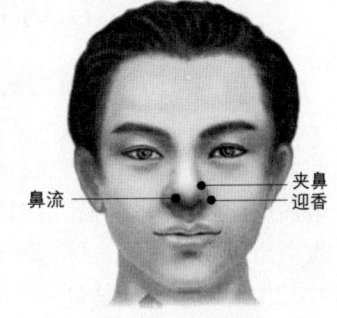

夹鼻穴、鼻流穴、迎香穴

脉搏、呼吸和血压正常；体形偏胖；鼻孔可见少量干涸分泌物；咽喉充血，双侧腭扁桃体Ⅱ度大，未见脓性分泌物；双肺呼吸音粗，未闻干湿性啰音；心脏未见明显异常；血常规正常；胸部X线摄片未见异常。医生诊断她上呼吸道感染（感冒），给她开了一些药物服用，但效果并不明显。

她只好去看中医，中医根据她畏寒重、发热轻、口不渴、无汗头痛、鼻塞声重、四肢酸痛、舌苔薄白而润、脉浮紧等症状，诊断她是风寒袭表，给她开了一些中药汤药，服用后症状明显好转。最后，还是她听从一个朋友介绍去一位老中医处进行了风油精督脉膀胱经走罐治疗，才彻底治好了困扰她多时的病症。

风油精督脉膀胱经走罐治疗的具体做法是：患者取俯卧位，暴露背部，局部涂上风油精，将火罐吸在背上，从大椎穴开始沿督脉及膀胱经背部第一、二侧线循行上下推动火罐至腰部。火罐吸附的强度和走罐的速度以患者能耐受为度。使其循行分布部位的皮肤潮红和充血后，用闪火法在大椎穴、风门穴（两侧）、肺俞穴（两侧）和大杼穴（两侧）留罐10分钟。走罐后消毒大椎穴，用三棱针局部点刺3下，见轻微出血后，再在针刺部位拔罐，留5分钟后起罐。之后用75%酒精棉球擦干血迹，再用创可贴敷贴针孔。然后用卷纸擦去背部风油精余渍，然后让患者到观察室卧床休息，盖被取暖，并嘱患者避免当风受寒，保证休息和睡眠时间，饮食以清淡为主，可进食生姜粥、葱白粥、葱豉汤或姜糖等以助辛温发表，忌生冷、油腻和甜食。经上述治疗1次后，患者明显好转。隔天治疗第二次，症状基本消失。治疗第三次后，患者基本能临床痊愈。

风油精督脉膀胱经走罐治疗之所能有效治疗空调病，主要是因为中医认为，空调病引发的喷嚏、流鼻涕等症状多属于风寒型感冒，是因风寒之邪侵袭肌表，以致卫阳被束，风寒阻络和经络不畅而发病的。太阳为三阳之首，主一身之表，故风寒之邪侵袭首犯太阳，以足太阳膀胱经首当其冲。拔火罐（走罐）具有通经活络、行气活血、祛风散寒、提高机体抵抗力之功效，对膀胱经进行走罐治疗可驱除体表之外邪，以及宣肺、解表和散寒。中医还认为，通过背部腧穴施术可达到疏通五脏六腑经气、祛除肌表风寒之目的。此外，督脉对全身阳经脉气有统率和督促作用，故于督脉走罐也可发散太阳经气以扶正祛邪，辅以施术大椎穴、风门穴以祛风散寒，肺俞穴以加强祛风解表，外用驱风油祛风止痛，芳香通窍，同时可发挥局部润滑和直接吸收作用，故对风寒型感冒有良效。

自制中药水熏鼻，可让喷嚏停下来

打喷嚏是一种正常的病理反应，但有时强烈的喷嚏可能会引起其他疾病，如引起头、颈、胸部血管内压力骤然增高，这对于某些具有潜在危险性疾病的人来说，容易引起血管破裂而导致鼻出血、纵膈血肿、颅内出血等；有时也可因呼吸道、中耳内压力骤增而引起鼓膜破裂等；有时还可因强烈反射性的腰肌收缩运动而引起腰肌损伤或腰椎间盘突出等。因此，身体虚弱者尤其是老年人打喷嚏时，要注意打喷嚏时的姿势和力量。有时出现一些打喷嚏的先兆症状时（如鼻子一下子变得发酸、发痒等），则坐位应该改为站位，睡位应该改为坐位，同时人为地使自己头颈部肌肉或腰部肌肉处于收缩状态，

第五章 空调病老偏方，夏季工作要凉爽更要健康

促使机体产生一种抵抗力，对抗打喷嚏时产生的冲击力。

每天在空调环境中工作的人常常会发现自己打喷嚏的次数多，每次打喷嚏的持续时间也越来越长，甚至有时会发生喷嚏止不住的现象。医学专家认为，人们吹空调打喷嚏往往跟自己的体质有关，具体可能是鼻黏膜过敏所致：鼻黏膜对冷空气及一些空气颗粒过敏，在IgE抗体的介导下发生变态反应性鼻炎，如果过敏向下发展，还可能诱发哮喘。最新的学术观点认为，室内外温差过大易导致鼻黏膜血管发生剧烈收缩或舒张，导致运动性鼻炎而引起了鼻腔充血。

任赫最近一上班就喷嚏连连，鼻子堵塞。他认为是办公室的中央空调所致，因为一旦离开办公室，喷嚏等症状就消失了。他还以为自己是对办公桌上的某样东西过敏，于是就一件一件地拿到鼻子前嗅，却没有发现任何会加重他喷嚏症状的物品。没查出过敏源，他的喷嚏就止不住，根本没办法工作，他又不可能跑到办公室外办公，这搞得他恼火极了。

正好，公司老总路过任赫所在的办公室，看到他喷嚏止不住的样子，就特意给了他一天的病假，让他赶紧去医院看看。任赫赶紧去了公司附近的一个中医诊所看病，医生认为任赫是在过冷的空调环境中待得太久，导致风寒入侵所致，也就是说，任赫患上了人们常说的空调病。所幸任赫的症状还不严重，所以也不需要吃药。

对于任赫喷嚏止不住的情况，医生给他开了一个中药熏鼻的方子，具体做法是：

取蝉衣6克，菊花、丹皮、桂枝各8克，防风、黄芩、蒲公英、紫花地丁、白藓皮各1克，金银花、辛夷各15克。然后将所有药物用清水煎制30分钟，然后倒入小口杯子中，以蒸气熏鼻，并有意将热气吸入，当药液温凉后再以药液呛鼻3~6次。每日早晚各熏呛一次，事后用凉水洗面，7日为一疗程。

这些药材都很寻常，一般药店都很容易配齐，但疗程内要避免辛辣、烟酒以及各种异味的刺激。

蝉衣，又名蝉蜕，性味甘寒，入肝、肺经。其气清虚、轻灵，具有散风热、宣肺作用。蝉衣还具有祛风止痒作用，用之有助于控制过敏性鼻炎的发作。现代药理研究也表明，蝉衣具有抗惊厥、镇静、降低横纹肌紧张度并阻断神经节解除支气管平滑肌痉挛，具有抗过敏等作用。

菊花散风清热，平肝明目，可用于风热感冒，头痛眩晕，目赤肿痛，眼目昏花。丹皮能清热凉血，所含牡丹酚及糖苷类成分均有抗炎作用，还有镇静、降温、解热、镇痛、解痉等中枢抑制作用。桂枝辛温，善祛风寒，能治感冒风寒、发热恶寒，不论有汗、无汗都可应用。

防风具有解热、镇痛、镇静、抗菌、抗炎等作用。黄芩有清热燥湿、凉血安胎、解毒功效，主治温热病、上呼吸道感染、肺热咳嗽、湿热黄胆、肺炎等症。蒲公英性平，味甘、微苦，有清热解毒、消肿散结作用。紫花地丁性寒味微苦，可清热解毒，凉血消肿。白藓皮可祛风，燥湿，清热，解毒。

金银花自古被誉为清热解毒的良药，其性甘寒气芳香，甘寒清热而不伤胃，芳香透达又可祛邪。金银花既能宣散风热，还可清解血毒，用于各种热性病，如身热、发疹、发斑、热毒疮痛、咽喉肿痛等证，均效果显著。辛夷能祛风、通窍，主治头痛、鼻渊、

鼻塞不通、齿痛等症。

将以上药物合用，能使清热解毒、消炎镇痛的功效更大，对在空调环境中工作过久引发的喷嚏不止症状，有很好的疗效。

办公室止喷嚏，试试擦鼻点穴功

中医讲"肺主皮毛"，尤其是一些鼻炎患者对温度变化较为敏感，突如其来的冷气使鼻黏膜迅速收缩，毛孔开合速度跟不上，从而一进空调房间就打喷嚏、流鼻涕。

园园从小就养成了睡午觉的习惯，即便是后来上班了，也会在办公室的椅子上趴着睡一会儿。但她发现趴着睡醒后，眼睛总是视物不清，后来从报纸上了解到趴着睡容易压迫视觉神经，对视力有不利影响，就从网上买了个能套在脖子上的枕头，仰头靠着椅背睡。由于她的座位正好在办公室立式空调的旁边，她如果仰头睡觉的话，正好直接面对着空调送出来的阵阵冷风，她刚开始还觉得这样很凉快，便于入睡，但很快她就发现麻烦来了：每次睡醒后，她都觉得全身冰凉，止不住地打喷嚏。尽管她后来睡午觉时都会穿件外套，身体倒不会冰冷了，但还是会在醒来后打喷嚏，搞得她都不敢睡午觉了，但不睡她又觉得困。

园园向做医生的姑姑说起这个情况，姑姑建议她在睡午觉后做做擦鼻点穴功，能很好地止喷嚏。毕竟，喷嚏打多了对身体健康不利，还可能成为某些疾病的诱发因素。

擦鼻点穴功的具体做法是：两手互相摩擦至热，用两大指摩擦鼻翼一上一下为1次，共摩擦49次。然后用两手食指分别点按鼻流、上迎香、夹鼻三穴。每穴各点按49下，点按时稍用力。每天早晚各做1次。

鼻流穴是头颈部奇穴，位于鼻孔、鼻中隔与鼻翼间之中点处。正坐或侧伏位，在耳垂前方0.5寸，与耳垂中点相平处寻找结节或敏感点取穴。按压该穴时出现疼痛症状，提示罹患慢性鼻炎。鼻流穴具有清热通鼻、祛风活络的功效，可主治鼻塞、鼻流浊涕、嗅觉减退、鼻炎、中风、面神经麻痹、三叉神经痛、咀嚼肌痉挛等病症。

上迎香穴是经外奇穴，位置在面部，当鼻翼软骨与鼻甲的交界处，近鼻唇沟上端处，正坐仰靠取穴。上迎香穴具有清热散风、宣通鼻窍的功效，对单纯性鼻炎、过敏性鼻炎、肥大性鼻炎、萎缩性鼻炎、鼻旁窦炎、鼻息肉、嗅觉功能障碍、感冒、鼻塞等病症有很好的疗效。

夹鼻穴位于鼻部，鼻骨与侧鼻软骨的交界处，按压该穴时如出现疼痛症状，提示罹患过敏性鼻炎。

园园的姑姑还提醒她，办公室午睡时间段最易受到小病侵犯，因此在中午睡觉时一定要盖东西或披衣服。趴着休息时，如果不小心让腰背部或是腹部皮肤外露受寒着凉，会导致人体阳气外泄，可以购买一张折叠行军床搁置在办公室里。最好不要趴在桌子上小憩，这类行为很容易导致睡醒后脸麻手臂麻，而且还可能诱发头晕、耳鸣、视线短暂模糊等现象。

此外，园园的姑姑还提醒她在打喷嚏时注意趋利避害，策略是：感觉要打喷嚏时，选择好姿势，以减轻胸腹腔的压力变化，同时使自己头颈部肌肉或腰部肌肉处于收缩状态，促使机体产生一种抵抗力，对抗打喷嚏时产生的冲击力。

练练呼吸导引功，有效缓解喷嚏症状

进入夏季，白天时间变长，夜晚时间变短，这就使得人们睡眠时间相对减少，身体的免疫力往往会有所下降。再加上天气闷热易出汗，人的运动量也相对减少，这也会导致人体免疫力降低。对于长期在空调房内工作的办公室白领来说，由空调引起的人体冷热不平衡，抵抗力下降，会引发的一系列感冒症状，俗称"空调病"，主要表现为鼻塞、流涕、打喷嚏、头昏脑胀、乏力等。

25岁的蒋丹是某知名服装品牌专卖店的店员。每到夏天，店里的冷气就开得特别足，不过因为店里生意好，她一直在店里忙来忙去地为顾客找衣服，也就不觉得冷了。但有一天下雨，店里的生意比较冷清，大家就一边整理衣服，一边聊天。不一会儿，大家就都感觉有点冷，都开始摩挲着自己露在外面的手臂取暖。蒋丹开始打起喷嚏来，而且一个接一个地打，一直就止不住，而且她还开始出现流清鼻涕、头疼的症状。店长看她症状严重，就批假让她去看医生。

蒋丹去家附近的小诊所去看医生，医生说她是感冒了，给她开了点感冒药。她在家休息了一天，吃了几次药，感冒的症状就渐渐消失了。然后就又去上班，结果一走进店里，她就觉得浑身发冷，又开始喷嚏连天，流清水鼻涕，还有喉咙痛、头疼的症状。她本来还想着忍一忍就过去了，结果无意中在店里的一份报纸上看到一则报道：

美国弗吉尼亚州一名12岁的女学生劳伦患上了一种罕见的"机关枪喷嚏症"，该病患者通常会无法控制地连续打喷嚏。劳伦本来是一名非常正常的小女孩，然而自从两周前她得了一次感冒后，她就患上了一种罕见的打喷嚏怪病——从此开始接二连三地不停打喷嚏，在过去两周中，她平均每分钟要打20次喷嚏，平均每天要打28800次喷嚏。由于无法控制自己的喷嚏，两周来劳伦一直不能去学校上学，因为她不停打喷嚏会影响其他同学上课。由于不断打喷嚏，劳伦连吃东西都感到很困难，现在她吃东西时，只能在感觉快要打喷嚏前赶紧嚼上两三口。劳伦接受记者采访时说："我无法停止打喷嚏，我本来认为这种现象不会持续多长，可现在已经两个礼拜了。我并不感到太痛苦，只是连续打喷嚏让我感到很不舒服。虽然我仍能和朋友们见见面，但我一直无法到学校上学，并且经常会有人盯着我看，这些都是让我无法接受的事情。"劳伦只有晚上进入梦乡后，无休无止的喷嚏才会暂时停止下来。

看完这则报道后，蒋丹真是被吓坏了，她害怕自己也得了这种"机关枪喷嚏症"，就赶紧向店长请假去了一家三甲医院看病。

医生一听她的症状，就诊断她不是感冒，也不是她所担心的那种"机关枪喷嚏症"，而是患了人们常说的空调病。至于原因，是因为人们从炎热的室外进入空调房，呼吸道最易受刺激，冷气一旦攻破了呼吸道脆弱的"防线"，即出现咳嗽、流涕等上呼吸道疾病。另外，空调环境下湿度太低，而干燥的环境适合病菌和病毒的生存，增加致病机会。

对于空调病，药物治疗并不能起到根治的作用，还是要通过多运动增强身体免疫力才行。而对于蒋丹这种在空调下不停打喷嚏的症状，医生教给她一种简单的呼吸导引功，具体做法是：

（1）开脚站立，两脚距离与肩同宽，两臂自然松垂，两手心贴在小腹部。男的左手在内、右手心捂在左手背上，女的右手心贴在小腹部，左手在外。头顶正直，舌抵下齿，体重平均在两脚，摒除杂念，使身心达到虚静和松空。

（2）调息，用嘴吸嘴呼。吸气时缓、慢、匀、长，不加意念。呼气时想气由腹部经两腿直下脚底涌泉穴。排入地下3尺，永不返回，呼气时要想全身病气连同鼻子病气一并排出体外，每次练20分钟，每天早晚各练1次。

蒋丹再次上班后，还是一到了冷气十足的店里就开始打喷嚏，她连忙按照医生所教的方法做了20分钟的呼吸导引功，喷嚏很快就止住了。从那以后，她就每天早晚坚持做一次呼吸导引功，上班时感到身体冷时也会做一做呼吸导引功，果然没有再发生过喷嚏止不住的情况，身体也变得强健了许多。

葱白捣一捣，鼻塞马上好

随着气温攀升，各大写字楼的中央空调开始吹送凉风，办公室一族在享受阵阵清凉的同时，鼻塞、头晕、腰酸背疼等种种令人困扰的空调病也频频发作，尤其以鼻塞的症状较为常见。这主要是因为夏天天气炎热，人体的毛孔处于打开状态，若一下子进入空调环境，寒湿之气入侵，体弱之人就很容易感冒，同时引起鼻塞的症状。

鼻塞是上呼吸道感染最常见的症状，是指鼻道受到病毒感染血管肿胀而造成阻塞的情况。中医认为，鼻塞主要见于肺系疾病，如外感风寒和外感风热都能导致鼻塞，还有咳嗽、痰饮，也会出现鼻塞的情况。此外，鼻炎、鼻息肉、鼻癌等病都会有鼻塞的情况出现，可带来面部疼痛或头痛以及一定程度的不适。

刘旭参加公司年终总结大会时，因为没带外套，而大会现场的中央空调的冷气实在太足，结果还没等到年会结束，她就开始出现鼻塞症状，她知道自己这是感冒了。因此，会议一结束后，为了避免自己的感冒症状加重，她都没参加接下来的公司聚餐，直接就回家了。她想，只要自己多喝水，注意保暖，应该很快就会好。结果，过了两三天，她的鼻塞不仅没有任何消退的现象，还越来越严重了，到了后来已经完全不能用鼻子呼吸了，弄得她特别难受。她只好请假去看医生。

医生为刘旭做了一番检查后，诊断她是空调病初期症状，于是就给她开了一个十分简单的方子：用葱白50克，捣烂后搅汁，用棉球蘸汁塞住鼻子。

中医认为，葱性辛温，能巩固祛风发汗，葱白的功效尤为显著。《本草经疏》记载，葱能发散，"能通上下阳气"，"辛润利窍而兼解散通气之力"。葱白含有挥发油，其中的大蒜辣素、维生素C、B族维生素等物质可以有效化解风寒，迅速治愈鼻塞。

平时大家做饭时，常常会用到葱，而且总是一刀就把葱的根须给切掉了。实际上，这样做是很可惜的。因为葱须也是可以治病的，它是中药的一种。葱须连同少量葱白切下来的这一段，中医叫它葱白连须，能够散风寒。因为葱须的主要特点是一个"通"字。用它来调理风寒感冒，有两大作用：一是能通鼻塞，二是缓解感冒引起的头痛。痛

第五章 空调病老偏方，夏季工作要凉爽更要健康

是因为不通，通了则不痛了。

因此，如果你受了点凉，感觉鼻子有点堵了，或是有点儿流清鼻涕的现象，也可以马上用葱白连须煮水喝，有预防感冒的作用。如果感冒时头特别痛，也要用葱白连须效果才好。

具体做法是：将洗干净的葱白连须用冷水煮；水开了以后，再煮3分钟，就立即关火，趁热喝掉。

如果你不愿意吃葱须，可以多闻一下葱须的味道，也有一点通鼻塞的作用。如果风寒感冒比较重了，可以用葱白连须，再加上几片生姜和一点儿陈皮，一起煮水喝。这里需要注意的是：水开以后，煮3分钟就可以。因为我们是要用葱姜的发散性来驱走风寒，所以水煮的时间不可以太长，否则葱姜的有效成分就会挥发掉。

这个方法之所以对重感冒有效，是因为生姜发汗散风寒的作用特别强，而陈皮是保护脾胃的。感冒的人一般胃口不好，这样煮水喝的话，既可以把风寒散掉，又可以把胃口不好的问题也解决了。对于长期在空调下工作的办公室一族来说，感冒往往跟消化不良有关系，所以一定要放陈皮，因为陈皮能行散肺气壅遏，又能行气宽中，用于胸膈痞满及脾胃气滞、脘腹胀满等症。

但要注意的是，这个方法是针对风寒感冒的。如果感冒鼻塞，同时还感觉嗓子疼痛，那就不要放姜了，用一两个葱须煮水喝即可。

可以说，大多数感冒的情况下，我们都能用得上葱须。因此，人们在平时做菜的时候，即使没感冒，也不要随手把葱须扔了。而要把葱须切下来后，晒干保存起来，等到有人感冒的时候，就可以用这个干的葱须煮水。

有人认为葱须难洗，其实不然，只要你掌握了方法，就很容易将葱须洗干净。下面，我们就为大家介绍洗葱须的小方法：

在有湿泥沙的葱须上撒点面粉，在水中泡一会儿，洗的时候把葱须转着圈洗，可以顺转几圈，再逆转几圈，这样葱须上的泥沙就很容易洗掉。这个转圈的方法，跟洗衣机的工作原理是一样的。注意，洗的时候，先不要把葱须切下来，要整根葱一起洗。

空调过冷易鼻塞，白萝卜汁可治

在某商场做收银员的韩梅在被鼻塞的毛病折腾了一个多月后，最终请假去看了医生。对于自己的病情，她自述道："一个多月前，我不小心感冒了，吃了几次感冒药，感冒似乎是好了，但每晚睡觉都鼻塞，我以为是感冒还没完全好，就只是去药店买了一瓶鼻炎一喷灵，而且喷完之后就通了，所以一直没在意。没想到，十几天之后，鼻塞的症状开始有一些加重，白天也开始有一些鼻塞。我又去药店买了千百鼻炎片，半瓶吃完了也没什么效果，就中断了。没几天我又感冒了，买了感冒胶囊，又重新配着千百鼻炎片吃，现在感冒胶囊吃剩下两颗了，还是不见好。现在还老打喷嚏，流鼻涕，好像又感冒了。请问是不是变成鼻炎了啊？那我应该吃什么药呢？"

医生却问韩梅："你是不是经常吹空调？"韩梅一愣，说："我在商场做收银员，商场的冷气都开得特别足。"医生说："这就对了，你是患了空调病。因为夏天室外的

温度比较高，而空调房的温度比较低，商场大多会把温度设定为最低水平，致使室内外的温度差太大。当人往返于室内外时，太大的温差变化会引起人的一系列身体症状，比如喷嚏、流清涕、鼻塞等，西医称之为过敏性鼻炎，过去中医称为鼻鼽。"

对治这种过敏性鼻炎，医生给韩梅的建议是：要加强身体锻炼，增强体质是最重要的预防疾病发生的方法。医生还给韩梅开了一些温肺止流丹、玉屏风散等方剂温肺散寒。

此外，医生还教给韩梅一种快速治鼻塞的偏方——用白萝卜汁滴鼻，具体方法是：用白萝卜汁蘸在棉球上，然后将棉球塞进鼻塞的鼻孔通鼻，每天2~3次，每次保持5分钟，对治鼻塞十分有效。但要注意选择白萝卜不辣的部分来制作白萝卜汁，以免刺激鼻孔。而且，人们在取萝卜汁时，一定要注意卫生，防止萝卜汁受到污染，从而引起鼻腔、鼻窦感染。

韩梅在服用药物治疗的同时，每天坚持用白萝卜汁滴鼻，半个月后，鼻塞的毛病就完全消失了。

白萝卜之所以有通鼻窍的作用，是因为白萝卜富含芥辣素，且具有消炎作用，能缓解感冒所致的鼻塞。如果已经伤风，需考虑综合治疗。人们还应配合吃一些白萝卜，但许多人在吃白萝卜时习惯把萝卜皮剥掉，殊不知白萝卜中所含的钙有98%在萝卜皮内。所以，白萝卜最好带皮吃，更能预防伤风感冒。如果治疗效果不明显，最好及时去医院进行专业检查及治疗。

鼻子过敏烦恼大，花生粳米来熬粥

过敏性鼻炎，又称变应性鼻炎，是指机体对某些物质敏感性增高而出现的以鼻黏膜肿胀为主要症状的变态反应性炎症，多呈阵发性发作，临床症状主要有鼻痒、打喷嚏、流清涕、鼻塞等，严重者可能嗅觉减退甚至消失，同时还会引发哮喘、失眠、窒息等并发症。

许多有过敏性鼻炎的职场人士都有这样的烦恼：在空调环境下待久了，就会出现呼吸障碍，引发血氧浓度降低，影响其他组织和器官的新陈代谢，从而出现一些如头痛、头晕、记忆力下降、胸痛、胸闷、精神委靡等症状，甚至会引起哮喘等严重并发症。

小敏从小就患有过敏性鼻炎，常常会在别人面前突然打喷嚏，弄得她很是尴尬，真是哑巴吃黄连——有苦说不出。尤其是每年到了春夏以及夏秋之交就容易发作，而一旦发作起来，鼻内奇痒，接着是连续不断地打喷嚏，清水样鼻涕流一大堆。除了打喷嚏、流清涕外，还常伴有鼻塞、头昏、注意力下降、失眠等。而更苦恼的是，她打起喷嚏来与一般人不一样，不仅是连续不断的，而且响声很大，在一些公共场所发作时很不雅观，却又十分无奈。后来，她在一位老中医那治疗了几个月，鼻炎的毛病就很少复发了。

为了避免鼻炎复发，小敏格外注意环境卫生，还好她做的是总经理秘书的工作，可以一个人单独使用一间办公室，她每天都把房间打扫得干干净净，鼻炎一直都没再犯过。

到了夏天，自从办公室里的空调开启后，小敏过敏性鼻炎的老毛病就又犯了，成天喷嚏连连泪流满面，搞得总经理认为小敏成了"重病号"。人事部还为此私下找她谈话，建议她休假去医院好好接受治疗。小敏为了尽快消除"重病号"的印象，不得不吃了一大堆治鼻炎的药,谁知症状非但没减轻,反而添了新毛病——头痛,最后她不得不再次求助那位老中医。

老中医认为,小敏复发过敏性鼻炎的罪魁祸首在空调。因为环境变化,像温差大,或者温度太低,过敏症状容易出现。说得具体一点,就是低温会刺激鼻腔、气管,连带诱发呼吸道问题,许多过敏体质的人都有经验,冷气房待久了,鼻水直流,喷嚏猛打,咳嗽不停,严重的甚至还会诱发气喘。

根据小敏经常在空调房工作的情况来看,老中医认为她此次的过敏性鼻炎是因为肺气虚弱,气机阻滞所致,所以温补肺气、祛风散寒是治疗过敏性鼻炎的根本。因此,老中医给小敏推荐了一个食疗方——花生粳米粥。

具体做法是:将45克带有红衣的花生和100克粳米熬成粥,加冰糖食用。

花生有润肺止咳、健脾和胃的功效。《滇南本草》记载,人们用盐水煮花生用于治疗肺痨。花生红衣具有抑制纤维蛋白溶解,能加强毛细血管收缩功能,改善鼻腔内毛细血管的状况。粳米补中益气、健脾和胃的功效曾多次提到,也有助于补养肺气,治疗过敏性鼻炎。

一周后,小敏去老中医那复诊,说她的过敏性鼻炎已经得到好转了。老中医又推荐给她另一种治疗过敏性鼻炎的方法:用20克牡丹皮煎水服用。牡丹皮是剥取牡丹的根茎,晒干成皮。《本草纲目》称其"滋阴降火,解斑毒,利咽喉"。现代医学研究表明,牡丹皮所含牡丹酚及其以外的糖苷类成分均有抗炎作用;牡丹皮的甲醇提取物有抑制血小板作用;牡丹酚有镇静、降温、解热、镇痛、解痉等中枢抑制作用,这些都有利于过敏性鼻炎的治疗。

两个多月后,小敏发现自己的过敏性鼻炎的症状基本消失了。更可喜的是,她偶尔闻到花粉之类的粉尘时也不像之前那样猛打喷嚏、流清涕了。

大蒜贴在涌泉穴,慢性鼻炎能治好

慢性鼻炎是因全身、局部或职业环境等因素引起鼻腔黏膜和黏膜下层的慢性炎症。慢性鼻炎分为单纯性鼻炎和慢性肥厚性鼻炎两种,单纯性鼻炎表现为鼻塞、多涕;慢性肥厚性鼻炎表现为严重的鼻塞,鼻涕不多但较为黏稠。慢性鼻炎如果不能得到及时治疗,严重的会影响嗅觉功能。

而且,慢性鼻炎患者由于通气量不足,患者不得不长期张口呼吸,加上鼻腔分泌物经常性地刺激咽喉,容易产生咽喉部慢性炎症病变及咳嗽。病期长的患者,体内血氧浓度大大降低,常见失眠、记忆力减退、精神委靡及头疼,甚至增加鼻咽癌的可能性。

夏天天气炎热的情况下,办公室一族大多生活在空调环境下,工作环境中的干燥和温度剧烈变化,很容易引发过敏性鼻炎、急性鼻炎。一旦患者没有引起重视,鼻炎发作后未获得彻底治疗,鼻黏膜没有恢复正常,就会导致慢性鼻炎尤其是慢性肥厚性鼻炎的发生。

江东是广州某广告公司的创意人员。虽然年纪轻轻,未满30岁,但是因为经常加班,用脑过度致使其头上已经看得到白发,平时身体的抵抗力也比较差,经常感冒,偶发鼻炎，所以经常吃药。因为他白天干活，晚上还加班，又容易感冒，所以同事们给他起了一个外号叫"白加黑"。

最近一段时间，江东突然不加班了，因为他严重的鼻塞症状使他不得不用口呼吸，而长期经口呼吸和倒流鼻涕的刺激，咽喉因此而发炎，咽干、咽痛、咽内有异物感或发痒，引起阵阵干咳和声音嘶哑。而且鼻黏膜肿胀还使鼻窦开口引流不畅，所以常常并发鼻窦炎症，使他常有头胀、头痛、精神委靡、失眠、记忆力减退等症状。尤其肥大的中鼻甲压迫鼻中隔时会出现三叉神经痛，更令他痛苦和烦恼。

后来，江东请了病假去看医生。医生诊断他患上了慢性肥厚性鼻炎。从现代医学角度来说，慢性肥厚性鼻炎是由鼻腔血管神经调节功能障碍，过敏和激素的影响或粉尘、气候等因素引起的，以鼻黏膜肥厚、鼻甲肿胀为特征的慢性鼻炎。江东长期待在空调环境中，导致身体免疫力下降，就容易使其鼻腔黏膜遭到破坏，出现肿胀、杯状细胞增多、小血管增生等现象，这些改变使鼻黏膜长期肥厚，出现鼻塞现象，而他又没对鼻塞现象给予足够的重视，任由其恶化，最终导致了如今慢性肥厚性鼻炎的结局。

医生给江东开了一些药，让他先服用看看。服用完这些药物后，江东感觉自己慢性鼻炎的症状确实有所好转，这时医生就不在推荐他继续服用药物，而是告诉了他一个简单的自我疗法：将大蒜切成片，晚上休息时贴在双脚的涌泉穴上，长期坚持就能治好慢性肥厚性鼻炎。

同时，医生还推荐给他一款药膳——黄芪粳米粥搭配治疗，具体做法是：准备黄芪30克，粳米50克，煮粥食用，坚持1个月。

中医认为，慢性鼻炎是因为人体肺脾气虚，受到风寒或风热感染而引起的。黄芪是常用的滋补药物，性甘温，能补中益气，对于疮痈疾病有很好的疗效。《本草备要》称黄芪"泻阴火，解肌热，通三焦"，可以"排脓"。此外，药理研究发现，黄芪能增强人体免疫力，对多种病菌有抑制作用。粳米是食疗药膳的主要原料，有健脾和健胃的功效，《食物本草会纂》称粳米"和五脏，补脾气"，食用这味药可以通过补气养脾达到治疗慢性鼻炎的目的。

两个月后，江东再次复诊，医生发现他鼻炎症状已经基本好转。鼻腔内的异物明显减少，鼻黏膜增生的情况也好转了，嗅觉恢复到了之前的水平。由于慢性鼻炎需要耐心治疗，医生建议他继续使用大蒜敷贴涌泉穴，并继续服用黄芪粳米粥，直到彻底祛除病根。

按压睛明穴，让你不再眩晕

眩晕症发作时的特征是常常会感到天旋地转的晕，甚至恶心、呕吐、冒冷汗等自主神经功能失调的症状。每到夏天，各大医院急诊科、神经内科接待的眩晕病人都会大大增多，经医生询问、检查，发现大多数人的眩晕症都是空调惹的祸。尤其是对于在空调房内的办公室白领来说，因为他们长期伏案容易使颈椎变形，更容易出现眩晕症。

罗刚是个游戏迷，平时工作忙，没有时间打游戏，因此一到了周末，罗刚就常常窝在房间里整天打游戏。到了夏天，他觉得家里像蒸笼一样，浑身上下都难受，只能拼命

第五章　空调病老偏方，夏季工作要凉爽更要健康

吹电扇，但电扇风太大了又影响他打游戏。于是他就在网上买了一台空调，约好周六早上送货并安装。安装好空调后，罗刚启动了空调，并把空调调到23℃，然后打开电脑，开始玩起他喜欢的几款3D游戏来。这种游戏需要精神高度集中，眼睛要不停地变换视角，一上午不知不觉就过去了。午饭他叫了外卖，在房间一边吃一边继续打游戏。晚饭也是如此。

到了晚上12点，打了一天游戏的罗刚终于觉得有点困了，于是准备洗澡睡觉。他站起来，刚想伸个懒腰，忽然觉得头晕得厉害，天花板都在转，眼前也一阵发黑，腿一软，就瘫坐到了地上。他躺了一会儿，眼睛终于能看清一些东西了，但头还是晕得厉害，感觉所有的东西都在转，还恶心得想吐，但又吐不出东西来。

罗刚挣扎着躺到床上，只觉得手发麻，身上发凉，头还是很晕。他以为自己中暑了，可细想不对，他一直待在空调房里，不会那么热啊。不过房间一直关着门窗，空气不流通，没准也会引发中暑。于是，罗刚从床头的柜子里翻出了一个月前买的藿香正气水，喝了一瓶，然后又挣扎着挪到窗边把窗户打开透气，躺回床上休息，这才感觉好一些了。他感觉自己闭着眼睛，颈部不动还好，一睁眼转动头部就天旋地转，这么晕晕乎乎地直到第二天，难过的他想死的心都有了。

第二天一早，罗刚就挣扎着去了医院。夏天像罗刚这种因为玩电脑出现这种症状的人很多，护士就建议他去挂推拿科。到了推拿科诊室，医生一问情况，得知他是长时间对着电脑引发的，就怀疑他是颈椎病引发的眩晕症。因为长期对着电脑，常出现颈部发紧、灵活度受限，有的人还会出现疼痛、手指发麻、发凉的状况。而颈椎长期保持一个姿势，颈部肌肉长时间处于紧张状态会挤压颈部椎动脉，造成脑供血不足，这是罗刚会头晕的主要原因。另外，罗刚长时间吹空调，可能引发颈椎部位肌肉受凉而痉挛，也会对血管形成压迫，从而导致大脑供血不足。眼睛忽然看不清东西，是因为久视伤血、脑供血不足所致。

罗刚赶紧问医生："大夫，那我这个毛病能快速治好吗？我明天还有一个重要会议要参加呢。"医生告诉他，对治眩晕症，最有效的方法是按摩头部穴位，包括睛明、印堂、太阳、翳风、风池、百会等。找到这几个穴位后，就可以按以上顺序加以按揉。需要注意的是，在按揉睛明穴时，最好连带着按揉一会儿眼睑；按揉太阳穴时，最好连带着推抹一下前额，这样效果会更好一些。以上方法要反复进行，每次应

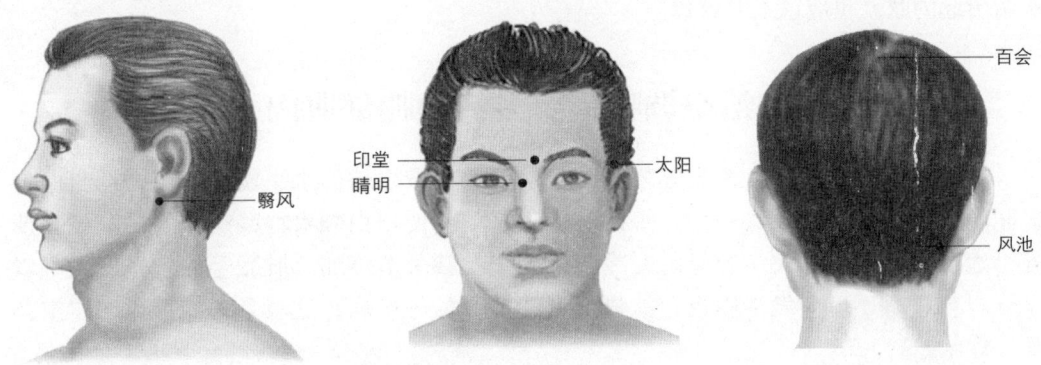

翳风穴、印堂穴、睛明穴、太阳穴、百会穴、风池穴

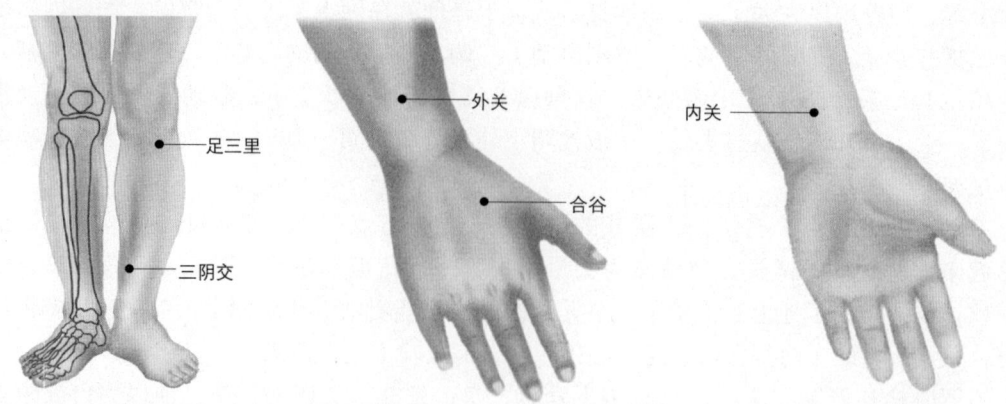

足三里穴、三阴交穴、外关穴、合谷穴、内关穴

坚持10分钟左右。

经过按揉之后，如果眩晕症状有所改善，就可以进行一些辅助治疗。对于眩晕症有辅助疗效的穴位有合谷、内关、外关、足三里、三阴交穴等。对它们进行按压时，没有什么顺序要求，时间长短不限，只要手法轻柔就行。

考虑到罗刚每天需要长时间伏案工作这个情况，医生还教给他一种颈椎自我保健三三操，即"捏三把，摩三遍，扳三下"，能更好地防治眩晕症，还能有效预防颈椎病。

捏三把：手掌心置于颈后部，用食指、中指、无名指及小指与掌根相对用力，提捏颈肌，左手捏三把，右手捏三把。注意应连同皮肤、皮下组织和肌肉一起提捏，捏后即感颈项轻松舒适。

摩三下：手掌置于颈项部，沿颈项做横向来回摩擦，左手摩三下，右手摩三下。注意应紧贴体表，掌根、掌心、手指同时着力摩擦，摩擦后即感颈项发热。

扳三下：手指置于颈后部，头缓缓向后仰，手指同时向前扳拉，左手扳三下，右手扳三下。注意扳拉动作要到位，颈后部有被牵拉感，扳后即感颈部灵活自如。

罗刚按医生所说的每天经常按摩睛明穴等头部穴位，并配合做颈椎自我保健三三操，眩晕症的毛病很快就好了，而且再也没有复发过。

需要注意的是，50%以上的眩晕症患者的病因是颈椎病，但高血压、低血压等也会引发眩晕。需紧急就医的主要是脑血管疾病和心血管疾病引起的眩晕，颈椎病、耳源性疾病引起的眩晕也应该及时就诊。

防治空调腿，要多活动腿部肌肉

在炎热的夏季，绝大多数办公室开启空调后，室内地面水平温度就会偏低。而许多职场白领女性又喜欢穿短裙、短裤上班，这就会使得白领女性暴露在外的双腿长期处于地面低温中，膝关节容易因受冷刺激而引发膝关节疼痛、肿胀等症状，使人难以忍受。严重时还可引发滑膜炎、滑囊炎、膝关节炎等疾病，这就是人们俗称的"空调腿"症状。

有临床数据证实，在空调腿的患者中，2/3为45岁以上的中老年人，1/3为18~30岁的

第五章　空调病老偏方，夏季工作要凉爽更要健康

青年人。由此可见，空调腿更多地出现在中年白领女性身上，但年轻白领女性罹患空调腿的比例也相当大。

周薇大学毕业后去了一家外企做前台，前台被看作展示公司形象的重要窗口，因此对前台人员的着装要求要体现出高度的职业化、专业化。而周薇所在的公司从事的是与时尚有关的行业，所以也要求公司员工的着装具有时尚性。好在周薇本就是个十分爱打扮的女孩子，所以即便她每天要穿着紧绷绷的套装短裙，脚踩10厘米高的细跟高跟鞋在前台的位置上忙来忙去，她也不觉得辛苦，反而很开心地把前台当做了一个展示自己美丽的舞台，每天的衣服都不会重样。

当然，没有一份工作是十全十美的，周薇很快就陷入烦恼中，她发现自己时常感觉双膝关节酸痛，还发现左膝出现肿胀的症状。她到医院骨科就诊，经过检查，被诊断为急性膝关节滑膜炎，而导致其患病的原因竟是长期吹空调，也就是常说的"空调腿"。

从现代医学的角度来解释，是因为当人体遇冷时，血管收缩，血流速度减慢，血液中输送的人体所需的各种养料和氧气就会减少，而膝关节支撑人的身体，本身周围血管少，血流速度就差，若穿着短裤、短裙则会使膝关节暴露在低温环境，膝关节长时间受寒凉刺激，血液循环更慢，更易出现水肿和炎症改变，导致滑囊炎、滑膜炎等关节性疾病。

对治空调腿，药物能起到的效果十分有限，因此医生普遍认为人们还是要以运动治疗为主，主要是要多活动腿部肌肉，具体的方法主要有3种。

（1）坐在椅子上，两腿伸直，脚尖绷直保持10秒，然后脚尖翘起，也保持10秒，使小腿肌肉有紧张感，最后两腿放下，完全放松。如此反复，每天上、下午各做15分钟，能锻炼腿部肌肉，并改善关节的稳定性。

（2）缓慢下蹲，待双腿感觉明显酸胀、颤抖时起身，慢走放松。3次为一组，每次间隔20~60秒。

（3）坐位，右腿像跷二郎腿一样搭在左腿上，一只手握住右脚跟，另一只手压住脚的前端，慢慢向下压，直到最大限度，稍停片刻，再把脚趾向上扳，直到最大限度，重复做3~5次后，换左腿进行如上动作3~5次，还原；而后进行双脚趾向内弯曲，再向外弯曲的动作；最后，让脚板及脚踝沿逆时针和顺时针的方向各转1圈。以上动作重复做3~5次。

为预防空调腿的发生，医学专家还对白领女性提出了几点忠告。

（1）空调温度不宜太低，一般控制在25~27℃，不能对着空调直接吹，因为冷气口温度更低。在室内感觉有凉意时，一定要站起来适当活动四肢和躯体，以加速血液循环。

（2）尽量不要长时间吹空调，即最好限定吹冷气时间，不要吹整天。如果是在空调房工作，建议利用午休时间离开空调房，给身体以休息的时间。

（3）做好保暖工作，若必须长时间处于低温的空调室内，最好穿着长裤、丝袜等以保护膝关节、脚底心，或是膝部覆盖毛巾予以保护。对于工作须要着装短裙的女性，最好在办公室准备一条薄围巾覆盖双膝，年纪大的白领女性在空调房内最好穿护膝。

（4）每天最好能维持适当运动，但减少爬山（尤其是有阶梯的山路）、上下楼

梯、跑步或打网球、踢足球等激烈运动。平常也不要常保持蹲姿,避免加重膝盖负荷,而要多选择能加强关节受力的运动,例如游泳、散步及活动关节的伸展体操等。

(5)注意控制体重,可避免加重关节的负担,尤其是肥胖的中年妇女,因臀围较宽,容易压迫到膝盖骨,加速膝盖关节的磨损和退化。

(6)多摄取蛋白质、维生素及矿物质的食物,可促进血液循环,加强抵抗关节退化。

夏季常吹空调易痛经,可用益母草泡脚

许多白领女性都有过痛经的经历,痛经是指妇女在经期及其前后出现的小腹或腰部疼痛,严重者疼痛可及腰骶部。每次都会伴随着月经周期的到来而发作,更严重者还会出现恶心呕吐、冷汗淋漓、手足厥冷等症状,给工作及生活带来严重影响。

中医认为,经前疼痛多属于实证,经后疼痛多属于虚证;经前腹痛多是因为经血不通,经后腹痛多因经期失血过多;用手按压疼痛处感觉舒服者多属于虚寒证,按压觉得更疼者多属实热证。

现代医学认为,引发痛经的原因有很多,比如内分泌失调、妇科炎症、子宫肌瘤、子宫内膜异位症等。除此之外,不良的生活习惯也是痛经的常见诱因,常见的有私处卫生不良、经期食用冷饮冷食、经期不注意保暖等。由此可见,生活中稍微不注意就可能引发女性痛经。常吹空调,也可能会导致痛经出现的。因为大多数办公室白领女性长期处于空调阴冷环境下,血得寒则凝,寒冷使血管收缩,血液凝滞,经血形成或排出受阻,引起痛经。同时寒冷刺激还可影响卵巢功能,排卵发生障碍,表现为月经失调。

唐宁是一位超市营业员,今年34岁,患痛经症已经很多年了。每次一到月经期间,她的腰就十分酸痛,小腹还会出现冷痛感。她曾经服用过一些止痛药,刚开始还有一点作用,但止痛药吃得多了,似乎身体就对它产生了免疫力,也就没有什么明显的止痛效果了。对于一位超市营业员来说,痛经是一件无比痛苦的事情,这不仅是因为痛经很痛,还因为商场营业员的工作需要长期站立,这会使月经期变得更加难挨,让唐宁苦不堪言。

后来,在一位朋友的介绍下,唐宁找到一位专治月经病的老中医看病,老中医为她把完脉,说她是宫寒导致的痛经,就问她是不是经常待在空调房内。唐宁想到超市在夏天为了更好地保存食物,空调的温度总是比较低,常常冷得她四肢发凉,猜到可能是空调就是害她宫寒痛经的罪魁祸首。

接下来医生的诊断果然证实了她的猜想:在夏季,职场女性大多喜欢穿短衣短裙,而且衣单质薄,如果穿着单薄时在温度调得较低的空调房间里待的时间过长,环境温度过低会使血管收缩、血液流动不畅甚至肌肉痉挛,进而引起下肢或全身发冷、关节僵硬或疼痛,严重者可出现月经不调、痛经。

因此,在条件允许时,女性要注意经常开窗换气,保持室内空气清新,空调温度不要调得太低(室温宜保持在24~25℃),避免室内外温差过大(室内外温差不可超过8℃)。定期清洗空调,避免冷风直吹,多进行身体活动以增进末梢血液循环,还要特别注意衣物的选择:尽量选择吸汗的棉质面料衣服;随身带一件薄外套,进入有空调

的房间内及时把外套披上；在办公室里备条浴巾或毛巾，长时间伏案工作时将其放在腿部，以防腿部着凉，日久诱发关节炎；尽量避免穿着过紧的收腹裤、提臀裤，这样会阻碍血液循环，加重症状。

然后，老中医给唐宁开了一个泡脚的中药方子，具体做法是：

取艾叶、益母草、延胡索各20~30克，将药材洗净，一同放入锅中，加入1000毫升清水，等到煎沸10分钟后，将药液倒入脚盆内，待温度适宜时就可将双脚浸泡在盆内。泡脚之前也可以先用热气熏蒸一会儿脚部，再用热水浸泡。每天泡脚一次，煎煮过的中药可以反复利用。这个方法有两种用法，一个是在月经前1周开始治疗至月经停止；另一个是，每天一剂，头煎内服，第2、3煎用来泡脚。

在泡脚时有四点需要注意。

（1）盆中药液量应该浸没踝关节，如果药液不足量，可适量加温水。

（2）泡洗的过程中最好是能泡至全身微微渗汗。

（3）脚应在药中不停地活动，让足底接受药渣轻微的物理刺激，最好同时用手擦揉脚趾，刺激脚趾上的穴位，尤其要注意擦揉脚拇指。

（4）每次泡脚要坚持30分钟以上。

采用中药液泡脚的方法治疗痛经，是因为热水可以加速腰腹部血液循环，从而改善痛经的症状，再加上药物的作用就可以更好地治疗痛经。艾叶是菊科植物艾的干燥叶，味苦、辛，性温，归肝、脾、肾经，能够温经脉、理气血从而达到止痛的目的，对经寒痛经尤其有疗效，还对经寒月经不调、带下、宫冷不孕及脘腹冷痛等症也有很好的疗效。益母草是唇形科植物益母草的地上干燥部分，味辛、苦，性微寒，归心、肝、膀胱经，善于活血化瘀调经，是治疗妇科经产病的重要草药，所以叫做"益母"。它还能够利尿消肿、清热解毒，虽然是治疗水肿及热毒疮肿的常用药，但对于血瘀互阻型水肿最为适用。热水通过加速血液循环可以更好地使药物作用于患者，从而达到疗效。

当天晚上回去，唐宁就用这个中药泡脚，立即就感到小腹不那么痛了，月经期间她也就不再那么怕上班了。但需要注意的是，不同体质的女性适合不同的药方，所以女性在使用中药之前一定要咨询医生。

空调房内皮肤易干燥，要多用保湿喷雾

到了夏天，办公室白领总是不可避免地身处于空调房内。然而，天天对着空调吹，冷气会带走皮肤的水分，大家会不约而同地发现自己的皮肤变得干燥了。这是什么原因呢？因为长期吹空调导致空气不流通，而肌肤长期在冷空气中很容易导致新陈代谢低下，久而久之皮肤就会越来越干燥。有的人面部甚至会出现一些干纹、毛孔粗大的现象，长期得不到改善，会令人们的肤质变得越来越差，这对于爱美的女性来说，无疑是一个噩耗。

那么，办公室白领该怎样解决空调房皮肤干燥问题呢？美容专家普遍认为，当人们长期处于一个干燥的环境里，肌肤的水分大量流失，且又不方便做涂抹保湿面霜、敷保湿面膜等保湿工作，就可在身边常备一瓶适合自身肤质的保湿喷雾，只需轻轻一喷，就

可以舒缓肌肤干燥的问题，让肌肤时刻水润亮白。一般来说，人们最好选择温泉喷雾，不会刺激到敏感皮肤，其中含有低浓度的矿物质及微量元素，还能够对皮肤产生舒缓和修护的作用。人们也可选择磁化的喷雾，其中含有某些成分的磁化水，能够缓解皮肤的劳累感。

选择一款适合自己的保湿喷雾，才能够真正为肌肤保湿。由于每个人的肤质不同，因此人们在购买前最好试用一下。一般来讲，喷在脸上不舒服或出现发痒、发红等皮炎症状，都是不良反应的表现。

（1）油性肌肤要选温泉水。许多女性都知道，喷雾产品的基本构成是天然矿泉水或温泉水，里面含有大量的矿物质和微量元素。相比温泉水来说，天然矿泉水的盐分含量较多。当水从皮肤表面挥发后，未被吸收的盐分将停留在皮肤表面，其结晶反而会从皮肤内向外吸水，补水不成，反成脱水。在选购时，可以通过味觉来判断是否含有很高的盐分，咸味越重表示氯化物的含量越高，对肌肤造成的刺激也就越大。

温泉水的矿物质含量较高，但如果使用不当，也会给肌肤带来伤害。例如，高浓度的硫、磷元素，都会对正常肌肤和敏感肌肤造成刺激。而对于油性皮肤，特别是易出现粉刺的皮肤而言，最好选用温泉水，其原理和我们使用硫黄皂一样，可以起到抑菌作用。

（2）添加成分。为了增强保湿效果，保湿喷雾中往往加入一定量的保湿成分，如多元醇，但它是有黏性的，喷在脸上不太舒服。因此，现在更多的产品加入的是一些生化保湿成分，如神经酰胺及透明质酸，它有助于水分的渗入，可以更好地保湿，并使皮肤清爽。

（3）喷头质量。在选择喷雾时，要特别重视喷头的质量，因为它的质量好坏直接影响到雾化的效果，如果喷出来的水是雾状的，则利于吸收，柱状反之。

使用保湿喷雾的正确方法是：

（1）先用吸油面纸吸去多余的皮脂和污垢，将头微抬45°，一手举起喷雾，在距脸部大约20厘米的位置上喷洒，这样能够保证喷雾均匀地到达脸部。

（2）然后用手指像弹钢琴般在肌肤上进行"弹指按摩"。

（3）再喷一次喷雾于脸部，用手轻拍促进肌肤将喷雾完全吸收。

（4）稍等片刻，将一张纸巾盖在脸上，轻轻吸去残余水分，记住一定要吸去，否则脸上残留的水在蒸发的过程中，反而会带走皮肤内部的水分。

（5）立即涂抹些许保湿保养品，这样柔润的效果会特别明显。

大约两小时就可以进行这样的一次补水，同时闭起眼睛稍作休整。

为了更好地节省护肤成本，也为了更好地保证喷雾的安全性，人们还可以自制保湿喷雾。

1. 玫瑰花水喷雾

做法：普通玫瑰花露以1:1的比例混入蒸馏水中，要注意千万别用矿泉水。用力摇匀后放置24小时，放入喷瓶中，就可以当喷雾和爽肤水用。

功效：这种玫瑰花水喷雾可以平衡皮肤的pH值，还有极高的保湿功能。

注意：在购买玫瑰花露的时候，一定要咨询是否为玫瑰饱和纯露，如果是饱和纯露，加入蒸馏水的比例还要加倍。

2. 菊花喷雾

做法：用两茶匙生菊花置入一杯开水中，静静等待开水变凉。冷却后过滤菊花，再加入一杯放有一茶匙食盐的冷开水搅匀，最后灌入有喷头的容器内。

功效：菊花有收敛和镇定皮肤的功效，最适合在夏季使用。

3. 芦荟丝瓜喷雾

做法：芦荟水和丝瓜水各20毫升置入喷雾瓶中，然后向其中滴几滴甘油即可。芦荟水和丝瓜水在化妆品店中很好找，价格也实用经济。

功效：有镇定皮肤、保湿滋润、增强皮肤弹性的功效。

4. 竹叶祛火保湿喷雾

做法：将500克竹叶（药店有售）剪碎放入1000毫升矿泉水中，文火煮5分钟，冷却后加入甘油充分搅拌即可。

功效：竹叶在中药里是祛火的良药，此外还含有大量的天然保湿因子——硅，能非常有效地防止水分流失，在肌肤上形成滋润保护膜，能让水润的肌肤得到内外兼护。

5. 海藻舒缓保湿喷雾

做法：将30克海藻粉和5克甘油充分搅拌均匀。然后把500毫升矿泉水倒入即可。

功效：海藻粉对粗糙干燥的皮肤十分有效，不仅能供给皮肤水分，还能舒缓晒伤皮肤。长期使用，保湿效果非常明显。

6. 绿茶美白喷雾

做法：绿茶泡在矿泉水里，泡上5小时左右，然后在水里滴一点柠檬汁和维E。把它摇匀，灌在喷雾瓶里就可以马上享用了，但要注意一次不要泡得太多，够3天的量就可以了。

功效：绿茶有抗氧化、美白的效果，夏日使用还能清爽皮肤。

7. 牛奶润肤喷雾

做法：先在喷雾小瓶子里加入3勺脱脂牛奶，然后再加入2倍的矿泉水，最后均匀摇晃几下就可以了。往脸部喷完以后，用干净的纸巾蘸水擦拭一下就可以了，再涂上自己的护肤品，就会感觉清爽很多。

功效：美白、保湿。

8. 黑啤补水喷雾

做法：将纯正黑啤500毫升加热2分钟（去除多余酒精），待即将冷却时加入5克甘油和200毫升矿泉水，充分搅拌即可。

功效：黑啤的原料黑麦有保湿的显著功效，而啤酒中特别加入的蛇麻子是天然的清凉剂。这款自制喷雾不但能补充水分，还能让暴晒红肿的皮肤感受到冰凉，随时随地都舒适。

9. 葡萄酒玫瑰补水喷雾

做法：将500毫升红葡萄酒用微火加热，慢慢加入10朵洗过的红色玫瑰花，继续用微火烧10分左右，放入微量明矾即可。

功效：红葡萄酒具有非常好的保湿作用，长期使用葡萄酒玫瑰补水露能让皮肤变得水润。玫瑰花中的精油除了保湿还能让脸部皮肤变的自然红润白皙。

10. 维 C 美白喷雾

做法：将一片维生素C和水混合。没事的时候就喷喷，有美白的作用。

功效：美白、保湿。

耳鸣不可怕，黑木耳加鲜葱花

炎热难耐的夏天，空调成了大多数人的最爱。许多职场人士都觉得待在凉风阵阵的空调房内工作是一种享受。可是你们知道吗？在我们享受空调带来阵阵凉意的同时也招来了烦人的空调病。这种病总是被人误以为是简单的感冒，往往被人忽略。殊不知，空调病会给患者的身体带来意想不到的伤害，比如耳鸣。

耳鸣是指人们在没有任何外界刺激条件下所产生的异常声音感觉，常常是耳聋的先兆，因听觉功能紊乱而引起。人们对于耳鸣有形式多样的描述，比如蛐蛐叫、知了声、刮风声、浪涛声、嘶嘶声、汽笛声、马达轰鸣声等单调的声响。有些人的耳鸣症状很轻，有的很短暂，常不被重视，有些耳鸣则常扰人不安，影响休息和工作效率，成为病症。

27岁的邓辉是某医疗器械公司的销售员，每天都在外面跑业务。一天，他又在烈日下跑了一天，吃罢晚饭就待在卧室，开着空调看电视。看了一会儿，他觉得困了，就躺在床上睡着了。第二天早上醒来，他觉得自己喉咙有些痛，还觉得四周好吵，耳朵传来一阵阵的嗡嗡声，但过会儿就好了。他也没在意，洗漱完毕就出门去上班了。当天晚上回家他又是开着空调睡了一晚上，起床后感到耳鸣（表现为叫嚣声），一会儿好，一会儿不好的。但他因为当天要忙着谈一笔大业务，没时间去医院检查。但他在和客户谈业务时，发现自己耳鸣的毛病使得他常常听不清客户在说什么，于是只好和客户说另约时间详谈，然后立即赶去了医院。经医生诊断，邓辉是因劳累后长时间吹空调而导致的突发性耳鸣。

之所以会出现突发性耳鸣，是因为许多人在大汗淋漓时很快就进入温度较低的空调房内，血管遇冷强烈收缩，导致内耳微循环缺血，由此造成听力受损，突发性耳鸣增多与持续的高温天气和使用空调有关。

而在中医看来，耳聋耳鸣的外因多是风热侵袭、暴震外伤，内因则是肝火上扰，耳窍失养而导致的，通常要用健脾益气、补肾益精的方法进行调养。鉴于邓辉耳鸣的症状还不是很重，医生给他开出了一个食疗的方子：将黑木耳15克泡发，鲜葱花20克，将两者洗净拌匀后炒食，每天1次，连续7天，对治疗轻度耳鸣很有效果。

黑木耳性甘平，能够补气补肾。《千金要方》中说"葱能除肝中邪气，安中补五脏"，而葱花则能理气止痛，解郁温通，对治疗耳鸣有很好的功效。

当然，医生还告诫邓辉必须改掉整晚吹空调入睡的习惯。同时要少吃辛辣食物，如韭菜、花椒、咖喱，以及过甜过腻的食物；烟酒也要远离，因为烟酒是造成耳聋耳鸣的一大帮凶，其中的有害物质会损伤循环系统，加重耳内神经、血管缺氧，加剧耳鸣。

邓辉按照医生的方子回去食用了一个星期，复诊时耳鸣现象已经大有缓解。

后来，邓辉的一个同事也出现了耳鸣的毛病，邓辉就介绍同事去那位医生那儿治疗，医生诊断邓辉的同事是因为身体欠佳，脾肾虚弱引起的耳鸣，也给他开了一个食疗方。

具体做法是：准备黑芝麻和核桃仁各20克，一同捣碎加白糖调服，每天1次，连服10天。半个月后，邓辉同事的耳鸣毛病也基本消失了。

《玉楸药解》称黑芝麻"润五脏，养血舒筋"，可以补中益气。动物实验则证明，黑芝麻有增加血细胞容积的倾向，可治疗慢性神经炎、末梢神经麻痹，能够有效养护内耳毛细胞，增加耳部血液循环功能。核桃有补肾固精的功效，对肾虚腰痛有很好的疗效，它含有丰富的不饱和脂肪酸，这些脂肪酸有助于降低血清胆固醇，促进血液循环。

需要注意的是，有些患者如果在治疗其他病的过程中出现耳鸣现象，一定要和医生进行沟通，因为有些药物会使耳鸣症状加剧，需要格外小心。

吹空调导致面瘫，按揉面部穴位可解决

临床医学数据证实，有越来越多的办公室白领因为长期待在空调房内而患上了空调病。空调病的症状一般表现为畏冷不适、疲乏无力、四肢肌肉关节酸痛、头痛、腰痛，严重的还可引起侧口角歪斜，原因是耳部局部组织血管神经功能发生紊乱，使位于茎乳孔部的小动脉痉挛，引起面部神经原发性缺血，继发静脉充血、水肿，水肿又压迫面神经，患侧口角歪斜。

23岁的霍思思在某文艺团做舞蹈演员，这次团里排练一个大型舞蹈，霍思思凭借精湛的舞蹈技巧成为领跳。每次排练完这个舞蹈后，霍思思都要累出一身大汗，这时的她都会赶紧跑到空调前，仰着头对着空调的出风口狂吹。足足吹了有半个小时，霍思思才觉得身体凉快起来，不过觉得右脸有点麻，霍思思用手揉了揉脸，继续上台排舞。

排练中间休息的时候，霍思思去喝水，这才发现自己的右脸有点不对劲，有点麻麻的感觉，而且嘴巴怎么也合不拢，口水咽不进去，不知不觉就从嘴巴里流了出来。她赶紧找了一面镜子，发现自己的嘴角歪到了一边，而且眼睛闭合不自如了，甚至想皱眉头都难做到。她这才意识到问题严重了，立即向团领导请假，去了附近的医院治疗。医生对霍思思的面部进行了仔细的检查后，告诉她："你患上了急性面瘫。"

面瘫也叫面神经麻痹，一般都是突然出现，会表现出早起后一侧的面部松弛，口角下垂，向一侧歪斜，眼睑闭合不全，额纹消失，鼻唇沟也变浅，可能会流泪、流涎等，不能够做皱眉、闭目、鼓腮等动作，下颌角或者耳后会疼痛。

霍思思想不通自己怎么会得这个病，医生告诉她："面瘫这种疾病以前多出现在季节交替时节，但现在，夏季面瘫患者却越来越多，主要就是很多人喜欢在夏季长时间对着空调、风扇吹冷风造成的。"

和霍思思一同就诊的另一位面瘫患者也是因为长时间吹空调所致，对此医生的解释是："如果人体免疫功能不够好，空调的风吹在熟睡人的头、面部时，空气中的细菌、病菌就很容易乘虚而入，次日早晨就可能出现口歪眼斜、流口水等面部神经麻痹的症状。"

中医认为，面瘫是因气血不和、经络阻滞、邪气外侵所致，所以需要疏通面部经络，而疏通面部经络最快的方法就是针灸治疗。霍思思比较怕疼，因此医生推荐她进行小针刀治疗。这种治疗方法融合了生物力学、解剖学、外科手术学等多学科理论，在传

统的针灸和西医的手术相结合的基础上，能让患者在接近无痛苦、无损伤的状态下对病损组织进行松解、剥离、疏通、减压及经络调整，既有针的祛风活血，通经脉的作用，又有刀的松解调整作用，经过对相应的部位进行松解，能使面瘫完全恢复正常，不留任何后遗症。

从那以后，霍思思就在每天做完舞蹈排练后，都去医院接受面瘫的小针刀治疗。两周后，霍思思感觉自己的面瘫症状基本消失了，但为了巩固治疗，她还是继续进行了小针刀治疗一周。结束小针刀治疗后，医生推荐给霍思思一种面部穴位按摩法，预防面瘫复发。

这种面部穴位按摩法的具体做法是：

（1）采取端坐的姿势，全身放松，用手指点按风池穴。

（2）采取俯卧的姿势，操作者用拇指按压大椎穴，30次。

（3）采取端坐的姿势，双手点按四白穴、地仓穴、合谷穴，每个穴位30次。再点按曲池穴30次。

（4）采取端坐的姿势，用中指点按外关穴、百会穴，每个穴位30次。

（5）采取端坐的姿势，用掌根的位置去侧击足三里穴、翳风穴、颊车穴，每个穴位1分钟。

（6）采取端坐的姿势，用食指在承浆、下关、迎香穴点按，每个穴位30次。

从那以后，霍思思不敢再直接对着空调吹风，还天天坚持做面部穴位按摩，不仅面瘫的毛病没有复发过，皮肤也变得越来越光滑细腻，脸色也越来越红润。

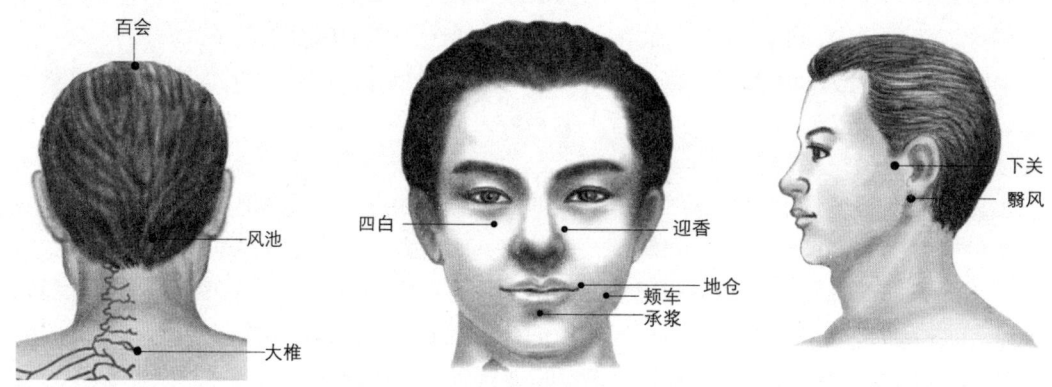

百会穴、风池穴、大椎穴、四白穴、迎香穴、地仓穴、颊车穴、承浆穴、下关穴、翳风穴

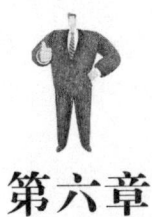

第六章

肩颈酸痛老偏方,办公室坐坐族的福音

现在90%的办公室白领都有或多或少的肩颈问题,主要是因为办公室白领在工作时长时间保持同样的坐姿,容易导致肩颈乳酸堆积,经络不通,气血循环不畅,轻微的是肩颈酸痛,稍微严重的是有偏头痛、头晕的症状,更为严重的是有恶心呕吐的情况。因此,办公室白领不能忽视自己的肩颈部健康,适时采取一些老偏方,帮助自己放松肩颈僵硬的肌肉,缓解颈部和肩膀疼痛。

肩膀筋骨要放松,就要拉手筋

董蕖一向身体健康,很少请假,可最近她却因为犯了肩周炎而向公司请了好几天的假。原来是因为最近家里老人生病住院,爱人又出差赶不回来,董蕖一个人在单位、家、医院之间忙得团团转。这段时间都把孩子送到娘家,以便自己晚上去医院陪床,结果晚上睡觉着凉,肩膀剧痛。老人终于康复出院,董蕖也病倒了,肩膀疼得什么活都干不了,到医院一检查,董蕖患上了肩周炎。董蕖怎么都想不通:肩周炎不是老年病吗?我才32岁啊,怎么会得肩周炎啊?是不是医生搞错了?

对于董蕖的疑问,医生给予的解释是:"对于肩周炎,很多人往往存在这样的误解:认为只有像农民、搬运工人这样长期从事重体力劳动的人才会得肩周炎。但事实并非如此,有研究证实,越来越多的职场白领日渐成为肩周炎的受害者。"

"普查资料分析发现,那些肩部肌肉松弛,肩臂耗力不大的非体力劳动者肩周炎发病率最高,例如从事教师、会计、文秘等职业的人。分析其原因,主要是因为这些人在工作时,姿势多是上臂轻度外展、内旋,例如教师写黑板板书时上臂的外展、上举、内旋等姿势,会计敲键盘、书写的姿势,文秘伏案书写的姿势等,无不是以上臂的轻度外展、内旋位为主。这种姿势容易引起肩袖疲劳,加速肩袖的劳损性退化、变性。经常性的疲劳会累积为小损伤,并且这些小损伤会持续存在,接着会导致局部发炎性反应,充血、渗出、肉芽组织增生等。到了中老年期,尤其是50岁左右的阶段,人体经常出现内分泌功能紊乱现象,造成新陈代谢失调,组织修复再生能力下降,容易引发炎性灶的粘连和纤维化,以致钙化,最终出现肩周围的疼痛以及功能活动受限等临床症状。"

董蘂听完医生的解释后，想到自己天天伏案工作，总算是明白了自己患上肩周炎的原因。接下来的日子，她积极地配合医生的治疗，肩周炎的症状很快得到缓解，可以正常上班了。但医生还是建议她不要中断治疗，在平时工作的间歇要多注意拉手筋，可使肩膀筋骨放松，对肩周炎的治疗极为有效。即便是没有肩周炎的人，也应注意多拉手筋，可很好地预防肩周炎。

一般常用的拉手筋方法其实很简单：先以右手的手掌背贴住背脊，掌心向外，手指朝上。然后再以左手手指从左肩向下伸，与右手手指钩。至少要用两手的食指、中指、无名指互钩。起先钩不到，可以用绳子做成绳环帮忙。以左手握着绳环向背后垂下，让右手的手指钩住，再以左手用力向上拉高，手筋酸痛要忍耐，拉数分钟再放开休息。每天拉几次，每次拉数分钟，当手筋渐渐变软变长后，去掉绳环帮忙，可以直接用两手的手指互钩，至少半分钟或一分钟。初练双肩经常觉得有如混凝土般僵硬紧绷，非常不舒服，此时需要忍耐。

一般来说，如果人们左手在下，右手在上互钩较为容易。因此，如果在使用右手在下、左手在上的方法时总是钩不住手指，则可以先选用左手在下、右手在上的方式，练习一段时间按后再使用右手在下、左手在上的方式来拉手筋。

对于身体素质较好的年轻人来说，还可以通过吊树拉筋或吊门框拉筋的方式来治疗肩周炎，这其实就是通过拉手筋来舒活肩膀筋骨。

吊树拉筋的具体操作是：选一棵大树向外伸出的树枝，树枝要粗大，以能承受你的体重为佳，而且树枝要尽量与地面保持平行。双手牢牢抓住树干，身体自然垂下，不要摇晃。注意，严重肩周炎患者或老人小孩在进行此类拉筋时脚不能离地，而且最好有旁人保护。

吊门框拉筋的具体操作是：选一处可供手抓握的门框（一些家庭的门框无法抓握），为了以免门框处的木刺弄伤手，最好戴上手套，比较安全。抓握住门框后，身体自然垂下，严重肩周炎患者或老人脚不宜离地，此时可用小凳子等物垫上。

但要注意的是，吊树拉筋或吊门框拉筋是两种较难的拉手筋方式，只适用于身体素质较好的年轻人，身体较为虚弱的人群和老年人、小孩都不适用。

颈部僵硬不舒服，学着拉颈筋

在如今这个追求效率，充满竞争的现代社会，人们往往必须长时间投注心力于工作上，忽略休息，所以累积性疼痛的问题也越来越多。顾名思义，累积性疼痛症候群指的是因为工作职业所需，必须重复或是费力做同一个动作、维持同一种姿势、过度使用而产生肌肉肌腱骨骼系统的症候。此外，若是因为工作所需，要长期接触或是局部施压于肢体、身体某些部位而造成神经压迫症状也比较常见，往往会有疼痛、麻木、活动度下降甚至无力症状。办公室一族身上日益突出的颈部僵硬、酸痛问题，就是人们长时间伏案工作而导致的一种累积性疼痛。

张小姐是某集团企业的总裁秘书，她每天在工作上须与各部门、客户联系接触，除了一整天有接不完的电话外，也必须长期使用计算机做文书处理资料分析，还常常加班整理许多文件资料。突然有一天,她发现自己的颈部僵硬,扭头时总是有较剧烈的疼痛感,她猜想自己可能是落枕了,想着过两天就会好,就没在意。

过了一周,她发现颈部僵硬疼痛的症状仍未减轻,就去住所附近的小诊所看医生,医生认为她是落枕,给她开了一些膏药,让她回家贴用即可。张小姐按医生的嘱咐天天贴膏药,发现效果并不理想,而且症状似乎有更严重的倾向:她的肩膀也开始酸痛,手指也开始出现麻木现象,打字都成了问题,这不仅严重影响了她的工作,也干扰了她的睡眠。同事认为她可能是患了颈椎病,劝她赶快去医院看医生,她这才请假去医院做检查。

医生给她做了一系列的检查后,诊断她是患了紧张型颈痛及腕隧道症候群,然后为张小姐进行了药物治疗,并配合相应的物理治疗及放松运动疗程。经过一段时间的努力,张小姐反应她原本的疼痛已经缓解多了,已经能够正常使用电脑工作,就不打算再频繁地出入医院进行治疗了。医生就将其原先的治疗周期改为一周一次,治疗时间定在周六。同时,为了巩固疗效,医生还嘱咐张小姐在平时的工作中多拉颈筋。

颈部肌肉僵硬,人们在做点头、摇头或扭头的动作时就会感到酸痛,这是因为颈部气血循环不佳所致,需要做做舒活颈部肌肉的拉经筋运动,具体操作如下。

(1)站立,两脚与肩同宽,然后使身体慢慢向右侧弯,必须弯到右耳孔朝向地面,再慢慢直立起来。

(2)使身体慢慢向左侧弯,也弯到左耳孔朝向地面,再慢慢直立起来。

(3)如此一左一右,连续做3分钟以上,约120下。

要注意的是,此法对治疗慢性鼻炎也有较好的效果。但慢性鼻炎患者宜每天做足10分钟以上的拉颈筋运动。

对治肩颈酸痛的四季滋补膏方

在现代社会的职场中,90%的办公室白领都有或多或少的肩颈问题,这主要是因为他们长时间保持同样的坐姿导致的肩颈乳酸堆积,经络不通,气血循环不畅,轻微的是肩颈酸痛,稍微严重的有偏头痛、头晕的症状,更为严重的是有恶心呕吐的情况。

在中医认为,治疗肩颈酸痛的主要方式是活血祛风,活血以疏通经脉、舒活脉络,祛除风邪以止酸痛。另外,再配合通阳气以解除压力,除湿以加快消瘀,养护阴津以润泽气血的流通之道,养肝肾、调脾胃等从调整内环境以沟通外环境,令瘀阻无从而聚,可抑制酸痛。所以,对于那些长时间伏案工作引发肩颈酸痛的职场人士来说,服用中药膏药来缓解肩颈酸痛症状,是最有效的方法。

晓宁是某统计局的一名录入员,每天的主要工作就是把基层送上来的各种报表,录入进计算机,然后把审核出现的所有错误都改正过来。遇到局里召开工作会议,晓宁还要将会议内容及时录入到电脑中,并把整理出来的会议材料复印上百份,然后装订。每到人口普查的时候,晓宁更是需要熬夜加班录入数据,常常累得自己肩颈酸痛,脖子都不敢扭动,一扭就剧烈地痛,许多时候都痛得她差点哭出来。

她去看过医生,医生说她是颈椎病,建议她休假治疗,可她根本请不了长时间的病假,只好周末去医院做物理治疗。但她常常因为加班而无法按计划进行治疗,因此她的肩颈酸痛毛病一直没能彻底治愈。

后来,晓宁通过相亲认识了她后来的老公小丁,小丁出生于一个中医世家,自己也是一位中医师,他见到晓宁的第一句话就是:"你是不是有颈椎病和肩周炎?"然后晓宁就大谈自己深受颈椎病和肩周炎折磨的苦恼。等晓宁吐完苦水,小丁说:"我能帮你把你的颈椎病和肩周炎治好,而且不需要你在医院进行长时间治疗。"晓宁连连点头。从那以后,小丁每天都给晓宁送膏药过来,晓宁按小丁的叮嘱服用后,明显感觉自己肩颈酸痛的症状在渐渐消失。而当晓宁的肩颈酸痛症状彻底消失后,她和小丁也不知不觉交往了一年,两人都觉得彼此很投缘,很快就步入了婚姻殿堂。

小丁为晓宁熬煮的膏药按季节的不同而选药不同,主要根据一年四季中所具有的季节特征而制订了五种膏药方。

1. 春季:松桂通脉膏

材料:

(1)水煎药:桂枝60克,荆芥90克,松节120克,透骨草150克,姜黄90克,丹参120克,没药90克,羌活90克,防风90克,生黄芪120克,威灵仙60克,木瓜120克。

(2)成膏药:阿胶100克,鳖甲胶100克,鹿角胶100克。

(3)调味药:荆花蜜100克,黄酒200毫升。

做法:将水煎药煎煮2次,每次煎出300毫升药液;将成膏药和黄酒一起加入200毫升水中,放入蒸锅蒸熟烊化;然后将水煎药液同烊化胶混合搅匀,上火熬煮15分钟,放温后,再加入荆花蜜和匀,放入洁净干燥的器皿之中,存放于冰箱。此为一个月左右的膏滋量。温水兑服,一次2匙(约10毫升/匙),头2周早、晚饭后各1次,第3~4周内,于中午饭后服用1次,之后隔一日的中午饭后服用1次,一般饭后40分钟服用即可,连续服用4~6周。

伴有腰酸背痛、足跟痛,加补骨脂、川牛膝、伸筋草;伴有神疲乏力、四肢酸疼,加当归、鸡血藤、白芍;伴有两胁胀满、口苦咽干,加柴胡、黄芩、清半夏。

功效:通阳活血,祛风止痛,适合寒邪内侵,伤及阴血,导致肝血不足、经脉不通的肩颈酸痛患者。

需要注意的是,肩颈酸痛需考虑是否为颈椎错位所致,如为颈椎错位所致,需纠正错位之颈椎,再用本方进行辅助治疗。另外,有胃食管反流、消化道溃疡病史者,需去掉阿胶。

2. 夏季:芎归祛湿膏

材料:

(1)水煎药:藿香100克,炒薏米150克,白术150克,乳香90克,没药90克,当归90克,川芎90克,白芷90克,丝瓜络150克,扁豆花100克,羌活60克,络石藤100克。

(2)成膏药:鳖甲胶100克,鹿角胶100克。

(3)调味药:莲子100克,藕粉(市售,无糖)100克,姜汁120毫升,荆花蜜100克。

做法:将水煎药煎煮2次,每次煎出300毫升药液;将鳖甲胶和鹿角胶一起加入200

毫升水中，放入蒸锅蒸熟烊化；然后将水煎药液同烊化胶混合搅匀，并加入姜汁、藕粉、莲子一同上火熬煮15分钟，放温后，再加入荆花蜜和匀，放入洁净干燥的器皿之中，存放于冰箱。此为1个月左右的膏滋量。温水兑服，一次2匙（约10毫升/匙），前2周早、晚饭后各一次，第3~4周内，于中饭后服用1次，之后隔一日的中饭后服用1次，连续服用4~6周。

口干舌燥，加麦冬、芦根、生地黄；手脚心发热汗出，加知母、丹皮、胡黄连；腹胀、食欲不振，加鸡内金、枳壳、厚朴；周身酸痛、足跟疼痛，加木瓜、威灵仙。

功效：祛湿健脾，活血通络，适合筋脉失养伴湿邪内停所致的肩颈痛患者。

需要注意的是，阴虚有热体质者使用本方时需添加养阴清虚热之品。

3. 长夏：利湿活络香姜膏

材料：

（1）水煎药：当归15克，川芎100克，泽兰100克，白芍150克，炒白术150克，木香100克，砂仁100克，党参150克，九香虫60克，黄精60克，姜黄100克，葛根100克。

（2）成膏药：阿胶60克，龟板胶100克，鹿角胶100克。

（3）调味药：生姜汁100毫升，饴糖（麦芽糖）60克。

做法：将水煎药煎煮2次，每次煎出200毫升药液；将龟板胶、鹿角胶和阿胶一起加入300毫升黄酒中，放入蒸锅蒸熟烊化；然后，将水煎药液同烊化胶混合搅匀，加入生姜汁和饴糖（麦芽糖），上火熬煮15分钟和匀，放温后，放入洁净干燥的器皿之中，存放于冰箱。此为3周左右的膏滋量。温水兑服，一次2匙（约10毫升/匙），因为是在长夏之时服用，故服用时间为2~3周即可。头2周早、晚饭后各1次，第3周隔一日的中饭后服用1次。

情绪不舒畅，加代代花、香附、合欢花；食欲不振，加焦麦芽、建神曲；湿热明显、头昏脑胀、舌苔厚腻，加藿香、薄荷、生薏苡仁。

功效：调脾胃，活血脉，适合脾胃功能不好兼有血瘀的肩颈酸痛患者。

需要注意的是，本方偏温，阳热亢盛之人不适用。

4. 秋季：玉竭双木活血膏

材料：

（1）水煎药：玉竹120克，钩藤120克，络石藤150克，羌活60克，独活60克，怀牛膝90克，炙甘草60克，麦冬100克，苏木60克，木瓜120克，山萸肉120克，血竭60克。

（2）成膏药：鳖甲胶100克，鹿角胶100克。

（3）调味药：荆花蜜100克。

做法：将水煎药煎煮2次，每次煎出300毫升；将鳖甲胶、鹿角胶一起加入200毫升水中，放入蒸锅蒸熟烊化；然后，将水煎药液同烊化胶混合搅匀，上火熬煮15分钟，放温后，再加入荆花蜜和匀，放入洁净干燥的器皿之中，存放于冰箱。此为1个月左右的膏滋量。温水兑服，一次2匙（约10毫升/匙），头2周早、晚饭后各1次，第3~4周内，于中饭后服用1次，之后隔一日的中饭后服用1次，连续服用4~6周。

心慌胸闷，加丹参、三七、当归；神疲乏力、少气懒言，去血竭、玉竹，加生地黄、熟地黄、炒白术；便秘，加火麻仁、郁李仁。

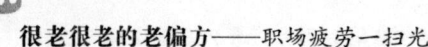

功效:养阴活血,舒筋,适合阴虚血瘀的患者。

需要注意的是,阳气亏虚的患者不适用。

5.冬季:固元活血止痛膏

材料:

(1)水煎药:骨碎补150克,牛膝90克,桑寄生150克,川椒60克,川续断150克,熟地黄150克,小茴香60克,益母草90克,狗脊100克,杜仲100克,天麻100克,仙鹤草100克。

(2)成膏药:鳖甲胶100克,鹿角胶100克。

(3)调味药:生姜汁100毫升,蔗糖60克。

做法:将水煎药煎煮2次,每次煎出300毫升药液;将鳖甲胶和鹿角胶一起加入200毫升水中,放入蒸锅蒸熟烊化;然后,将水煎药液同烊化胶混合搅匀;同时加入生姜汁和蔗糖,上火熬煮15分钟和匀,放温后,放入洁净干燥的器皿之中,存放于冰箱。此为1个月左右的膏滋量。温水兑服,一次2匙(约10毫升/匙),头2周早、晚饭后各一次,第3~4周内,于中饭后服用1次,之后隔一日的中饭后服用1次,连续服用4~6周。

畏寒、四肢不温者,加黑附片、土白芍;偏头痛者,加川芎、柴胡、白芍;非器质性病变之视物模糊者,加谷精草、密蒙花。

功效:补肝肾,活血脉,适合肝肾亏虚兼有血瘀的肩颈酸痛者。

需要注意的是,本方偏温,不适合阳热亢盛的患者。

艾叶热敷,温暖颈椎可使肌肉放松

近年来,越来越多的职场白领抱怨自己有肩颈酸痛的问题,到医院检查,往往会发现是颈椎出了问题,或是颈椎周围的肌肉过于紧张的原因。因此,保护颈椎健康是职场人群预防肩颈酸痛的根本手段。

颈椎是人体器官中最脆弱的器官。人的颈椎由7块骨头构成,是头部的支架。而人的头部的重量为4千克左右,需要前后、左右扭动,这么多功能和压力都要由这区区7块骨头来承受。颈椎就像是一段弹簧,如果承受的压力过重,或者是长期处于紧张状态,就容易疲劳,失去弹性。在颈椎中间的空腔里,脊髓在这里穿过,大脑发出的种种神经支配信息,是从这里输送到全身各躯干,全身也通过这里向大脑发送神经信息。在颈椎前部,还有血管、呼吸道、食管等复杂的生理器官。可以说颈椎是全身的交通枢纽,牵一发而动全身。

颈椎保卫着一条我们人体最重要的高速路——神经传导,当颈部感到不适的时候,中枢传出的不适反射可以牵涉到头、眼睛、耳朵、心脏,甚至上臂。连接上下椎骨的弹性纤维中间有一粒黄豆大小的果胶样物质,称做椎间盘髓核。它含有丰富的水分,使椎骨间的活动更为灵活圆润。当各种急性或者慢性损伤造成骨结构变化时,椎间盘会继发损伤变性,向周围膨胀,一旦压迫到神经根,就会造成"神经根型颈椎病",它发病率最高,占颈椎病的60%。随着压迫部位不同,人的感觉也有差别。

当你出现这些症状:旋颈后出现眩晕等症状;不明原因的吞咽困难;经常感到手指

第六章 肩颈酸痛老偏方，办公室坐坐族的福音

发麻；后枕部频频出现疼痛；下肢发软或全身出现"电击式反应"。如果出现了以上几种症状，必须注意，这可能是颈椎病的蔓延。

郭勇因为肩颈酸痛去看中医，他向医生陈述道："近两三年来，在深秋至早春这几个月的时间里，我的右侧肩头常会作痛。病初，感到酸胀不适，假如夜间着凉受寒，疼痛就会加剧，不能举手梳头，更不能提东西。有人说我肩痛是患了'50岁冻肩'，可我还不到40岁，怎么说是'冻肩'呢？还有人说我患了颈椎病，可我上医院做CT检查，并未发现颈椎有明显的病理性改变……为了避免冬春季节肩痛发作，我一方面积极锻炼身体，一方面注意夜间御寒保暖，肩痛发作相应减少。可今年我们公司换了新办公楼，办公室统一用中央空调，每天的冷气开得特别足，冷得我肩颈部又酸又痛。医生，你说我该怎么办才好？"

医生听完他的叙述，又为他仔细把了脉，然后告诉他："你的肩部酸痛可能是肢体肌肉过度疲劳，加之感受风、寒、湿等外来邪气，引起经络循行受阻，导致气滞血瘀，不通则痛。你可以试试用艾叶热敷肩颈部的方法，可温经通络，推动气血运行，行气活血，从而有效地防治肩颈酸痛。"

说完，医生就将艾叶热敷的具体方法写了下来：准备艾叶一把，米醋200克，加水适量，煮沸约10分钟，加白酒100克，搅拌均匀，将毛巾浸透，热敷颈后、肩、背部肌肉，按压有明显酸痛、紧张之处，热敷以热而不烫为宜，一日1~2次。天凉时可把上次药水加热后再加酒100克即可，第3次需换药；天热时需每次换药，热敷1周或至症状消失。

郭勇按医生所说的方法热敷肩颈部肌肉一周后，果然就不觉得肩颈部酸痛了。正巧，郭勇的一个同事肩痛得厉害，郭勇就介绍这位同事去那位中医那看病，医生也给他了一个用艾叶、生姜热敷的方法。

具体做法是：取艾叶一把，干姜50克，研成细末，用米醋200毫升烧热到50℃左右时，加入药末拌匀，然后装入长、宽为25厘米的纱布袋中，趁热敷于患处约20分钟。为保持温度，加强疗效，纱布药包上还可敷热水袋，早、晚各热敷一次。

艾草又名香艾、蕲艾、艾蒿，性味苦、辛、温，归脾、肝、肾经，能散寒除湿，温经止血。热敷疗法在软组织损伤疾病的治疗中占有重要的位置，它具有缓解肌肉痉挛、扩张血管、改善局部血液循环、促进炎症及瘀血吸收、促进局部代谢的作用，有益于疾病的恢复，同时药物热敷还可使药物通过局部吸收，达到直达病所的目的，使治疗更直接、更有效。生姜使血管扩张，血液循环加快，促使身上的毛孔张开，这样不但能把多余的热带走，同时还把体内的病菌、寒气一同带出。因此，当艾草和生姜结合热敷，能起到更好的温经止痛、活血疏络的作用，对职场白领的肩颈酸痛症状有很好的治疗效果。

简单瑜伽术，轻松解决肩颈酸痛问题

肩颈酸痛的问题，也就是我们所说的颈椎病，通常发生在久坐的上班族身上。长期伏案、睡高枕、缝纫、描图、使用计算机等需要上半身长期维持固定姿势或伴有低头的

动作，容易使脊椎软组织受压难以舒缓，久而久之，血脉不流通便潴留在颈肩部位，颈肩自然酸痛，甚至僵硬。随着年龄增长，骨质渐渐疏松，必然会加重颈肩部的负担，造成颈部骨质增生，引发疼痛。有一项数据调查显示，上班族发病率最高的就是颈椎病，平均每3人中就有1人受颈椎酸痛的困扰。

所以办公室白领一定要注意做好头颈的运动，工作时，最好每隔半小时就活动一下肩颈，以疏通肩颈周围的多条经络，帮助气血循环，帮助乳酸的分解和代谢。

做助理律师的苏文每天的工作包括：收发、整理和保管文件档案资料；处理有关法律问题的来信、来访，解答来访者简单的法律问题，代写简单的法律文书；协助律师调查取证、抄写文书、摘录案卷材料、会见被告或当事人，送达文件及办理其他辅助性工作；协助律师办理案件，在出庭时负责做开庭记录，传递文件证据等；撰写相关法律文件，如起诉书、答辩状、谈话记录、当事人声明书等；负责日常律师与客户之间的沟通工作。一天下来，她常常向男友抱怨："脖子酸痛死了，感觉脖子都不是自己的了，肩、手臂都连着酸胀，手指还麻麻的。"

男友一边给她按摩肩颈部僵硬的肌肉，一边劝她："既然工作这么辛苦，那你就换一份工作吧。"

苏文却不愿意："我从小的理想就是做一名律师，所以我才会在律师助理这个位置上干得这么卖命，虽然现在很辛苦，但我相信我只要再努力一段时间，我做律师的梦想就会实现。"

果然没过多久，苏文就已经能够独立处理案件了，她的工作也就变得更忙了，肩颈酸痛的症状也越来越严重，但她却抽不出时间去医院治疗。苏文的男友是看在眼里，急在心里，只好四处去打听治疗肩颈酸痛的偏方。后来，苏文的男友无意中从一个教瑜伽的朋友那得知一种能有效缓解肩颈酸痛的瑜伽术，就专门去学，学会了就教苏文做，且每天都会定时打电话叫苏文做瑜伽。在男友的监督下，苏文每天都会抽空做一做这个简单的瑜伽术，肩颈酸痛的症状很快就消失了，而且再也没有犯过。她的许多同事也跟着她做这个瑜伽术，反响好极了。

苏文所做的这套缓解肩颈酸痛的瑜伽术的具体做法是：

（1）站立，两脚张开，小腿绷紧，双手置于胸前，十指交错，掌心向外，拉伸。

（2）在动作1的基础上，头交替压向左右两边。

（3）两脚并拢站直，低头，手向前伸直，与身体约成30°，五指微张。

（4）膝盖弯曲，双手抬起，与肩同宽。

（5）头部慢慢向后仰起，反手，掌心向上，双手慢慢拉向背后。

（6）双手紧贴大腿，双脚张开，呈V形，脚尖朝外，膝盖弯曲，重心下移。双手放于脑后，腰部活动，带动身体压向左右两侧。

舒缓肩颈腰酸痛的八招伸展操

职场白领们从早至晚在办公桌前处理事务，计算机打字的工作就如同吃饭睡觉一般平常。在这看似简单轻松的工作里，其实饱含着难以言喻的艰辛，若体现在症状上，那就是肩颈酸痛。虽说肩膀酸痛、脖子僵硬可能称不上是疾病，但降低了职场白领们的生活质量。

28岁的黄林是一家大型原创小说网站的网络技术部主管，半年前才跳槽进入现在的公司工作，忙碌的工作让他总也不能好好放松。虽说偶尔有点时间可以去找按摩师缓解一下容易全身酸痛的问题，但也留下了病根，稍一劳累就颈肩部僵硬酸痛。一周前气温骤降，黄林因添衣不及时而受寒，服了3服祛风寒的汤药之后，感冒基本好转，只是脖子肩膀处一直酸痛难耐，偶尔给自己揉揉肩膀的时候，总会摸到硬结。而且，他还经常容易头晕、手麻，甚至晚上睡觉时偶尔会发生小腿肚抽筋的情况。

黄林抽空去看了医生，医生说："你这样的病例十分常见，虽说你现在看似工作效率很高、生活也没有很大问题，但这仅仅是因为你还年轻，年轻的身体尚可承受这样那样的看似不起眼的小毛病，可人在年过30以后，身体就开始走下坡路了。往后的日子里，你若是不注意保养身体，很容易就将小毛病酿成大疾病，到时再来治，可就得花更长时间、吃更久的药了。我建议你最好做一个疗程的按摩治疗看看。"

黄林很无奈地叹气，他告诉医生，因为现在他公司的网站正在改版的重要阶段，他这个网络技术部主管每天都有好多事要做，他和他手下的员工常常都忙到半夜三点才回家，哪里有时间到医院做按摩治疗呢？因此，他希望医生能告诉他一些能自己治疗的法子。

医生想了想，让黄林尽量每周抽出一个小时的时间来医院接受按摩治疗，平时的时间里可做一套八招伸展操，具体做法是：

1. 前臂肌肉向上牵拉
（1）手臂往前直伸，手肘打直，与身体呈90°直角。
（2）使掌背面向自己，五指打直。
（3）另一只手团握其四指上面并向上向内弯曲，持续5~10秒，直至有酸痛感为止。

2. 前臂肌肉向下牵拉
（1）手臂往前直伸，手肘打直，与身体呈90°直角。
（2）使掌背面向自己，五指打直。
（3）另一只手团握其四指上面并向下向内弯曲，持续5~10秒，直至有酸痛感为止。

3. 抱颈抬脚
（1）双手往后并十指交扣抱住后颈部。
（2）紧抱后颈，两手尽量向前互相靠近，感觉肩、胸部肌肉紧绷，维持5~10秒即可放松。

4. 腰椎牵拉（坐姿）
（1）将患侧膝跨坐于对侧膝上。
（2）将上半身慢慢转向右侧至腰部有拉扯感为止，感到紧绷即可。

5. 上背牵拉
（1）患侧手向前打直平举。
（2）对侧手托住患侧手手肘，往对侧牵拉，感到患侧上背部紧绷，即可放松。

6. 肩胛后收

（1）双手往后并在后背十指交握。

（2）双手臂慢慢往上抬起，使两肩胛靠近，至感觉到肩胛周围用力即可。

7. 扩胸运动

（1）面对墙壁夹角，双手撑于身体两旁，与肩齐高，双脚与肩同宽。

（2）身体向前倾斜，直到感觉双手上臂紧绷，停留5~10秒。

8. 双肩轮转

（1）挺直身子，全身肌肉放松，使呼吸调节顺畅。

（2）肩头向后及向前绕圈转动10次。

黄林一直没有去医院做按摩治疗，不过他倒是天天抽一点时间做一做那套伸展操，发现肩颈酸痛果然没那么严重了。2个月后，黄林所在公司的网站终于改版成功，在公司年中总结大会上，黄林和他的团队还获得了优秀团队的称号。他也有时间去医院复诊，医生发现他肩膀僵硬问题明显减轻，也就不再建议他做按摩治疗，而是让他继续坚持天天做那套伸展操，继续保持现在的状态。只有保持良好的生活习惯、懂得释放压力，才能真正摆脱亚健康。

坐坐族消除肩颈酸痛的椅上瑜伽

你是不是常觉得肩膀肌肉总是很紧，脖子也常常容易扭痛？其实，从事办公室工作的人大多有此病，原因就在关节、肌肉缺少运动，血液循环不良。长时间保持同样姿势，很容易造成肌肉缺血、缺氧或疲劳，严重时还有可能会演变成慢性拉伤，所以办公室一族千万不能掉以轻心。

预防重于治疗，为了避免被肩颈僵痛缠上身，除了保持正确的坐姿和适度的休息外，还要不时拉拉臂，或者做做瑜伽。练习瑜伽可以伸展、放松肌肉，所以也有减缓疼痛的效果。

陈华是某广告公司的策划部主管，在一次连续3天熬夜加班后，颈部及左肩出现间歇性疼痛，刚开始她并没在意，以为是加班太累的缘故。但休息了一个周后，她发现症状还是没有好转，就买了一些止痛药来吃，用药后症状已基本消失。但当她恢复上班后，只要用电脑时间一长，她左肩颈就会发麻且十分酸痛，服止痛药后，疼痛立即消失，但很快又会复发，而且病情发作较为频繁。

她不得不去医院检查，却并没有发现什么器质性病变，医生建议她做物理治疗，但她太忙，常常抽不出时间去医院，因此物理治疗总是断断续续，效果也就不尽如人意。后来，她认识了一位健身教练，健身教练得知她有肩颈酸痛的毛病，就教给她一套椅上瑜伽，对于治疗她这种办公室人群的肩颈毛病十分见效。她便认真记下了这套椅上瑜伽，每天工作累了就做做这套瑜伽，发现肩颈酸痛的症状果然好了许多，坚持做了大半年后，肩颈酸痛的症状基本上就消失了。

陈华所做的这套椅上瑜伽的具体做法是：

1. 椅上松肩式

此式可消除肩颈酸痛，促进肩部和颈部的血液循环，防止肩颈僵硬。动作要领如下：

（1）坐正于椅上1/3处，挺直腰背，双膝并拢，两眼平视。

（2）吸气，上身不动，将双肩耸起，止息，停留数秒。

（3）缓慢吐气，上身不动，放松肩膀。

（4）还原，来回重复做数次。

2. 椅上细臂变化式

此式可美化手臂线条，消除手臂赘肉，柔软肩关节，促进肩颈部的血液循环，预防肩部僵硬。其动作要领如下：

（1）坐正于椅上1/2处，挺直腰背，双膝并拢。

（2）右手平直上伸，手心向内侧。

（3）左手绕过头部后方抓住右手手肘。

（4）吸气，右手掌心以逆时针方向旋转成手心向下，同时右手缓慢向右侧拉开，直到左手臂拉紧，停留做深呼吸。

（5）还原，换手再做一次。

3. 椅上肩臂式

此式可消除肩颈酸痛，柔软肩关节，美化手臂线条，促进血液循环。其动作要领如下：

（1）坐正于椅上1/3处，挺直腰背。

（2）左手肘弯曲，左手掌贴住右边背部，右手握住左手肘处，双肩尽量外扩，停留做深呼吸。

（3）还原，换手再做一次。

（4）左手上举，手肘自上向后弯曲，右手由下向上，绕过背后与左手互握，尽量扩胸挺腰，停留做深呼吸。

（5）还原，换手再做一次。

4. 椅上拉臂式

此式可消除肩颈与手臂的疲劳，预防酸痛，并能消除手臂的赘肉，美化手臂线条。其动作要领如下：

（1）坐正于椅上1/2处，挺直腰背，右手向左前方伸直。

（2）吸气，左手缓慢用力地将右手肘往左侧拉紧。

（3）缓慢吐气，如拉绳般，左手尽可能将右手向左拉，而右肩同时尽可能向右侧方向拉开，使右手臂的伸展有紧实感，停留数秒。

（4）还原，换手再做一次。

你有肩酸背痛的困扰吗？那就从现在起练习这套椅上瑜伽吧。它可以强化腰椎的动作，有了瑜伽基础，更不容易引起运动伤害。练习瑜伽要靠自己的毅力与努力，才能克服腰酸背痛，使你的身材更窈窕，保持健康。

需要注意的是，一般人不可以贸然做幅度太大的前后弯仰动作。练习瑜伽应量力而为，且应做好充分暖身的预备工作，才不会引起运动伤害。

久坐后颈肩酸痛，不妨敲敲小肠经

长期坐在办公桌或电脑前的上班族们肯定都有过这样的体会：只要坐的时间一长，颈肩部就会发紧、发酸、疼痛，后背肌肉僵硬、酸痛，站起来活动活动，敲敲疼痛的地方就会好一些。但这只是暂时的，过一会儿疼痛照旧。

这就是患上了所谓的颈肩综合征。主要是由于长期伏案工作，肌肉关节软组织得不到锻炼，而且经常一个姿势保持很久，造成部分肌肉长期紧张，得不到应有的休息，而另外一些肌肉又长期休息，得不到锻炼，由本来的相互协调变得不协调而造成的。长此下去，不但会耽误工作，还会使身体素质直线下降，所以每个奋战在电脑前的上班族们一定要予以重视，不能无视这些小毛病，否则这些小毛病会酿成大祸。

周瑾是一名前台护士，每天的工作就是坐在电脑前工作，一上班就对着电脑进行操作，长时间保持同一个姿势，脖子和肩膀又酸又硬，她以为自己得了颈椎病。于是就在一天趁着午休的空当，跑到X光室让同事帮她拍了一张颈椎X光片，然后拿着这张X光片找到骨科的陈医生，请她帮忙看看问题所在。

陈医生把周瑾的X光片简单看了一下，没有发现什么大问题。陈医生又检查了一下周瑾的肩颈部位，发现周瑾颈肩部的肌肉有多处地方压痛，肌肉也显得僵硬。于是，陈医生告诉周瑾，她这只是颈肩部肌肉的毛病，跟颈椎骨头可没有关系，拍X光片意义不大，对肩颈部进行按摩倒是能起到比较好的疗效。

然后，陈医生给周瑾做了一下颈肩部肌肉放松的按摩，几分钟后，小周瑾就觉得症状明显减轻。她很高兴，但又发起愁来，说她这个症状是由于长时间用电脑引起的，但她一上班就要用电脑，而且班排得也很满，请假也不容易，很难有时间来找陈医生按摩，因此希望找一个简单有效的自我疗法。

陈医生就告诉周瑾一个安全、有效、省时、省钱的妙招，那就是敲小肠经（又称肩经），它在手臂阳面靠近小指的那条线，再配合一些不需要任何工具的肌肉锻炼。周瑾在坚持天天敲击小肠经半个月后，肩颈酸痛的毛病就基本消失了。

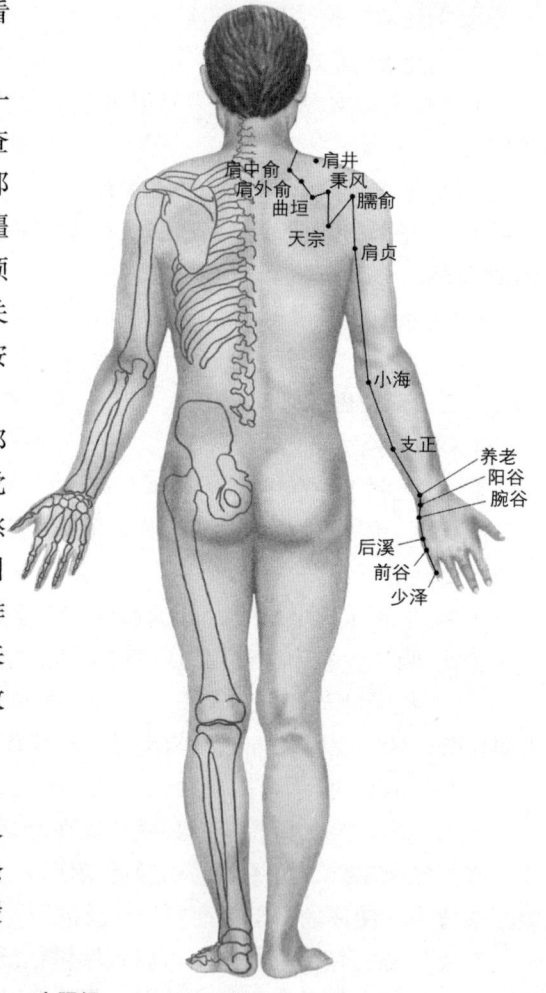

小肠经

敲击小肠经的方法很简单。

（1）沿着手三阳经按揉、推捋和拿捏。因为手三阳经的走向是从手到头，循行的路线经过颈肩部，所以循经按揉拿捏可以很好地疏通经气，放松沿行的肌肉等软组织，消除肌肉的僵硬感。

（2）可以点揉穴位。曲池穴有通经活络的作用；然后按压肩井穴可以很好地缓解颈肩部的肌肉紧张；点揉天宗穴能够放松整个肩胛部的紧张感和疲劳感。如果方便的话，最好两个人再相互推一下背部，基本上是沿着足太阳膀胱经的循行路线由一侧从上往下推，然后从对侧从下向上按摩，力量可以由轻到重。注意从上往下推时力量可以加重，从下往上按摩时力量一般不需太大。这样反复操作5分钟左右，就能感觉到整个背部有一种温热感直透到皮下，肌肉紧张造成的酸痛感觉很快就会消失。

但是，还有一点我们要牢记，就是在进行了经络按摩后，一定要努力使自己一天中都能保持挺胸的姿势，以保持肩部的通畅感。在工作的间隙要站起来活动活动，这样既可以缓解颈肩的压力，又可使腹部的气流通畅，对预防胃肠疾病是很有好处的。

食盐热敷法，颈椎酸疼立刻好

颈椎病是指颈椎骨质增生、颈项韧带钙化、颈椎间盘萎缩退化等改变并刺激或压迫颈部神经、脊髓、血管而产生的一系列症状和体征。颈椎病多见于40岁以上的中老年人，但长期从事伏案工作的人，如会计、编辑、裁缝也容易患上颈椎病。随着电脑的广泛应用，现在的年轻人长期对着电脑工作，患病率也逐渐上升。颈椎病的主要表现为颈肩痛、上肢麻木、肌肉萎缩、头晕头痛，严重者双下肢痉挛、行走困难，甚至四肢麻痹，大小便障碍，出现瘫痪。

46岁的张洁在某事业单位做文职工作，每天要整理、撰写无数的文字材料，长期伏案工作令她常感到颈部酸痛，但睡一觉也就好了，所以没太放在心上。但入秋后，她发现自己颈部酸痛的症状更加明显，而且每到下午两三点的时候就觉得头晕眼花，感觉脑部缺氧，恨不得立刻躺床上睡一觉。张洁感到很纳闷，不知道怎么回事，于是到医院来就诊。

听完张洁的自述，医生诊断她患上了颈椎病。之前，张洁脖子疼的症状就是颈椎受损的警报，经过短暂的休息虽可得到缓解，但是病根未除。而张洁并没有注意对颈椎的保护和治疗，以至于病情加重，发展为颈椎病。

一听到"颈椎病"三个字，可把张洁吓坏了，立即向医生请教治疗颈椎病的办法。医生告诉她，虽然牵引和理疗都能缓解颈椎病的疼痛，但疗效维持的时间有限，一旦颈部受损，依然会再犯。而且，张洁的工作性质决定其必须天天伏案而坐，治愈后复发的概率很大，因此医生建议她用中药来调理，虽然治疗时间长，但能根治。

医生给张洁开了一些活血止痛的药方：葛根25~40克，生姜、大枣各6克，每日一剂，水煎服，20天为1个疗程。

葛根性凉，气平，味甘，具有清热降火、生津透疹、升阳止泻的功效。《本草经疏》中称葛根"解散阳明温病热邪主要药也"，主治外感发热、麻疹透发不畅等病。生姜辛温，能发汗解表，温中散寒。研究发现，生姜的提取液可以消肿止痛。大枣作为中药应用已有2000多年的历史，《本草新编》称其"通九窍，和百药，养肺胃，益气，润心肺，生津，助诸经，补五脏"。大枣中富含钙和铁，可以很好地补血活血，防止骨质疏松。此方旨在通过调养心肺，祛除邪热，达到消除颈椎病发炎肿痛的效果。

同时，医生还告诉张洁一个缓解颈椎疼痛的外敷的方子：食盐适量，炒热后装入一个棉布缝制的小口袋内，用针线将开口处缝好，每晚睡前敷在患处，每次30分钟。盐袋可重复使用，下次使用前可先将盐袋放入微波炉加热两分钟，再放在颈部敷一敷。张洁按医嘱使用后，发现效果十分不错。而她同事见她使用效果不错，也纷纷效仿，一时间在办公室里掀起了一股"盐袋风"。

"盐包"热敷起效，主要是通过热疗改善局部血液循环，可起到松弛肌肉、清除代谢产物，以减轻颈椎的不适症状。而且，食盐具有清热解毒、凉血润燥、滋肾通便、杀虫消炎的功能，且有止痛的作用，还能软化体内酸性肿块。中医很早就用食盐作为杀菌消炎的外用药，《医林纂要》称其能"活血祛瘀"。

但需要注意的是，当人们出现颈部和四肢的酸、胀、麻、痛或颈椎活动受限时，应先到医院明确诊断，在医生指导下进行综合治疗。

盐包热敷虽然相对安全，但它只对症状集中在颈椎的轻度颈椎病患者有一定缓解效果，对于重度颈椎病患者来说，仅用盐袋热疗远远不够，过度依赖反而会耽误治疗。

此外，人们在使用盐包热敷时，要小心避免被烫伤，热敷包温度以手背皮肤能耐受为宜，每天早、晚各敷一次，一次20~30分钟。

"举头望明月"，远离颈椎病的小妙计

何影是某事业单位的宣传部干事，单位领导考虑到单位内患颈椎病的员工越来越多，就准备通过单位内刊举办一次以颈椎病自我防治为主题的保健知识专题。这就需要何影去仔细调查单位员工罹患颈椎病的情况，再根据单位员工最关注的保健要点来拟定专题内容，确保能最大限度地激起员工们对颈椎的保健意识。

走访了许多部门后，何影获得了大量颈椎病的案例和防治颈椎病的小方法，其中最让她感兴趣的就是举头（也即是仰头）预防颈椎病的方法。这个方法是由财务科员老王提供的，他正是凭借这个方法而成为他们科室唯一一个没有患过颈椎病的人。何影自己也经常因为长时间伏案工作而出现颈椎酸痛的毛病，她尝试着在闲暇时间多做举头的动作，发现自己果然很少再出现颈椎酸痛的现象了。她把这个方法发表在单位内刊上不久后，许多人都通过邮箱写信前来反映该方法十分见效。提供该方法的老王更是成为那次保健知识专题所评选出来的"保健标兵"。

老王所提供的这个举头预防颈椎病的方法并不是简单的仰头动作，而是分为五个步骤。

（1）仰头观天：取直立体位，两手下垂，两脚与肩同宽，头缓缓抬起，仰望天空，仰视角尽量达最大限度，眼睛盯住一个目标，保持这个姿势15秒左右。

（2）按摩颈部：取直立或坐式，用双手拇指按揉颈部后侧，先按中间部位，后按

两侧肌肉，自上而下，自下而上，反复按揉15次。

（3）两目虎视：用手足撑地，使身体呈弓形。然后转颈回头，左顾右盼，左右各转动15次。要领是：左顾右盼时重在转颈部，不是只转眼睛。

（4）摇头晃脑：将头部进行前、后、左、右的顺序摇晃。如此将头部摇晃一周，再向反方向摇动。左、右各做10次。

（5）互相争力：两手十指交叉，手掌置于颈项后，将颈部用力向前推，颈项则向后挺直，两力方向相反。与此同时，左右转头摇晃5次。放松，停片刻后再重做。

头部常做"举头望明月"的动作，有助于消除长时间"低头思故乡"所造成的颈椎疲劳。此外，人们也可以睡觉时不使用枕头，平躺在床上，和"举头"的道理是一样的，每晚入睡前无枕仰卧1~2个小时（不宜太久），有助于防止颈椎病的发生，对刚患上颈椎病的人也能起到一定的治疗作用。

需要注意的是，无论人们有没有颈椎病，在平时的生活工作中都要注意以下两点。

（1）睡觉时枕头要高低适当。枕枕头的目的是睡觉时让脖子上的肌肉放松，所以正确的枕法是垫在脖子下面，而不是把脖子空出来。枕头的高度一般10厘米就行了，身体比较胖的适当高一些。

（2）颈部不能受凉。包括食物的寒凉和外来的风寒，因为一受凉肌肉就会发紧，而且凉邪会向里传，颈部就会变得很脆弱，稍不注意就会得病。

最后要强调的是，有些人觉得自己的脖子可以扳响，所以没事的时候就喜欢来回扳几下，听着响声好像很舒服似的。其实这是不对的，经常这样就会造成颈椎关节松弛，颈椎边上的韧带也会变松弛。

简单拿捏，让颈椎"服服帖帖"不再疼

颈椎病是临床常见疾病之一。人体脊柱颈段由7个颈椎连接而成。上下相邻的颈椎之间有精妙的关节和坚强的韧带。第二颈椎以下，椎体间还有坚韧而富有弹性的小圆饼状的椎间盘。颈椎所处位置十分重要，运动频繁，范围甚大，各种轻重损伤机会也相应增多，而且容易老化蜕变。颈椎又是大脑与躯干、四肢保持联系的通道，神经分布交错密集。随着年龄增长或颈椎负累过重，颈椎蜕变加重，可引起毗邻的脊髓、神经和血管受压，发生错综多变的症状，即为颈椎病。

说起颈椎病，由于它的发生与年龄的增长成正比，许多人会觉得颈椎病是"中老年人的病"，五六十岁的人才会得。但值得注意的是，现在该疾病的发病年龄已趋向年轻化。据统计，在45岁以下人群中，颈椎病已成为继心脏病之后发病率第二高的疾病。颈椎病患者正在趋于年轻化，甚至不乏小学生患颈椎病的报道。

为何颈椎病过早侵入年轻人的身体？原因复杂而多样。医生提醒我们说，不良习惯是主因。据悉，颈椎病的高发人群分别为电脑操作者、银行职员、文秘、打字员、医护人员、教师、司机等。颈椎与肩膀构成一个沉重的十字架，支撑分量不轻的脑袋，以上人群长期前屈、伏案的不良姿势，加上高压力、多角色的生活方式，使它随时处于紧张的一级备战状态。

每到夏天，办公室内的空调冷气开得十足的时候，徐扬都会因为颈椎酸痛的毛病去看医生。徐扬说她是一位法语培训讲师，每天的工作就是为那些爱好法语以及想要去法国留学的人们讲解法语常识，因为她讲课生动有趣，许多人都喜欢上她的课，所以她每天都有四五节课要上，有时甚至一整天都排满了课。常常是一天课下来，她觉得肩膀部位十分僵硬胀痛。到了夏天，热一点的时候还好，一到梅雨季节，症状就立马加重。而前两天下大雨，她的肩颈部又开始疼痛，而且症状越来越严重，她疼得连头都不敢扭，肩膀也抬不起来了，就赶紧来看医生。

医生问她："你是不是曾经淋过很长时间的雨？"徐扬很惊讶："是啊，大夫，您怎么知道的？我有一次送一个学生回家，路上遇到大雨，我们又没带伞，他家住的地方很偏僻，没有卖伞的商店，我只好把衣服脱下来盖在他头上，背着他回家。从那回来，我就患了重感冒，在家休息了半个月才好。"

医生点点头，告诉徐扬说："你可能就是由于那次大雨受了风邪所致的肩颈疼痛。我们都知道风性善行而走窜，而湿性黏滞。人的肩颈部位最容易进风，时逢潮湿闷热的暑天，湿邪和风邪侵袭人体，正好停留在肩颈的部位。年轻的时候觉得这没什么，休息几天就没事了，但时间一长，肩颈酸痛已经造成颈部肌肉痉挛，颈椎变形，压迫神经而引起疼痛。"

徐扬连忙问："那有办法能根治吗？"医生建议她在服用祛风驱寒的药物时，还要多拿捏颈部肌肉，尤其是在平时的生活以及工作中感觉到颈部比较疲劳时，可以通过拿捏颈肌来有效达到止痛、解痉的作用。这对于电脑操作者以及长期伏案工作的人群防治颈椎病有很好的作用。

拿捏颈部肌肉的具体方法是：将两手在颈后举起，然后把大拇指按在同侧颈外侧，而其余四指则安于颈肌对侧处。接着再把两手同时用力对合，把颈肌往上提起后再放松下来。拿捏的时候沿着风池穴往下，一直到大椎穴处进行20~30次拿捏即可，通过这种拿捏可起到缓解颈部疲劳的作用。

一个月后，徐扬去复诊，自述颈肩部疼痛的症状已基本消失，但下雨天还是会有些许的疼痛感。医生则建议她不用再继续服用药物，只要坚持每天拿捏颈部肌肉即可。两个月后，徐扬再次复诊，自述所有疼痛症状都已消失，下雨天也不再有疼痛感出现，医生仍建议她继续每天拿捏颈部肌肉，以预防颈椎病。

颈椎酸痛，做一做"米字操"

中医认为，自然界的变化和人体的症状有相对应的关系，"风为百病之长"。春天的主气是风，正是风邪容易入侵人体的时节，且此时冬天的寒气尚未完全退去，日夜温差仍然较大，再加上大多数城市所在的地势都比较低，容易造成湿邪凝聚，因此春季最容易出现风、寒、湿交结的情况，诱发骨关节疼痛和相关疾病。因此在这段时间里，抵抗力弱的人，尤其是有基础病的老年人，体内阳气可能会抵不过自然界阴邪的入侵，出现颈部、腰部、腿部关节肿痛或活动无力的症状。

而对于职场白领来说，最容易出现颈椎问题，因为人们在办公室坐着时习惯于驼着背、弯着腰,加上长时间低头伏案,或抬头对着电脑,使颈椎长时间处于屈位或某些特定体位,不仅使颈椎间盘内压力增高,也使颈部肌肉长期处于非协调受力状态,颈后部肌肉和韧带易受牵拉劳损,再加上扭转、侧屈过度,更进一步导致损伤,所以极易诱发颈椎病。

中医认为,职场白领多患的颈椎病多为静态劳损。因为无论是处于坐、站、蹲的姿势,职场人士的身体很难完全放松,总有肌肉在维持平衡。因此,当职场人士长期保持单一姿势时,就会引起局部肌肉劳损。不少职业都有静态劳损引起的"职业病",如打字员低头打字、司机弓着腰开车、售货员穿高跟鞋站着,时间长了会分别导致颈部、腰部、腿部血液流通不畅,渐渐形成局部静态劳损。静态劳损一般只会表现为局部酸痛、活动受限,对生活没有太大影响,但一旦碰上阴雨天症状就会加重。

要预防颈椎病,可以每隔一个小时做做"米字操",即以头为"笔",通过颈部转动在空中画出一个"米"字。"米字操"的正确步骤。

人们可以盘坐在垫子上,或者坐在椅子上,腰背挺直,尽量让颈部伸展,下颌略收,双臂放松下垂,肩膀向后微微张开。感觉整个身体充分拉伸,保持5秒,然后慢慢放松。注意不要闭眼,目视前方,然后按以下顺序旋转颈部。

(1) 头尽量由左到右画一横线,回到正位;
(2) 头尽量向前上方拉伸,自上而下画一竖线,回到正位;
(3) 头颈尽量向左上方拉伸成45°,而后斜行画线拉伸至右下45°,回正位;
(4) 同法书写"米"字右上点,回正位;
(5) 头颈尽量向右前上方拉伸,向左下方画一撇,回到正中位;
(6) 头尽量向左前上方拉伸,向右下方画一捺,回到头颈正位。

以上动作轨迹刚好形成一个米字,故称为"米字操"。每运动一次重复一个米字。

职场人士的颈椎病主要是由于长期的低头位,头部在重力作用下产生了一个向下的力矩,颈部后面的肌肉必然要收缩紧张而产生向后向下的力去平衡头的重力。颈后部肌群持续紧张就会使相关肌肉组织代谢受阻,肌肉、肌腱及腱膜受损。"米字操"中的"抬头"、"低头"动作可以使颈后肌群和斜方肌受到挤压和牵拉,可以有效地促进这些肌肉以及相关结缔组织的代谢。同时,"米字操"的运动力度能达到颈椎的各个关节,使关节的结缔组织和关节囊在原有的位置上进行活动,起到按摩作用,从而有效地促进局部关节组织的血液循环,提高了颈椎的柔韧性和肌肉活动的协调性。

此外,颈椎病患者由于局部活动减少,颈部肌肉、滑囊、关节囊、肌腱就会发生变性,互相粘连,这种变化又更进一步加重患者的症状。通过"米字操"的运动疗法,一方面由于对肌腱、韧带等组织的牵拉,可机械性地将粘连分开;另一方面可改善局部血液循环及淋巴液的流动,改善局部组织营养,从而有助于颈部组织功能的恢复。同时,颈部的适度运动使毛细血管受刺激而扩张,可大大增加颈部微循环的血流量,使肌肉、韧带和关节囊的血运得到改善,使原来变硬的组织因营养改善而逐渐变软。颈部肌肉通过锻炼,有助于增强耐久力,使得颈椎的稳定性得到改善。

在"米字操"的练习中,人们一定要宁心安神,自然呼吸,速度和幅度都顺其自然,并不强求一定要达到某个角度,讲究动静结合,逐渐到位,使颈部各层肌群均能得到锻炼,从而达到流水不腐,户枢不蠹的目的。

需要注意的是,以下一些情况不适合练习"米字操"。

(1)有头晕、恶心、呕吐等症状的人要谨慎练习"米字操",需要在医生指导下进行。

(2)颈椎病急性发作期,应休息和颈椎制动,不宜练习"米字操"。

(3)做"米字操"时动作应和缓有力,不可过快或过猛,否则不但起不到锻炼治疗作用,而且可加重病情,增加患者痛苦。

(4)做"米字操"时要注意动作准确,不正确的锻炼疗效欠佳。

长期伏案易眩晕,按按后脑压痛点

如果你是一个需要长时间坐办公室的白领,那你就要注意观察自己在长期工作后,是否容易出现颈部不适、头晕眼花或轻度站立不稳的症状,有时甚至会恶心和呕吐。如果这些症状是一扭动脖子就出现,就要考虑是否因为姿势不当而患上了颈性眩晕。

颈性眩晕,在中医上称为"项痹",其有痹阻不通之意。颈性眩晕的临床症状一般有头晕、恶心、呕吐、耳鸣、视物不清等,最突出的特点为体位性眩晕,即当改变体位尤以扭转头部时,眩晕加重,严重者可发生猝倒,但一般不伴有意识障碍。另外,因为椎动脉和交感神经并行,所以椎动脉型颈椎病常伴有一些交感神经症状,如假性心绞痛、心肌缺血、汗腺分泌障碍、局部肢体或半侧身体多汗或少汗、消化功能障碍等症。除此以外,严重者还可出现头痛或偏头痛、记忆力减退、注意力不集中、眼胀、干涩、视力变化、视物不清、声音嘶哑、听力下降、咽部异物感、心律失常、多汗畏寒、疼痛麻木等一系列伴随症状。

临床实践证实,颈性眩晕多由长期不良生活习惯和工作姿势引起,例如学生歪头写字、设计院人员埋头绘图、教师侧头写黑板等。长期固定的姿势压迫,会引起韧带的退行性病变。

小于今年35岁,是一家广告公司的文案策划。前一段时间,公司要参加某大型企业的新产品广告招标,他作为主要负责人,更是忙得团团转,经常连续四五个小时坐在电脑前不起来。今天早上,他正准备起身取水,突然一阵眩晕,差点跌倒在地上,旁边的同事急忙扶着他躺在沙发上休息。躺了一会儿,他感觉好一些,就起身继续工作,但只要转头、低头或者仰头的动作稍微快点,立即就会有明显的眩晕感。动作慢的时候,或者颈部不活动,则没有症状。他心里很着急,请了假就赶紧来医院就诊。

听完小于对病症的自述,医生已经大致可以判断他是患了颈性眩晕,就问他目前是否还有这样的眩晕症状。小于试着转了下头,马上闭上眼睛,连说发晕。小于问医生这是不是因为过度疲劳引起的,要不要打点什么营养针补一补。医生却告诉他这不是问题的关键,他这个症状是典型的颈性眩晕,但治疗起来并不难。

然后,医生让小于背向医生坐好,医生在他的双侧枕骨下缘处用手指按压,很快各找到一个明显的压痛点,在那里用力揉搓了数下,再让小于转头活动,他试着转了几下,再仰头低头了几次,竟然已经全无眩晕不适了。这么快就消除了眩晕的症状,小于非常高兴,连呼中医真是神奇,并同时追问治疗的原理。

医生解释说,从中医经络学来看,在枕骨下缘处有少阳经、太阳经、督脉等多条经络通过,长期伏案工作,颈部长时间保持同一个姿势,气机流动不畅,会导致枕骨附近的经络经气壅滞,经络不通,眩晕发作。而从现代医学的角度看,在枕骨下缘有好几条颈肌连接于此,长时间伏案工作,颈肌长时间保持固定的姿势,会导致枕骨下缘处的颈肌发生痉挛,甚至产生损伤、组织粘连,挤压并刺激局部的神经感受器。在转颈时,这种挤压会变得更加强烈,导致神经感受器产生明显的神经信号,传入枕骨附近的脊髓神经,再通过复杂的神经传导机制,就可能干扰到分布在颈部椎动脉上的神经纤维,使椎动脉发生收缩,导致大脑缺血低氧,这样就产生了眩晕。

还有些情况下,神经信号不会导致椎动脉血管收缩,而是直接上传至大脑神经中枢,神经中枢会"误认为"这个信号是个"眩晕"的信号,于是也会导致眩晕症状发生。这种疾病,临床上称之为"颈性眩晕"。值得一提的是,很多人认为颈性眩晕是颈椎骨质增生或者椎间盘突出引起的疾病,往往需要照X片或者CT、MRI,这其实是个误区。最起码根据大多数临床实践证明,颈性眩晕患者95%以上都与骨质增生或椎间盘突出没有关系,而只是由于颈肌或其他软组织损伤导致的。

在枕骨下寻找到的压痛点,实际上就是颈肌痉挛,或者出现组织粘连的地方。在此进行大力的揉搓,能够起到迅速放松痉挛肌肉、解除粘连的效果,从而解除对局部神经感受器的挤压和刺激,自然能够达到立竿见影的效果。

但要注意的是,枕骨下缘的压痛点的位置因人而异,尽管许多时候按压风池穴、风府穴处能很好地缓解颈性眩晕,但在大多数情况下,这个压痛点并不是在某个固定穴位处。每位患者的具体情况可能大不相同,所以最好是在枕骨下缘处,从左至右仔细寻找,找到明显的压痛点后,在此处大力揉搓,即能起效。中医有句老话叫做"治病无定穴",意思是说有时治病不要拘泥于某个穴位的限制,而要根据患者的具体情况,进行个体化治疗,颈性眩晕就属于这种情况。

听完医生的解释,小于内心的恐惧感大大减少,并开心地说:"那我以后再加班就放心了,只要一晕,用用此招即可。"医生连忙纠正他的这种想法,告诉他:"任何疾病都是预防比治疗更重要,中医有句话叫'三分治,七分养',其中就有重视预防这层含义。你的颈性眩晕是长时间工作引起的,所以平时工作时每隔一段时间就要停下来活动一下颈肩部,进行一下休息。具体该多长时间呢,想想我们上学的时候,每隔45分钟就要休息10分钟,参照这样的时间间隔就非常合适了。"

从那以后,小于每天工作累了时,都会仔细在自己的枕骨下缘处,从左至右仔细寻找,找到明显的压痛点后,对其大力揉搓,他的眩晕症状就再也没犯过。

按摩肩颈部穴位,有效缓解肩颈酸痛

对于久坐的办公室白领来说,肩颈部酸痛是常有的事情,十有八九的人都有颈椎病。中医专家指出这类人群在工作的闲暇之余不妨按摩按摩肩颈部穴位,可以有效缓解肩部不适。

很老很老的老偏方——职场疲劳一扫光

大志是一个出租车司机，每天从早上5点开车出门，一直忙到晚上7点多才回家，一天10多个小时窝在车里，回家后总是觉得肩颈酸痛，但每次按揉按揉肩颈部的肌肉就好了。有一次下雨天，他在路口等一个红绿灯时，后边车突然打滑撞了上来，和他的车追尾了。追尾之后，他就晕过去了，被旁边的路人紧急送到了医院，但是当时没检查出任何问题，医生说没什么大的问题，只是他身体太疲惫才晕过去的。可那次事故后，大志经常脖子痛，看了半年也没好，所有的医生都说没问题，可能就是软组织损伤，休息一下就好了。可是疼痛持续了很久也没好，大志心里很着急，因为脖子疼他不敢再开车，怕出安全问题。

那次事故的责任人觉得愧疚，也一直帮大志打听治疗脖子疼方面的专家，最终找到一个已经退休的专治颈椎病的老中医，他便陪着大志前去求诊。老中医仔细问过大志的病情，又认真检查了大志的颈椎部位，最后诊断大志的情况是挥鞭样损伤，就是当你的车被从后面撞击时，身体被安全带保护住了，但头就像甩出的鞭子一样，啪一下给甩到前面去了。由于此时脖子是处在一个很松弛的状态，所以这个很大的甩力，突然作用在脖子的韧带上，韧带吃不住这么大的劲儿，就被拉伤了，更严重的情况是两节椎体之间的椎间盘也会被拉伤。

大志听了很害怕，连忙问能不能治好？老中医认为只要大志注意锻炼背部、颈部肌肉，就可以治好这个毛病，但老中医还是建议大志先做专业的按摩治疗。然后老中医站在大志的背后，先在一侧颈部进行点按、弹筋、按摩、理顺筋，然后同法治疗另一侧，最后施以颈部拨伸、旋转手法。做完按摩后，大志立即就觉得脖子的疼痛缓解了。

后来，大志每周都去找老中医给做一次颈部按摩，两个月后，大志脖子痛的症状就基本消失了。但为了巩固疗效，考虑到大志的工作性质使他常常肩颈酸痛，老中医就教给他一套自我防治肩颈酸痛的方法。

（1）解除颈部的不适，可双手抱头按风府及风池穴。风府穴在后脑发际往上约1指幅中央处，风池穴则位于后颈部两侧，发际与脊椎外侧筋处，是颈部肌肉起点。人们可从风池穴循着发际慢慢按到耳朵，其中有许多穴道，都能放松颈部。

（2）舒缓肩部僵硬，可试试天宗穴，位在上背部，约在肩胛骨的中央，取穴方法是上半身直立，左手贴在右肩1/2处，手指自然垂直，中指指尖碰到的点就是天宗穴。

（3）如果背部穴道自己按不到，可以请家人朋友帮忙。例如常用的肩井穴，一人坐着，另一人站在背后双手前臂放在被按摩者的肩井穴（在耳朵垂直与肩膀交会处）前后。也可请自己家人在上背部做大范围的按摩，触碰到的肩中俞、肩外俞穴都能缓解紧绷的肌肉。

风府穴

这套防治肩颈酸痛的方法不受时间、地点的限制，而且专业知识要求得也不是那么严格，许多办公室一族在伏案工作感到劳累时，可采用此法来消除肩颈部的酸痛感。但需要注意的是，如果按摩的效果不是很明显，一定要及早就医，以免延误病情。

第六章 肩颈酸痛老偏方，办公室坐坐族的福音

按揉风府和手三里，颈椎病也可"手到病除"

一次趴在办公桌上午睡后，使姜涛突然感到手指麻木，但他起来活动活动身体后，症状就消失了，他以为是自己趴着睡觉头压住胳膊的缘故，便没太在意。一天他正对着电脑核对数据时，脖子后面猛地一阵疼痛，到医院一检查，是颈椎病。

他感到很不可思议：自己还不到30岁，怎么会得这种老年人常患的疾病呢？对此，医生的解释是：现在，患颈椎病的人群正在大幅度增加，而且越来越趋向年轻化，长时间低头看书、长期在电脑前工作的人最容易得颈椎病。最典型的症状就是脖子后面的肌肉发硬、发僵，颈肩疼痛，而且头晕恶心，手指麻木，腿软无力。

而且，颈椎病是一个比较宽泛的概念，并不单指医院诊断的那些颈椎病，而是泛指所有的颈椎不舒服。

其实我们的身体比世上任何机器都要精密，而且要求各方面都要平衡，才能保持正常健康的运转状态。这包括肌肉、骨骼、筋脉、经脉等各方面的平衡，各方面平衡了，才能保证身体整体上的阴阳平衡，才能保证经脉气血通畅。

颈椎病的出现主要就是肌肉和骨骼的失衡，所以只要好好调解这两部分的平衡，所有的问题就可以得到解决。

一个很有效的方法就是按揉督脉上的风府穴和手大肠经的手三里穴。

风府很好找，顺着脖子后正中线上的颈椎向上摸，到头骨时有一个凹陷，即风府穴。用拇指的指腹顶住穴位，向上用力按200下，然后开始转头，正反方向分别旋转5圈。

手三里穴在曲池穴的下2寸，食指、中指、无名指并起来的宽度。曲池穴的位置也很好找：把胳膊屈曲90°，掌心向下，肘尖和肘关节内侧的横纹的中点。

按揉手三里穴的时候要用另一只手的大拇指指腹从里向外拨，有酸胀或胀疼的感觉为度。这对颈椎病造成的手指麻效果很好。

要防治颈椎病，人们必须时刻注意不让颈部受凉，因为一受凉，颈部肌肉就会发紧，而且凉邪会向里传，颈部的平衡就会变得很脆弱，稍不注意就会得病。

所以，天气凉的时候或者吹空调时间较长的时候，用手掌搓脖子后面（上面有膀胱经的天柱、心经上的天牖、大肠经上的风池、督脉上的风府、哑门等穴位），横着搓，边搓边上下挪，3分钟左右直到感觉有点发热再停。

还有，不要让后背正对着空调和风扇吹，这样会伤人体阳气，而且很容易受凉，即使是在最热的夏天也要注意后背和颈部的保暖。

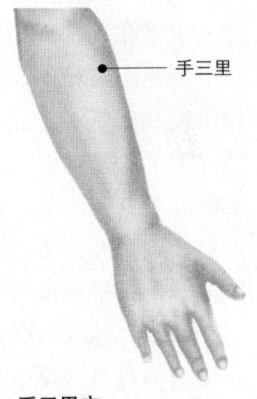

手三里穴

颈椎病犯了，就给自己做一做牵引

颈椎病的发病率随年龄增长而增加，多见于40岁以上的患者，其中50岁左右的人群

中约有25%患有此病。但近年来该病有明显的年轻化趋势：许多二三十岁的办公室白领也成了颈椎病的受害者。那么，到底是什么原因造成年轻人患上"中老年疾病"的呢？概括地说，长期伏案工作是颈椎病的元凶。

35岁的高群是某知名手表公司的手表维修人员，每天的工作就是埋头检测并维修公司各个销售处送来检修的手表。因为手表零件特别精密，一不小心就可能损坏零件，因此每次维修时高群都必须高度集中注意力，常常屏气凝神地工作两三个小时来维修一只手表。由于长期伏案工作，高群患上了颈椎病，整天头晕，两手及肩都发麻，严重时晚上整夜不能睡觉，身体向左卧左侧手臂发麻，向右卧右侧手臂发麻，仰脸睡两侧均麻。早上起来，双手不能握拳。这样的身体状况，高群当然没法工作，只好请假去医院检查。

医生为高群拍了颈部X片，诊断他为颈部骨质增生，颈椎弯曲消失，医生便让他做牵引治疗。做牵引的时候，医生会用一个叫颌枕吊带的东西兜住头部，它一边兜在下颌上，一边兜到枕骨上，然后另一端加一个10~15千克重量的物体，通过重力进行牵引，把7节颈椎拉开。我们知道颈椎的前方和后方都有韧带，后方的叫后纵韧带，这个后纵韧带被隔在纤维环和脊髓之间，纤维环的后方，脊髓的前方。在拉开的过程中，后纵韧带会绷紧，所以当它绷紧的时候，就会让突出的髓核组织往回走，这就是牵引的作用。

连续做了一个月的牵引后，高群觉得身体基本上恢复了，就开始上班了。后来他发现，只要伏案工作两三个小时，他的手及肩部还是会觉得有点发麻，因此他只能做一些简单的手表维修工作。高群心里很着急：如果自己再请病假，工作肯定会受影响，可自己目前的状态又做不了有难度的手表维修工作，时间长了，肯定会被炒鱿鱼。

在复诊时，高群向医生倾诉了自己的忧虑，医生叫他不要担心，因为他的病情已基本得到控制，接下来的日子他可以不必再来医院做牵引，可以自己在家做牵引。这可把高群高兴坏了，连忙向医生询问自己在家做牵引的方法。

医生告诉他："你可以在家里找两节布带，一根吊在下颌，布带大约四五公分宽，另一根吊在枕部，把这两根布带在上面钉在一起，形成一个人字形。然后在头顶上方做一个滑轮，滑轮的这边吊住头部，另一端吊一个重物，可以找一个水壶或者是油瓶子，10千克装的那种，也不要太沉。然后病人坐好，头部前倾15°，牵引20~30分钟后，大部分人会明显地感觉到舒服。原理就是把突出的髓核靠后纵韧带给推回去了。牵引要经常做，坚持两三周以上。"

高群按照医生教的方法天天在家里为自己做牵引，发现果然有他在医院做牵引的效果，但他觉得这样做牵引很麻烦。

后来，他在一份医学报刊上看到一篇报道用小枕头防治颈椎病的文章，这个小枕头的用法也是参照牵引的原理：患者仰面朝天，在颈下部放置一个20厘米×40厘米大小的圆筒状枕头，使头稍向下垂，颈部过伸，起到牵引作用。可用棉花或木棉做芯，亦可用稻糠壳或荞麦壳做芯。如同时患有高血压，可购买川芎、白芷、丹参、菊花等量（够一个枕芯量），用槌将药槌碎一些，然后装入枕中。用棉花做的枕芯一定要包紧，不宜太软。开始使用时觉得不舒服，只要坚持每晚使用，逐渐就会适应。在发病时，用此法可使症状减轻，以至消失，无症状时可预防发病。

高群抱着试试看的心理，照着做了一个小枕头，试用后效果真不错，不到1个月，高群的颈椎病就好了很多，又过了1个月双手基本不麻了，可以开始维修难度较大的手表。

办公族人人必备的颈椎"急救"操

长期伏案的办公室白领经常有颈部酸胀、疼痛、僵硬、活动受限等不适，究其原因，主要是由于颈部长期处于一种姿势或姿势不当，造成颈部某些肌肉过度紧张，从而引起上述种种不适症状。因此，经常伏案的办公室白领，应该坚持做松弛颈部肌肉的运动。

张北是一家大型企业的董事长，每天除了在办公室埋头批阅文件，就是出去开会，到下面作报告。在一次熬完夜，起床后觉得脖子疼，而且不能抬头，一抬头就会痛得特别厉害，像刀割一样，从肩串疼到整个胳膊，但是低着头问题就不大。但是我们可以想象，一个人如果老低着头是很奇怪的，比如老师讲课的时候，如果他整天低着头念稿子，学生肯定觉得非常奇怪，从而影响教学效果。所以张北非常苦恼，他的工作性质决定他得经常抬起头来，见领导、见下属，他不能总低着头。

所以，张北把手头的工作跟秘书交代好后，就立即驱车去找他一位做骨科医师的朋友求诊。朋友给他检查完，说他患了颈椎病。之所以会一仰头脖子就疼，是因为当他低头的时候，他的椎间孔比较宽，神经根能从里面穿过去，所以感觉不到疼。但当他仰头时，他颈部椎体间的椎间盘比较松，且颈长肌肌肉能力不够，造成了两个椎体之间有轻度的错动，椎间孔就变得很窄，压迫到神经，所以他一仰头就会痛。

朋友当即对他进行了牵引治疗，做完后他感觉脖子疼得没那么厉害了，但还是不能仰头。接下来的几天里，朋友又对他的肩颈部进行了神经肌肉激活技术，通过一些特殊的方法，把他的颈长肌激活。随着治疗的进展，张北的脖子慢慢地好了。

张北的颈椎病治愈后，朋友还教给他一套防治颈椎病的保健操，让他工作累了的时候做一做。从那以后，张北就喜欢在工作闲暇时间做这套保健操，刚开始他做操被秘书开门撞见，还觉得不好意思。在发现这套操十分有效时，反而把这套操教给了公司的其他人，并渐渐成为公司员工每天下午4点钟的必做保健功课。

张北做的这套防治颈椎病的保健操分两部分，具体操作如下：

1. 坐位颈部松弛锻炼体操

（1）两手叉腰，一、二拍颈项向左侧屈，三、四拍颈项向右侧屈。

（2）两手叉腰，一、二拍颈项向左旋转，三、四拍颈项向右旋转。

（3）两手叉腰，一、二拍头顶用力向上顶，下颌内收，三、四拍放松还原。

（4）两手叉腰，一、二、三、四拍颈项向左、前、右绕环至还原，避免后仰。

（5）第一拍，头向左旋转，左手经体前伸向右肩上方。第二拍还原。三、四拍同一、二拍，方向相反。

（6）第一拍，颈项向左侧弯，左手经头顶上方触右耳。第二拍还原。三、四拍同一、二拍，方向相反。

（7）第一拍，低头含胸，两臂在胸前交叉，尽量伸向对侧，左臂在上。第二拍，挺胸，两臂尽量外展，肘弯曲与肩平，手心向前，头左旋，眼看左手。三、四拍同一、二拍，方向相反。

（8）两手抱头后，手指交叉。第一拍，稍低头，两肘向两侧张开。第二拍，用力抬头，两手向前用力，与头对抗，不使其后仰。三、四拍同一、二拍。

2. 站位颈部放松锻炼体操

（1）自然站立，肩膀放松。两肩慢慢紧缩（夹肩），坚持5秒，然后双肩向上耸起，坚持5秒，还原，重复5次。

（2）自然站立，肩膀放松。颈部慢慢地向前屈，尽量让下巴碰到胸前，停留片刻，将头轻轻抬起来，还原，然后颈部慢慢向后伸，停留片刻，还原成预备姿势，重复5次。

（3）自然站立，肩膀放松。颈部慢慢地向左侧屈，让左耳尽量靠近左肩，停留片刻，还原。如上动作，再向右侧屈。左右交替，重复做5次。

（4）自然站立，肩膀放松。颈部慢慢地向左转动，眼睛向左肩膀后方看，停留片刻，还原。如上动作再向右侧转动。左右交替，重复5次。注意转动时头部不要过分向后倾。

电吹风温熨法，吹走颈椎病

虽然颈椎肌肉劳损还不是真正意义的颈椎病，但冰冻三尺，非一日之寒，若颈椎肌肉一次不注意出现炎症水肿，尚未待其恢复又再次损伤发生炎症渗出，长此以往肌肉粘连变硬甚至骨质增生，颈椎病就发生了。颈椎病一旦找上你，就可能会引起头痛、眩晕、耳鸣、视物模糊、记忆力差、反应迟钝等症状，让人浑身难受。因此，颈椎病需要我们早期有效地去养护，防止其恶化。

颈椎病属中医"痹症"范畴，电吹风为理发、美容的必备工具，似乎二者毫无瓜葛，但采用电吹风发出的热量，取代中医外治的温熨疗法，疗效甚佳。

28岁的陈宁是一名公务员，在某政府机关做了将近5年的办公室秘书，每天都有大量的案头工作要处理，忙起来连上厕所的时间都没有，时间久了，颈椎就出了问题。有位同事发现陈宁每天挺着酸痛的脖子上班很辛苦，就告诉她一个偏方——用电吹风温熨法治颈椎病，方法十分简便：

自己以正坐位姿势，用左手先在颈部扪及压痛点，随后将右手握着的吹风机接通电源，将热风对着压痛点频频温熨，并使颈部做左右旋转，前后俯仰动作，再用左手指轻轻按摩压痛点。如熨时局部有灼热感，则可能电压偏高，或熨时过长，或吹风机距皮肤太近。为防皮肤灼伤，可关上开关，暂停操作，待灼热感消失后，续用前法，感到热风作用于皮肤的温度适宜，持续一刻钟左右即可。除炎热天气外，每天早、晚按上法分别操作一次。

得了一次颈椎病让陈宁了解到一个道理，防治颈椎病全靠自己。

脊椎病的罪魁祸首是肌肉损伤，因此防治颈椎病最根本的要求是要纠正长期的不良姿势，定时工作。工作的视角要正确，电视、电脑中点与眼睛的高度以15°以内为宜。

椅子的高度要适中,保持膝盖与臀部同高,脚板能平踩地面(必要时脚下可加垫)。开车的司机应保持膝盖与腰部同高,坐直,两手同握方向盘开车,切莫让脖子和身体长时间前俯。"定时换一个姿势很重要",隔20~30分钟稍微换一个姿势。坐着时间长了,应该稍微休息一下,喝杯水,走一走。同时,良好的睡眠对颈背大有助益,要保持正确的睡姿。无论平躺、侧卧,枕头都必不可少。

此外,还要注意要保持舒适的温度,空调温度不要过低,同时避免空调风直对着人体。

后溪穴,助你摆脱颈椎病困扰

现在得颈椎病的办公室白领非常多,患者的年龄也越来越小,甚至有些大学生也得了颈椎病,原因很简单:伏案久,压力大,自己又不懂得怎么调理,所以颈椎病呈现年轻化。这些人不仅仅得了颈椎病,腰也弯了,背也驼了,眼睛也花了,脾气也糟了,未老先衰,没有足够的精气神。这是当今多数办公室白领面临的一个严重问题。

很多人认为这些都是脑力劳动过度的结果,因为脑力劳动很消耗人的精力。其实不尽然,当长期保持同一姿势伏案工作或学习的时候,上体前倾,颈椎紧张了,首先压抑了督脉,督脉总督一身的阳气,压抑了督脉也就是压抑了全身的阳气,久而久之,整个脊柱就弯了,人的精神也没了。人体的精神,不是被脑力劳动所消耗掉的,而是被错误的姿势消耗掉的。这些问题通过一个穴位就能全部解决,这就是后溪穴。

杜桥和一般的女孩子不同,她自幼擅长学习理科功课,工作是一名计算机工程师。她每天都需对着电脑工作,视力也是飞速下降,还常常会觉得脖子酸痛,摸上去硬邦邦的,转动时还会有"咯咯"的响声。几年的职业生涯让杜桥充满了成就感,但她的健康却每况愈下:皮肤暗黄,经常便秘,甚至有次突然头晕差点摔倒。她终于醒悟,不能再无视自己的身体健康,必须从现在开始学会健康地生活。

于是,杜桥到专业的中医院进行检查,被诊断患有颈椎病后,她便开始了按摩针灸等治疗。治疗了一段时间后,杜桥的颈椎病好了很多,这时她被外派到海外操作一个工程,颈椎病的按摩针灸治疗被迫停止。她担心一旦停止治疗,颈椎病就会复发,这时医生推荐给她一个简单好用的小方法:多按摩后溪穴。她就坚持每天一有时间就按摩自己的后溪穴,久而久之,颈椎病果然没有复发。

后溪穴是小肠经上的一个穴,奇经八脉的交会穴,最早见于《黄帝内经·灵枢·本输篇》,为手太阳小肠经的腧穴,又是八脉交会之一,通于督脉小肠经,有舒经利窍、宁神之功,能泻心火,壮阳气,调颈椎,利眼目,正脊柱。临床上,颈椎出问题了,腰椎出问题了,眼睛出问题了,都要用到这穴,效果非常明显。它可以消除长期伏案或在电脑前学习和工作对身体带来的不利影响,只要坚持,百用百灵。

对后溪穴的刺激不用刻意进行,如果你坐在电脑面

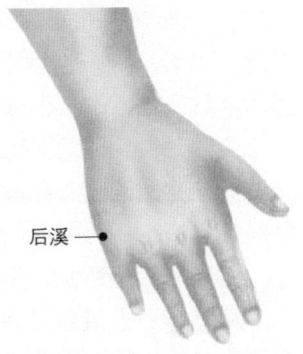

后溪穴

前，可以双手握拳，把后溪穴的部位放在桌沿上，用腕关节带动双手，轻松地来回滚动，就可达到刺激效果。在滚动当中，它会有一种轻微的酸痛感。每天抽出三五分钟，随手动一下，坚持下来，对颈椎、腰椎有非常好的疗效，对保护视力也很好。

另外，我们从颈椎病的致病过程来看，预防它最主要的方法还是避风寒。有的人喜欢把空调调到最低，结果出门以后便浑身发僵、脖颈发紧，慢慢地也会形成颈椎病。所以天冷的时候，出门要穿高领的衣服或者戴个围巾，不要让风寒轻易地袭击到人体，这也是预防颈椎病的方法。

姜葱、热盐也是药，对治肩周炎很有效

45岁的老孙从事会计工作有20多年了，在单位每天都埋头工作：不是趴在办公桌上核对文件上的财务数据，就是对着电脑敲打键盘，要不就是拿着一个计算器按来按去。长期伏案工作让老孙的肩部开始"闹别扭"了。最初只是微微有些疼痛，到今年，病情逐渐加重，肩部活动受限，洗脸、穿衣服、摸背等均受影响。不仅生活受影响，连工作也受到波及。老孙看过西医，也看过中医，但治疗的效果都不够明显。

为了治好自己的肩周炎，老孙开始每天早上去家附近的公园学打太极拳。和他一起打太极拳的一位老先生得知他打太极拳的初衷，就告诉了他一个治疗肩周炎的偏方：用老生姜、葱头各250~400克，捣烂如泥，用文火（即小火）炒热后加高度白酒再炒片刻。睡前趁热（以能忍受为度）敷在疼痛处，再用毛巾或布条包紧。第二天早上取下，到晚上再炒热继续敷。一剂药可用3~4个晚上。

老孙当天回家后就按照那位老先生所教的方法，用姜葱泥热敷在肩膀疼痛处，敷完后果然感觉肩膀不疼了。

老生姜即是中药的干姜，性热、味辛，有温经散寒的作用；葱头辛温，能散寒解表，温通阳气；白酒大辛大热，能散寒活血通经。三者混合，加用文火，更助热性，更能发挥温阳散寒、活血通经、止痛消肿的功效，能治疗肩周炎。

需指出的是，在外用此方的同时，应积极配合肩部的功能锻炼，适当加强肩部的按摩和活动，最终达到改善肩关节的活动功能、治愈肩周炎的目的。

后来，老孙因为感冒去社区的卫生所看医生，医生得知他有肩周炎的毛病，又教给他一个治疗肩周炎的偏方：每天早晚做两臂前后摆动画圈，正画50次，再反画50次，坚持2个月；同时用大盐粒500克，炒热，装布口袋捆结实（不要让盐粒掉出），放在肩部熨烫。每天一次，连续敷7天，疼痛可逐渐减轻。此法以治新病为佳，旧病亦有效。老张回家后又试了试这个方法，也十分见效。

食盐热熨肩部之所以能治疗肩周炎，原理在于热的食盐能加速肩部的血液循环，促进炎性物质的吸收和消散，达到缓解疼痛的目的。坚持做两臂前后的画圈运动也是一种锻炼方法，还可配合屈肘甩手、手指爬墙、体后拉手等动作。但功能锻炼必须由轻到重，运动量从小到大，要循序渐进，持之以恒。

从那以后，老张就将两个方法交替使用，每天早上坚持打太极拳，3个月后，老张肩部疼痛的症状就完全消失了，去医院检查，医生也说他的肩周炎好了。

此外，在炎热的夏天，人们常因吹空调、风扇过度而使肩部受寒，导致肩部肌肉酸痛，进而引发肩周炎。人们使用手摇扇子不仅能避免肩周炎发生，还能起到治疗肩周炎的功效，因为摇扇子是一种需要手指、腕和局部关节肌肉协调配合的上肢运动。在天热的时候经常摇扇，正是对上肢关节肌肉的锻炼，可以促进肌肉的血液循环，增强肌肉力量和各关节协调配合的灵活性。

用萝卜泥、大蒜泥治疗肩酸，效果真是好

现在的办公室白领每天长时间对着电脑工作，尤其是右手常常不停地握着鼠标动来动去，时间长了，就容易引起提肩胛肌疲劳。此肌肉连接头和肩胛骨，疲劳时感觉就是头和肩胛骨连着酸酸的。中医认为，酸是最轻的症状，如果不主动调理，那么以后还会有痛、麻、胀等更严重的情况出现。因此，当肩膀肌肉出现酸的感觉时，也是最佳的改善时期。中医一贯认为，痛则不通，通则不痛，肩部肌肉出现酸痛感，就说明机体气血不足，不足则酸，路径微堵，就要采取方法来疏通肩部经络，让气血畅通。

到了夏天，田宇公司的空调冷气都开得特别足，她平时都会准备一件外套在办公室御寒。可刚好前一天下班时下雨，她就把外套穿回家了，第二天她忘记带外套了。到了公司，空调一如既往地开得特别足，冷得她浑身鸡皮疙瘩都起来了，可周围同事都没有多余的外套借她，她只好忍着继续工作。

一下班，她就立即跑出了公司大门，乘坐公交车回家。公交车上那天人特别多，挤得田宇出了一身的大汗。一回到家，她就打开电扇对着吹了好大一会儿才去做晚饭。一顿晚饭又吃得她满身大汗。吃完饭后，田宇收拾了一下屋子就去洗澡了，然后躺在床上一边吹着风扇，一边看着电视，看着看着就睡着了。等到她早上5点被冷醒时，才发现风扇对着她吹了一晚上，她鼻子已经有点不通，她心想活动一下就好了。

此时，外边正在下雨，因为是星期六，田宇不上班，就在窗户边上待着看雨看了半天，又写了半天字。中午时田宇发现右胳膊无力，有点麻，右肩膀也无力。第二天的时候就觉得右肩膀好像一使劲筋就疼，两手撑着桌子，觉得右胳膊无力，并感觉肩膀酸。有时候胳膊和手有点麻，前两天觉得肩膀空空的，就老揉它，现在一使劲就不舒服，还感觉左右两胳膊感觉温热程度有点不一样，不知道是心理作用还是怎么的。因为好像不想它的时候也没多大事，就是右胳膊无力。她打电话给好朋友时，说到了自己的这个情况，好朋友认为她可能是肩膀受了寒，教她用萝卜泥敷一敷肩膀酸痛处试试看。她到楼下的超市买来新鲜的萝卜，就做起萝卜泥来，然后敷在肩膀酸痛处，发现肩膀果然没那么酸了。

萝卜泥敷用的具体方法是：在萝卜泥上撒些面粉，让它凝固后，放在大块纱布上，然后热敷到肩膀上。如果沾到衣服上会比较麻烦，所以可以学一学美容店的做法，即先在纱布的上面放一张薄塑胶。萝卜泥如果加适量的老姜汁（擦碎老姜去渣留汁）混合湿敷的话，效果会更好。

中医认为，萝卜具有行气活血的功效，对治疗肩酸等症十分有效。但要注意，容易过敏的人用萝卜泥治疗肩酸时会起斑疹，但这是因为血液循环后好转的缘故，所以不必

担心。

尽管肩酸的症状有明显的好转,但为了保险起见,田宇还是去了中医院看医生,医生很认同她用萝卜泥治疗肩酸的方法,还告诉她用大蒜汁热敷肩酸处也有很好的疗效。回到家后,田宇又按医生所说的进行了大蒜汁热敷,效果也相当不错。

蒜汁热敷治肩酸的具体方法是:可将生大蒜捣碎,直接涂在患处,也可将捣碎的大蒜加上等量或多一点的面粉混合搅拌,放在纱布上,再紧敷在患处,可以重复多做几次;也可在洗完澡后,将纱布浸在备好的大蒜汁中,然后温敷在肩上。在次日洗澡时要换下来,以免因久敷而伤及皮肤。

大蒜具有促进新陈代谢,缓解疲劳,刺激消化器官分泌消化酶,促进上皮增生,加速创伤愈合等功效。有过敏性肤质的人,有时候可能会引起斑疹。如果已知皮肤会过敏,亦可先用热水将大蒜汁稀释后再敷,或者先在皮肤上面涂一层食用油,再在患处温敷,就可以避免起斑疹了。

脖子痛、肩膀疼,做几个简单的运动就好

40岁的李霞是一家大型公司的部门经理,要管很多事情,工作繁忙而且压力巨大,使她落下了脖子痛、肩膀疼的毛病。她去看西医,没什么效果,就开始了中医治疗。

在一位擅长治疗颈椎病、肩周炎的老中医处进行了五六次治疗以后,她脖子痛、肩膀疼的症状已明显减轻了许多,这让她很高兴。而且,她还发现,随着脖子痛、肩膀疼症状的减轻,她眼花的毛病也有了明显的改善。原来,她三四个月前就有了眼花的毛病,老是感觉看不清楚东西,比如手机和电脑屏幕上的字体都快看不见了。她想到自己年纪大了,可能是老花了,于是准备换手机、换电脑,把屏幕都换成大的,可是当她把脖子治好了以后,忽然感觉脖子不疼了,眼睛也有神了,看东西也不花了。

因此,在她又一次接受治疗时,她若有所思地对医生说:"大夫,我最近怎么觉得这个老花眼,也许是脖子疼给闹的。"听完她的讲述,医生也觉得比较赞同,并在后来的治疗中也开始注意两者之间的联系,并适当加入了一些眼部治疗手法。半年后,李霞脖子痛、肩膀疼和眼花的毛病都基本消失了。

为了巩固疗效,老中医又教给她几种防治肩颈疾病的小运动,她天天一有空就做一做这几个小运动,脖子、肩膀再也没有痛过。

老中医教给李霞的这几个小运动是:

1. 夹脖子

(1)身子坐直,使颈部处于正中位置,然后让颈部慢慢向正右侧的肩部侧弯,直至耳朵贴紧肩部,再用力收缩颈部及肩部的肌肉,使颈部侧面及肩部尽量夹紧,保持数秒,放松肌肉,再次夹紧。如此反复5次。

(2)恢复颈部正中位置,让颈部慢慢向右斜后方的肩部弯曲,直至颈部斜后方的肌肉贴紧肩部,再用力收缩颈部及肩部的肌肉,使颈部斜后方与肩部尽量夹紧,保持数秒,放松肌肉,再次夹紧。如此反复5次。

(3)恢复颈部正中位置,让颈部慢慢向正后方弯曲,直至后脑勺贴紧脊柱,再用

力收缩颈部及肩部、脊柱处的肌肉,使后脑勺处与脊柱尽量夹紧,保持数秒,放松肌肉,再次夹紧。如此反复5次。

(4)按以上方式再让颈部向左斜后方、正左侧面的肩部做夹紧动作。

以上四步做完,就相当于颈部从右向左画了个半圆形一样。颈部的不适感立即就能得到明显舒缓。

2. 爬墙

(1)面对墙壁站立,足尖距墙20~30厘米,患肢贴墙,用手指沿着墙壁尽力向上爬,爬至肩痛不能再往上处为止,使之尽量与健侧上肢平齐,然后以健手扶之,再向上抬稍许,以痛能忍受为度,在此处做一标记。

(2)侧面站立,重复上述动作。

(3)背对墙壁站立,重复上述动作。

每天照此法练习,尽力上举抬至正常。该方法治疗肩周炎的基本原理是,在墙壁与身体相互靠近的条件下,迫使患侧上肢上举而达到使肩关节被动运动,解除粘连的目的。

需要注意的是,因病情各不相同,最好在专业医师的指导下循序渐进、持之以恒地进行科学、系统的功能锻炼。爬墙练习的强度以不引起明显疼痛为限。运动前如果能主动做肩关节的环绕运动,效果更好。每天进行多次练习,每次练习30分钟即可。

3. 下蹲推掌

(1)自然站立,两眼平视前方,两手向前平行伸直,与肩同宽,掌心向下,手指并拢;下蹲时,手臂保持伸直姿势,并缓慢呼气;起立时,由掌变拳,紧握拳头,并慢慢吸气。这样连续做20~30次,然后做推掌。

(2)推掌时,右脚在前,左脚在后,身体重心位于两脚之间;右手肘关节自然弯曲,手背贴于右后腰部,右手向正前方伸直,掌心向上,手指自然张开;然后,右手屈肘,掌心慢慢靠近右耳,过体侧后,反掌用力向后推掌,同时躯干和头右转,目视右手,然后,右手直臂向下,经过体侧向上,回到初始位置,这样重复练习20次左右。

整个练习过程为下蹲20~30次,左右手各推掌20次。

4. 弯腰转肩

患者弯腰垂臂,甩动患臂,以肩为中心,做由里向外,或由外向里的画圈运动,用臂的甩动带动肩关节活动。

记住"肩三点",巧治肩周炎

唐元从小就是一位体育健将,中学、大学时都是校足球队的主力队员。但大学毕业后,他做了一位建筑设计师,每天要做大量的绘图工作,回到家也经常要加班,一开始他还经常抽时间去找朋友一起踢场球,后来事情越来越多,渐渐地就把"战靴"束之高阁了。

后来,赶上他新房子装修好要入住,他要把家具都搬到新房去。他本来打算请搬家公司,可几个好哥们儿却说有他们几个帮着,压根用不着搬家公司。果然,到了搬家那天,唐元的几个好哥们儿开着两辆借来的中型货车,一起又搬又抬,很快就把东西搬到了唐元的新家里。唐元本来预计要一天才能搬完，结果半天就搬完了。于是，唐元领着朋友去他家附近的餐馆大吃了一顿，又回家休息了一会儿。之后，又有人提议去踢球。那天踢球踢到天黑，唐元又招待他的这些兄弟们吃了一顿火锅，吃到晚上9点多才散场。

第二天起床后，唐元发现自己的腿又酸又痛，右肩膀也开始痛起来，他以为是搬家累的，自己贴了几块膏药，却一直没见好。但他工作太忙，也顾不上去医院看病。等他忙完手头的项目，已经是一个月之后了。他这才发现自己肩膀痛的症状似乎更严重了：白天工作还能够分分神，症状还不太明显，但右肩部却用不了力，一用力就会感到明显疼痛，夜晚睡觉时最是难受，尤其是侧身睡觉压着右肩膀，半夜就会痛醒过来。他还发现这个疼痛与天气有关，某天天气预报说有寒流南下，气温一下降了7~8℃，当晚他的肩膀就比其他时间疼痛得更厉害。

唐元去医院看医生，医生让唐元转动自己的肩膀，发现他在做梳头动作时，肩关节的前方部位就会觉得疼痛，做其他动作则症状不太明显，于是诊断他患了肩周炎。唐元一脸惊讶的样子，因为在他的印象里，只有老年人才会得肩周炎，他这么年轻，怎么会患上老年病呢？

医生告诉他，肩周炎其实是个统称，说得更准确些，则是肩关节骨头周围的肌腱等软组织发生损伤、炎症所导致的疾病。确实，肩周炎的患者大多数是老年人，因为50岁左右的老年人，由于体内分泌发生改变，导致了肩关节周围软组织在无外力作用下，也会发生损伤、炎症。由于50岁左右是肩周炎的好发年龄，所以肩周炎又有"五十肩"的别名，便给大家留下了肩周炎只是老年人疾病的印象。

但近几年来，随着人们投入在工作中的时间越来越多，许多像唐元这样的年轻白领，因为长期缺少运动，肩关节周围的肌腱、肌肉等软组织都比较虚弱，耐力较差，突然从事像搬重物这样的活动，就可能会出现损伤、炎症。这就好比是唐元很久没有踢过足球，突然有机会踢一场，上场前又没做好准备活动，那很有可能踢几分钟，一发力就会把大腿肌肉拉伤是同一个道理。

听医生讲完，唐元还是觉得有些疑惑："大夫，我以前踢球把肌肉拉伤的时候，只要贴几天膏药，休息几天就能好，这肩周软组织拉伤，怎么会拖了这么久呢？"医生告诉他，主要原因是肩周炎损伤的部位是在贴近骨头的深层。贴膏药，往往药力达不到那么深的地方，所以往往效果不太好。而且现在离他受伤也有1个多月了，受伤处已经出现了局部的软组织粘连，这就更难通过贴药膏来治愈了。

唐元听了很是着急，问医生该怎么办。医生让他坐好，在他肩关节前部、中部、后部各找准了一个点，用力按摩了几下，然后让唐元再做做梳头的动作。唐元试了一下，惊喜地说疼痛明显减轻了。医生又手把手地教他自我按摩了一次，叮嘱他自己回家后每天在肩关节那3个点按摩3次，每个点每次要用力往深层揉搓按摩至少1分钟。唐元回去按照医嘱每天对肩关节的那3个点进行按摩，1周后复诊时，他的肩痛的症状已经完全消失了。

唐元所按摩的肩关节的3个点分别是肩前点、肩中点和肩后点，具体位置如下：

肩前点：手臂自然下垂，自腋窝前方的皱纹处开始，垂直向上摸至肩关节前方的最高点,深按揉搓时可感觉到深层绳索样的纤维,该纤维可以被搓动。有此感觉的话,即找准了肩前点。

肩中点:由肩前点向肩关节后方触摸,在肩关节的中间区域,可以摸到一个凹陷,当肩关节外展处,此凹陷即会消失。

肩后点:在肩关节的后方,与肩前点基本处于同一水平线上,只不过是一前一后的区别而已。

按揉这3个点之所以能起到治愈肩周炎的功效,是因为它们是肩关节周围的多条肌肉、肌腱附着于肩关节的骨头的连接点。大多数肩周炎患者都是在这三个位置上出现了软组织损伤、炎症,乃至软组织粘连现象。每个点自我按摩数分钟即可,每天进行3次,一般症状较轻的肩周炎在1~2周即可治愈,症状较重的肩周炎往往也会在1个月左右治愈。

需要注意的是,对于年龄较大的肩周疼痛患者,除了考虑肩周炎,还要想到内科疾病的可能性。因为临床实践证实,肺癌、冠心病也可能表现为肩膀疼痛。

这个方法是针对肩周炎病程在1个月以上的情况,病程在1个月以内的肩周炎患者则不能使用以上方法。因为1月以内的肩周炎局部病变处一般仍存在着炎症,如果在肩三点处进行治疗,可能会加重炎症,导致疼痛进一步加剧。对于1个月以内的肩周炎,应分别在肩前、肩后点下方约5厘米的上臂肌肉处选择治疗点。在这里往往能够找到一个点,按压后能使肩关节的疼痛减轻,这就叫做"反阿是穴"。至于肩中点的"反阿是穴",则需要向颈部的方向内移约5厘米,在肩膀上的肌肉处寻找。每穴自我按摩数分钟即可,每天进行3次。一般在两周左右肩周炎的症状基本可以消失。

立位拉筋法,肩周炎的克星

春季来临,刘月高兴到自己终于可以不怕冷地穿漂亮的裙子和丝袜了,可她没高兴几天,一股突然而来的寒流就使得气温骤降,害得她不得不又穿上厚厚的羽绒服。更要命的是,刘月的左肩又莫名其妙地痛了起来。起初仅肩前一处疼痛,还能入睡,后来发展到整个肩膀疼痛僵硬、难以入眠,甚至连刷牙洗脸、穿衣脱衣、梳头、挠背这些日常小事都不能自理了。刘月本想着终于熬过了漫长的冬天,可这一冷,导致她不得不进了医院,还差点因为住院丢了工作。

原来,刘月这病是"肩周炎",学名"肩关节周围炎",是肩关节囊及其周围韧带、肌腱和滑囊的慢性非特异性炎症。因多见于50岁左右的中老年人,所以俗称"五十肩",由于后期肩关节僵硬,活动明显受限,又称"肩凝症"、"冻结肩",本病多由着风受凉引起,故还称"漏肩风"、"老膀风",是临床很常见的一种疾病。像刘月这种天天伏案工作的白领,也是罹患肩周炎的主要人群。

根据刘月的病情,大夫为其设计了一整套治疗方案,配合药物、理疗、封闭、针灸、功能锻炼等。经过一个疗程的治疗,她的疼痛明显减轻,肩关节的活动幅度大多了,晚上也能睡着觉了,她便办理了出院手续,回公司上班去了。但工作几天后,她发现自己肩部疼痛又变得严重了。于是,只好又请假去诊治。

医生告诉她，肩周炎属于慢性病，随着年龄的增长，肩关节周围软组织劳损或退变，引起关节囊的慢性炎症和粘连。此病病程较长，虽多能自愈，但据文献报道需两年左右的时间。其预后良好，但极易复发，因此积极的功能锻炼很重要。那些治愈的患者不是依赖于药物，而是他们愿意忍痛练习，因为"自动运动"比"被动运动"的效果更佳、更显著。

在所有经过实践证实的肩周炎运动疗法中，拉筋法是最简单和最有效的一种方法。有一位肩周炎患者每天坚持使用拉筋法来锻炼，他还自创了一套有效的方法：站在室外，双手像游泳一样运动，手向前压水向后推水。经过三四天的锻炼，要命的肩周疼就渐渐消失了。

在拉筋法中，以立体拉筋法防治肩周炎的效果最佳。立体拉筋法的具体做法是：

（1）找到一个门框，双手上举扶两边门框，尽量伸展开双臂；

（2）一脚在前，站弓步，另一脚在后，腿尽量伸直；

（3）身体正好与门框平行，头直立，双目向前平视；

（4）以此姿势站立3分钟，再换一条腿站弓步，也站立3分钟。

此法可拉肩胛部、肩周围、背部及其相部分的筋腱、韧带。人们可以用此法自己在家治疗肩颈痛、肩周炎、背痛等症。

需要注意的是：

（1）凡有高血压、心脏病、长期体弱的患者等，一定要先请示医生是否适合做这类拉筋法，因为有筋缩的人在拉筋时一定会痛，忍受疼痛时心跳会加快、血压会升高；

（2）有骨质疏松的患者慎防骨折、骨裂；

（3）体弱者也可能因疼痛而晕厥，所以不要"好心做坏事"；

（4）如在拉筋时自觉手脚发麻、冰凉、脸色变青、出冷汗，西医称之为过度呼吸综合征。处理办法是，用纸袋或者塑料袋罩住口鼻，形成封闭系统，约5分钟后症状会消失，恢复正常。

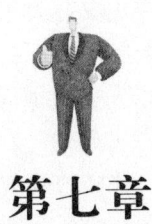

第七章
腰酸背痛老偏方,解决长期伏案工作的困扰

对于办公室白领来说,每天都需要长时间地坐着工作,假如再加上经常加班,运动量不够,睡眠不充足,在日积月累之后往往会发生腰酸背痛的现象。如果不及时缓解腰背部紧张的肌肉,就可能落下腰肌劳损、慢性腰疼等疾病,甚至还会引发坐骨神经痛、胃痛、便秘等其他疾病。如果办公室白领懂得劳逸结合,在工作间歇多多活动身体,并适时采用一些老偏方来舒缓腰背部肌肉,则能很好地解决腰酸背痛的问题。

长坐易腰酸背痛,两个偏方来帮忙

以前,一提起腰酸背痛,我们的眼前常会浮现出老年人的身影。不过,近些年来,出现腰酸背痛的人群中年轻人的身影逐渐增加了。究其原因,与人们在工作与生活中长坐有很大的关系。这一点在职场人士身上表现得尤为突出。

如今,绝大多数企事业单位都在普及电脑办公。很多上班族每天一来上班就在电脑面前坐一天,晚上下班回家之后还会继续坐在电视机或电脑前面,很少运动。长此以往,很多人都出现了腰酸背痛的症状,严重者还会引发腰肌劳损等疾病。因此,越来越多的职场人开始关注自己腰酸背痛的情况。

仪光今年只有25岁,是一家著名电脑公司的编程技术人员。为了尽快写出适用的程序,减少琐事对于思路的影响,她每天要在电脑前面待上12小时左右。其间,除去吃饭和上卫生间,几乎一动不动。这样的状态持续了半年之后,仪光开始慢慢地觉得自己的工作状态好像已经大不如前,明明只工作了两三个小时,就会觉得腰酸背痛,需要休息好大一会儿才能有所缓解。

后来,仪光腰酸背痛的情况变得越来越严重。有一天,她突然在工作的时候感到腰部疼痛异常,连移动都变得十分困难。旁边的同事见此情形就帮她叫来了救护车。到了医院检查之后,她才知道自己得了腰椎间盘突出。

做完手术后,经过一段时间的休养,仪光重新回到了工作岗位。她以为以前困扰自己的腰酸背痛的噩梦终于结束了,又开始全身心地投入到工作中。没想到不足3个月,腰酸背痛又回到了她的身上。

这次，仪光可不敢掉以轻心。她利用周末休息的时间去医院做了一次检查，结果发现原本已经通过手术治愈的腰椎间盘突出又复发了。从医生口中得知这个消息之后，仪光顿时感到非常沮丧，不知到底该怎么办才好。

看着患者满是沮丧神情的脸，医生先安慰了仪光一番，然后又向她推荐了两个治疗腰酸背痛的老偏方——"拱桥式"和"飞燕式"。"拱桥式"和"飞燕式"？仪光只觉得这两个名字取得十分别致，但不明白这样的两个偏方将会为自己带来怎样的惊喜。

医生好像看出了仪光的心思，说道："你别看它们有着别致的名字，但实际上只是两个非常简单易行的小动作。"然后，医生就为仪光详细地介绍起这两个动作来。其实无论是拱桥式，还是飞燕式，都是由其动作形式类似这两种事物而得名。

所谓拱桥式就是指患者在床上或地板上保持仰卧的姿势，两手保持在身体两侧平放，然后腰部用力，使臀部抬高至距离床板或地面10厘米左右的位置。而飞燕式则是指患者采取趴在地板或硬板床上的姿势，将双手平放于身侧，然后腰部用力，帮助大腿反翘起来，同时抬头挺胸，双臂向身后用力伸直，并使头部和胸部尽可能地离开床或地板。

它们之所以会有缓解腰酸背痛的功效，是因为通过这两个招式的练习可以使腰部肌肉得到很好的锻炼。当腰部肌肉变得强壮之后就相当于在腰部套上了一个"腰围"，可以有效地防治腰椎间盘突出。

听完医生的介绍之后，仪光对于消除腰酸背痛有了很大的信心。回到家中之后，她又在相关的权威网站查询起来。大约十几分钟之后，她突然间像发现新大陆一样跳了起来。原来医生为她推荐的锻炼腰部肌肉的方法早已经被多项临床试验证实。试验人员将一些志愿参加试验的患者分为两组，其中一组教他们腰部肌肉锻炼的方法，而另一组则不练习。结果，半年之后，试验人员发现，做过腰肌练习的人疾病的发病率竟然只有没做过锻炼的五分之一。

获知这个重要信息后使仪光欢欣鼓舞。于是，她开始每天按照医生嘱咐的方法进行腰部肌肉锻炼。3个月之后，仪光再次去医院检查，医生发现她的腰肌已经变得比以前强壮很多，而且腰酸背痛的情况也减少了很多。

坐姿不良后背痛，滚滚网球扩扩胸

随着无纸化办公的逐渐普及，越来越多的职场人士步入电脑办公的时代。在日常的工作中，除去短暂地外出调研或联系业务之外，大部分人每天上班之后就会对着电脑开始一整天的工作。时间一长，腰酸背痛等症状就在职场人士中不断地蔓延开来。究其原因，很多情况下同职场人士坐姿不良有着直接的关系。

由于长时间坐在电脑前盯着屏幕，职场人士活动范围较小，容易出现一部分肌肉活动过度而另一部分肌肉缺乏活动的情形。不仅如此，还有不少人为了缓解自己长时间盯着电脑产生的劳累感，而采取不正确的活动方式。不良的坐姿就是其中之一。虽然弯腰含背等坐姿可能会在短时间内让人们得到休息，但时间一长，保持长时间收缩的肌肉就会产生大量代谢废物。这些废物由于人们缺乏运动而不能及时排出体外，只能在局部聚集，而且聚集起来的废物还会对神经感受器产生刺激。如此，腰酸背痛等不适感就出现了。所以，越来越多的职场人士往往在为改善后背酸痛等不适感而积极努力。

陈欢本来是一名县级中学的语文教师。工作3年之后，他辞职来到了大城市，顺利地通过面试成为一名图书编辑。虽然都是同文字打交道，但毕竟行业有别，所以为了尽快地适应生活节奏，陈欢开始了每天早出晚归的生活。他每天总是第一个到公司，其他同事都下班了他还在啃着专业书籍或是浏览专业权威网站，捕捉着新观点。

经过3个月的努力，陈欢终于成功地适应了公司的业务节奏，一切都走上了正轨。可是，他却遇到了一个棘手的问题——背部酸痛。尤其是最近两周以来，背部酸痛的症状一直持续，令他感到非常不适。刚开始的时候，陈欢试图通过让自己靠在椅背上来加以缓解，但收效甚微。随后，他还试过多种方法，结果效用也并不明显。后来，同事老徐为他介绍了两个方法：滚网球和扩胸。

对此，陈欢感觉到半信半疑，自己已经试过了那么多种方法，只要滚网球或是扩胸这两个简单的动作就可以解决困扰自己已久的背痛问题吗？老徐似乎看出了他的心思，就为他讲解起其中的原理来。

用滚网球治疗后背痛，从本质上讲，利用的是按摩的原理。虽然据医学调查研究发现，背部是不易进行自我按摩的几个部位之一，但如果要采用按摩的方式缓解乃至消除背痛的不适感，最主要的就是要寻找到合理的按摩工具。网球就是适合选用的工具之一。进行按摩时，我们可以将网球放在自己的后背与墙面之间，用后背对网球进行反复挤压和滚动。随着网球地不断滚动，大约5分钟之后，背部肌肉就能得到很好的按摩和放松，不适感就能大幅减轻。

至于扩胸则是一个比滚网球更简单的缓解方法。我们可以选择在背部疼痛症状明显时尽量将双肩向位于后背处的脊柱方向收紧，目的就是通过胸椎脊柱两边的肌肉对脊柱进行挤压从而实现缓解胸背部疼痛不适症状的愿望。

通过老徐的讲解，陈欢对于上述两种缓解后背痛的方式有了更深的认识，并开始坚持每天都在下班之后进行滚网球或扩胸的锻炼。一段时间之后，后背痛的症状果然减轻了很多，笑容又重新回到了陈欢的脸上。

但是，他很快又遇到了另一个问题：虽然缓解后背痛已经变得非常容易，但后背痛会经常复发，这就使得陈欢与跟他拥有相同症状的同事们有了新的心事。如何才能解决后背痛持续发作的次数呢？最后，还是经验丰富的老徐介绍了一个好办法——使用扩胸器进行锻炼。

使用扩胸器锻炼的主要目的是为了使胸背部的肌肉得到锻炼。这样，需要进行长时间对着电脑工作的人们就会因为肌肉足够强壮而不易出现疲劳或是酸痛的症状。

听了老徐的建议之后，大家又纷纷买来扩胸器。经过1个月循序渐进的拉伸，大家感到后背痛出现的频率变得少多了，几乎连滚网球和扩胸运动也失去了用武之地。

韭菜调冰糖，腰肌劳损不再疼

腰肌劳损是一种常见的腰部疾病，是指以腰部隐痛反复发作，劳累后加重，休息后缓解等为主要表现的疾病，它既是多种疾病的一个症状，又可作为独立的疾病。

在临床医学上，腰肌劳损多是指腰部肌肉、筋膜、韧带软组织的慢性损伤，通常为腰肌劳损、腰骶关节炎、腰背筋膜炎、第三腰椎横突综合征等疾病的统称。现代人工作压力大，长时间弯腰或坐姿不正确，都会导致腰部损伤，露卧贪凉、汗出当风、风寒湿邪侵袭腰部也会导致腰部肌肉发生痉挛、水肿、局部充血以及慢性无菌性炎症等。对于久坐的办公族来说，如果不注意调整休养，就容易引起腰部损伤，致使腰部隐痛，并反复发作，苦不堪言。

温岚在一家外企做文案工作，长时间保持同一坐姿，由于没有养成正确的坐姿习惯，导致腰部受到损伤，形成了劳损。再加上外企的女员工大多有穿着时尚的习惯，而近年来最流行膝盖以上的短裙，温岚也每天都穿着各式各样的短裙上班。而一到了夏天，办公室里的冷气都开得特别足，常常把温岚冻得直哆嗦，却碍于时尚这层原因，不敢加外套，久而久之，温岚的腰部受风寒所侵，就有了腰痛的毛病。温岚本来以为夏天过去就好了，结果到了冬天，她的腰痛也没有好转，而且似乎有逐渐加重的迹象，有时她连腰都弯不下去。此时温岚再也不敢马虎，趁着周末去了医院看医生。

医生经过检查发现，温岚的腰骶关节周围胀痛，有明显的压痛点，腰部已经不能直立，而弯腰也会导致疼痛加剧，严重影响了温岚的正常工作和生活。但温岚很害怕打针吃药，于是医生给她开了一个食疗方——韭菜冰糖汁，让她吃吃看，如果效果不行，还是要接受药物治疗。

韭菜冰糖汁的做法很简单：准备韭菜根、冰糖各30克，将韭菜根洗净，加水500毫升，用小火煮至250毫升，加入冰糖调匀，温后顿服。

中医认为，韭菜能温阳补虚，行气理血。《本草拾遗》称其能调和脏腑，治"腹冷痛"，而韭菜根温中行气散瘀的效果要更强。民间常用韭菜治疗身体虚弱、跌打刀伤肿痛。

医生还嘱咐温岚在食疗的同时，多做康复锻炼，活动活动腰部，加强腰背肌锻炼，以促进气血流通，增强腰部筋肉的力量。看温岚听得一脸疑惑的样子，医生害怕她做不好康复锻炼，反而损伤腰部，就教了她一套腰肌劳损保健操，这套保健操主要包括六个动作。

（1）抱腿靠膝：躺在床上，双手抱住右腿，将右膝盖向胸部方向靠近，头向右膝盖靠近，停5秒，换另一侧，重复10次。

（2）前倾伸展：盘坐在床上或地上，身体前倾，上臂往前伸展，直到感觉拉到背部的肌肉，停5秒，在回复坐姿前，可先将手肘放在膝盖上，再慢慢将身体撑起，重复5次。

（3）弯腿滚动：坐姿，两腿弯曲抱在胸前，下巴向胸部，再缓缓向后躺，前后滚动，放松，重复5次。

（4）弓背收胸：四肢趴在地板或床上，往胸部收紧下巴，使背部弓起，停5秒，放松，重复10次。

（5）并腿转膝：平躺在床上，使背部平贴在床面上，两腿靠拢，将膝盖转向右侧，停5秒，再将膝盖转向左侧，放松，重复10次。

（6）抬腿拉腰：平躺在床上，以双手支撑着腰部，慢慢将腿带过头部，直到感觉

第七章 腰酸背痛老偏方，解决长期伏案工作的困扰

拉到腰部为止，放松，重复5次。

温岚按医生所说的，每天坚持喝韭菜冰糖汁，并坚持做那套腰肌劳损保健操。两个星期后，腰痛已经得到极大缓解，腰部可以直立、弯腰，并不觉得疼痛了。她去复诊时，医生也认为她恢复得不错，只要继续坚持原来的方法治疗，应该很快就会痊愈。但医生同时也提醒温岚工作时一定要保持正确的坐姿，不要久站久坐，若维持一个固定的姿势超过20分钟后肌肉就开始紧绷。无论是什么姿势维持太久都不好，而错误的姿势更会加剧腰背疼痛。当然，医生也提醒温岚不要再穿过短的短裙，或是注意为腰部保暖，才是防治腰肌劳损的关键所在。

腰肌劳损不用愁，多喝猪腰杜仲汤

腰肌劳损是一种常见的腰部疾病，由于长期、积累性的腰部创伤造成，比如长期用同一姿势工作，很容易得腰肌劳损。教师就是容易患腰肌劳损的主要群体，因为教师在授课时，长期站立，腰部肌肉过度紧张，很容易形成损伤性炎症。另外，教师伏案备课时，坐姿不当，脊柱处于半弯状态，腰背肌肉也一直紧绷着，日积月累，会产生劳损，引起腰疼。

35岁的张佳是位受人尊敬的中学老师，正值拼事业的大好时段。平日里工作总是兢兢业业，就算吃饭、睡觉也都想着工作的事情：怎么能把课讲得更好，哪个学生需要进行心理疏导……备起课来更是忘了时间，等到忙完了才感到腰酸背痛。就这样日积月累，张佳早早患上了腰痛病，掐指一算已经七八年了。以前腰痛只是一小会儿的事，稍微严重点就贴点膏药，没几天也就好了。不过最近情况似乎不太妙，连续一个礼拜，每天早上起床她都感觉腰部酸胀难忍。

张佳抽空去医院检查，医生诊断为慢性腰部劳损，告诉她平时应该注意保护腰部的方法，西医没有什么特效药可以根治腰肌劳损，主要是个人平时的防护。张佳有些失望，腰肌劳损是不可避免的事情，再加上她的工作性质，做到对腰的细心保护很难，更重要的是，自己还很年轻，难道现在就开始扶着病腰过日子？

学科组长老周是一个50多岁的男老师，每天说说笑笑，精神一直不错。他发现张佳近几天总是一幅强忍疼痛的表情，急忙询问怎么回事，张佳如实告知。周老师立马安慰道："腰痛是咱们老师的职业病，我前些年也腰痛得厉害，严重时下床都困难，腰疼特别影响工作，还不容易根治，一不留神就会再犯病。我爱人天天担心、念叨，后来不知从哪个名医那里打听到一个偏方，叫猪腰杜仲汤，很管用。我后来把它推荐给不少人，绝大多数都治好了，你不妨试试。"接着周老师教张佳如何做猪腰杜仲汤。

偏方大都简单易行：只需准备两个猪腰，再从药店买来杜仲，每30克一份。做的时候先把一份杜仲放到锅里翻炒，炒到杜仲断开没有丝为止，然后把剖开的猪腰洗干净，和杜仲一起放到砂锅里，最后加上水炖熟，就可以一边吃猪腰，一边喝汤。

杜仲历来被视为强筋骨的良药，是一种名贵的滋补药材。《神农本草经》称它："主腰脊痛，补中益精气，坚筋骨。"现代医学研究发现：杜仲中含有锌、铁、钙、钾等十几种微量元素，更有人体所必需的多种游离氨基酸。所以杜仲可以补肝肾，强筋

骨，有效清除体内垃圾，加强细胞物质代谢，增强人体免疫力，防止骨骼肌肉老化。猪腰又叫猪肾，可以补虚劳，对治疗肾虚引起的腰腿疼痛效果良好。

张佳照着周老师说的方法做了猪腰杜仲汤，只吃了5次，腰痛病就全好了，从此深知"身体就是革命的本钱"的道理，努力工作的同时不忘锻炼腰部。和老周一样，张佳的腰再也没有痛过。

白领女性易肾虚腰痛，多吃栗子可止痛

27岁的张庭在一家传媒公司上班，因工作原因，她的作息时间很不规律。渐渐地，张庭发现自己的腰有些疼痛，她以为是忙碌过度，并没有在意。而在随后几个月，她的腰越发疼痛起来，只要站着的时间超过10分钟，她都会感觉站不稳，便请假打车去医院检查。

张庭去了结石科、骨科等好几个科室，做了B超、彩超、CT等一系列检查，结果却显示她的身体一切正常。诊断结束，医生们都称从西医的各个角度看，小张身体没有毛病。至于为什么会腰痛，他们也很纳闷。一想到白白花出去的一千多元钱，张庭觉得自己的腰更痛了。

后来，张庭又找到一位有名的老中医诊治，老中医把脉后认为，张庭肾脉很弱，患的是肾虚，腰痛就是肾虚引发的。张庭觉得很纳闷：自己不到30岁，还年轻着，而且又没有谈恋爱，怎么就会肾虚呢？

老中医告诉她，近几年来，很多年轻女白领都喊腰痛，大多都是肾虚，原因主要有4点。

（1）免疫力差间接伤肾脏。和男性相比，女性的免疫力较低，一些自身免疫性疾病，如红斑狼疮、皮肌炎等，在中青年女性中发病率最高。随着现代社会环境的变化，这种免疫类疾病日渐高发。当免疫系统受到损害后，肾脏也不可避免地受到损害。而且，白领女性享用快餐食品较多，营养结构不太合理、热量太高，肾脏过热也会导致抵抗力下降。

（2）特殊生理构造所致。由于女性尿道比较宽、直，直接通向膀胱，容易引起感染，膀胱炎、尿道炎等患病比例也非常高，如果慢性发病期得不到控制，也会逆向导致肾炎。所以，女性天生就是肾脏类疾病的高发者。

（3）多愁善感肾脏易亏损。现代女性承受着前所未有的竞争压力，而年轻白领则首当其冲，而女性又容易多愁善感，所以年轻女性是情绪最不稳定的一个群体。长期处在郁闷的心情下，机体的免疫力也受影响，肾脏可能因之而逐步出现亏损。

（4）长期待在空调房内易伤肾。办公室白领长期处在不通风的空调环境中，空气中有害物质如二氧化碳、有毒粉尘等含量过高，会诱发肾等脏腑器官的免疫功能下降，长期发展下去，就可能形成肾炎。

张庭一听，以上4点自己都具备，也就难怪自己会成为肾脏虚弱的人了。

最后，医生建议张庭多吃栗子，具体做法是：把风干的栗子细细地咀嚼，然后徐徐地咽下，每天早晨及晚上各吃六七枚即可。

第七章 腰酸背痛老偏方，解决长期伏案工作的困扰

医生还推荐给张庭一道补肾壮腰的栗子食谱——栗子莲肉猪腰汤，具体做法是：准备猪腰1对（约100克），栗子60克，莲子肉30克。先将猪腰剖开，割去白筋膜，用清水反复漂洗干净；栗子去壳及外衣，洗净；莲子洗净。将全部用料放入锅内，水适量，武火煮沸后，文火煲约1小时，调味供用。

栗子作为一种美味的干果，不论生吃还是炒、蒸、煮、炖，都有很好的风味。栗子虽可药食两用，但也不宜多吃：生吃不易消化，熟食又会滞气，所以一次不宜贪食过多。明代医学家李时珍提倡的食法可作参考："以袋盛生栗，悬挂风干，每晨吃十余颗，或用栗子和猪肾煮粥，久服必健。"

许多白领女性喜欢吃糖炒栗子，但在选择糖炒栗子时，最好不要选择开口的栗子，因为炒栗子时锅里的砂糖在高温时会生成焦糖，时间长了会变成黑色，开口的栗子容易粘到这些有害健康的黑焦糖。

中医把栗子列为药用上品，认为能补肾活血、益气厚胃，可与人参、黄芪、当归媲美，尤其对肾虚有良好疗效，尤其适用于因肾虚所致的腰膝酸软、腰脚不遂、小便频多及脾肾虚寒引起的慢性腹泻等病症。唐代著名医学家孙思邈称栗子为"肾之果"。宋代文学家苏辙老年时吃栗子治好了腰腿病，他因此赋诗一首："老去自添腰脚病，山翁服栗旧传方，客来为说晨兴晚，三咽徐收白玉浆。"

现代医学则认为，栗子含有丰富的不饱和脂肪酸、多种维生素以及矿物质，有预防和治疗高血压、冠心病、动脉硬化、骨质疏松等疾病的作用。老年人常吃栗子，可以达到抗衰老、延年益寿的目的。

久坐引起坐骨神经痛，擀面杖能急救

在人们的普遍印象里，久坐是引起坐骨神经痛的一大动因，如长期坐办公室的人、汽车驾驶员及缺乏运动的老人都是容易发生坐骨神经痛的对象。实际上，这种看法只讲对了其中一部分内容。久坐之所以会引发坐骨神经痛，是因为久坐是引发腰椎病变、出现疼痛的重要诱因。

无论是患上腰椎管狭窄、腰椎滑脱，还是腰椎间盘突出、骨盆或腰椎管肿瘤都会令坐骨神经根部受到压迫，发生无菌性炎症，从而令人们出现坐骨神经痛的症状。由于工作性质的原因，很多上班族在8小时的工作时间内几乎有超过80%的时间都坐在电脑或是办公桌前面。时间一长，位于脊柱下端的第4、5腰椎和第1骶椎的活动度就会大大受限，相应的负担就会加重。如此，腰椎间盘突出就发生了，坐骨神经痛也就随之出现。

坐骨神经痛的疼痛是呈放射性的，它常会从一侧下腰部开始，然后沿着臀部、下肢一直到踝关节、足底和足背。很多情况下，患者还伴有麻木感。一旦患者用力咳嗽或大小便时，症状常常会加重。因此，对于久坐的上班族们而言，防治坐骨神经痛是一项非常必要的事情。

万女士是一家海产品公司的职员。她每天的工作就是将送来的海产品处理好，并清理干净。说起这份工作，对于从小就生活在海边的她来说，实际上并没有什么难度，干起活来也是得心应手。3年下来，万女士的工资比刚进公司的时候翻了一番。工资多

了,她自然是欣喜异常,可是处理海鲜的工作也给她带来了一个大麻烦。

这个大麻烦就是坐骨神经痛。原来,万女士在处理海鲜的时候经常需要蹲着或坐着。又加上每天的工作时间差不多有10个小时,所以上班9个月之后,她的小腿就出现了微微疼痛的症状。开始的时候,万女士并没有将这一症状放在心上,以为是最近工作有些累,休息两天就好了。然而,随着时间的推移,疼痛并没有如她所希望的那样消失,却在不知不觉中扩大了。现在,她的疼痛范围已经从单纯的小腿疼蔓延到臀部。这下子,万女士可慌了神。这可怎么办才好?

于是,心事重重的万女士专门请了假在家人的陪同下来到了医院,向医生求教。经过她的自诉和医生一番详细的检查之后,医生确定万女士患上了坐骨神经痛,而导致坐骨神经痛出现的罪魁祸首并不是大家一直猜测的腰椎间盘突出,而是梨状肌综合征。

梨状肌综合征?坐骨神经痛?突然从医生口中蹦出的两个医学名词让万女士感到很困惑。于是,她请医生进行一下详细的解说。医生告诉万女士,梨状肌是位于臀部深层的一块肌肉,它连接着尾椎骨与腿部外侧的大腿骨,与坐骨神经距离很近。当人们长期处于蹲或坐的状态时,梨状肌就可能会出现损伤,甚至出现慢性软组织粘连。在这种情况下,与其距离较近的坐骨神经就会常常受到梨状肌的挤压和刺激,从而出现坐骨神经痛的症状。

"那么,该怎么治疗由梨状肌综合征引发的坐骨神经痛呢?"万女士突然想到了自己此行的目的。"至于治疗方法,可以采用擀面杖。对,就是家里常用的那一种。"看着万女士不解的神色,医生又具体介绍起来。

用擀面杖治疗坐骨神经痛的具体做法是:将家庭中所用的小擀面杖加热,加热程度以不烫手为宜,随后让患者在床上仰卧,并露出患处,从臀部上端开始,按照从上到下的顺序进行缓慢滚动,滚动次数以10次为宜。患者只要坚持每天一次,一段时间之后,坐骨神经痛的症状就会得到大大缓解。

虽然具体方法并不难,但是万女士还是觉得很不可思议。擀面杖也可以治病?医生似乎猜透了她的心思,开始徐徐地讲解起其中的道理来。原来热擀面杖的作用就是令臀部深处的梨状肌放松,而其放松之后有助于减少对坐骨神经的压迫,从而使坐骨神经痛的症状得以缓解,并最终痊愈。

听了医生详细的解说之后,万女士感慨万分。她回到家后的第一件事就是找来家中的擀面杖,按照医生推荐的方法尝试起来。两个月之后,医生接到了万女士的电话,万女士十分兴奋地告诉他,自己的疼痛症状已经完全消失了。

伏案工作引起背部酸痛,"三招四式"就搞定

有人曾针对517名关节痛患者进行过一项专题调查,这517名受调查者年龄介于25~45岁,但是都是曾经患关节痛症的在职人士。其中有一半为办公室文员,其他工作形态包括从事户外工作、医疗、制造业和旅游业从业人员。

这项调查结果显示:有90%的受访者在过去的一年中曾经出现肩膀或手肘痛达5次,而46%受访者亦经常出现腰痛、背痛,37%的人有持续颈项痛的问题。对于疼痛的

原因，77%受访者认为是工作的压力，70%的人指出，因工作过劳而疏于运动，60%的人认为是自己上班的时候需要连续重复做某些动作。

由此可见，对于上班族而言，坐在电脑前，一整天不动可谓家常便饭，久而久之脊椎变形，压迫下背部肌肉，背痛在所难免。

严江是某公司的翻译员，每天的工作就是坐在电脑前翻译大量的外文资料，坐的时间久了，她常常觉得背部酸痛，这时她都会起来做一做扩胸运动，背部会觉得好一些。但她觉得光做扩胸运动太单调，于是就在网上找各种缓解背痛的小运动。还真被她找到一个，那就是"三招四式"，从此后每天工作累了就做做这个运动，坚持了两三个月后，背部酸痛的毛病就渐渐消失了。

严江所用的这种"三招四式"的运动其实很简单，具体方法如下：

1. 三招缓解背痛

第一招：背后双手合十。

背后的双手合十，每天做2次，每次5分钟可以有效缓解背部疼痛。刚开始做时，也许我们会觉得非常吃力，做不到位，没关系，只要坚持，很快你会觉得它越来越容易，而且缓解背痛的效果也变得明显起来。

第二招：双手相握。

你也许会觉得惊讶，双手相握怎么可以治背痛呢？当然，我们这里所说的双手相握，不是简单的一只手握另一只手，而是一只手在上，一只手在下，从背后相握，试试看你能做到吗？它可是缓解背痛的好方法，一定要尝试着去做。

第三招：背部撞墙。

我们可能有过这样的感受：感到腰酸背痛疲劳时，如果有人帮你捶捶、推拿、按摩一下背部，会感觉轻松许多。背部有很多穴位，经常刺激它可以保健治背痛，所以空闲之余我们可以利用办公室的墙锻炼一下。具体做法是：离墙15~20厘米站立，全身自然放松，用背部向后撞击墙壁，待身体撞击弹回后，再撞击，约1秒撞一下，随着撞击的节奏自然呼吸，撞击时动作有力但不可过猛。撞击部位要协调均匀可以是背上部、背下部、腰、左右肩胛、左右侧背部，争取整个背部全部撞到。

2. 四式缓解背痛

第一式：冰山式。

（1）上身挺直，盘腿坐下。

（2）吸气3秒，同时向左右伸直双臂，掌心向上，从侧边上抬，直达头顶。

（3）呼气3秒，上半身向右旋转90°后屏住呼吸6秒。然后吸气3秒，上身转回原位。

（4）呼气2秒，掌心向下，手臂从头顶放至身体两侧。

注意：本动作不适合有严重心脏问题的人。

第二式：手部抬升式。

（1）双脚合并站立，或分开半脚宽，双手于身体前方交叉，放松全身。

（2）吸气3秒向上抬臂过头，保持双手交叉。头稍微后仰，向上看手，停6秒。

（3）展开双臂与肩同高，停6秒。

（4）吸气3秒恢复双手交叉过头的姿势，停3秒。

（5）呼气3秒放下手臂还原至起始位置。重复5次。

第三式：野兔式。

（1）小腿与大腿成90°跪坐，上身挺直，在吸气的同时向上高抬双臂，然后向前弯腰，提臀，手臂和头与躯干保持在一条直线上，直至手能平放在地面上，前额触地。

（2）几秒后前额微抬，并保持几分钟。

（3）然后再慢慢吸气，挺直上身，还原至起始位置。

第四式：猫伸展式。

（1）小腿与大腿成90°跪下后，上身前弓与地面平行，双手垂直撑在地面上，然后一只手抬起伸直，与肩同高。

（2）吸气，尽量向上抬头，挺直脊椎。

（3）尽量完全扩张腹部，最大限度地往肺里吸入足量的空气，屏住呼吸6秒。

（4）呼气，低头（不要太低），向上弓起身体，伸展脊椎，保持6秒。

没事时常扭一扭，对付背痛有妙招

很多久坐、久站或长期从事体力劳动的人群往往是腰肌劳损的高发对象。腰肌劳损是指以腰部隐痛反复发作，劳累后加重，休息后缓解等为主要表现的疾病，是一种常见的腰部疾病。腰肌劳损的主要症状为腰或腰骶部疼痛，反复发作，疼痛可随气候变化或劳累程度而变化，时轻时重，缠绵不愈。

职场人士多发腰肌劳损最主要的原因是长期的不良姿势，患者首先要注意矫正姿势、改变生活方式，尽可能穿平底鞋，有条件的可以选择负跟鞋。日常生活中应多睡硬板床，睡硬板床可以减少椎间盘承受的压力。当然，更重要的是，职场人士应在平时的工作中注意多做一些腰背部运动，来缓解久坐带来的腰背部酸痛症状。有医学专家建议，长期面对电脑的人可以每天抽10分钟的时间做旋腰转背动作，这样对预防腰椎疾病有很好的效果。

赵川自小很喜欢足球，上学时一直都是校足球队的主力队员，本来他是有机会入选省足球队当运动员的，却在选拔赛前因为训练过于频繁，导致腰部肌肉严重劳损。医生建议他多做适量运动，别久坐、久站防止肌肉过度劳损，这也意味着赵川的足球运动员梦想到此画上了句号。在一番痛苦挣扎后，赵川接受了这个事实，并认真按照医嘱去做了，几年内未见特别不适的感觉。

大学毕业后，他当了一名高中体育老师，教得最多的还是足球。在他的带领下，那所高中的足球队迅速成为市、省的足球队伍中的佼佼者。队里有好几个学生都被省足球队看中，邀请他们参加省足球队的新人选拔赛。赵川高兴地带着几位参选的学生坐着大巴车去了省城。因为出发前赵川一直在为此次出行忙东忙西地准备，身心都十分疲惫，因此一进入冷气十足、凉爽宜人的大巴车里，他很快就在座位上睡着了。下车的时候，学生叫他起来，他醒来后觉得身上有些发冷，然后就打起喷嚏来，过了几分钟喷嚏才止住，但赵川隐隐感到自己腰间间断性有疼痛感，然后左腿开始发麻，无法正常行走。他暗想：不会是

第七章 腰酸背痛老偏方，解决长期伏案工作的困扰

自己腰肌劳损的旧伤复发了吧？于是挣扎着想要起身，却发现腰背更痛了。

这可把学生们吓坏了，还是大巴车的司机有经验，叫人扶着赵川下了车，并教赵川做了一会儿旋腰转背的动作，赵川腰部的疼痛才好了一些，至少能正常行走了。

安顿好学生后，赵川自己打车去了医院做检查，医生诊断他是腰部受冷加坐的姿势不良，导致了腰背部酸痛，并不是腰肌劳损复发。医生也建议赵川平时多做做旋腰转背的动作，能有效预防腰肌劳损。

旋腰转背的具体方法为：双脚自然站立；双手缓慢上举至头两侧，与肩同宽，拇指尖与眉同高，手心相对。吸气，身体由左向右扭转，头也随着向后扭动；呼气，身体由右向左扭动。一呼一吸为一次，连续做8~32次。在做的过程中，双脚保持原地不动。

人们通过旋腰转背可以促进气血流通，增强腰部筋肉的力量，有效缓解工作太累引发的腰背酸痛症状，有效预防腰肌劳损等腰椎疾病。

对这类腰背酸痛的人，就需要随时随地多做扭腰运动，来提高腰背肌力量。具体做法是：两脚分开，与肩等宽，两臂伸开，成大字形，然后左右扭动腰部。可一次扭50次，一天扭两三次，也可在走路的时候，有意识地扭动腰部。

还可以转胯动腰，具体方法是：取站立姿势，双手叉腰，拇指在前，其余四指在后，吸气时将胯由左向右摆动，呼气时由右向左摆动，连续做30次。

身体素质较好的办公室白领还可以尝试较专业的"俯地挺身"动作，也能较好提高腰背肌的力量。具体做法是：俯卧在地面上，双臂放两侧，呼气时收紧背肌，抬高胸部及手臂，头不要抬得太高，眼睛看向地板，保持姿势2~5秒，做10~15次为一组，做两组即可。

腰背部酸痛，就找膀胱经和督脉

工作时间长时，会觉得腰酸背痛，这是身体细胞缺乏蛋白质的严重警告。蛋白质会在人体细胞中快速燃烧脂肪。当蛋白质不足时，脂肪就不能充分燃烧，生成有害物质，如丙酮酸，让人感觉酸痛。但是，另外一种情况需要引起大家的足够重视：特别是白领阶层的，长期伏案工作，腰酸背痛等状态很少能得到改善。而这种长期腰酸背痛状况的发生，很有可能是软骨损伤的前兆。这种损耗是指长期高强度的工作所带来的身体关节的过度使用而引发的非硬伤疼痛、僵硬等不适感，并且这种状态又极易诱发关节症状。所以，忽略腰酸背痛的最大受害者就是关节软骨，极易患上颈椎炎、腰椎间盘疾病。刺激背部膀胱经和督脉，是改善这种亚健康状态的有力"武器"。

秦敏大四时，进入了一家大公司做实习生，她的工作看起来很简单，就是每天在电脑前整理资料。由于这家公司需要整理的材料数量实在太大，而秦敏又迫切希望自己能通过实习期证明自己的能力，从而能够顺利留在这家公司，因此她只好一上班就动也不动

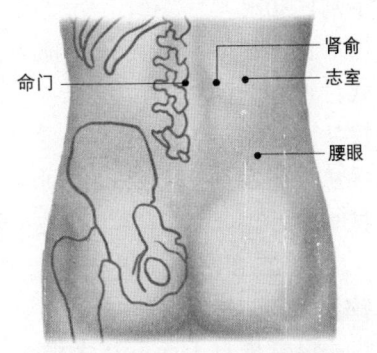

命门穴、肾俞穴、志室穴、腰眼穴

地坐在电脑前忙碌，连吃午饭都是速战速决，吃完后就又继续待在电脑前工作。在这样忙碌的工作中，秦敏很快就觉得自己经常腰酸背痛，她仗着自己年轻身体壮，并没把它放在心上，反而更卖力地工作。

3个月的实习期结束后，秦敏因为表现优异而转为正式员工，分到企业内刊做文字编辑。秦敏照样还是每天很拼命地工作，但她也发觉自己的腰背痛似乎越来越厉害了。原先秦敏感到腰酸背痛时，只要起来做一做扩胸运动，很快就会好起来，但现在即使做扩胸运动也不顶用了。

在家人的催促下，秦敏在一个周末去了医院做检查，医生说可能是胸椎问题，但通过X线片等一系列检查，什么也没拍出来。家里人又给秦敏联系了一个治腰背痛很有经验的老中医，带着她去看诊。

老中医认为她是背部经络不通的原因。因为从中医角度来看，背痛往往是经络不通的表现。人体处于受寒或过劳等状态时，会因寒湿之邪或筋脉受损，使体内气血出现凝结，造成全身气血循环缓慢，引起机体缺血缺氧，于是浑身就会酸痛发紧不舒展。因此，只有将身体相应经络疏通，消除阻塞，才能加速气血循环，从根本上消除病证。因此，老中医就建议她刺激背部的膀胱经和督脉。膀胱经和督脉作为人体背部非常重要的两条经脉，其一大职能就是掌管其所过之处的肌肉劳损及疼痛。

老中医为她做了一次针对背部膀胱经和督脉的刮痧治疗，具体方法分为两部分：

第一部分：腰痛刮拭方法

用面刮法从上向下刮拭命门穴，再分别刮拭两侧肾俞、志室穴。同时用面刮法刮拭两侧的腰眼穴。

用面刮法自上而下刮拭督脉穴位群，从大椎刮至长强，分两段刮拭。第一段从大椎刮至腰阳关，第二段从腰阳关刮至长强穴，自上而下刮拭30次。

自上而下刮拭夹脊膀胱穴位群，分两段刮拭，第一段从大杼刮至大肠俞，第二段从大肠俞刮至会阳穴，刮拭30次。

第二部分：背部酸痛刮拭方法

沿脊椎自上而下从大椎穴刮至脊中穴30次。

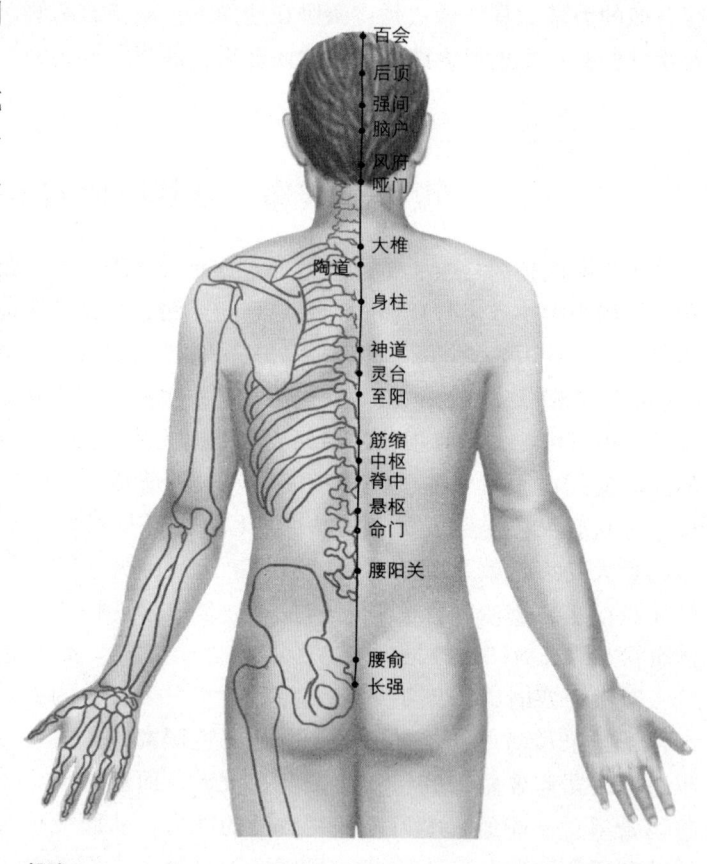

督脉

第七章 腰酸背痛老偏方，解决长期伏案工作的困扰

沿夹脊膀胱经用面刮法自上而下从大杼刮至胆俞穴，左右各30次。

以夹脊膀胱经为起点，分别向左右两肩方向刮拭，自上而下排刮，上刮至肩井、秉风、肩贞等穴，下刮至膈关、魂门各穴，分别刮30遍。

刮痧完毕饮一杯温开水或淡盐水，能帮助血液循环，并适度放松休息。每周进行以上操作1~2次，5次为一个疗程。

刮痧完后，秦敏感觉背部火辣辣地疼，但原先腰背部酸痛的感觉却没有了。治疗了一

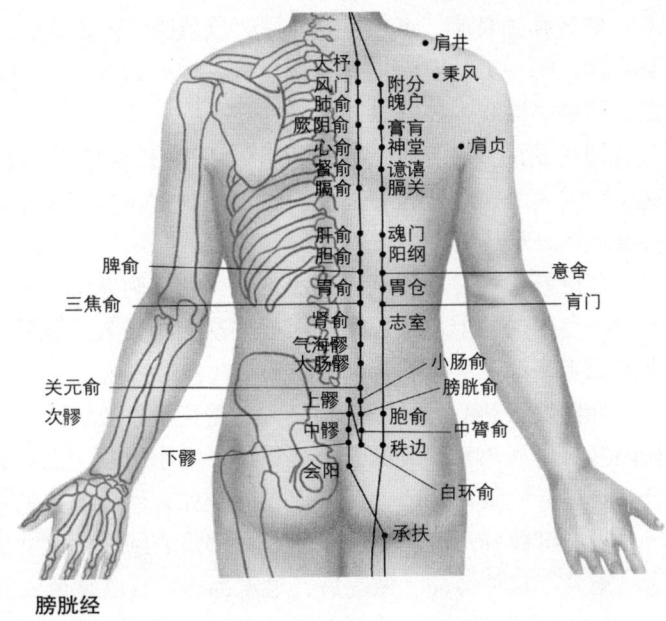

膀胱经

个疗程后，秦敏腰背部酸痛的毛病就好很多了，医生就建议她可以在家里请家人帮忙刮拭背部膀胱经和督脉，具体方法是：用汤匙沾香油刮背部督脉，再刮背部两侧膀胱经；刮肌肉酸痛的部位，遵循哪里痛刮哪里、从上往下的原则，不可来回反复刮，时间控制在10分钟左右。热毛巾拧干后擦拭背上油渍。

需要注意的是，刮痧以刮痧部位出痧后呈现微红色或紫红色的痧点、斑块为度。一般血瘀、实证、热证较容易出痧，且疗效与出痧的多少有关。而寒证、体胖与肌肉发达者，服药多者，特别是服用激素类药物者不容易出痧，但只要刮痧的部位、方法正确，就有治疗效果，不可一味地强求出痧。

对于那些不能使用刮痧疗法的腰背痛人群来说，可以对背部进行按摩，具体方法是：家人用双手掌推拿患者背腰部两侧膀胱经及督脉，先自上而下推复数遍；然后，用双掌根同揉和拇指交替压脊柱两侧及诸棘突间隙反复操作5~10分钟；最后，用掌根或按摩棒轻轻敲打，力度以能够渗透到疼痛局部为度，叩击30~60下即可。

长期伏案工作易驼背，做做背部拉伸操

办公室白领每天都需要长时间伏案工作，颈、胸、腰前屈甚至呈驼背一样的姿势。在长期脊柱承受屈应力的作用下，椎间盘厚度变薄，椎体变成楔形，坐的时间长了总不免腰背劳损，肩颈酸疼，如果不注意调整脊柱的这种弯曲状态，就可能导致脊柱前屈畸形，即驼背。驼背不仅影响美观，且造成脊柱关节受力不均匀而引起颈肩腰背痛。

因此，办公室白领应该采取应对措施，预防驼背的发生。预防驼背的第一步当然是要纠正日常生活及工作中的不良姿势，即应采取正确体位。伏案工作时桌椅的高度要适宜，务必保持坐直姿势，避免颈胸腰屈曲位。当然，更重要的是，办公室白领要时不时地做做背部拉伸运动，及时改善脊柱弯曲状态，才能更好地预防驼背。

屈阿姨退休后，为了打发时间，她成了个运动迷，早上太极拳、中午瑜伽、晚上交际舞，把一天的时间安排得满满的。尽管她如今已快70岁，却依旧身板挺直，头发乌黑，精神抖擞。

屈阿姨的儿子是个软件工程师，因为长期伏案工作，身上毛病一大堆，什么颈椎病、肩周炎的，年纪轻轻还要去做腰部推拿。屈阿姨逼着儿子跟着自己天天晚上做背部拉伸运动，身体变好了许多。

屈阿姨住的是商住两用的小区，因此屈阿姨每天早上打完太极拳回家时，总能看到不少行色匆匆的上班族。而每次看到这些年轻人，屈阿姨的眉头就皱了起来。因为这些上班族走路都是弯腰驼背，平时太不注意锻炼了。

屈阿姨很热心，她觉得年轻人总是伏案办公，太缺乏锻炼，需要运动一下。于是，屈阿姨看中了离家最近的综合楼里的一群小白领，在某天直接冲进了某个行业协会的办公室，就开始批评那些办公室白领的坐姿，然后把他们从位子上拉起来，要大家跟着她一起做背部拉伸运动。办公室所有人都被屈阿姨的气势给压倒了，还真的跟着屈阿姨做了一遍背部拉伸运动。做完后，大家都感觉自己整个人的精神状态好了不少。

跟着屈阿姨做了一个星期的背部拉伸运动，原本脖子酸痛、背部发麻的几个办公室白领，身体还真轻松了很多。大家都夸屈阿姨这套操效果好。附近其他几个单位的人听到，第二天也都跑过来跟着学。于是，跟着屈阿姨学习背部拉伸运动的人越来越多，办公室都快挤不下了。

因为怕影响到正常工作，几家单位的负责人委婉地请屈阿姨暂时别教背部拉伸运动。屈阿姨有点急了，这些写字楼里的小年轻们正在逐渐改变不良的身体姿势，这时候停下来，岂不是回到老样子？她跑去和社区负责人商量后，社区专门请了个健身教练，教屈阿姨学了一套在办公室等狭小区域内开展的背部拉伸工间操。这样既不会影响工作，也能保证大家的身体锻炼。

这套背部拉伸操的做法很简单。

（1）自然站立，两脚分开，与肩同宽，挺直背部，与肩膀平衡地将双臂拉伸，手掌心朝外，使肩胛骨打开，坚持3秒；然后再用力收紧肩胛骨，缩到极限，坚持3秒。将以上动作重复做5次。刚开始的时候，不妨靠在墙上做，这样可以借助平面，摆正姿势。

（2）首先拉伸脖子，并且两肩用力向里收，身体放松，力气只用在肩膀上，两胳膊不用力，自然地放下，然后，两肩用力向上提，提到无法再提的程度；为了让肩部更活跃，稍把胳膊抬起，然后左肩膀向左，右肩膀向右拉伸，并向后做画圈式运动，最后放松两肩。将以上动作重复做5次，就能调整上半身的弯曲，后背自然就会伸直了。

对于办公室有宽裕的空间能躺下运动的上班族来，还可以通过仰卧扩胸运动来进行有效矫正。具体方法就是：平躺在地板上，可在身下铺瑜伽垫或小毛毯，双臂向两侧打开，身体呈"T"形，然后大小臂弯曲成90°，整个手臂贴在地板上，这时会感到胸部肌肉被拉紧。只需简单保持这个姿势就可以有效牵拉胸部和肩部肌肉，做动作时要放松，且呼吸缓慢。每次保持15~30秒，放松一会儿再重复，共练习5~6次。

对于驼背，除了矫正运动外，常请家人帮忙做些背部的按摩同样可以缓解症状。具

第七章 腰酸背痛老偏方，解决长期伏案工作的困扰

体操作为：患者俯卧，家人在其脊椎两侧做擦揉3~5分钟；用拇指按揉背部肾俞及夹脊部各穴；用掌根贴在患者脊椎后凸部，双手同时缓缓用力向反方向扳患者双肩，以患者能忍受为准；保持此姿势10~15秒，然后放松，休息30秒后再做。重复5~7次。

腰椎劳损，可把图书当器械来做保健操

许多职场人士都有这样的体会：当你弯腰时，是不是很费劲，甚至腰还有点疼？郊游爬山后，是不是腰酸背痛，两三天还缓不过来？如果是这样，你就要注意了：你的"腰龄"很可能超标了。人们常用"20岁的身体，40岁的心脏"比喻早衰现象。如今，人们的腰部也可能在超负荷运转下，提前进入老年化，"20岁的年龄，40岁的腰龄"已不罕见。

腰椎提前衰老，与现代人长时间伏案工作和缺乏运动有很大的关系。正常人体的脊柱、腰部向前凸，而骶骨（尾椎骨）则向后凸，从而形成正常的生理弯曲。然而，伏案工作时，坐姿多是耸肩、含胸，双手前伸，改变了正常的生理弯曲，加重了脊柱的负担。坐久了，很容易引起腰椎慢性劳损。

还有些人坐姿不正确，更是给腰椎雪上加霜，比如跷二郎腿。研究表示，人若常跷二郎腿，就会给颈、背、腰等部位造成持续性负荷，导致背部肌肉、韧带被长时间过度牵拉而受损，从而引起双侧腰肌张力不平衡，造成锥体不稳，诱发腰椎间盘突出。其他的错误的坐姿还有：长期侧身、跷脚、靠在椅背上仰面休息、趴在桌上睡觉。趴在桌上睡觉对腰椎的损伤程度比站立高出85%。

缓解骨骼的慢性蜕变，让"腰龄"变年轻并不是一件难事，只需要一点用心和恒心。

淳德今年31岁，平时没啥事，就是睡觉五六个小时后就腰背部胀痛，起床后就慢慢好了。他向自己的一位医生朋友咨询，朋友认为这个可能跟淳德最近的工作有关系。

淳德的公司最近要申请一个国家级项目，淳德作为项目的主要负责人，每天白天都在外面东奔西跑地收集资料，晚上则在家里整理这些资料，撰写申报材料。每天忙完工作，都是晚上11点多钟了，他常常连脸都没力气洗，直接倒在床上就睡了。

朋友告诉淳德，他一上床的时候，其实已经非常疲劳了，很容易入睡。到了浅睡状态的时候，他的腰背劳损，疼痛起来，后半夜就开始疼得厉害，甚至到凌晨要起来。

淳德问朋友："有什么办法可以治我这个毛病吗？"

朋友给了淳德几点建议。

（1）要坐有坐相。正确的坐姿应是上身挺直、收腹、下颌微收，下肢并拢或平分，脚掌着地。坐在有靠背的椅子上时，还应尽量将腰背紧贴椅背，以减少腰骶部肌肉的疲劳感。

（2）要控制工作节奏。伏案工作者每一小时起来走动一下放松颈椎和腰椎，每天花1分钟在座位上进行腰部侧转运动。

运动是保持腰部"青春"的不二法门。腰部运动以游泳为最佳，因为游泳的时候头向上抬，颈部肌肉和腰肌都能得到锻炼，而且不会对椎间盘造成损伤。

（3）要合理膳食，均衡营养、保持正常身材。因为腰部受到来自于整个躯干的压力，人越瘦腰部受到的压力越小。

在做到以上几点后，朋友认为向淳德这样久坐的职场人士还应忙里偷闲用图书做器械进行锻炼，可以锻炼胸部、背部，有益于身体健康。

用图书做器械进行锻炼的具体方法是：

（1）两手拿书，手臂放松。两脚开立与肩同宽，屈膝，然后左臂向前，右臂向后，用力振臂。

（2）上体前屈与地面平行，两脚分开站立，两腿伸直，两臂侧平伸。

（3）两手拿书，两腿分开站立与肩同宽，挺胸，收腹，抬头，两臂侧平伸。

（4）两臂向下摆动，利用惯力在体前交叉。

（5）两臂向下摆动，在体前交叉后，两臂向斜上方用力伸展，做扩胸运动。

（6）上体前屈，挺胸，同时两臂体前交叉，再用力向上摆。

（7）两臂向前平伸，两腿直立。

（8）手臂放松下垂，自然低头弯腰，膝略前屈。

（9）利用膝部弹力，伸直两腿，同时两臂向后摆，头仍向前低。

（10）挺胸抬头，两臂向上高高扬起。

（11）两臂高举，挺胸，低腰，抬头，两腿略前屈，恢复预备势。

每天退步走，腰痛好得快

许多职场人士都有这样的体会：忙完了一天的工作，常常感觉腰酸背痛得厉害。职场人士的腰痛，大多是由扭伤、长期劳作、习惯性坐姿不良等导致的腰肌劳损而引起的。主要表现为局部腰痛、活动受限，在受凉或劳累等刺激下还会加重症状。这种腰痛常见于农民、工人、汽车驾驶员、运动员、白领等长期从事弯腰负重和长期站着或坐着工作的人。

对治这种腰痛，最简单最有效的方法就是进行退步走，它可以使人腰背部肌肉有规律地收缩与松弛，有利于改善腰部血液循环，对腰肌劳损等慢性病患者也有较好的辅助治疗作用，还能防止老年性驼背，但关键是持之以恒。

在进行退步走运动时，姿势一定要正确，否则会造成不良后果。具体而言，退步走的姿势要求是：挺直脊背，腰中放松，脚跟要和头成直线，膝盖不要弯曲，双手轻握，用4个手指包住大拇指，手臂向前后自由摆动，也可将双手反握，轻轻叩击腰部，步子大小可依个人习惯而定，但不要太大，一般先是左脚向后迈，身体重心后移，再迈右脚，左右交叉进行。一般每天锻炼1~2次，每次约持续20分钟。整个身体要放松自然，意识集中，目视前方，缓慢进行。

45岁的曹女士在一家超市做理货员，一直有腰疼、颈椎酸痛等毛病。有一天，由于腰痛得厉害，且脚开始发肿，胀得像馒头似的，用手指按下去就是一个窝，因此她难以再正常工作，只好到医院去检查。医生说曹女士因腰椎间盘突出，压迫下肢神经和血管，从而引起脚肿。

医生建议曹女士尝试退步走的方法来治疗。从那以后，曹女士就在每天晚饭后，到家附近的大学操场上进行她的退步走治疗计划。她一般是先倒退走2圈，顺走1圈，再慢跑8圈，最后再顺走2圈（1圈400米）。每天坚持一个半小时，直到浑身汗湿。

退步走的时间长了，曹女士还有了自己的心得。

（1）一边倒退走，一边按摩腰部、活动颈椎，可以更好地缓解腰背疼痛。

（2）退步走的过程中不要过度向后扭头，否则腰椎吃不消。

（3）进行退步走要注意安全，不要跌倒。

（4）可以前后走交替进行。

坚持退步走两个月后，曹女士就觉得自己的腰疼明显减轻了，脚也不肿了，而且还有意外的小收获：食欲大增、大便通畅，精神也好了很多。

我们习惯于向前走，但这使肌肉分为经常活动和不经常活动两个部分，影响了整体的平衡。其实早在《山海经》一书中就有了关于退步走的记载，道家人士也常以此法健身。

当人们进行正常的行走和运动时，由于动力定型能量节省化的原理，腰背部的肌肉多半处于放松和半放松的状态，脊柱活动范围大，脊椎关节的摩擦加大，就使得原有的腰痛加剧。而当人退步走的时候，由于机体的自我保护意识，腰背部肌肉反射性地紧张度加强，肌肉的紧张限制了脊柱的活动，椎间盘的摩擦系数明显减小，因而腰部痛感降低。

而且，退步走与向前走使用的肌群不同，可以给不常活动的肌肉以刺激。退步走可增强反向的活动力量，调节两脚长期向前行走的不平衡状态。倒行或倒跑可改变人体习惯性运动方向，促进血液循环，加快机体内乳酸等造成疲劳的物质的代谢，有利于消除疲劳。退步走可调节两脚运动平衡，达到健身目的。

现代医学研究证实，退步走可以锻炼腰脊肌、股四头肌和踝膝关节周围的肌肉、韧带等，从而调整脊柱、肢体的运动功能，促进血液循环。长期坚持退步走对腰腿酸痛、抽筋、肌肉萎缩、关节炎等有良好的辅助治疗效果。更重要的是，由于退步走属于不自然的活动方式，可以锻炼小脑对方向的判断和对人体的协调功能。对于青少年来说，退步走时为了保持平衡，背部脊椎必须伸展，因此退步走还有预防驼背的功效。

每天抽出一些时间来练习退步走运动，可以锻炼身体的灵活性，并有效地增强膝盖的承受力，是有效健身、提高身体抗病力的运动。

不过，有关节疾病或小脑疾患等患者，因平衡功能不太好，不宜退步走。

搓腰、转腰、扭腰，巩固"先天之本"

美国有医学数据显示，美国80%的成年人都会遭受腰痛困扰。新西兰的医学调查也发现，该国单病种中花钱最多的就是腰痛，而不是癌症、心脏病等大家认为很严重的疾病，原因就是腰痛发病率非常高。世界卫生组织研究发现，在所有引起疼痛的疾病里面，第一位是感冒引起的头痛，第二位就是腰痛，慢性的腰背痛是人类必须面对的疾病。

而大部分的腰痛患者，主要病因就是长期坐办公室的工作会对腰椎造成比较大的压力。俗话说"站着说话不腰疼",是有一定道理的。为什么呢?我们有一个生物力学上的解释。首先,如果人坐在没有靠背的凳子上,尤其是驼着背坐在凳子上的时候,腰部受的力比站立位时会增加。主要是由于坐位时身体重心前移,重心跟腰部支点的距离延长,相应的身体重量产生的力矩增加,就对腰部产生更多的压力。所以医学专家提倡职场白领要坐硬木椅子,坐着时向后靠,腰背部和椅面应该成120°的角度,这样身体轻度后仰、重心更靠近腰部的支点。为了达到这个角度,一般建议在腰部和椅背之间垫一个小靠垫。

钱恒在一家生意火爆的鞋店做售货员,每天不是忙着弯腰帮顾客试穿鞋子,就是站在梯子上从货架中找鞋出来。每天工作结束后,钱恒都觉得腰部酸痛得厉害,常常是一边用手捶打着腰,一边走路回家。

钱恒的老公看她这么辛苦,每天都会为她按揉腰部。每次按揉完,再睡一觉,钱恒的腰确实就不酸不疼了。可后来钱恒老公被公司派到外地做一个项目,需要在外地待一年的时间。钱恒的老公考虑到他以后不能为老婆按揉腰部了,就专门去一个老中医那咨询了几个健腰的运动,教给钱恒,还每天晚上都打电话来监督钱恒做这些健腰运动,不仅让钱恒的腰部更健康了,还增进了夫妻间的感情。

钱恒所做的健腰运动具体做法是:

1. 搓腰法——暖肾补肾

每天用手掌在腰部上下来回搓100~200下,不仅能温暖腰及肾脏,增强肾脏功能,加固体内元气,而且可以疏通带脉。持之以恒,还可以防治腰酸、腰痛、尿频、夜尿多等肾虚症状。

2. 转腰法——放松内脏

经常转腰可以放松内脏,缓解便秘,而且对高血压、高血脂、高血糖都有降低的功效。具体操作方法如下:

(1)两脚分开站立,与肩同宽或略宽于肩,两手臂自然下垂,两眼目视前方。

(2)上半身保持正直,腿、膝也要伸直,不能弯。

(3)先将腰向左侧送出去,然后再往前、右、后,顺时针转圈。整个过程要慢,双肩不能动,双膝不能弯,慢慢转上30~50圈。

(4)要领同上,再逆时针转30~50圈。

做的时候动作一定要慢,要连贯,并且呼吸自然,全身放松。另外,转腰最好放在早晨及下午做,空腹时更好,做完后再喝一杯温开水。坚持半个月后,效果会很明显。

3. 扭腰法——强壮腰腹

此方法在硬板床上或在地板上铺上垫子做,效果会更好。具体做法如下:

(1)仰卧,双手与肩成一字形,双腿并拢伸直。

(2)双腿抬起,屈膝,与床成90°。

(3)上身不动,双腿向右侧倒,直至右腿碰到床,再慢慢恢复原状,接着向左侧倒,直至左腿碰到床。

此过程虽然没有直接锻炼到腰部,但双腿的左右摆动最大限度地扭转了腰,而且腰部的拉伸是在完全放松、没有压力的情况下进行的,这样来回做上100下。对腰部有很

第七章 腰酸背痛老偏方,解决长期伏案工作的困扰

好的按摩及疏通作用。

此外,你还可以将双腿抬高或放低,用不同的角度,左右大幅度地摆动双腿,这样能按压到整个臀部。一般小腹部患病的人,如患有各种妇科病或者前列腺炎的患者,腰骶部及臀部的经络多数不通,而臀部的肌肉厚,按摩的效果总是不好,躺在硬板床上配合双腿的摆动按摩,能有效刺激臀部不通的区域。因此,腰不好及小腹部有各种不适的人,最好每天做1~2次,每次不少于100下。只要常年坚持,就会有意想不到的治疗效果。

每天蛙泳,让你远离腰痛

许多办公室白领因为长期久坐工作,起身运动的时间太少,很容易患上腰肌劳损。腰肌劳损一开始只有腰部隐痛反复发作,劳累后加重,休息后缓解,并会出现弯腰困难、持久弯腰疼痛加剧等症状,但稍加休息就可得到很大程度的缓解,所以很容易被患者忽视。如果不彻底治疗,随着病情的发展,严重者可能出现腰肌痉挛或萎缩,甚至不能平躺着睡觉,给患者带来极大的痛苦。

从医学原理上来讲,腰肌劳损的原理是:肌肉组织都有一个特点,工作负担进行性加重时它会代偿增大,但肌肉细胞的数量一般不会增多,而是体积增大。当达到它的最大体积后只有靠间质细胞增生来弥补,但它是没有收缩功能的,反而会不断减小肌肉弹性,使之慢慢硬化,失代偿(个体代偿机制失效,导致疾病症状出现或加剧,阻碍个体向着消除症状、发挥正常功能努力),不能再支持腰的挺直动作,最终发生不可逆的肌功能衰竭性截瘫,原理和心衰很相似。因此人们一旦发现患上了腰肌劳损,必须马上停止过于繁重的劳动,最好能停止劳动,长期恢复性休息,才能保证身体尽快康复。当然,如果人们能在医生的指导下进行一些康复运动,能使腰肌劳损的症状更快消失。

在炎热的夏天里,许多职场人士都喜欢在空闲时间去游泳,游泳不仅消除酷夏带来的暑热,它还能帮助人们锻炼身体,可以说是夏天中一项最为理想的运动。但许多人不知道的是,游泳还是一种运动康复手段,能缓解腰腿痛、骨性关节炎等筋骨疾病。

郑海是一名培训讲师,最近总是感到腰疼,有时一天几节课站下来,甚至疼得直不起腰来。时间长了,不仅影响正常的工作和教学,而且生活质量每况愈下。到医院一查,才知道得了慢性腰肌劳损。他在医院进行了一段时间的治疗后,腰肌劳损的症状明显减轻。他听一位朋友说游泳能改善疼痛,就特意找教练学会了游泳并勤加练习,可几个月过后,他的腰腿痛不但没治好,反而加重了。

医生告诉郑海,游泳确实对于健康人预防腰椎病和腰椎病患者进行辅助治疗防止旧病复发,都有较好帮助,原理主要有四点。

(1)游泳时,身体脊柱由原来直立状态改为水平,大大减少了脊柱负担,降低了腰椎间盘承受的压力。

(2)游泳需全身肌肉协同运动,腰背部肌肉松弛交替有规律地进行,腰背肌肉力量得到很好的锻炼。

(3)游泳时人体由水的浮力托起,全身关节几乎处于不负重状态,而游泳时产生

的波浪对腰背部肌肉也有一定的按摩作用，相当于水疗。

（4）游泳运动本身外，水温的刺激也会增加血液循环，促进新陈代谢，有助于改善腰椎部血氧供应。

如果游泳不当，也会导致腰部损伤，许多临床医学数据都证实，腰部损伤是游泳最常见的运动损伤疾病。所以，患者必须选择合适的游泳时机、游泳姿势，还得控制游泳的时间和强度。比如，缓解腰腿痛，最适合蛙泳，仰泳比较适合颈椎病患者，等等。但腰腿痛、骨性关节炎急性发作期不宜游泳，康复运动治疗必须在恢复期才可进行。此外，医生还强调，以康复为目的游泳与休闲游泳是两回事，前者要讲究的东西很多，需要专业人士指导。

郑海又在医院常规治疗了一段时间，总算是进入了腰肌劳损的恢复期，医生也根据他的身体状况为他拟出了正确的游泳姿势和动作训练，严格规定了他的运动量及运动周期。一年后，郑海的慢性腰肌劳损差不多痊愈了。以下是医生给予郑海的游泳康复指导。

游泳前，人们一定要做下水前的热身运动，以便让各个关节、肌肉群放松，拉伸韧带，每次热身时间不低于10分钟，冬泳热身时间则不低于20分钟。

游泳的姿势主要有蛙泳、蝶泳、仰泳、自由泳等四种游泳方式，但最适合腰痛患者的游泳姿势是蛙泳。蛙泳主要靠腰腹及腿部发力，同时蛙泳换气时需要肩背部用力，肩背部的肌肉得到锻炼，因此能有效缓解腰痛。

但要注意的是，由于蛙泳的腿部动作主要由向内夹水和向外蹬水两部分来完成，这样将加重膝关节韧带的负担及膝关节的摩擦。另外，蛙泳是双腿连蹬带夹就如画圆圈，因此"O"形腿患者长期进行蛙泳将加重双腿的畸形。所以膝骨性关节炎及"O"形腿患者游泳时尽量避免蛙泳。而且，人们不要长时间蛙泳，容易因肩膀使用过度而造成肩部软组织的慢性炎症，也就是俗称的"游泳肩"，导致炎症和疼痛。

蝶泳主要靠腰腹部及双上肢发力，通过双上臂向外、后、下方鞭打状划水以及躯干波浪状运动姿势来完成主要动作，身体动作幅度比较大，并不适合做康复运动的人群。长时间蝶泳会因腰椎的椎板长时间受力而容易引起压缩性骨折，所以特别是具有腰腿痛或者腰椎间盘突出症的患者不宜进行蝶泳。

仰泳则是适合颈椎病患者的一种康复运动。因为仰泳主要依靠腰腹部发力保持躯干平衡、肩反复旋转划水以及双腿鞭状交替上下打水来完成主要动作。由于仰泳时颈部属于后仰姿势，颈椎小关节得到锻炼。但是，仰泳对肩部动作及双腿打水的动作要求很高，所以仰泳可能带来"游泳肩""游泳踝"等运动损伤疾病，这也是为什么医生再三强调患者做康复训练时运动强度别过大，别过于追求标准姿势的原因。

相较其他游泳姿势而言，自由泳是最没有禁忌的一个，它依靠划水和打腿产生推进力，躯干也保持一定的紧张度。在身体的转动中，能够有效地发挥躯干大肌肉群的力量，减少阻力，因而自由泳有游速快的特点。但如果你正处于关节的急性发作期，还是不要游泳了。

注意，在运动到位的情况下，每周运动的次数不宜超过3次，避免过度疲劳而引起运动损伤疾病。以蛙泳为例，以换气为单位，根据个人身体素质选择30~50次换气为一回合，可进行3~5回合，回合之间休息时间不超过1分钟。

对于一些不会游泳的腰痛患者，可以进行其他水中动作训练，借助水的压力达到事半功倍的效果。因为水有浮力，人体在水中肌肉及关节的重力负担会大幅减轻，肌肉以及关节得到放松。因此，如果在水中做陆地上开展的针对性锻炼，就能起到相当好的康复效果。比如，需要练股四头肌肌肉，可在水中采取行走或者踢腿的动作训练等。

对治顽固性腰痛，可敲打右臂少海穴

许多人以为腰酸背痛是中老年人的专利，却不知如今年轻人腰酸背痛的比例也很高。不仅是从事搬运工、司机、农民、矿工、护士及作业工人等职业的人的专利，因为常需要弯腰做事及搬重物的关系，容易腰酸背痛，办公室白领也常是腰椎疾病的受害者，这多是因为办公室白领长时间面对电脑导致腰椎受压所致。

梁婷是一个话务员，每天工作的状态是：双手放在键盘上，上体坐直，双眼紧盯显示屏，随时做好应答准备。由于长期处于端坐姿态，腰、肩、背和颈部得不到充分的活动，时间长了，就导致了腰肌劳损。而由于她仗着自己年轻，以为腰痛能不治而愈，没能及时去治疗，长此以往就落下了腰痛的毛病。

有一天，梁婷又坐着工作了一上午，正要起身去吃午饭，却发现一动腰就疼得要命，只好请一位同事送她去了附近的医院看医生。医生给她拍了腰椎部位的X光片，发现脊柱并没有出现变形，最终诊断她得了慢性腰痛。

对于梁婷的病因，医生是这样解释的："腰部是整个人体躯干的主轴，活动频繁，仰俯侧弯、旋转等都在腰部，而腰部还承受了人体上半身的重量。因此，如过度负重、过激运动、活动频繁、长时间处于不当体位等，都可能导致腰部肌肉、肌腱、关节、韧带、骨骼的劳损及损伤，最终引发腰痛。你就是每天坐的时间太长，使得腰椎部肌肉僵硬，又没有及时缓解，久而久之造成腰部气血瘀堵。而中医讲不通则痛，腰部自然就痛了。"

然后，医生对梁婷右手臂上的少海穴下针，10分钟后，梁婷就感到疼痛立即得到了缓解。一小时后，疼痛就彻底消失了。医生还告诉梁婷，如果以后再出现腰痛的症状，可以用手按揉或敲打右手臂上的少海穴，也能缓解腰痛，尤其对她这种慢性腰疼的治疗很有帮助。

右少海穴在手少阴心经上，在右手臂的肘弯处，只此一穴，其他辅助穴位都不需要，很奏效，也很神奇。具体的按摩或敲打时间，可以依病情而定，10分钟或以上均可。

从中医角度说，人体经络之气的运行构成了一张密密麻麻的网，相互制约，相互联系，稍不注意，这张网便会在某处形成一个死结，这个死结不打开，任你如何在疼痛部位治疗，都很难起效。然而，只要我们知道这死结所在的关键穴位，对其进行按摩或针灸等刺激，疾病自然会迅速缓解，直至消失。而有临床医学实践则证实，右少海穴正是解决腰痛的关键穴位。

除了治疗腰痛外，少海穴还能主治心痛、肘痛、挛痛、瘰疬、头颈痛、腋胁痛等疼痛病症，对肺结核、胸膜炎等呼吸系统疾病也有很好的疗效。

慢性腰痛，多喝千年健九节茶可止痛

腰痛病在中老年女性中较为常见，女人们风风雨雨几十年，精心照顾老人、孩子，每天忙里忙外，不知操了多少心，熬过多少夜，娇弱的身躯很容易受到伤害。就算病了也经常是咬牙撑着，很少顾及自己的健康，到了中年，各种毛病就全都冒了出来，最常见的就是慢性腰痛。

吴阿姨是一名理发师，从成家立业算起，一晃将近20年过去了。家中上有老下有小，吴阿姨每日为生活辛苦劳累着，把自己的小理发馆经营得红红火火，日子过得还算宽裕。如今儿子已经上大学，非常体谅父母，经常找兼职，生活费基本上自己就能够解决。吴阿姨心想，终于可以稍微歇一歇了。可是终于熬到就快享清福的时候，腰痛却更加频繁地折磨她。

吴阿姨的腰痛不是一天两天了，每天忙着理发，常常顾不上吃饭，逢年过节理发的人排着长队，吴阿姨怕顾客等得着急，连喘口气的工夫都不肯留给自己，把持着身子，一站就是一天。等到回家时，腰疼得已经无法坐下了。春节前是吴阿姨最忙的时候，她手艺好，客人总是爆满，连续几天下来，吴阿姨的腰常常疼得弯腰洗脸刷牙都困难。但是她总不在意，心想挺过这几天好好休息一下就没事了。就这样，吴阿姨的腰痛就随着她的忙忙闲闲，时轻时重，导致严重的慢性腰痛。

孝顺的儿子发现老妈经常捶着腰从理发馆回来，看在眼里，记在心里。他利用图书馆、网络等各种资源查找资料，又咨询过很多医生，得知相对男性而言，女性的肌肉少，力量因此也较弱，更容易出现腰酸背痛。加上长期保持一个姿势，就很容易损伤腰部，造成慢性腰痛。儿子针对妈妈的情况，最后为她找到一种药茶——千年健九节茶。

该药茶每剂的用量为：千年健22克，九节茶15克。具体制作方法：用每剂药量的6倍，一起研成细末备用。每次喝的时候取出15~20克，放在保温瓶里，倒入适量的沸水，再闷上20分钟，就可以当茶喝了。每天喝一到两次。

九节茶又叫草珊瑚，是金粟兰科多年生常绿亚灌木。可以抗菌消炎，活血止痛，祛风除湿。千年健具有祛风除湿，壮筋骨，止痛消肿的作用。两种药物一起使用，对于治疗慢性腰痛、跌打损伤腰痛效果更加显著。

现在儿子每次打电话回家都会提醒吴阿姨："去理发馆工作时，一定记得带上药茶！"吴阿姨的腰在儿子和千年健九节茶的呵护下，疼痛很快减轻。给老顾客理发时，常常知足地跟他们聊起自己的孝顺儿子。如果有人和她一样有慢性腰痛的老毛病，她就热情地介绍千年健九节茶给他们。

鳖甲治腰痛，效果真是不一般

腰痛是许多人工作、生活中的常见病。尤其是在持久保持坐立姿势工作的人中，腰肌劳损引发的腰痛更为多见。加上大多数办公室白领因为工作繁忙而忽略了运动锻炼，身体或多或少都会出现脏腑亏虚的问题，更容易引发腰痛的毛病。对于这些各种原因引

第七章 腰酸背痛老偏方，解决长期伏案工作的困扰

发的腰痛，鳖甲都能起到不错的治疗效果。

说到鳖甲治腰痛，还有一个有趣的故事：

清朝光绪皇帝自幼羸弱多病，青少年时有一天清晨，忽觉腰椎中间疼痛，俯仰皆痛，不能自己。次日晨起，稍一转动即觉满腰牵拉，疼痛难忍，其后竟一日甚于一日。宫中太医绞尽脑汁为其治病，不想药吃了不少却未见一丝起色。光绪皇帝斥责太医道："屡服汤剂，寸效全无，名医伎俩，不过如此，亦可叹矣。"之后诏谕天下，征集贤士。民间医家听说皇帝的病太医都无能为力，更不敢问津。

一天，有一面容丑陋、个子矮小的道人揭榜进宫，声称能治光绪帝的病。号脉之后，开出了一张药方。只见药方上画了一只鳖，其旁写道："将此背甲与知母、青蒿水煎服，连服一月。"光绪帝半信半疑，好在这些药并无大妨碍，便试服之，不想一月后，他的病情果然有所好转。

道士何以能将光绪皇帝的病药到病除呢？主要是他看准了病情，对症下药。原来光绪帝年幼时曾患肺结核。从症状上看，很可能是结核扩散转移到腰椎引起的疼痛。祖国医学称结核为"骨蒸"。这三味药中，知母滋肾降火，对阴虚骨蒸盗汗有良效；青蒿能清热降火，可退骨蒸劳热，也是治疗骨蒸的要药，而鳖甲在治疗骨蒸方面，也有其独特的作用。结核病在中医中属阴虚范畴，应用鳖甲配知母、青蒿治疗，能互相辅佐发挥药效。

马茜在看到这个故事时，心里是有些欣喜的。因为她男友小周是个快递员，在为客户搬运洗衣机时把腰扭伤了，到市中医院包敷中药和口服，3个星期后恢复正常。可好了没几天，他为客户搬运一大箱图书时又把腰扭伤了，到市中医院包敷中药和口服，腰痛比严重时缓解了一点，但一直未彻底根治。本地大医院几个骨科医生都认为不用包药和服药，只是让他加强休息和长期进行腰背肌的锻炼。可腰痛的毛病好不了，小周就没办法干快递员这份工作，所以面临失业的小周每天愁得不得了。

马茜打听到一个治腰痛很有名的老中医，前去咨询鳖甲治疗腰痛的可行性。老中医根据马茜男友小周的症状，认为他是腰肌劳损引发的腰痛不治，就给他开了一个鳖甲的方子：将鳖甲60克焙焦研末，分6包，杜仲（盐水炒）90克，煎水分吞，每日早晚各1次，每次1包，尽剂而愈（吃完这次药就会好）。果然，小周吃完老中医所开的鳖甲药后，腰痛的症状就消失了，并且再也没有复发过。

鳖甲为鳖科动物鳖的背甲，《神农本草经》认为其气味咸平，无毒，归肝肾二经，为常用的滋阴清热药，且善治疟母。近年来临床验证，用鳖甲治疗多种原因引起的腰痛，具有神奇疗效，但其奥妙主要在于用盐，用盐之咸味，偕鳖甲而直达病所，再各随其病原因，选用相应的药物，则腰痛可除也。

除了治疗腰肌劳损引发的腰痛外，鳖甲还能治疗其他原因引发的腰痛，具体做法如下：

（1）湿热腰痛：鳖甲40克，焙焦研末，分4包，黄檗（盐水炒）60克，煎水分吞，每日早晚各1次，每次1包，连服2天，病即告愈。

（2）肾虚腰痛：鳖甲120克，焙焦研末，分8包，每日早晚各1次，每次1包，用淡盐水分吞，药末尽而腰痛除，月经复来。

（3）骨质增生伴陈旧性闪裂腰痛：鳖甲90克，焙焦研末，分6包，杜仲、威灵仙（盐水炒）各90克，煎水分服，每日早晚各1次，每次1包，药尽腰痛竟豁然而愈。

（4）寒湿腰痛：鳖甲60克，焙焦研末，分6包，附片（盐水制）90克，久煎分吞，每日早晚各1次，每次1包，药尽而腰痛愈。

（5）损伤腰痛：鳖甲40克，焙焦研末，分4包，川牛膝（盐水炒）60克，煎水分吞，每日早晚各1次，每次1包，仅服两包而愈。

常做腰部保健按摩，可防腰肌疲劳

腰是身体非常脆弱的器官，站得太久容易腰痛，久坐也会腰痛，过劳也会腰痛……那么平时我们如何保护腰？腰痛怎么办？经常按摩腰部可以促进腰部的气血运行，消除腰肌疲劳，缓解腰肌痉挛与腰部疼痛，此外还有助于激发阳气，使腰得到充分的温煦，有助于驱除导致腰痛的寒湿之邪。经常坚持按摩，不仅可以温暖腰及肾脏，有强肾脏功能，加固体内元气，还可以疏通带脉、强壮腰脊，使腰部活动灵活、健壮有力。

34岁的田光是某派出所的户籍管理人员，每天都坐在办公桌前对着电脑为来访者办理各种户籍证件。因为长时间久坐，他在每次突然起身站立时常常会感到腰部酸痛，要缓慢坚持才能站立。他到医院拍了腰椎正侧位片后，却显示腰椎没问题，于是医生只给他开了一些止痛药吃，但止痛效果不太明显。后来，医生又按照坐骨神经痛的症状治疗，让他吃了许多治疗坐骨神经痛的药物，还是没有效果。然后，医生又按照腰肌劳损来治疗，情况有所好转，但一到阴雨天，腰痛的症状又会加重。

一个下雨天，田光起身准备去找一份文件时，发现腰部又开始酸痛了，于是一边揉着腰，一边去旁边的文件柜翻找文件。前来办理户籍证的一位大妈突然开口对他说："小伙子，你揉的方法不对，来，我教你。"按大妈所教的方法按揉了一会儿腰部后，田光发现自己的腰痛果然没那么厉害了。

田光所用的这套腰部保健按摩的具体做法是：

（1）揉命门穴：命门穴在腰部第二腰椎棘突下的凹陷中，与前脐中（神阙穴）相对。右手或左手握拳，以食指掌指关节突起部（拳尖）置于命门穴上，先顺时针方向压揉9次，再逆时针方向压揉9次，如此重复做36次，意守命门穴。每天按揉此穴，具有温肾阳、利腰脊等作用。

（2）揉肾俞穴：肾俞穴在腰部第二腰椎棘突下旁开1.5寸处，与命门穴相平。两手握拳，以食指掌指关节突起部放在两侧肾俞穴上，先顺时针方向压揉9次，再逆时针方向压揉9次，如此连做36次。意守肾俞穴。每天按揉此穴，具有滋阴壮阳、补肾健腰等作用。

（3）揉腰阳关穴：腰阳关穴在腰部第四腰椎棘突下的凹陷中。左手或右手握拳，

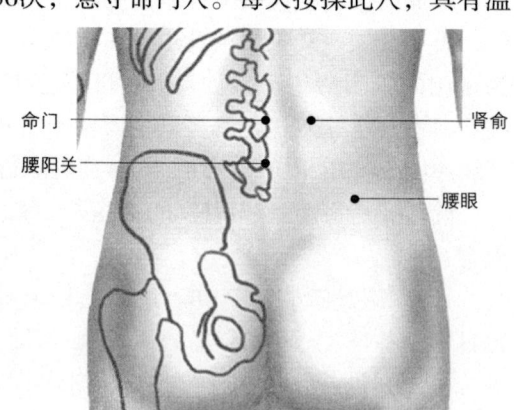

命门穴、腰阳关穴、肾俞穴、腰眼穴

以食指掌指关节突起部置于腰阳关穴上，先顺时针方向压揉9次，再逆时针方向压揉9次，反复做36次。意守腰阳关穴。督脉为阳经，本穴为阳气通过之关。每天按揉此穴，具有疏通阳气、强腰膝、益下元等作用。

（4）揉腰眼穴：腰眼穴在腰部第四腰椎棘突下旁开3.8寸处，与腰阳关穴相平。两手握拳，以食指掌指关节突起部放在两侧腰眼穴上，先顺时针方向压揉9次，再逆时针方向压揉9次，连做36次。意守腰眼穴。每天按揉此穴，具有活血通络、健腰益肾等作用。

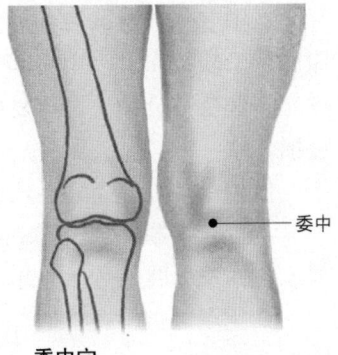

委中穴

（5）捶腰阳关穴：手四指握大拇指成拳，手腕放松，用拳背部叩击腰部第四腰椎棘突下的腰阳关穴36次。意守腰阳关穴。每天叩击此穴，具有振奋阳气、强腰膝等作用。

（6）拿委中穴：委中穴在膝关节后面腘窝横纹正中处。双手对搓至热，以两手同时拿揉（用大拇指与其余四指的指面对称施力拿、揉）两下肢委中穴，约1分钟。《针灸大成》中说："腰背委中求。"每天拿揉此穴，具有舒筋活络、解痉止痛等作用。

每天坚持做拱桥运动，可防治腰肌劳损

大量临床数据表明，越来越多的办公室白领步入了腰肌劳损受害者的行列。这是因为办公室白领多是久坐不动的人，尤其是办公室用电脑的人长期弯曲小腹，低头颈，腰背就像龙虾，长期弯曲，最易损害腰椎。年轻时身体强壮没什么异样，但等到中年之后，激素变化，身体状况变差，骨钙含量降低，骨科病痛就会凸现出来。

40岁的焦阳是银行贷款部的资料审核员，每天的工作就是坐在桌子前审核众多贷款申请资料，坐久了，她总感觉腰背疼。前不久，她感觉无法弯腰，每晚睡觉都睡不好，遂到医院就诊，确诊为腰肌劳损。医生推荐她用走罐疗法，走罐疗法是以口杯罐作工具，在杯罐口及病变部位涂以适量润滑剂，先借热力排出其中的空气，产生负压，使之吸着于皮肤，用手推动杯罐在病变部位来回滑动，从而使皮肤产生潮红或瘀血现象，是防治疾病的一种方法。

医生对焦阳的脊柱两旁膀胱经循行路线进行走罐，每周2次，5次一个疗程。近一个疗程走罐后，她感觉症状有所缓解。

后来，她被调到一个紧急项目组工作，常常需要加班，就无法保证每周两次的走罐治疗了，于是就向医生咨询一个简单的自我治疗方法。医生看她的腰肌劳损已经好了很多，确实可以不用再做走罐治疗，就推荐她每天睡前做一做拱桥运动。从那以后，焦阳不仅每天晚上睡前会做一次拱桥运动，平时工作累了的时候她也会跑到没人的房间里做一做拱桥运动，等到她忙完项目去医院做复诊时，医生说她的腰肌劳损已经痊愈了，可把她高兴坏了。

但焦阳还是坚持每天都做拱桥运动，不久后她发现自己的腰变细了很多，身体也变得健康了，即便是寒流来袭也不容易感冒了。

医学专家普遍认为，对于长期久坐的办公室白领来说，如果能每天坚持拱桥运动，即仰卧于硬板床上，用头部、双肘及双足做支撑点，使背部、腰部、臀部及下肢呈弓形撑起，保持数分钟，可重复两三遍，难度不大，费时不多，能有效预防治疗轻微的腰肌劳损。

拱桥运动可分为五点式和三点式，具体做法是：

"五点"拱桥式：仰卧于硬板床上，用头部、双肘及双足作支撑点，使背部、腰部、臀部及下肢呈弓形撑起，保持一定时间后缓慢重复2~3遍。

"三点"拱桥式：仰卧于硬床上，用头顶、双足支撑，全身呈弓形撑起，保持一定时间后重复2遍。

一开始做动作有点难度，多做几次就习惯了，拱桥动作能松弛颈椎腰椎，多做几次会特别舒服。

爬行模仿，治疗腰椎间盘突出

腰椎间盘突出，也称为髓核突出或腰椎间盘纤维破裂症，是临床上较为常见的腰部疾患之一。腰间盘存在于腰椎的各个椎体之间，为腰椎关节的组成部分，对腰椎椎体起着支撑、连接和缓冲作用，它的形状像个压扁的算盘珠，由髓核、软骨板、纤维环三部分组成。当由于外伤、退变等原因造成纤维环后凸或断裂，髓核脱出，就称为腰椎间盘突出。

本病的发生是因年龄增长，使韧带松弛、椎间盘老化、弹性降低，由外伤、劳累或风湿寒邪等因素所诱发，多见于40岁以上的人群。中医学认为腰椎间盘突出属腰腿痛、痹症范畴。

运动医学专家指出，四肢爬行的动物比直立行走的动物血液更流畅，而且很少患腰椎疾病。椎间盘突出基本痊愈后可以进行简单的爬行锻炼，来帮助松懈粘连的组织，促进局部血液循环，利于更好的康复。另外，还可经常锻炼脊柱两侧的肌肉韧带，预防椎间盘突出的复发。

魏敏的妈妈是个清扫马路的清洁工，因为每天要弯着腰扫地，患上了腰椎间盘突出，疼得都走不了路，不得不在家休养。刚开始休养的时候，魏敏的妈妈连起身都困难，只能听医嘱，老老实实在床上休养。到病情稳定后，魏敏从一个老中医那打听到爬行可治腰椎间盘突出，就让她妈妈每天尝试在床上练习爬行法。坚持了2个月，魏敏的妈妈就觉得腰部轻松了很多，腿也不像原来那样疼了，渐渐能起身下床了。

爬行的具体做法是：双手、双膝着地或着床，头部自然上抬，腰部自然下垂，爬行距离为20米左右。爬完之后为了增加效果，可以适当做几个俯卧撑，然后仰卧位双膝屈曲，手抱膝使其尽量靠近胸部，然后放下，一上一下为一个动作，连续做20~30个。做完再取仰卧位，双膝屈曲，以足跟、双肘、头部当支点，抬起骨盆，尽量把腹部与膝关节抬平，然后缓慢放下，一起一落为一个动作，连续20~30个。

这套动作简便易行，每天只需抽出10分钟时间，每晚睡前一次，连续2个月。注意一定要在病情基本痊愈后，处在恢复期才能练习此方法。出现明显腰椎间盘突出是由于

有腰部外伤或慢性劳损史,所以要在年轻时即加以预防,以免到中老年时受病痛折磨,预防方法有:

(1)寒冷潮湿的季节应注意保暖。

(2)定期进行健康检查。发生腰椎退变、出现腰背痛时要及时治疗。

(3)改善姿势,劳逸结合。注意平时的站姿、坐姿、劳动的姿势以及睡姿的合理性,纠正不良姿势和习惯。需要长时间弯腰或伏案工作的人,可以通过不断调整座椅和桌面的高度来改变坐姿,活动一下身躯、上肢和头颈部等。坚持工间操,使疲劳的肌肉得以恢复。

(4)加强脊柱锻炼。运动对骨骼肌肉系统有良好的作用,能改善骨、关节、韧带功能。

不小心闪了腰,不妨蹬蹬腿

闪腰,是生活中常见的一种急性腰痛。持续保持一种姿势,腰肌长时间集中负荷,周围腹肌、背肌很容易疲劳。在这种状态下,突然做相反方向的动作,处在疲劳状态的肌肉力不可支,就容易被拉伤,甚至扭伤关节。

在电脑前面的白领,腰肌得不到活动,时间一长会僵直,到了下班时间突然起立或弯腰,或是做抬重物等体力活,这正是闪腰最容易发生的时候。因此,在写字楼里经常伏案工作的人活动身体时要多加小心,动作应轻缓一些,预防闪腰。

不小心闪腰后,需要及时进行治疗,否则延误伤情。况且,闪腰后的剧痛是难以忍受的,如何才能快速地止痛呢?药物治疗肯定需要制作和起效的过程,而在刚刚闪腰后做几个简单的动作,则是第一时间缓解腰痛的最好办法。

小静是一家公司的高级白领,平时的工作就是在空调房内对着电脑工作。上下班也有男朋友开车负责接送,上下楼也是通过电梯,一到放假就窝在家里看电视,运动量相当少,身体也就十分娇弱。

一天,小静办公室正好没复印纸了,主管让她去楼下的行政部拿点复印纸来。小静到了行政部,说明来意,行政小李正忙着打电话,就用眼神示意她自己去取。小静到放纸的地方一看,地上叠了好几箱子的纸。她用手拎起一箱,尽管有些沉,但还在能承受的范围内,于是就踩着8厘米高的高跟鞋往楼梯口走去,准备爬楼梯上去。

不巧,楼梯处的灯坏了,小静只能摸黑爬楼梯,一不小心脚没踩稳,手上又有那么重的一箱纸,地心重力就使得她往后倒,幸好她反应快,及时用左手抓住了楼梯扶手,才稳住了身形。她一鼓作气地爬上了楼梯,才把纸放进办公室,还没直起腰来,就感觉腰部传来一阵阵剧痛。有同事想扶着她去医院,却发现根本动不得也碰不得,一碰她就疼得大喊大叫,眼泪都掉出来了。

一位老同事一看小静这个样子,就明白小静闪了腰,于是赶紧扶着小静去了休息室,又找来同事新买的瑜伽垫子铺在地上,让小静躺在上面,说:"我学过一种'蹬腿'治闪腰的办法,教你试试。"没想到经过一番蹬腿,小静的腰就奇迹般地不痛了。

但为了保险起见,小静在稍稍可以行动时,尽快去了附近的医院检查,医生说她的闪腰病因为诊治得法,已经没什么大碍,不过她还是要注意卧床休息,最好睡木板床,下面加一条垫被。此外,医生还建议小静配合消炎镇痛药物、神经营养药物治疗,因此给她开了一些镇痛消炎的药物。

小静所用的"蹬腿"实际上是"被动蹬腿",因为需要别人帮忙完成,具体做法为:首先让患者俯卧在床上,在腰下面放个枕头,先用几分钟的时间上下按摩腰部脊柱两旁的肌肉。之后,握住患者的双脚踝,将膝关节屈膝,需要保持在120°以上,这样反复屈曲几次之后,猛然用力迅速向后拉伸,让患者的双腿像蹬腿一样蹬出去。与此同时,让患者的腹部抬离床面,重复以上动作1~5次。最后,再花几分钟的时间按摩腰部脊柱两旁的肌肉即可。

从医学角度讲,闪腰是因为腰伸直时,腰关节处的滑膜被夹在关节面之间,在被关节面挤压之后引起剧烈的疼痛。我们所介绍的方法,就是针对这个原因,将腰椎关节用力快速拉开,扩大关节之间的空隙,这样就可以使被挤压嵌住的滑膜自动弹性回缩,滑膜从关节中解脱,疼痛自然也就消失了。

风湿腰痛,不妨多喝独活酒

风湿腰痛,顾名思义,就是由于外感风寒而导致的腰痛,中医经典《圣济总录》解释道:"夫肾气虚弱,风寒湿气,着于腰间,则令腰痛,盖腰为肾府,肾经留滞风湿,不得发散,注于腰脚,故起坐行立皆痛,甚则水肿,故谓风湿腰痛也。"用现在的话说就是,腰部遭受风寒湿气,导致腰痛、肾脏亏损,使得腰部乃至下半身疼痛、水肿甚至麻木。

腰痛在很多情况下由于遭受风寒造成,这种腰痛的特点就是,腰痛的情形随天气而变,阴雨天加重,而晴天暖后会明显自行缓解,此外,它是一种缠绵难愈的慢性腰痛。

43岁的冯大姐,之前一直是一名公交车司机,不过这两年改行做全职家庭主妇了,原因是她患了严重的风湿腰痛。冯大姐参加工作以来,十几年如一日,每天风里来雨里去。轮到早班时凌晨四五点就得出门,轮值晚班时,回到家已经是半夜12点,尤其是冬天,耳朵、鼻子冻得生疼。一天大部分时间都是在车里坐着,虽然每天在户外可以享受到更多的阳光,可一到下雨阴天就不好受了,腰上像绑着块千斤重的石头,动弹不得。冯大姐还总是感慨:"才40出头就快干不动了,开一会儿车腰就累得不行,又酸又胀,还老感觉冷飕飕的。"去医院看过之后,冯大姐得知自己是患上了风湿性腰痛病。为了治好腰,冯大姐没少吃苦头:贴骨痛贴、拔罐、针灸全试过了,就是不见明显好转。每逢阴天下雨,冯大姐的腰痛就如约而至。

由于冯大姐的工作性质,很难抽出集中的时间段接受治疗,加上每天都很累,不想在医院和家之间来回跑,就这样越拖越严重,导致有次腿麻连踩刹车也使不上劲儿。腰痛影响到安全行车,冯大姐无奈放弃工作,下决心把腰痛病治好。冯大姐偏向于中医治疗,尝试了不少方法,功夫不负有心人,同事兼好姐妹许丽有天来看她,带来一个偏方:独活酒。冯大姐坚持喝了两个月,腰痛就减轻了不少,之后坚持服用,腰痛再没有犯过。

第七章　腰酸背痛老偏方，解决长期伏案工作的困扰

制作独活酒需要准备的药材有：独活18克，杜仲36克，当归（切焙，即切片焙干）55克，川芎55克，熟地黄（焙）55克，丹参36克。

具体制作方法：把上述六味药细锉（即搓成细小碎片），优质黄酒4千克，将独活放入干净瓶内，用黄酒浸泡，将瓶口密封，使得药材被黄酒浸透，温饮即可。

饮用时不限制时间，也不规定用量，根据自身情况而定，但最好不要贪杯喝醉。

独活是中医常用的祛风湿药物，是治疗风湿性腰痛的良药，《汤液本草》中有强调独活的重要性："两足寒湿，混不能动止，非此不能治。"加上可以补中益气、强筋骨的杜仲，而且当归、熟地黄、川芎、丹参都具有滋阴补血的功效，六味药材相得益彰，经可以舒筋活血的黄酒浸泡，就可以有效地治疗风湿性腰痛。

王大姐的腰痛跟她的司机职业密切相关。腰部是司机身上最为薄弱的部位。有关研究表明，一个人坐着时腰椎所要承受的重量是站立姿势的两三倍。由于空间有限，司机常常是窝在驾驶位里，长时间难以伸展身体。时间一长，就会导致腰部肌肉受损、痉挛，严重的还会发展成为腰椎间盘突出。

因此，从事司机的人在工作之余，应该有目的地加强腰背肌肉锻炼，如做一些前屈后伸，左右腰部侧弯保持正确的驾车姿势，遇到路况不好时车速不能过快，操作不宜过猛，因为汽车剧烈颠簸对腰椎的伤害极大。此外，每开车行驶两小时，人们应下车活动几分钟，比如伸伸懒腰、踢踢腿等。

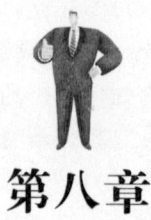

第八章
治手、肘痛老偏方，电脑一族不再烦恼

随着信息化社会的不断发展，电脑成了上班族最亲密的工作伙伴。发邮件、打资料、做合同、统计数据等，工作中的每件事都与电脑有关。电脑的参与为工作带来了无限便利，同时也带来了前所未有的职业病：鼠标手、键盘腕……手、肘疼痛该如何应付？老偏方将会为你解除烦恼。

电话太多手臂痛，戴个护肘很管用

随着各行各业的不断发展，电话销售、电话咨询等以电话为主要载体的新型业务逐渐普及起来。

据一项社会调查研究发现，很多从事电话销售、咨询等业务的职场人士每天打电话的时间已经超过法定的8小时工作时间，其余不以电话业务作为职业的人士用手机打电话的频率也超过了研究人员的预期。而通过打电话来缓解过大的精神压力是后者通话时间长的主要原因之一。较长的通话时间可以有效地增加电话业务人员的业绩，可以有效地疏解其他职场人士巨大的精神压力，但是也会带来一些危害，"手机肘"就是其中之一。

"手机肘"在医学上又被称为"肘管综合征"。其患病人群主要是每天接打电话或是发送短信超过4小时的白领人士。一旦患上"手机肘"，人们就会出现肘关节麻木、疼痛、胳膊抬起困难等症状，严重者还会出现手臂无力及持续性的疼痛，不能拿稳手中的物体，前臂活动受限等。因此，对于广大使用手机的职场人士而言，应注意运用手机通话的时间，减少对于前臂、肘部的损伤。即使从事的工作是电话销售、电话咨询等，也应注意运用耳机或是"左右开弓"等方式，使双手得到适当放松与休息，从而减少"手机肘"出现的概率。

严方是一家电话咨询公司的业务员。她每天的工作就是不停地给客户打电话，以便追踪公司业务的执行情况及发展新的客户。一天工作下来，严方常会觉得又渴又累，但是为了多拿点奖金，她还是咬紧牙根坚持着。此外，她还经常加班加点的工作。结果，没到一年的时间，严方就成为全公司业绩突出的员工之一。但是，经常加班加点地工作

第八章 治手、肘痛老偏方，电脑一族不再烦恼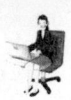

也让她出现了一些不适的症状。

开始的时候，严方还只是感觉经常拿电话的无名指和小指出现疼痛、麻木的感觉。后来，麻木感逐渐蔓延到前臂处。最近则变得更加厉害，只要她用右手拿电话的时间超过10分钟，手指和前臂就会同时出现疼痛、麻木的症状，并且还会有一种乏力感在身上蔓延。这些情形让严方感到非常恐慌。过了1周，这些症状还在持续，她就在晚上回家之后跟妈妈讲了这件事。

严方的妈妈是一位妇科医生。听了女儿的讲述之后，妈妈决定请同事李医生来帮帮忙。于是，周末休息的时候，妈妈请来了李医生。李医生先是向苦恼的严方了解了一些情况，思索一番之后，便作出了判断：严方患上了肘管综合征，也就是人们常说的"手机肘"。她之所以会患上这种病症，与所从事的职业有着密切的关系。

一听说与自己的职业有关，严方眼中充满了泪水。原来，虽然每天加班加点地工作的初衷是为了多拿奖金，但经过一年的工作实践，她已经深深爱上了这份工作。如果治疗"手机肘"要辞职的话，她会感觉非常难过。

看到严方难过的表情，李医生笑着安慰她：白领人士是"手机肘"的高发人群，即便是不像严方一样从事电话销售业务的人，也有很多患上和她一样的病症。所以，只要弄清自己发病的原理，注意调理身体，根本不用辞职。

听到医生讲到不用辞职，严方立刻露出了笑脸。她请李医生详细地讲解一下"手机肘"的发病原理与调节方法。李医生笑着答应了，她告诉严方：在人们肘部内侧有一块突出的骨头叫做肱骨内上髁。它的附近是尺神经的必经之路。当人们做出长时间拿着电话通话、长时间开车等动作时，肘部就会处于过度弯曲的状态中。长此以往，供给尺神经的血液量就会大大减少。人们就会出现肘部麻木、疼痛的感觉，严重时甚至会令肱骨内上髁周围的软组织出现慢性劳损，并对尺神经形成压迫，令尺神经所控制的无名指、小指及前臂内侧的区域出现如肘部一样的麻木、疼痛感。

至于调理的方法，很简单，工作时在肘部戴一个护肘就可以了。由于戴着护肘，人们的肘部就不会长期处于过度弯曲的状态。这样，尺神经的血液供应就不会出现短缺，肘部软组织劳损的情况就会减少。

听到李医生如此详细的解说，严方对于治疗"手机肘"充满了希望。从此，她在工作之前常会为自己细心地套上护肘，并注意使左右手轮换着放松休息。结果，不到一个月的时间，困扰严方的"手机肘"就消失了。虽然"手机肘"已经不见了，但是严方还是坚持上述做法，帮助自己缓解工作带来的疲劳。

肘关节疼痛，推一推就好

除了"手机肘"，"网球肘"也是经常使用肘部从事单一动作的职场人士易患的疾病之一。"网球肘"在医学上又被称为"肱骨外上髁炎"，它同"手机肘"一样是一种典型的过劳性损伤，多数情况下发病缓慢。患上"网球肘"的人们会感到肘关节外侧出现酸困及轻微疼痛的情形，有时疼痛会向上或向下蔓延。此外，他们还会出现手部不能用力握住物体的情况。即便是提起水壶、拧毛巾这些小动作都会令其疼痛变得更加严重，严重时甚至连手指伸直、握住筷子时都会疼痛难忍。

导致"网球肘"出现的原因很多，经常使用肘部从事单一动作就是其中最主要的原因之一。有相当一部分职场人士如厨师、建筑工人、电脑程序员等，由于工作性质方面的因素，需要经常保持屈肘的动作。由于肘腕关节的频繁活动与长期劳累，肱骨外上髁就会不断反复地受到刺激与拉伸，从而引发腕伸肌的部分撕裂和慢性炎症等。如此，"网球肘"就出现了。因此，对于广大从事特殊工种的职场人士而言，保持肘关节健康、预防"网球肘"的出现就成为其日常养生中一项极其重要的任务。

小杨是一家公司的电脑程序员。为了比对手早一步研究出可以使用的程序，他经常加班加点不知疲倦地进行编程，平均起来每天都要在电脑前面工作10小时以上。如此忘我的工作使小杨迅速在短短两年的时间内成为公司的核心技术人员，工资也得到了大幅提升。然而，在辉煌的业绩背后，小杨充满了心事。

由于长时间忘我工作，小杨几乎没有完整休息的时间，而且近来他还出现了肘关节和前臂疼痛、麻木的现象。本来以为是自己太累了，可是休息了几天之后，上班的第一天肘关节疼痛的情形就又出现了，而且这次连握笔的时候都感觉疼痛异常。这可如何是好呢？本来活泼开朗的小杨突然间变得沉默寡言、心事重重起来。

很快，主管就发现了小杨的异样，便问他发生了什么事。小杨把自己的苦恼向主管和盘托出。听完小杨的讲述，主管若有所思转身回到了自己的办公室。10分钟之后，他将一个写有电话的纸条递给了小杨。原来这是一位与主管熟识的医生的电话，他要小杨周末去医生那里检查一下。

周末休息的时候，小杨按照约定来到了医生的诊所。听过了他的诉说之后，医生很快作出了判断：他患的是"网球肘"。"网球肘"？面对医生作出的判断，小杨感到莫名其妙。他在网上见过这个名词，这不是网球运动员经常会出现的一种疾病吗？自己怎么会患上"网球肘"呢？

看着满脸疑惑之色的小杨，医生详细地讲解了"网球肘"的一些常识及调理方法。"网球肘"虽然是由于网球运动员经常出现此病症而得名的，但发病人群不仅仅限于网球运动员。其他人如羽毛球运动员、从事木工、砖瓦工等特殊技术的人员及部分中老年人都可能患上此病。中医认为本病多由气血虚弱，血不荣筋，肌肉失于温煦，筋骨失于濡养，加上肱骨外上髁腕伸肌附着点慢性劳损及牵拉引起。

小杨从事电脑编程工作，手指经常在键盘上"飞来飞去"，并且肘关节总是随着鼠标的点击频繁地运动，长此以往容易出现"肌肉失于温煦，筋骨失于濡养"的情况，并引发"网球肘"。

至于调理的方法，可以采用推筋的手法。在具体操作之前，我们需要先在肘关节处找到压痛点，再将另一只手的手掌放于距离压痛点大约3厘米的前臂上。随后用力下压，并从肘关节处开始，向腕关节的方向推。每次用力3~5秒，休息2秒再继续。如此持续5次之后即可。

中医认为，推筋的手法具有如此效力同它可以舒经活络有着莫大的关系。"网球肘"的疼痛症状就是由于局部经络阻滞而产生的。所谓不通则痛，推筋手法可以有效地舒活经络，自然就能很快消除疼痛了。

听到推筋手法如此简单又如此神奇,小杨不禁怦然心动,希望可以尽快消除"网球肘"带来的伤害。果然,经过3天时间的尝试,肘部和前臂的疼痛已经大大减轻。一周之后,原来一脸苦闷的小杨又恢复了活泼开朗的个性。

手部麻痹,常吃木耳蜂蜜

手部麻痹是手足麻痹症的典型症状之一。所谓手足麻痹症就是人们常说的手脚麻木,是生活中人们常会出现的症状之一。比如有人睡觉时不是采用仰卧或侧卧的姿势,而是喜欢趴着睡,将手压在脸部下面。这样一觉醒来,手就会出现麻痹的症状。虽然这种症状比较常见,但若是此症状经常出现或是持续的时间较长就需要引起大家充分的注意了。

引发手部麻痹的原因很多,颈椎与腰椎出现病灶、血热、阴阳失调、肝火旺、肢体供血不足、颈椎病等骨科疾病都可能成为出现手部麻痹的诱因。很多职场人士每天都需要面对繁重的工作和巨大的精神压力,缺少身体活动与疏解心情的空间,因此身体中的毒素非常容易堆积,出现阴阳失调、肝火旺盛等情况。此外,很多职场人士需要每天在电脑前面长时间工作,腰椎与颈椎常会由于得不到及时的休息而出现慢性损伤等问题而出现病灶。所以,对于广大的电脑一族而言,及时缓解手部麻痹的症状,使手部恢复正常是一项非常必要的工作。

大聪是一家出版公司的文员。由于最近公司正在不断扩张整合,所以须要记录、打印、下发的文件特别多,这可忙坏了大聪。她每天到公司的第一件事就是打开电脑,搜索自己的企业邮箱,看看是否需要及时整理、打印的文件。3个月下来,大聪整整瘦了一圈不说,手指还遇到了一个不大不小的麻烦。

这个麻烦就是手部麻痹。原来,由于每天从上班的第一秒起,大聪就投入到非常紧张的工作状态中,手指不是在不停地敲键盘,就是从与电脑相连的打印机中取出文件整理好,一刻几乎也得不到空闲。一天下来,大聪常会觉得手指很累,连灵活度也大不如前。经过一夜的休息之后,虽然比前一天的情形要强一些,但到接近下班的时候,手指还是迅速进入了疲劳状态。结果,2个月之后,手指感觉劳累的时间一直在提前,而且随着时间的提前,手部还时常会出现一种麻木感。望着自己麻木的手指,大聪感到一阵混乱。

时间又过去了1个月,大聪的手指麻木感依旧。这时,饱受折磨的大聪已经决定无论如何周末休息的时候要去找学医的表姐。大聪的表姐是本市一家医院的青年医生。她虽然年纪轻,却已经是院中的骨干。看到忧心忡忡的表妹,表姐先为她倒了一杯茶,请她平静一下再讲情况。

三口两口喝完了手中端着的茶,大聪迫不及待地打开了话匣子,向表姐详细地叙述了自己的情形。"我经常感觉手脚无力,充满了麻木感?"表姐一边重复着大聪叙述情况中的关键字眼,一边回想着哪种疾病会出现这种症状。约10分钟后,表姐非常肯定地说:"你患上了手足麻痹症。"手足麻痹症?大聪第一次听说手出现麻木感还可能是一种疾病,手部麻木不是很正常的现象吗?自己以前睡觉不老实的时候常常会把手压麻。

为什么到表姐这儿就成了疾病呢？

表姐似乎看出了大聪的心思，便对她解释道："你现在出现的手部麻木的情况与常见的那种情况有着本质的不同。不然，你可以回想一下，以前，每一次手麻是不是很快就好了。"听了表姐的话，大聪又回想了一下，真的如表姐所说，自己现在遇到的手部无力、麻木的情况跟以前有很大的不同。

接着，表姐又为大聪分析了她出现手部麻痹的原因。原来由于大聪从事的是文员工作，每天都需要长时间地运用电脑，而且缺少运动、休息的时间。时间一长，她的腰椎与颈椎就出现了慢性磨损，出现了病灶。而这些病灶将会带来手部麻痹的症状。

听了表姐的分析，大聪觉得很有道理，但是该如何消除手部麻痹的症状呢？表姐为大聪推荐了一个偏方——木耳蜂蜜。黑木耳素来就有"素中之王"与"素中之荤"的美誉，是各种食品中铁含量最多的，是一种非常好的天然补血食品。另外，据现代药理研究发现，经常食用蜂蜜可以提升身体的免疫力，消除疲劳。因此，木耳蜂蜜可以对腰椎等慢性劳损出现的病灶引发的手部麻痹起到很好的治疗作用。

经过表姐一番详细的介绍，大聪决定尝试一下这个偏方。结果，一个星期之后，手部麻痹的症状就远离了她。

要想不得鼠标手，时常做做手指操

"鼠标手"是当今白领中一种常见的职业病。它在医学上又被称为腕管综合征，是由于人体的神经在腕关节处受到压迫而引起的。在无纸化办公越来越普及的今天，很多上班族们都需要长时间地打字或是握紧鼠标。由于键盘、鼠标本身的材质问题，所以人们必须将手腕弯曲到一定程度之后才能使用它们。久而久之，手腕关节就会出现过度活动的情况，而过度活动将会导致腕关节周围软组织过度劳损，进而压迫支配控制手指的腕部神经。上班族们的手指就会出现"鼠标手"的症状。

"鼠标手"的症状主要有两种情况：一种情况是患有此病的白领们常会出现手腕僵直、酸痛的情形；另一种情况是他们的手指、手掌常会出现疼痛、发冷、发木等症状，甚至有人会由于手部的麻木疼痛感而惊醒。而当"鼠标手"的症状无法得到及时缓解时，受伤的不仅是人们的手指和健康，还会带来一系列的心理问题。因此，越来越多的上班族开始重视自己平时习以为常的"鼠标手"。

高风是一家外资公司的秘书。5年来，他一直兢兢业业、勤勤恳恳，深受公司领导和同事的喜爱。可是，最近他遇到了一件令人不开心的事。事情还得从两周之前说起。那天晚上，高风决定加一会儿班，将老板交代的文件整理完毕。下班时间一到，同一办公室的同事们都回家了，只听见高风座位上传来的敲击键盘的声音和右手握住鼠标不停点击的声音。突然间，他感觉到自己的右手发麻，还出现了前所未有的疼痛感。高风马上停了下来，休息了一会儿，手部的症状才得到了一些缓解。

本来，高风以为自己那天晚上手部之所以会出现发麻疼痛的症状是因为太累了。从第二天起，他开始每天按时上下班。然而，自从自己的右手出现发麻疼痛症状的那天晚上开始，两周以来，这种症状每天都要折磨他，而且两次症状之间间隔的时间越来越短。手腕的麻木疼痛简直要把他折磨疯了。后来，高风没办法，把握鼠标的手从右手换到了左手。虽然右手从此可以得到充分的休息，但是左手的灵活度毕竟比右手要差一些。他的工作效率受到了很大的影响，连领导都问他是不是生病了。

就这样，高风不仅承受着手指的疼痛，还多了一层心病。他总是在想老板会不会借机开除自己。这些想法比手部的疼痛更加折磨高风。这时，恰好多年未见的舅舅回老家探亲。高风决定将自己的烦恼讲给身为资深经理人的舅舅，希望可以从他那里得到一些帮助。

舅舅听完高风的讲述，就明确地指出外甥之所以会出现如此的心病，最初的根源就在于没能及时缓解手部的麻木感和疼痛感。手部不适影响了工作效率，而工作效率的下降引发了他的危机意识。因此，当务之急就是要解决好手部不适的问题。

结合高风提到的手部出现的症状，舅舅想了一下，就十分肯定地告诉他：那是患了"鼠标手"的人的典型症状。这是舅舅向学医的儿子普及的知识。不仅如此，表弟还告诉舅舅，若想防治鼠标手还需要时常做做手指操。

听到这里，高风忽然两眼发亮，他急切地催促着舅舅讲讲详细的情形。于是，舅舅便结合着自己得到的知识与外甥的情形开始了讲解。原来，出现"鼠标手"的原因同高风的工作性质及自身不注意手部休息有着密切的联系。高风在公司担任的是秘书的职务，因此需要经常使用电脑打字或是查询资料，而右手也需要时常握紧鼠标进行网页点击。如此，就容易造成腕部关节疲劳及慢性损伤，进而出现"鼠标手"的症状。而手指操是防治"鼠标手"的重要"武器"。

具体操作起来，可以按照以下步骤：首先，使用鼠标一段时间之后，就要放松手部，保持掌面向上，伸直五指；其次，将鼠标放于掌心，以五指用力抓牢，同时令腕关节向掌面方向弯曲；最后，五指放开鼠标，再令腕关节向掌背方向弯曲。如此一收一放为一次。操作的时候最好以连续做15次以上为佳。

听完了舅舅的解说，高风感觉自己本来阴郁的心情一下子就变得晴朗了。他开始每天按照舅舅的嘱咐做手指操。结果，一个多月之后，"鼠标手"的症状就全部消失了。高风的脸上又洋溢起了自信的微笑。

按压一个穴，防治手指痛

随着手机、电脑技术的进一步升级换代，大屏幕智能手机、平板电脑成为很多年轻白领的"新宠"。自从大屏幕智能手机或是平板电脑兴起后，他们就开始深陷其中，除去工作与睡觉的时间之外，人们似乎离不开它们。当然，新科技带来的内容精彩异常，不过它们在带来便利与宽阔视野的同时也带来了手指痛。

生活中，人们时常可以见到这种情形：一个年轻人总是用大拇指在智能手机或是平板电脑上拨来拨去。可是，由于年轻人的兴致不减，大拇指就不断地在移动，中间根本没有休息的时间。久而久之，不仅容易出现指关节疲劳，还容易引发桡骨茎突腱鞘炎，而手指痛就是其重要表现之一。

桡骨茎突腱鞘炎就是前些年流行的"短信手"，如今这个俗名已经为"iPhone指"

所取代。它是缓慢发病的一种常见病，主要是由慢性劳损引起的。当人们的手指长期做某个动作而得不到及时休息时，不断活动的手指就会与位于大拇指根部的桡骨茎突腱鞘发生摩擦。一旦时间久了，腱鞘就会出现慢性磨损，继而发生炎症，于是"iPhone指"就出现了。因此，对于广大喜爱新科技产品的年轻白领而言，远离"iPhone指"是一项非常重要的工作。

小卫是新科技产品的发烧友。虽然不是电脑软件专业人员，但他对于各种电脑新产品的热爱是朋友们有目共睹的。每次，只要有新型电脑上市，他都要竭尽所能在短期内弄清其中的原理。不仅如此，对于那些深受同龄人喜爱的产品，他更是保持着一颗好奇心，很多时候都会先买为快，先用为快。这次，平板电脑iPad的第三代全新上市之后，小卫就在第一时间买到了它。

捧着自己期待已久的全新iPad，小卫非常激动。比起前两代，第三代的性能更优化，专业软件也多了不少。于是，从全新iPad进入小卫视野的第一秒起，除了上班和睡觉之外，他都在专心致志地研究新产品。后来，小卫干脆将全新iPad带到公司，使它成为自己查找资料、保存图片的好帮手。

很快，小卫就将iPad第三代的基础性能研究透彻了，可是他的大拇指却一直在痛，让他感到心烦意乱。于是，他用创可贴将大拇指包了起来，结果疼痛一点也没有消失。这下，小卫可慌了神。到底该怎么办呢？自己也不知道答案。正在小卫一筹莫展的时候，好友小强的来访给他带来了意外的福音。

小强也是一位新科技的发烧友。他和小卫的友谊就是从研究摸索新科技产品的使用开始的。每次，小强来小卫家都会得到主人热情的接待，这次却有点反常。看着愁眉苦脸的朋友，小强便开始询问相关情况。

小卫将自己的情况原原本本地告诉了小强，并讲出自己对于大拇指一直疼就有截肢可能的担心。听了小卫的话，小强忍不住笑了起来，他拍着小强的肩膀说："哥们儿，你不用担心，你的手指不用截肢，没有什么大不了的，只是得了桡骨茎突腱鞘炎，就是大家常说的短信手、iPhone指。前一段时间我也遇到了这种情况，医生建议我按摩手三里穴。我坚持了半个月，很快就好了。"

听着小强的话，小卫的脸上露出了笑容。他拿掉了手上的创可贴，静静地听着小强的详细解说。小强告诉小卫，像他们这些经常研究使用新科技产品的人，使用大拇指的频率特别高。大拇指处于频繁的活动状态时，位于其根部的腱鞘就会产生慢性磨损，并容易发炎。而按摩手三里穴是防治桡骨茎突腱鞘炎的一个偏方。

中医理论中有一种叫做"远端取穴"的说法。就手三里穴的位置而言，它距桡骨茎突腱鞘还有相当一段距离。但是途经这两处的经络是相通的。一旦腱鞘发炎，经络就会出现瘀滞。因此，按压手三里穴是防治桡骨茎突腱鞘炎的有效方法。

"至于具体的方法嘛，可是非常地……"小强这时卖了个关子。"是什么？"小卫着急地问道。"其实就是很简单。"小强告诉小卫，使用这个偏方只需要先找准手三里穴的位置，用力点按压1~2分钟，然后再以手三里穴为起点、桡骨茎突为终点，对两者连线处的前臂肌肉进行5分钟左右按压就可以了，要注意的是每天必须坚持按摩。当然，在使用手指的过程中还须要适当地休息。

第八章　治手、肘痛老偏方，电脑一族不再烦恼

自从从朋友小强处得知这个偏方之后，小卫就每天坚持按压手三里穴。10天之后，疼痛的症状完全消失了，小卫脸上出现了释然的微笑。

每天5分钟保健操，舒活关节手不痛

现代白领们几乎每天都与电脑、中央空调以及成堆的工作打交道，身体各部位都会出现不同程度的问题。经过一天分秒不停地敲击键盘、影印文件、整理资料之后，很多人会感到手部关节酸痛、僵硬。

艾丽毕业后找了一份在出版公司做校对的工作，她很喜欢这份工作。可是这份工作也给艾丽带来了苦恼。每天从早晨9点到晚上6点，除了午休的1小时外，艾丽几乎一刻不停地在敲击电脑的键盘。这令刚刚参加工作的她很不适应，眼睛感到非常疲劳。最重要的是艾丽以前引以为傲的"纤纤玉手"失去了光泽，而且常常出现手腕疼痛、手指酸麻的情形，令她叫苦不迭。该怎么解决这个问题呢？

机会很快就来了。半年后的一次同学聚会上，同学们互相寒暄着询问近况、分享初入职场的喜悦。同寝室的晓晓看到艾丽闷闷不乐的样子，便问她是不是有什么心事。于是，艾丽就把自己的苦闷告诉了晓晓。"原来是这样，别担心，我来教你怎么应对你的烦恼，你忘了？我可是中医世家出身啊！"艾丽忽然眼前一亮，对啊！晓晓的爷爷是几十年的老中医，说不定他老人家那里有解决问题的好偏方呢。

几天之后，晓晓又约艾丽见面，晓晓的爷爷果然给了艾丽一个治疗手部关节疼痛酸麻的老偏方。这个偏方非常简单，人人都能够灵活运用，它是一套手部按摩保健操。主要是运用中医经络理论通过手部动作训练调动经气，可以消除手部过多的脂肪，加速血液循环，有助于保持手指的柔美和灵巧。如果能够每天抽出5分钟时间做做这套保健操，不仅能够舒活关节，消除手部的酸痛不适，还能够锻炼身体的协调能力。

这套保健操的具体步骤如下。

动作一：十指相碰。

十指分开，十个指头肚分别相对，然后一起一碰为一拍，连续做四个八拍。

动作二：十指相握。

十指分开，十个指头交叉在一起，然后握手。一握一松为一拍，连续做四个八拍。

动作三：十指交叉。

十指分开，十个手指相叉，两手用力叉两手指骨分叉处，一起一叉为一拍，连续做四个八拍。

动作四：叉虎口，打合谷。

两手虎口对叉，连续做两个八拍，换手做两个八拍；两手拇指握在手掌中，四指伸直，手掌朝下，两手侧突出肌肉相互碰击，每碰击一次为一拍，连续做四个八拍。

动作五：拍手，搓手。

两手掌对拍，每拍一次为一拍，连续拍四个八拍。两手掌对搓，一上一下为一拍，连续搓四个八拍（以两手掌发热为准）。

动作六：放松手部。

先把双手放在与肘弯持平的高度，然后放松手腕，让手垂下来。反复进行这个动作，有助于缓解紧张，使手部无僵硬感。

这套按摩操简单易行，很适合工作繁忙，没有集中时间锻炼的职场女性。自从艾丽学习了这套保健操以后，她每天都会抽出5分钟来练习。老中医说了，这套保健操持之以恒做下去，手关节疼痛、酸麻的问题就会不治而愈的。刚开始艾丽还半信半疑，她试着做了一个月。后来，她惊喜地发现，已经很久没有指关节发麻、酸痛的感觉了。艾丽很高兴，为此还特意去晓晓家看望老中医。不仅如此，她还把这套保健操教给了其他同事。

对于像艾丽这样的白领来说，每天抽出5分钟时间，不用出门，坐在办公室就能有效缓解手部疲劳，消除职业病，真是行之有效的老偏方。除此之外，这套操也可以配合一些其他的手部保健小动作，效果更佳。

以下方法供您参考：

（1）握拳伸展。先紧握拳头，然后展开，尽量伸展五指，每天用力做 3~5分钟，这是解除紧张和疲劳的好办法。

（2）举手。展开五指，高举双手过头，这样做可以减少青筋显露。

（3）模仿弹钢琴动作。把双手平放在台面上，柔和地向下压，然后每次举起一个手指，尽量举高，就像在练习弹钢琴一样。它的作用是伸展手掌和手指，使你的手轻快灵敏。

还在为手部问题发愁的你，想要自己"出手不凡"吗？那就像艾丽一样试试这套手部保健操吧！

做好6个小动作，远离鼠标手

骨科医院的主治医师诊室里，来了这样一位病人。他叫王立，是一家大型网络公司的电脑工程师。公司前几天刚刚接了一个大项目，王立是主要负责人。为了赶进度，他连续加班了两天两夜不停地编程。到了第三天早晨，他忽然间感觉右手大拇指及腕部疼痛，颈肩部也有酸痛感。最初，王立还以为是因为自己连续加班时间过长，休息两天就能够恢复了。谁知一连过了四五天，疼痛还是没有好转。妻子非常担心王立的身体，于是便陪着他来医院就诊。

医生给王立做了检查，再结合他的工作情况，认为他得了现代流行的"鼠标手"。随后，医生作出了进一步的解释说："随着办公方式的转变，现在很多上班族每天都不断重复着在键盘上打字和移动鼠标的动作，而这些动作的完成需要手腕关节长期、密集地过度活动。如此一来，手腕周围神经就将产生损伤或受到压迫，从而造成手掌的感觉与运动发生障碍，这就产生了'鼠标手'。"

王立一想，果然如此。其实，早在半年前，他就发现自己的右手在拖拽鼠标时容易抽筋，但并没在意，以至于越来越严重了。现在不仅手掌发麻、疼痛，甚至连颈部、肩部都有酸痛感，有时连转头都困难。

"像我这样的情况该如何治疗呢？"王立问。

第八章 治手、肘痛老偏方，电脑一族不再烦恼

主治医师说："不知你有没有听说过这样一句话？一个经常使用电脑的吉他手是不会患'鼠标手'的。"他告诉王立，在工作中要注意，连续使用鼠标一个小时之后需要做一做放松手部的活动。

"我这里有一套专门针对'鼠标手'的运动操，只有6个小动作，回去练习一下，你的手会慢慢好转的。"接下来，主治医师递给了王立一张纸，上面详细地记录着这套运动操的做法：

动作一：身体直立，双臂松弛放在两侧。右臂向前伸直与肩呈水平状态，手掌朝上，手指分开并指向地面。手指及手腕向上移动，同时逐渐握紧拳头，屈腕使拳头指向自己。

动作二：弯曲肘关节并使拳头指向肩部。将上臂向外旋转，仍保持曲肘及握拳姿势，将头逐渐转向拳头。依次伸直肘关节和手指，使手指指向地面，缓慢将头转向对侧肩部。做完之后再换左上肢重复同样动作。

动作三：双上臂与肩水平，手背相贴，手指伸直指向地面。双手翻向上方，手掌及手指紧贴，手掌及肩部往回收。

动作四：手掌及手指仍然紧贴，双手放置在头上方。双手逐渐移向头部后方，肩关节同时向后移动。

动作五：双上臂向外伸直与肩关节水平，握拳并使腕关节弯曲。

动作六：双上臂逐渐放下至躯干侧方，并伸向身体后方，手指尽量向上，下颌向上抬起。双上臂松弛放在躯干侧方，轻轻抖动手。

王立认真地学习着这六个动作，然后他问医生："如果没有'鼠标手'的人做这套运动操是不是也有好处？"

"当然，"医生说，"除了这套运动操以外，还有其他方法可以预防'鼠标手'。一般来说，女性发生'鼠标手'的概率比男性多，主要是女性手腕通常比男性小，腕部正中神经容易受到压迫。每天重复在键盘上打字或移动鼠标，肘部经常低于手腕，而手高高地抬着，神经和肌腱经常被压迫，手就会开始发麻。"

"要解决这个问题，就要科学地放置鼠标。一般说来，鼠标的位置越高，对手腕的损伤越大；鼠标距离身体越远，对肩的损伤越大。所以，操作电脑时应保持正确的姿势，还可以在手腕处置放软垫，或者升高座椅，来降低对手腕的损伤。"

王立和妻子都认真地听着，因为这些事情都是和自己的健康息息相关的。医生继续说道："其实预防'鼠标手'的办法有很多。你们的办公室不是常有很多用完的废纸吗？这废纸也能派上用场。你可以选质地偏硬的纸，搓成一个小团，然后展开，再搓成团。别看这个动作看似简单甚至无聊，但是不断重复这个动作，我们的手掌、手腕都能得到充分的活动，对于预防'鼠标手'非常有效。"

从医院回来后，王立经常做那几个小动作，随着时间的推移，他的拇指和手腕不再疼痛，肩颈酸痛的症状也明显改善了。

预防鼠标手，多让手腕运动运动

很多办公室白领都会有手麻的现象，情况较轻的时候，他们基本上都不会在意，最

多就是放下手中不知紧握了几个小时的鼠标，小小休息一会儿，自然就没事了。但是事情远没那么简单，由于办公室白领每天长时间接触电脑，单调重复在键盘上打字和移动鼠标的动作，手腕关节因为长期密集、反复和过度的活动，会逐渐形成腕关节的麻痹和疼痛。若对这种症候长期置之不理，可能会导致神经受损，手部肌肉萎缩，形成"鼠标手"。

"鼠标手"在医学上被称做"腕管综合征"，主要表现为腕关节时常疼痛，使用腕部较多则疼痛加重，甚至出现腕部肿胀、关节弹响、关节无力、活动受限、局部压痛等。新加坡最新资料表明，女性是腕管综合征的最大受害者，她们的发病概率大约是男性的3倍，好发年龄多集中在30~60岁。这是因为女性的骨骼要比男性小一些，手部的腕管发育先天就比男性更细，腕部的正中神经也更容易受到压迫性损伤。

玲玲就是"鼠标手"的受害者，作为一名老编辑，每天都要不停地写文章，整日离不开电脑。通常的工作情形就是不停地点鼠标、敲键盘，常常感到手腕生疼，手指头不听指挥。玲玲并没太在意手腕的不适，认为是自己工作过于劳累的缘故，只要休息一下，对手部做些简单的按摩，也就没事了。直到后来，玲玲感觉手掌更加频繁地发麻，简单地按摩也起不了什么作用，工作也受到了影响，于是决定去看医生。

玲玲告诉医生："大概半年前，我发现自己的食指拖曳一下鼠标就会抽筋。当时也没在意，近一段时间，手腕更容易酸痛，手麻得也更勤了，这是怎么回事啊？"

大夫对玲玲的颈部和手部做了仔细的检查，又仔细询问了玲玲的工作状况，最后对她说："你这是'鼠标手'的症状，在临床上是神经卡压性疾病的一种，学名叫'腕管综合征'。手指和手关节疲惫、麻木，都是它的早期症状。好在你的问题还不算太严重，也不需要吃药，只要平时做一下手腕运动，情况就会有所好转。"说完，医生就教给玲玲几种腕部的保健运动。

（1）按顺时针和逆时针方向转动手腕各25次，这样可以缓解腕部肌肉酸胀。

（2）手握有一定重量的水杯，手掌向上握住水杯，做从自然下垂到向上抬起的动作，然后手掌向下握住水杯，做从下到上的运动，各25次。目的在于防止腕部骨质增生，增强腕部肌肉力量。

（3）舒展身体各个部位时，也要用力展开双手的五指，每次20~30秒，做2~3次，此动作可以增强手腕力量，锻炼肢体协调能力。

玲玲按照医生的嘱咐，在工作中注意忙一会儿就休息一下，做一做手腕运动。几个月后，她手麻的症状就基本消失了，但玲玲还是每天坚持做手腕运动，手麻的毛病就再也没有犯过。

为了更好地预防"鼠标手"的出现，白领们在使用电脑时需要注意以下几点。

（1）每次用键盘打字前，先要互相摩擦自己的手掌，伸展一下自己的手指手掌以及手腕，给手腕做做热身运动。

（2）打字时，不要把手腕放在桌面或任何东西上，应该让手腕架空在一定的高度上。

（3）用键盘打字、用鼠标点击时，不要太用力，因为越用力越容易损伤手腕。

第八章 治手、肘痛老偏方，电脑一族不再烦恼

经常弹伸十指，远离手指疼痛

生活中，很多人都有手指疼痛的症状。手指疼痛是一种常见病，但是发病原因却有很多种。有些人是由受寒凉或者劳累过度而引起的一般性关节疼痛；有些是工作原因频繁使用拇指而产生的肌腱慢性劳损；还有些人由于肌腱过度摩擦而导致腱鞘发炎，产生疼痛。

于洋是一位帅气的小伙子，从小就喜欢音乐，长大后成了一名鼓手。他们的乐队在京城一代非常有名气，最近还参加了一个全国性的比赛。为了未来能在更大的舞台上演出，于洋和乐队成员都非常努力地进行着练习。

可就在这关键时刻，于洋却出了状况，得了腱鞘炎。只要拿起鼓棒敲1分钟左右，右手大拇指就没力气捏鼓棒了。无奈之下，他只能暂时告别架子鼓，好好休养。一个月之后，感觉不错的于洋回归乐队，开始练习，可惜好景不长，几天之后，老毛病又犯了。这次比上次情形要严重很多，不仅不能打鼓，就连偶尔上网用键盘打字都不行。于洋很苦恼，到底用什么方法才能根治自己的病呢？

眼看着男友受病痛折磨，女友小丽也十分着急，她不停地在网上查询，还专门打电话向医生咨询。经过多方努力，小丽了解到：一直困扰于洋的腱鞘炎，在医学上被称为屈指肌腱腱鞘炎。这是一种多发病，一般发生于拇指与中指的手掌面，主要表现为屈伸功能障碍，疼痛有时向腕部放射，指关节屈曲处有压痛，并可触到增厚的腱鞘，状如豌豆大小的结节。

此病的发病原因如下：人的手指肌肉分为屈肌和伸肌。这些肌肉都通过肌腱附着在骨骼上，其方向与骨骼的长轴相一致。腱鞘是与肌腱长轴相垂直的环形韧带套在肌腱的外面，对肌腱起固定作用。当手指弯曲或伸直时，肌腱会与腱鞘相摩擦。

时间久了，腱鞘韧带就会发生水肿、增生和粘连，形成慢性炎症，造成腱鞘的肥厚，管腔变窄。此时肌腱在管内滑动时就会很困难，有时还可能被卡住而不能伸直或屈曲，需要借助外力才能正常运动。因此，每当手指屈伸时，就会产生扳枪机样的"咯嗒"声，被称为"扳机指"或"弹响指"。

那么，到底该如何治疗呢？一天，小丽在浏览一个论坛的时候发现，有一位同样是鼓手的网友也和于洋一样得了腱鞘炎。幸运的是，这位网友目前已经彻底痊愈了。小丽眼前一亮，立马联系上了这位网友并得知，他是在本市一位骨科专家那里治好的。

几经辗转，于洋和小丽找到了这位骨科专家。没想到，专家给了于洋一个老偏方。这个老偏方十分简便，可以概括为一句话：只要经常弹伸十指，就能让手指不再疼痛。于洋和小丽觉得不可思议，为什么简单的弹伸十指，就能治疗腱鞘炎呢？

专家对他们说："从中医的角度讲，腱鞘炎属'伤筋'范畴。主要是因为局部劳作过度，积劳伤筋，或受寒凉，致使气血凝滞，不能滋养经筋而发病。治疗时应遵循活血化瘀、消肿止痛的原则，既要驱除寒湿致病外邪，又需疏通经络、调和气血。弹伸十指能够使气血运行通畅，修复受损组织，达到治愈目的。"

接着，专家演示了弹伸十指的具体方法：

先将两手握空拳，然后按拇指、中指、无名指、小指的顺序，依次弹伸各指。弹伸拇指时，可以用食指压住；弹伸其他手指时，都用拇指压住。左右两手同时练习。需要注意的是，弹伸的力量要由小到大，速度均匀和缓，同时保持自然呼吸。每次练习应连续做4~8次。接下来，双手紧握拳，用力快速弹十指，十指尽量背屈，自然分开，呈荷叶掌。这个动作也连续做4~8次。

另外，专家还给了于洋一些日常建议，有助于缓解病情。小丽也十分认真地记录了下来。

1. 养成洗手好习惯

经常频繁使用手指工作的人，应养成用温水洗手的习惯，不宜用冷水，适时活动手，并自行按摩。

2. 旋转手腕

当手指疼痛时，可以做些温和的手部运动以缓解疼痛，如旋转手腕。

3. 定时运动

除了正常工作外，定时运动及松弛酸痛肌肉是很重要的，即使未感觉疼痛，弹伸十指运动，每天至少应练习4次。

4. 将手抬高

当你休息时，避免使手低于肩膀。以桌面支撑手肘，或将手肘靠在椅子扶手上，保持手朝上。这是有益的休息姿势。

5. 注意食补

多食蔬菜，如油菜、青菜、芹菜等，多食富含蛋白质及钙质食物和瘦肉、鸡肉、蛋、豆浆等。另外，可以吃一些橘子、苹果、生梨、山楂等，以补充维生素和均衡营养。

于洋按照这位医生的建议，积极治疗，注意休息。他深知患过腱鞘炎的人，一定要避免过量的手工劳动，因而在工作时注意调整姿势，避免关节的过度劳损。一段时间后，病情果然有所好转。但是，于洋因这次生病而错过了决赛的演出。值得庆幸的是，他们的乐队也获得了不错的成绩，于洋康复后还有机会和大家一起在更广阔的舞台上演出。

双手交叉按肩部，有效防止手臂酸麻

随着现代社会经济的高速发展，城乡之间的差别越来越小，农民工为城市经济的发展作出了不可磨灭的贡献。21岁的军军就是打工大军中的一员。他从小就聪明懂事，热爱学习，只是由于家庭的关系没能如愿进入大学，因此高中毕业后便参加工作成为一名职业包装箱工人。

军军特别认真负责，每天上班的8小时里，除了上厕所，都一刻不停地在忙碌。以前，他的身体特别好，在家干农活的时候总是冲在最前面，干多少活也不觉得累。自从来到厂里，成了一名包装箱工人以后，他发现自己的身体好像不如以前了。前阵子厂里的订单比较多，军军加了好几次班。不知道什么时候开始，他的左手臂开始发酸，没有劲，还轻微颤抖。就连晚上睡觉也如此，这种情况已经持续快一个月了。

第八章 治手、肘痛老偏方，电脑一族不再烦恼

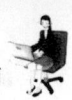

一天中午吃饭时，军军和同事小吴闲聊。"小吴，你来厂里也时间不短了吧？"军军问。"嗯，我来了一年半了，比你的工龄长。你现在怎么样？适应现在的工作了吗？"小吴问。"别的都挺好，就是最近左胳膊老是发麻发酸，晚上睡觉都睡不好。我一直觉得自己年轻力壮，身体挺好的，现在看来，也不行啊！"军军感慨道。听了军军的话，小吴呵呵地笑了："要说胳膊发麻，你可问对人了。你看，咱俩工种一样，我的身体就很健康。"

"真是这样。对了，你出现过我这种情况吗？怎么解决的？"军军赶快追问。小吴喝了口水，接着说："我刚工作时也和你一样，左边上下肢都感觉酸麻不舒。回家让我妈给按摩了一下，可不但没好，反而严重了。"

"那后来呢？"

"我们家楼下有一家中医推拿店，我找了一个师傅给我推拿了一下。那位师傅还不错，让我先去医院看看是不是颈椎病。"

"结果呢？"

"我去医院检查了，不是颈椎病。医生说我这就是职业病，因为过度劳累造成的。确实也是，咱们的工作每天都是同一个姿势，肯定伤害身体。医生告诉我，工作时要自己调节，一个姿势不可保持太久。平时也要多注意休息，加强营养。"

小吴停了一下，接着说："后来正好遇到国庆假期，我又请了几天假，回家休息了半个月。本以为这回就能彻底休息好了呢。可惜，回来上了几天班，又旧病复发了。左胳膊尤其麻的厉害，有时候还会疼，上班的时候真是难熬啊。"

"我现在就是这种情况，我都怀疑自己是不是得了别的什么病。"军军附和道。

"我当时也是特别着急。其实，像咱们这种情况还是比较好治疗的，一般可以用中药或消炎镇痛药物治疗。要想治本，还是要多休息。除此之外，只能采取其他方法了。比如，理疗、针灸或按摩等。"

"哪种方法管用呢？"

"说起来也挺神奇，我家楼下那家中医店的师傅，治疗过很多像咱们这样的人。他教了我一套简单的运动操，专门用来防止过劳引起的手臂酸麻，效果超好。我现在就告诉你这套操怎么做，这可是防止咱们这种职业病的老偏方啊。"

此时，两个人已经吃完饭了，小吴干脆起身给军军演示。首先，将两手交叉按在肩部，慢慢地上下运动肘部，使手臂围绕肩关节旋转。20次为一组，连续做3组。

"就这么简单？"军军半信半疑地问。

"对，就这么简单，但秘诀在于持之以恒。你看，我上班这么长时间了，一直都是每天上午做3次，下午做3次。这不，一直到现在，手臂再也没出现过问题了。"

"真的吗？"军军兴奋地说，"那我一会儿也练习这套运动操。现在每天这样真是不舒服啊！"小吴点点头说："你没发现，我们车间的人都没你这样的毛病，因为我早把这套运动操教给他们了，呵呵。"

从此以后，军军在工作间隙常常停下来做这套操。还真挺神奇，几天之后，酸麻感减轻了。又过了几天，基本不酸也不麻了。但是，军军也不敢掉以轻心，有空就做这套运动操，因为，防范胜于治疗！

多揉阳池穴，手腕灵活疼痛少

行医多年的李医生退休之后开办了一家诊所。前些天，有位20多岁的女孩来找他看病，女孩身材窈窕，皮肤白皙，看起来青春靓丽。这么年轻的女孩有什么问题呢？

原来，这个女孩是个DJ，每天都要不停地打碟。从一个月前开始，每天下班后都觉得手腕疼。开始她以为是自己的手势不对，经过几次调整也不管用，情况反而越来越严重。家里人一直劝她找别的工作，可她自己确实挺喜欢这个工作的，所以她来到医生这里寻求帮助，看有什么办法能治疗自己的手腕。

李医生先请女孩不要着急，先给她诊断一下再说。诊断之后，李医生告诉女孩，她的手腕疼痛主要是因为过度劳累导致的，并没有其他病理上的原因，像这样的情况穴位按摩就能够解决。

"是这样啊。我以前也听说中医按摩非常有效，只是没有亲身体验过。那么我该怎么办才好呢？"女孩急切地问。

李医生告诉她，在人的手背手腕处，有个穴位，叫做阳池穴。阳池穴是手少阳三焦经上的重要腧穴之一，是支配全身血液循环的重要穴位，主治疾病就是手腕疼痛等腕部疾病。

"那怎么才能找到这个穴位呢？我对这些都不太了解。"女孩又说。

李医生继续耐心地讲解："别着急，我现在告诉你取穴的方法，很简单。阳池穴的位置正好在手背间骨的集合部位，这样就可以找到它。"说着，他把女孩的右手拉起来，将手背往上翘。这时，女孩手腕上出现了几道皱褶。李医生又在靠近手背那一侧的皱褶上按压，按到中心位置的时候，女孩感觉到疼痛。

"这就是压痛点，这个点就是阳池穴的所在了。"李医生说。

女孩激动地说："真是很神奇！我以前也听说过，如果人身体哪个部位有问题，按相应的穴位就会疼痛。没想到真的是这样。"

"是的，如果在工作过程中感觉到手腕活动不灵活，就可以马上按压阳池穴。方法很简单，如果右手手腕酸痛，就用左手拇指按压在右手的阳池穴，其他四指按在手腕的另一端，然后五指同时用力按压并揉动阳池穴。按摩的同时，不停转动右手。不用多久，手腕就会轻松很多。"

"是这样吗？"女孩一边听李医生解说，一边跟着做。

"对，要记住刺激阳池穴的时候，动作不要太快，要缓缓按摩，手势轻揉。两手都要做，先以一只手的中指按压另一手的阳池穴，再换过来用另一只手的中指按压这只手上的阳池穴。手法正确就能自然地使力量由中指传到阳池穴内，很好地刺激阳池穴，还用不着别人帮忙。"李医生这样告诉女孩。

"嗯，我记住了。其他人如果有手腕疼痛也可以按这个穴吧？"女孩又问。

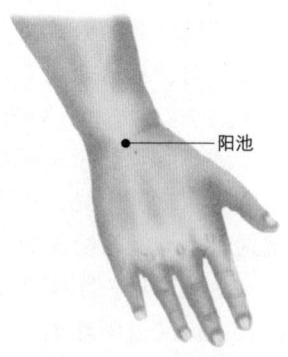

阳池穴

第八章 治手、肘痛老偏方，电脑一族不再烦恼

"是的，现在用电脑办公的人多了，在键盘上敲敲打打的动作十分频繁，中间又不休息，很多人都有手腕关节疼痛的经历，这个方法操作方便，对于消除腕关节疼痛也很有效。另外，如果出现手臂前部和肘部疼痛、颈肩部疼痛也可以按阳池穴配合治疗。"

"一个小小的穴位竟然有这么神奇的疗效。"女孩不禁感慨道。

李医生微笑着说："中医药文化博大精深，穴位治疗的奇妙之处就在于，只要刺激一个穴位，就能将刺激通过经络传到有关的内脏器官。比如说，很多女孩都怕冷，平时多揉阳池穴也会效果。因为阳池穴是三焦经上的重要穴位，能够让身体气血畅通，治疗女性怕冷效果非常好。除此之外，阳池穴还可以调节内脏器官的功能，对感冒、气喘、胃肠病、肾功能失调等疾病都有助益。"

"今天真是受益良多啊，我回去后也要多多学习中医知识了。"女孩说，"我先按您的方法，把我的手腕疼治好再说。"

李医生点点头，又跟她讲了一些注意事项：刺激阳池穴最好是慢慢地进行，时间要长，力度要缓，等等。女孩又当着李医生的面自己按压了几次穴位，寒暄几句后，感激地离开了诊所。

一个月过去了，女孩再次来到了李医生的诊所。令人高兴的是，她的手腕疼痛已经完全好了。这次她还特意带上了自己的朋友，请李医生为她调理身体。

饮用仙鹤草汤，告别"网球肘"

徐玲是一家银行的柜台出纳员。她每天上班时就坐在柜台前，为储户办理各种业务；下班之后就是买菜做饭，基本上没有时间运动，也没有什么娱乐活动。徐玲偶尔会跟老公提起，自己的生活太单调了。

周五的晚上，老公回家后，像变戏法似的从背后拿出一幅羽毛球拍，说明天要带她去附近的体育馆打球。徐玲非常高兴，自从工作以后，她已经很长时间没有运动了，生活几乎就是单位和家两点一线。老公的安排让她开心不已。

第二天，徐玲找出压在箱底的运动装，穿上网球鞋，跟着老公向体育馆走去。其实，她上学的时候是个运动健将，系里组织的体育活动场场不落，还得过乒乓球二等奖。

到了体育馆，徐玲兴奋了起来，好像又恢复了学生时代的青春活力。她左冲右突，频繁向老公发起挑战，不断得分……打着打着，徐玲忽然觉得右肘疼了一下，但并没有在意。她想，可能是肌肉拉伤了，回家再说吧，好不容易出来运动一次，玩到尽兴再走。

没有想到的是，回家以后，右手肘越来越疼。后来竟然发展到不能提重物，不能拿杯子，甚至拿筷子吃饭都疼……徐玲非常郁闷，后悔自己去打羽毛球了，忍不住抱怨起老公来。老公也非常着急，赶紧带她去向医生求教。

医生检查之后，告诉徐玲，她这是患了"网球肘"。"网球肘？不会吧！我听说过这种病，应该是职业运动员才会得的病吧，而我只是周末打了一次羽毛球而已。"

看着徐玲一脸疑问的表情，医生耐心地解释道："网球肘又称为肱骨外上髁炎，国外的医生因为网球运动员容易患这种病而称其为网球肘。实际上，网球肘并非网球运动的'专利'，更不只是网球运动员的职业病。"

医生耐心地跟徐玲解释了网球肘的发病原因，然后又说："其实，不仅仅是打网球，打羽毛球、乒乓球，甚至从事理发、修理机械、操作电脑、插秧、手工洗衣、做饭等肘关节活动多的工作都可诱发网球肘，产生相应症状。有些肘关节活动并不多的人，应注意避免突然的肘部过度活动。在进行体育运动之前，做好准备活动非常重要。你就属于在没有做准备活动的情况下就进行了高强度的体育锻炼，导致了网球肘的发生。"

"那该如何治疗呢？"徐玲急切地问。

"我这里有个偏方，特别适合你的病情。"医生为徐玲开了一个老偏方，让她回家试试。内容如下：仙鹤草30~40克，桑枝30克，双花15~30克，白芍15~30克，片姜黄6~10克，大枣10枚。以上药材用水煎服，一日一剂，分两次服用。

医生告诉徐玲，以后在运动时一定要注意避免突然的肘部过度活动，劳逸结合。即使以后治愈后，也要防止肘部吹风、着凉，以免病情复发。

回家后，徐玲马上服用了这个老偏方。坚持服用3天之后，疼痛的感觉渐渐消失了。但她没有马虎大意，还是严格按照医生告诉的注意事项去做，避免了网球肘的再次发生。

对于那些和徐玲一样不经常运动的上班族来说，也应该注意从以下几个方面预防"网球肘"。

（1）加强手臂、用手的力量练习和柔韧练习。练习时应注意运动的强度要合理，不可使手臂过度疲劳。

（2）平时用电脑打字前，都要充分做好热身运动，特别是手臂和手腕的内旋、外旋、背伸练习。

（3）每次活动后，要重视放松练习。最好是按摩手臂，使肌肉更加柔软不僵硬，保证手臂肌肉与收缩的协调性，减少"网球肘"的发生。

（4）有效地使用弹力绷带和护肘，对慢性"网球肘"的伤情扩展有一定的限制。

手指关节炎，常做"叉手操"

手指骨关节炎是白领一族最害怕患上的疾病之一。发病时，患者可能会出现关节处软骨损伤及疼痛感，如果情况较为严重，手指甚至会无法动弹。虽说手指骨关节炎会带来严重的后果，但由于这种关节炎是发生在手指上的，看起来并不起眼，很多人都会忽视它。不仅如此，人们还常认为是自己使用电脑过度造成了手关节疼痛的现象，认为休息一下就会好。

其实，无论是忽视，还是误解，都会为深受手指关节炎困扰的人带来伤害。芬兰库奥皮奥大学的海雷博士等人对7000人调查后发现，有手指骨关节炎的男性死于心脏疾病的概率比常人高出40%。同时他们还发现，同一手指上至少有两个关节患骨关节炎的女性早死的概率较常人要高出23%。所以，我们不能忽视手指骨关节炎，尤其是那些工作时会频繁用到手指的上班族。

小崔高中毕业后没能进入大学深造，父母送她去了一家职业技术学校学习，毕业后

第八章 治手、肘痛老偏方，电脑一族不再烦恼

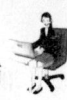

找了一份打字员的工作。她十分珍惜这份工作，工作起来也非常卖力。前段时间，她突然发现小指关节有点痛，刚开始也没太在意。她想可能是自己工作太认真，手指劳累过度导致的，多休息一下就好了。

于是，平时爱加班的小崔这个周末给自己放了个假，和男朋友一起去公园开心地玩了一天。没想到，周一上班的时候，情况不但没有好转，连手指的关节都肿了起来，而且疼痛也变得更加厉害了。坚持着打了一上午的字，小崔实在没办法忍受了。

小崔趁着午休的时间，赶快去药店买了一贴消炎止痛膏贴上了，下午情况有所缓解。从此以后，她就开始了每天贴着膏药上班的日子。同事们都笑她是"琵琶指"。没想到，三四天之后，"琵琶指"也不管用了，手指关节又开始痛了。这回，小崔赶紧请了假去医院看大夫。

经过抽血检查后，小崔患上类风湿关节炎的可能被排除了。再联系她的职业，医生认为小崔的手指关节炎应该是由于长期劳作，指关节劳损、退化而导致的。这种病在医学上叫做骨关节退行性关节炎。

医生告诉小崔，她的手指首先需要尽快消炎、消肿、止痛，这也是她之前贴消炎止痛膏会有效果的原因。但是小崔的工作就是打字，手指经常使用，关节炎十分容易复发。小崔很珍惜这份工作，没办法放弃。

看到小崔为难的表情，医生笑着告诉她，不用放弃心爱的工作，只需在工作之余做一做叉手操，就能预防手指疼痛反复发作。

接下来，医生将叉手操向小崔作了详细的介绍。叉手操的动作其实非常简单，只需将10个手指自然张开，交叉插入手指缝中，然后反复做手指的屈伸活动。每次至少连做30下，直至手指感到发热为止。

这么简单的叉手操能治病吗？小崔向医生提出疑问。医生解释说，这套操看起来简单，却蕴含着一定的科学原理。退行性关节炎的发病原因是关节腔里的关节软骨损伤而引起的炎症，这种病的病根在关节软骨上。关节软骨上并没有血管，是靠关节腔里的关节液给软骨提供营养，所以必须保护好关节软骨才行。叉手操能够加速软骨的新陈代谢，新陈代谢好了，手指关节自然就能得到保护，也就不再疼痛了。

小崔回去后，按照医生的建议，每工作一小时就做一做叉手操。叉手操能够大幅度地活动手指关节，让手指关节处气血流通起来，促进软骨加快新陈代谢，能够防止病情反复。

除此之外，医生还教了她一个熏蒸的保健方法，与叉手操配合起来使用效果更好。熏蒸的方法也非常简单：倒满一大杯开水，做叉手操的同时靠近杯口，让蒸气熏蒸手指关节即可。水蒸气的温度较高，可以促进关节液的流动和局部的新陈代谢。这个方法简单适用，在家里和公司里都可以使用。

小崔回去后全部照做，一段时间后，手指关节不再疼痛了。她的工作也越来越出色，后被提拔为部门经理，再也不用每天打字了。但是，小崔也没有忘记把这个方法告诉周围的朋友，能让大家都从中受益是她最开心的事。

用电脑手麻，勤按颈椎侧面

李华刚开始工作时是一家小公司的文员，工作压力不大，十分清闲，收入也低。为了更好地发展，她跳槽到一家大公司。从此之后，李华每天都忙得不可开交，上班的七八个小时都是跟文件、资料打交道。

现在办公都是无纸化操作，李华的工作基本上都是在电脑上完成的。渐渐地，她发现只要在电脑前坐上半个小时，手就开始麻，食指到小指四个手指头都有同样的感觉。只要离开电脑活动一下，麻木感就渐渐消失，所以她也没太重视。

日子一天天过去，李华继续忙碌地工作着。过了一段时间，麻木的症状越来越严重了。现在，只要坐到电脑桌前，不到10分钟的时间里，手指就开始麻木。此时她才意识到事情严重了。此前，她的一个朋友就是因为用电脑时间太长而得了颈椎病，现在每天都要到医院做颈椎牵引，回家还要贴膏药。

李华忐忑地到医院，接诊的医生非常有经验。了解完病情之后，医生让她到桌前坐好，把右手平置到桌子上，就像每天上班时敲键盘一样。只一会儿，李华的手指就开始发麻了。医生让她先保持着这个姿势别动，然后用拇指使劲按摩她颈部右侧区域。神奇的是，刚刚按了几秒，李华的手指头就不再麻了。

"这是怎么回事？难道我得的不是颈椎病吗？"李华惊讶地问。"你得的并不是颈椎病，这是一种叫做'胸廓出口综合征'的病，英文缩写为TOS。这种病在临床上很常见，但是知道的人却不多。"

接下来，医生又给李华详细介绍了这种病的病因：支配我们手臂、手指的神经是从颈椎侧面发出来的，这条神经被三块肌肉（分别是前斜角肌、中斜角肌以及小斜角肌）包裹着。当这3块肌肉因急性或慢性损伤后产生炎症、肿胀、痉挛时，就会对神经产生挤压，出现手麻的症状。很多TOS患者都会被误诊为颈椎病。按照治疗颈椎病的方法治疗，虽然吃了很多药，但总是没有很好的效果。

这时，医生让李华垂下手臂，帮她在颈部侧面区域按摩了一会儿，然后再让她把手放回桌面。李华也想看看医生给她治疗的效果，她继续维持着敲键盘的姿势。5分钟过去了，手指并没有麻，10分钟过去了，还是没有麻，半个小时过去了，李华的手指依然没有麻。

看来，这招管用了！按颈椎侧面就能治疗常用电脑导致的手麻，真是想不到，还有这样好用的偏方。李华很高兴。她兴奋地问医生："以后都不会再麻了吗？您再教我按按吧，如果以后再出现症状，我自己就能治疗了。"

医生耐心地告诉李华，手麻症状只是暂时得到了缓解，并没有痊愈。因为她每天用电脑打字的时间太长，一坐就是几个小时。这样会导致颈部侧面的3块斜角肌产生慢性劳损，压迫神经。按摩颈部侧面的区域，能够使这3块肌肉放松、松弛下来，解除对神经的压迫，手麻的症状自然就缓解了。除了按摩以外，热敷也有效果。

另外，医生还教了李华一招，方法也很简单：把手指放在颈部侧面，从上到下，从左到右，把颈部侧面的区域都按摩一次，每次按摩5~10分钟，每天至少1~2次。按摩时要注意手指的力量不能太小,这是因为压迫神经的那3块肌肉都位于深层,不用力是按压不到的。

李华认真地听着,最后,她又问医生,像她的情况贴膏药会管用吗?因为她看到很多颈椎病的患者贴膏药都很管用,不知道她的情况适用不适用。医生告诉李华,TOS的患者也可以贴膏药,但要注意膏药一定要贴在颈部的后侧才管用。治疗TOS不是贴不贴膏药的问题,而是贴在哪儿的问题。贴对地方就能有效果。

最后,医生告诉李华,按摩颈椎侧面的这种方法,不仅对手麻有效,如果上肢乏力、疼痛,也可以尝试这个方法。因为颈椎侧面的斜角肌如果把支配手臂、上肢的神经压迫住的话,也会导致乏力、上肢疼痛等不适的症状。李华听了医生的话,果然再也没有出现过手指麻的症状。当然,李华也不再像以前一样,好几小时一动不动。现在的她,每隔50分钟就起来活动颈部,或者按摩颈部侧面区域,效果真的很不错。

交替拍打整个手臂,为肘关节止痛

一天,念文带着一大堆材料赶往客户处洽谈业务,在进入客户公司大厅时,因为大厅才拖完地,地面有些湿滑,念文一不小心摔了一跤。胳膊当时就蹭破一层皮,后来外面的伤好了,关节还是会隐隐作痛,稍微一用力,肘关节处就会有撕裂般的疼痛。检查的时候医生告诉念文,由于运动或过度疲劳所造成的肘部疼痛,可以随着时间痊愈,因此,要注意平时不要强行用力,还要避免着凉。俗话说"伤筋动骨一百天",念文耐心地养伤,又从专业医生那儿学会一种拍打法,每天都会抽时间练习几次。一段时间后,疼痛基本没有了。

拍打疗法,又叫做"拍击疗法",是用手掌或者工具在人体体表进行拍打或锤击,以达到防治疾病的目的。拍打疗法包括工具拍打法和手拍打法。工具拍打法是用特制的拍子,在患者体表的某些特定部位进行轻重不同而有节奏的拍打,其他拍打法是用手(有时会涂上姜水、酒、药液等)拍打患者某一特定部位或局部肌肉肿痛处。拍打疗法具有疏通经络、行气活血、散瘀消肿、强筋健骨等很多功效。

全身各个部位都可以使用拍打疗法:拍击头颈部,对于头痛、头晕、颈椎病、落枕等有防治作用;拍击胸背部,可防治呼吸道和心血管疾病,还可防治胸肌发育不良;拍打腰腹部,对于腰肌劳损、腰酸、腰痛、腹胀、便秘、消化不良等疾病也有一定治疗效果;拍击肩部,就可以防治肩周炎、风湿性关节炎;拍击四肢,可以解除肢体麻木、酸痛或疲劳,促进肌肉发育,对肢软无力、肢体萎缩或瘫痪也有很好的预防和治疗效果。

在缓解肘关节疼痛方面,我们为办公族推荐了一种手掌拍打法,拍击疗法常用的手法有扣、打、击、捶、劈、敲、弹等,这里要用到的是拍法和打法:

(1)拍法:用手掌拍打。手指自然并拢,掌指关节微屈,呈虚掌状,平稳而有节奏地拍打。

(2)打法:用四指并拢拍打。食指、中指、无名指和小指四指相并,用手掌侧面或背面进行拍打。

具体步骤如下:

（1）取站位，右手拍打左手上臂部位。
（2）左手拍打右手上臂部位。
（3）右手拍打左手手肘部位。
（4）左手拍打右手手肘部位。
（5）高举右手，左手手掌拍打右臂腋下，连续数次，放下。左右交替，逐渐向下，拍至腰带处。

每次拍完之后，需将手迅速放下，而且避免经常做前臂拧等动作。本疗法通过局部按摩和震动波的形式，作用于体表腧穴、脏腑经络，故有行气活路、舒筋活络、消除疲劳和解痉镇痛等作用。要特别提醒的是，有出血倾向或者身体虚弱的人不要使用该拍打疗法。

缓解肘关节疼痛，可刺激三个穴位

调查研究发现，凡是要经常用到前臂旋转动作的人，肘部都比较容易受到伤害，现代都市白领也是网球肘的高发人群，因此也要注意做好预防保健。

因为职场白领们平时运动比较少，应注意避免突然的肘部过度活动。在电脑前打字、料理家务前，要做好充分的热身运动，尤其重要的是手腕和手臂的外旋、内旋以及背伸的动作练习；工作一段时间后，记得停下来做一下放松身心的体操。更好的办法是按摩一下手臂，让僵硬的肌肉松软下来，这样可以保证手臂肌肉伸展与收缩的协调性，减少"网球肘"的产生。

安心是一家传媒公司的网络编辑，最近总是感觉肘关节外侧疼痛，而且逐渐加重，痛到整个前臂都酸胀难忍，早上拧毛巾都很吃力，更没有力气去拖地、拎水壶。早上睡醒时会感觉疼痛明显减轻，即使在休息中稍有缓解的肘关节也因为每天上班坐在电脑前不停地打字、拖鼠标又开始疼痛起来。一位同事告诉安心，附近有个按摩馆，很多患有腰腿痛之类筋骨病的人都会去那里，听说效果不错。安心决定有时间也去试试看。

医生为安心检查之后，确定她患有网球肘，很快对她进行对症按摩。按摩几次之后，安心就感觉疼痛明显减轻。医生告诉安心，这个按摩方法很简单，可以独立完成，随后就慷慨地把方法详细介绍给了她。

按摩时，选取的穴位主要有曲池、小海、少海三个穴位。具体操作如下：

1. 按压曲池穴

取穴：曲池穴的位置在肘部褶皱处靠拇指一侧，肘横纹外侧的终点。

按摩方法：按压的时候，把对侧手的拇指端放在曲池穴上，用力按压5秒，直到感觉酸胀为佳。此手法连续重复5次。

曲池穴是一个阳气很足的穴位，当手肘弯曲的时候，就形成一方浅浅的水池。这个池塘里储存的不是水，而是阳

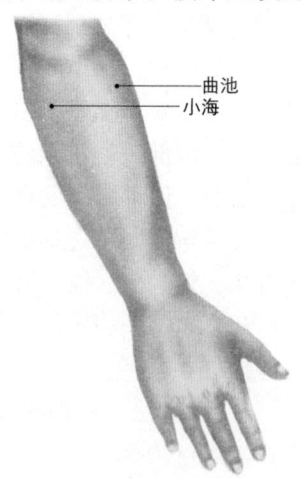

曲池穴、小海穴

气。曲池穴是手阳明经的合穴，阳明经是多气多血的经络，气血旺盛，而合穴又是该条经络中气血最足的地方，就好像河流进入了大海。

2. 按压小海穴

取穴：先找到肘关节的尖端，再找到内侧的那块突起的骨头，两个部位中间的凹陷处就是小海穴。很多人都有因为不小心撞到肘关节内侧而感到整个手臂发麻的经历，这个位置上的穴位就是小海穴。

按摩手法：平时治疗肘关节痛的时候，以按揉为主，如果再加上拨动，使酸麻感传导到小指，还可以治疗颈椎病引起的小指麻木。

3. 按压少海穴

取穴：弯曲肘关节的时候，先摸到肘关节内侧肋骨头，这块骨头和肘内横纹的中点就是少海穴。

按摩手法：按压的时候，将对侧手的拇指端放在少海穴上，用力按5秒，以感到酸胀为佳。重复5次。

在人体上，有很多以"海"命名的穴位，如血海、气海等，都是某种物质很充足的地方，像大海一样，容量很大。小海穴和少海穴都是本经合穴，都在肘关节上，作用也有类似的地方，对于缓解肘关节疼痛效果很好。

安心认真向医生学习了按摩的手法，平时一有时间就给自己按摩一下，没过多久，肘关节的疼痛基本消失，不会影响生活和工作了。

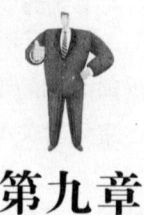

第九章
腿脚痛老偏方，职场"久站族"的健康密码

随着时代的发展，职场"久站族"的队伍越来越壮大：空姐、教师、理发师……腿脚酸痛、下肢静脉曲张已经成了困扰久站族的噩梦，"久立伤骨"并非谬言。再加上因为工作繁忙，这类人往往很少进行身体锻炼，这无形中加重了腿脚痛。庆幸的是，除了运动保护腿脚外，人们还可以从一些中医偏方中找到职场"久站族"专属的健康密码！

腿脚酸痛不用怕，泡泡姜水喝姜茶

如今，站着上班已经成为不少上班族工作的特点之一。特别是对从事礼仪、餐饮等工作的人而言，久站更是家常便饭。遇到客人较多或是重大活动时更是如此。久而久之，从事这些工作的人们就会出现一种职业病——腿脚酸痛。

虽然引发腿脚酸痛的因素很多，但职场"久站族"出现此症状的原因多是由于站立时间过长的关系。由于上班时的绝大部分时间都在站立或是不停地走动，上班族们的腿部与足部肌肉就会因为没有得到恰当的休息而出现慢性损伤，并出现酸痛的症状。因此，对于职场久站族而言，预防腿脚酸痛是其生活中不可忽视的一件事。

21岁的潘晓妮是一家婚庆公司的礼仪小姐。由于公司业绩一直不错，所以每天一上班，潘晓妮就要和同事们不停地准备客户婚礼所用的东西或是奔向某一个婚礼现场。每当看到新人们幸福的笑脸时，她就特别满足，觉得自己和同事们的付出是非常有意义的。

一年过去了，潘晓妮不知自己参加了多少场婚礼，但她可以确定的是自己已经彻底爱上了这份工作，并有能力将它做好。就在她满怀着希望开始自己的职业之旅时，腿脚酸痛却开始"骚扰"她的生活了。潘晓妮听几位年纪稍大的同事讲过，腿脚疼痛可以说是她们这一行的职业病。只要是从事礼仪工作一年以上的人很少不被这个职业病纠缠。因此，对于腿脚疼痛的出现，潘晓妮表现得很从容。她准备周一上班的时候问问那几个大姐，大家都有什么缓解酸痛症状的妙招。

然而，这次热心的大姐们并没有为她带来令人满意的答案。因为就连她们自己也正在被腿脚酸痛困扰着，试过了很多方法都没有出现什么明显的成效。潘晓妮不甘心，她想在婚庆礼仪行业中继续发展下去，不能因为出现了一点小小的困难就退缩。所以，她就在轮休的时候专门跑了一趟诊所,请从小就十分熟悉的王医生为自己出出主意。

王医生听了潘晓妮的讲述之后告诉她,她和同事们之所以会出现腿脚酸痛的情况,同每天站立的时间过长有着紧密的关系。站立时间长,腿部和足部的肌肉就需要比以往承受更多的负担。此外,长时间站立还会带来腿部与足部肌肉的磨损。上述两种原因综合起来就会成为出现腿脚酸痛的直接诱因。要想消除这种酸痛其实并不难,只需要泡泡姜水喝姜茶就够了。

随后,王医生又详细讲述了这一偏方的效用及具体操作方法。自古以来,中医就有"生姜治百病"的说法。因此,如果经常食用生姜,不仅对缓解腿脚酸痛有奇效,就连对于身体保健也是大有益处的。另外,据现代医学研究发现,生姜中含有生姜精油、姜醇等成分,它们可以发挥出类似于阿司匹林那样的消炎止痛的功效。另外,生姜中还含有一些可以直接对大脑镇痛中枢产生影响的物质。因此,生姜对于由于久站、久走引发的腿脚酸痛有着很好的治疗功效。

至于具体的操作手法,主要包括两个:一个是利用生姜片泡脚,另一个就是喝姜茶。幸运的是两种手法都并不复杂。其中前者需要先取50克洗净的生姜,切片后放入盆中,随后加入适量热水,将双脚在其中浸泡5~10分钟即可。后者则需要取5~10克生姜,切片或切丝之后,放入锅中加适量清水进行煎煮,煎煮5分钟左右,然后加入少量红糖,趁热服下效果最佳。如果能将上述两者结合起来,效果就会更加明显,腿脚酸痛的情况也能大大缓解。

潘晓妮认真地记下王医生的话,道谢后回去了。她到超市买来了生姜和红糖,然后每天晚上都坚持用姜水泡脚,并至少每天喝一杯姜茶。一个多月过去了,潘晓妮腿脚酸痛的症状已经大大减轻。她高兴地打电话向王医生道谢,并将这个偏方告诉了几位深受腿脚酸痛困扰的同事们。潘晓妮相信就在不久之后,腿脚酸痛这个讨厌的职业病就会从她和同事们身上离开,并消失得无影无踪。

长时间站立引起小腿抽筋,记得按这两个穴

很多人都有这样一种体验:如果站立的时间较长,小腿就会抽筋。在日常生活中,需要长时间站立的上班族更是经常会遇到上述情形。因此,如果遇到久站引发小腿抽筋的情况时,上班族们不宜马上蹲下或坐下休息,而应该根据实际情形进行自我处理。身为商场营业员的陈欢就是这样做的。

陈欢是一家大型商场的营业员。虽然还不到25岁,但是在同事们眼中,她已经是一位经验丰富的老员工。这个"经验丰富"不仅指她业绩出色,深受顾客欢迎,还指她能够及时有效地处理工作与生活中的各种事情。

众所周知,大型商场营业员的工作并不轻松。除了要每天迎接数以千计、万计的顾客之外,还需要处理顾客购买、退换货物,试穿衣服等众多事务。若想将这些做好,确实非常不容易。所以,一天下来,营业员们都会觉得非常疲倦,而且有些时候还会出现小腿抽筋的症状。

更让大家感到不快的是小腿抽筋的情形并不仅仅在下班时发生,很多时候上班时也

会出现，这可就苦了正在上班的人们。他们不仅要忍受着小腿抽筋带来的不适，还要满脸笑容地为顾客服务。可自从陈欢来到商场之后，大家受到小腿抽筋折磨的概率就少多了。因为陈欢为大家带来了一个治疗小腿抽筋的偏方——按摩阳陵泉穴和委中穴。

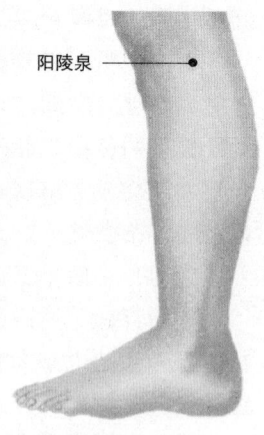

阳陵泉穴

为什么按摩这两个穴会消除小腿抽筋的症状呢？陈欢从她当医生的妈妈那里为大家问来了权威的说法。原来，小腿抽筋在中医上又被称为小腿转筋。阳陵泉穴位于小腿外侧，腓骨头前下方的凹陷处。中医认为，阳陵泉穴是"筋会穴"，是治疗筋病与痉病的良穴。《难经》对此有着详细的记载："筋会阳陵泉，筋病治此。"而针灸学同样认为位于膝盖后方的委中穴同样可以治疗小腿转筋的疾病，对于小腿抽筋、酸痛麻木的病症有着良好的治疗作用。

另外，即便从现代医学角度讲，通过按摩阳陵泉穴和委中穴来治疗小腿抽筋也是有一定科学道理的。无论是委中穴，还是阳陵泉穴，在它们的深层都有一条支配小腿肌肉的重要神经通过。营业员每天需要长时间的站立和走动，时间久了，就容易使这两个穴位附近的软组织出现慢性劳损，进而对位于穴位深层的神经造成刺激和挤压。当这条支配小腿的神经受到的刺激和挤压达到一定程度时，它就会产生异常的信号，随之小腿就会出现抽筋或是酸麻胀痛的感觉。而对这两个穴位进行按摩，其目的就是要使位于穴位深层的组织放松下来。这样，对于神经的挤压就会消除，挤压消除之后异常信号自然就将消失，小腿也会逐渐恢复正常。

后来，妈妈还告诉陈欢在使用这个偏方时的一些注意事项，陈欢也毫无保留地向同事们传达了。

（1）虽然按摩委中及阳陵泉两个穴位可以有效地消解小腿抽筋的症状，但事实上有相当一部分患者的患处却在两个穴位之间连线的区域内。所以，在具体应用这个偏方的时候应该加以注意。如果按摩上述两个穴位之后并没有明显的治疗效果出现，就要更换按摩区域，找到正确的压痛点进行治疗。

（2）在运用这一偏方治疗小腿抽筋的过程中，如果能够加按阴陵泉穴的话，效果会更加明显。其具体原因就在于阴陵泉穴中也有一条支配小腿的神经。按摩阴陵泉穴可以起到与上述两个穴位异曲同工的效用。

了解到这两个重要的注意事项之后，陈欢和同事们对于这个偏方就运用得更加得心应手了。大家都对默默关心着女儿的陈欢妈妈肃然起敬，同时更对"经验丰富"的"老"营业员陈欢充满了感激之情。

阴陵泉穴

这样按摩，膝关节不再痛

曾几何时，在人们眼中，膝关节疼痛还是老年人和风湿病患者的"专利"。如今，

第九章 腿脚痛老偏方,职场"久站族"的健康密码

它的患病人群却呈现出不断年轻化的趋势,其中不乏年轻白领的身影。而在这群白领患者中,又以职场久站族为主。

同久坐族类似,所谓的职场久站族就是指由于工作性质等方面的原因需要长期站立工作的职场人群。久站族成员众多,主要包括空姐、售货员、理发师、教师等。他们为了完成自己的工作每天都需要站立数小时之久,而下班后则常常会感到筋疲力尽腰腿酸痛,非常容易出现腰肌劳损、下肢静脉曲张等疾病。因此,为了防止上述疾病的出现,职场久站族应该注意工作中的自我保健。

左芬是一家公司的公关部职员。公关部的工作虽然与公司的主要业务牵涉不多,但位置相当重要,因为它是公司与客户沟通的重要桥梁。而左芬和同事们就是这座桥梁的重要支柱。

在入行之前,左芬经常听周围的人讲公关部是外表光鲜,可她总是不以为然。直到通过自己的努力终于成为了一名优秀的公关工作者之后,她才明白其中的深意。当然,单就本职工作而言,得体的修饰和出色的沟通能力是必不可少的。不过,长时间地跑来跑去对于从业人员来说也是个不小的考验。

据相关医学研究发现,经常步行、登山或蹲起较为频繁的人会由于长期摩擦等原因造成脂肪垫充血、肥厚并发生炎症,且容易与髌韧带发生粘连,致使膝关节活动受限,出现膝关节疼痛的情形。也就是说,对于久站族而言,膝盖疼痛几乎可以称得上是职业病。左芬最近就被这种职业病深深地折磨着。

最初,她还以为是自己这几天一直在忙工作,过于劳累才出现如此情形。没想到休息几天之后,膝盖疼痛的情形仍没有明显的好转。这下子,左芬可着急了。自己是如此喜欢公关工作,真的不想辞职,可现实是自己患上了膝关节疼痛,而且比较严重,根本没办法正常投入工作。

于是,忧心忡忡的她便来到社区医院求助,希望医生能够帮助她缓解病痛,早日回到工作岗位。医生听了左芬的自诉之后,就十分肯定地告诉她:这次出现严重的膝关节疼痛同以下两个因素有着非常密切的关系。首先,由于公司最近与客户频繁进行接触与沟通,工作比较忙碌,可能会引起脂肪垫充血,造成膝关节疼痛。其次,目前的天气已经是初冬时分,可是左芬所穿的职业裙装比较薄,膝盖受了风寒。寒冷的天气会使人体的肌肉和血管收缩,导致局部循环出现障碍,气血不通,从而造成反复性的膝关节疼痛。

针对以上两点,医生建议热爱本职工作的左芬通过按摩的方式来治疗膝关节疼痛。至于按摩的方法也并不复杂。首先,在膝盖周围找到几个压痛点,并从压痛点边缘一直按压至深层骨面处。其次,按照先左右后上下的顺序对压痛点进行揉搓。按摩的时间需要持续1分钟。

除去具体操作方法之外,医生还嘱咐左芬一定要注意以下事项。第一,在进行首次按摩时,患者会在按摩压痛点的时候感到疼痛异常。这种疼痛的感觉是非常正常的,其目的就是要揉按粘连的软组织,解除对局部神经以及血管的挤压。第二,揉搓的力度需要视病症轻重情况而定。如果病情较轻,则如此治疗一次,症状即可消失;如果病情较重,则需要每日进行一次。通常情况下,1周之后,症状会出现明显的减轻。第三,有时膝关节疼痛不仅是"筋伤",还可能同时伴有软骨磨损的"骨伤"。这时候,就不能

仅仅依靠治筋来解决问题了。

医生的叮嘱让左芬心怀感激，同时更坚定了她尽早从膝关节疼痛的病痛中解脱出来的决心。从医院回家的当晚，她便开始按照医生的建议按揉起来。不久之后，膝关节疼痛就远离了左芬。

巧制蛋壳醋，治好骨质疏松、腿抽筋

骨质疏松是一种常见的骨科疾病，其患者以老年人居多。但是近些年来，很多年轻人尤其是职场白领们也陆续进入患者的行列。究其原因，与缺钙有着非常直接的关系。

目前，以写字楼作为办公场所是众多商家的首选。写字楼不仅宽大明亮，而且非常有利于公司彰显个性风格。当然，也有人为了节省资金而选择独立的几层小楼。不过，无论办公场所如何，它们都有一个共同的特点，那就是白领们需要整天都在室内工作。而这种工作方式最大的弊端就是人们无法通过享受阳光的方式来补充钙质。又加之很多人认为自己还年轻，根本没有补钙的意识，以至于缺钙严重，容易出现骨质疏松与腿抽筋的情形。所以，对于广大职场人士来讲，注重钙质补充、预防骨质疏松和腿抽筋是非常重要的。

郭美是一家文化传媒公司的工作人员。由于之前从来没有涉足过这一领域，因此为了尽快成为优秀的业务人才，她总是勤勤恳恳，早出晚归。半年下来，郭美已经能够熟练地联系业务，并同客户进行有效的沟通了。然而，就在业务上的新高峰向她招手时，一件意外的事情却出现了。

最近一周以来，郭美还是按照自己平常的习惯，每天早上6时准时从家中出发，晚上9时从公司正点离开。但是，周一晚上回家时她突然腿抽筋了。最初，郭美还以为是自己整天都在跑业务太累了。没想到，到了第二天，腿抽筋的症状不仅没有减轻，反而加重了。第三天、第四天、第五天仍是如此。好不容易到了周末，郭美再也无法忍受了。她决定去社区医院检查一下，看看到底是怎么回事。

挂号之后，郭美便随着医生来到了检查室。经过一番细致周密的检查之后，医生告诉郭美，她的腿并没有出现什么严重的疾病，只是普通的腿抽筋。只是腿抽筋？郭美对于这个结果非常意外。虽然她也清楚自己的症状就是腿抽筋，但是既然一直在抽筋没有任何好转的迹象，应该是有更严重的情形出现才对。想到这里，郭美脸色浮出了迷惘的神情。

医生似乎早已看透了她的心思，便作了一番详尽的解释。由于郭美总是早出晚归，且业务活动也多在室内进行，因此她在阳光下活动的时间比较少。而晒太阳是人体获得维生素D的最佳方式，维生素D则是最佳的补钙剂。如此一来，缺少阳光滋润的郭美就容易出现缺钙的情况。腿抽筋的出现就是她缺钙最直接的体现。此外，缺钙还会引起骨质疏松。这是因为钙是支撑人体骨骼的主要物质之一，缺钙会使骨质变得疏松多孔而易于骨折。如果郭美还是不注意补钙的问题，她所要面对的就不仅是严重的腿抽筋了，还会有骨质疏松。

听到医生的解说，郭美一下子就慌了神。这可怎么办呢？自己的初衷只不过是为了更好地工作和生活而已。医生劝她不要过于焦虑,并为她推荐了一个偏方——蛋壳醋。蛋壳醋?现在郭美脸上又现出了一副惊讶的神情。小小的蛋壳醋就能解决自己的苦恼?为了解开自己的疑惑,郭美请医生进行一下详细的说明。

医生告诉郭美,蛋壳的主要成分是碳酸钙,其含量高达96%。将蛋壳浸泡在醋中,待化学反应发生之后,醋酸钙就会产生。而醋酸钙自有其优势,同碳酸钙相比,身为活性钙的醋酸钙更利于人体的吸收。据相关研究发现,蛋壳醋浸泡3天之后,每100毫升的醋中就会出现800毫克的醋酸钙,浸泡时间越长,醋酸钙的含量越高,可以达到每100毫升醋含有1500毫克醋酸钙。因此,蛋壳醋是人体补充钙质的上佳之选。

至于其制作方法也并不困难,主要需要以下几个步骤:首先,将平常煮鸡蛋或炒鸡蛋剩下的鸡蛋壳拿来洗净,并放入烤箱中,待蛋壳变成黄色之后,将其碾成碎末。其次,准备一碗山西老陈醋,将蛋壳碎末撒入其中。两者的比例以每100毫升醋配10克蛋壳为宜。最后,浸泡3天之后,蛋壳醋就做好了。

听医生讲了这么多,郭美彻底扫除了心中的顾虑。回到家中之后,她就按照医生的建议实施起来。不久,腿抽筋的情形就消失了。

高跟鞋害你长鸡眼,可用乌梅醋泥治疗

现在,高跟鞋几乎已经成为众多白领女性的必要装备之一。很多公司还将女性员工穿高跟鞋作为公司的重要规章制度之一。其理由是职业装与高跟鞋的搭配会令女性显得更加温柔端庄、得体大方。就这样,众多女性就在半自愿半被动的情况下成为高跟鞋一族。

当然,公司提供的说法是有一定礼仪依据的,但在日常生活中经常穿高跟鞋会给女性带来很多代价,长鸡眼就是其中之一。鸡眼,是由于局部皮肤长期受到挤压摩擦之后形成的增生的角质层。它一般如黄豆大小,多为淡黄色,常见于儿童或青年人的脚底。当女性们穿着高跟鞋尤其是尖端较长的高跟鞋走动时,就会对脚趾的皮肤形成过度的挤压和摩擦,并最终造成皮肤角质层的增生而长出鸡眼。生活中饱受鸡眼困扰的人会因为鸡眼压迫刺激局部神经而出现剧烈疼痛,甚至无法走路的情形。所以,经常穿高跟鞋上班的女士们需要重点预防鸡眼的发生。

程芳是一家跨国企业的新进员工。她对自己将要服务的公司向往已久,现在能够成为其中的一员,这令她感到十分幸福。于是,在接到通知的第二天,她就兴高采烈地去公司报到了。没想到,刚和主管寒暄了几句,对面的主管就皱起了眉头。程芳感觉到很不安,难道是自己做错了什么事?

果然,就在程芳还在犯嘀咕的时候,主管开了口:"程芳,对于你的工作热情我非常欣赏。不过,我们公司是一家跨国企业,员工的言行、举止、仪表都是公司形象的名片。对于女员工来讲,职业装和高跟鞋搭配是非常适合的。"听了主管的话,程芳感觉到有些莫名其妙,可是低头一看她就全明白了。原来自己虽然穿了职业装,但搭配的是一双平底的休闲鞋。顿时,她的脸就变红了。从此之后,程芳就开始了穿高跟鞋上班的旅程。

最近一段时间，一种长长的尖头高跟鞋非常流行。程芳就和同事一起结伴去买了一双。谁知只穿了一个星期，她就感觉到小脚趾非常疼。开始的时候，程芳还以为是新鞋挤脚的原因，还专门向同事们请教如何缓解的方法。没想到过了几天之后，疼痛不仅没有减轻，反而更加厉害了。这让程芳十分慌张。这天晚上，就在洗脚的时候，她仔细一看才发现原来在小脚趾头外侧的皮肤上竟然长出了一颗硬硬的东西。这是什么？为什么脚趾疼还会出现这个硬硬的东西。一连串的疑问不断地出现在程芳的头脑中，可是却找不到明确的答案。于是，她决定在周末休息的时候去社区医院看一下。

转眼间就到了周末，程芳按照事先预约的时间来到了社区医院。医生为她仔细检查足部之后，告诉她：脚趾外侧那个硬硬的东西就是人们常说的鸡眼。鸡眼？程芳觉得很奇怪，自己为什么会长鸡眼呢？就在这时，忽然听见医生问她："你是不是经常穿高跟鞋上班？"程芳连忙点头。"这就对了。"医生说道，"你会长鸡眼就同经常穿高跟鞋上班有很大的关系。很多高跟鞋为了美观方面的因素将前端设计得比较窄。这样的话，人们的脚趾长时间待在这样狭窄的环境中就会不断地受到挤压和摩擦，然后脚趾附近的皮肤就容易出现角质增生。这就是鸡眼出现的原因。"

听了医生的解释，程芳认为有几分道理。可是现实情况是在外企上班，穿高跟鞋可以说是一个不成文的规定。那么自己要因为鸡眼的原因辞职？这份工作真的不错，她不想轻易放弃。于是，程芳就将自己心中的顾虑告诉了医生。

医生笑着告诉她根本不用辞职，自己可以为她推荐一个治疗鸡眼的偏方。这个偏方就是乌梅醋泥。它的制作过程并不复杂，只需要将5克去核的乌梅加入少量醋捣烂，然后放入适量的食盐搅拌均匀就可以了。使用的时候，需要先将鸡眼部位用温水浸泡10分钟刮去外层硬皮，再将乌梅醋泥敷在上面用纱布包好，然后每天换药1次即可。至于这个偏方之所以具有这样的功效是因为乌梅和食醋都含有有机酸，两种酸合在一起有助于鸡眼的软化。

医生这一番详细的介绍让程芳彻底打消了心中的疑惑。她从社区医院出来之后就去超市买好了制作乌梅醋泥的原料。果然，一周之后，给程芳带来困扰的鸡眼消失了。

明矾泡脚，汗脚不再让人烦

如今，很多企业对于员工形象要求越来越高。正装逐渐成为众多企业员工的第一选择。诚然，职业装的流行可以令员工看起来更专业更有可信度，可是一旦炎炎夏日来临，正装的搭配就会为不少上班族带来很多苦恼。

徐虎是一名公司的文员，平时在一座高级写字楼里上班。这座高级写字楼里云集了多家跨国企业的子公司。为了树立自身的形象，公司要求员工们一律穿正装：男同志穿西装皮鞋，女同志穿职业套裙高跟鞋。这本来是一项无可非议的规定，不过却给徐虎带来了一些小麻烦。

原来，徐虎从上学的时候起就有脚部出汗较多的毛病。特别是一到夏天或是精神比较紧张的时候，脚上的汗就会特别多。以前上学的时候，他总穿着透气性较好的凉鞋或是网面鞋，为的就是让脚透气，减少出汗量。现在需要每天穿不透气的皮鞋上班，若是

第九章 腿脚痛老偏方，职场"久站族"的健康密码

没有空调，真的是非常难熬。不仅如此，身为公司的文员，徐虎有时还需要去做一些采购和外联的工作。夏天的时候，他只要顶着阳光走上一段时间，袜子就会变得像潮湿的抹布一样。晚上一脱下鞋子，一股难闻的气味就会迎面而来。

然而，这还不是最令人难堪的。有一天，最令人难堪的事情终于发生了。那天，徐虎正在工位上办公。几位路过的同事都问他是不是有什么东西忘了处理，要不然怎么好像总有一股异味从他的工位附近传来。听到这些话，徐虎心中非常惭愧。原来，自从脚上的皮鞋买来之后，他就没有做过清理，又加之自己的脚是汗脚，所以才会有异味出现。但是，这些话怎么好当着同事们的面讲出来。下班之后，他迅速去商场买了一双新鞋。

但是，新鞋并不能解决根本问题。这次，他决定放下自己的面子，去好朋友周山的诊所检查一下。就在这天晚上，徐虎给周山打了电话，预约了周末就诊的时间。

于是，在周末休息的时候，徐虎按照事先的约定来到了周山的诊所。一见面，他就将自己的情况讲给了好朋友，希望朋友可以帮帮自己。周山认真听取了徐虎的叙述之后，告诉他：脚容易出汗并不是一种疾病。人们出现这种情况与自身体质有很大的关系。通常情况下，一些精神敏感、容易紧张的人出现汗脚的概率比较大。

朋友的一番话揭开了徐虎的心结。原来是这样。自己从小就性格内向，非常容易出现精神紧张的情况。到了公司之后，又由于担心同事们知道自己汗脚的秘密，总是提心吊胆的。这都和朋友讲的情况非常符合。想到这里，徐虎便问周山如何才能解决自己脚部出汗较多的问题。周山回答要先检查一下，才能确定。

很快，周山就完成了检查。他坦言，刚才进行检查就是为了要确定徐虎是否得了脚气。现在既然可以排除了，就可以了。随后，他为徐虎推荐了一个治疗汗脚的老偏方——明矾泡脚。

就这么简单？徐虎没想到困扰自己多年的汗脚可以用这样简单的方法就能够解决。看着朋友满脸疑惑的神情，周山为他作了详细的解说。在很多人眼中，明矾就是常用的调味品和净水剂，但实际上它还是一味中药。据现代药理学研究证实，明矾不仅可以抑制和杀灭多种细菌微生物，还有明确的收敛消炎作用。用明矾泡脚，可以有效地使脚部细胞发生脱水收缩，减少汗液分泌，从而起到收敛燥湿、消炎的作用。这样，汗脚就会变得不那么容易出汗了。

周山的一番解释让心情抑郁的徐虎一下子看到了希望。他连忙向周山请教具体的操作方法及注意事项。周山告诉他，明矾的使用方法很简单，只需要每天晚上先在洗脚盆中倒入2000毫升沸水，随后放入10克明矾，并不停地搅动水。待明矾融化水温合适，就将双脚浸入其中，浸泡时间以10~15分钟为宜。另外，用明矾泡脚还需要坚持每晚都泡，一般使用1~2个疗程（以7天为一个疗程）即可痊愈。

徐虎听了之后非常高兴，他在从诊所回来的当晚就开始使用明矾泡脚了。两个星期之后，周山接到了兴高采烈的徐虎打来的电话，说是困扰自己多年的汗脚终于痊愈了。

每天练习弓箭步，有效缓解小腿胀痛

现代人生活总是忙忙碌碌，有时会无缘无故小腿胀痛。很多人认为可能是过于劳

累或者无意的碰撞造成的。其实，造成小腿酸痛的病因有很多。比如，环境温度突然改变，筋骨长期劳损，饮食中的矿物质（如镁、钙）含量不足，腰椎间盘突出，局部循环不良，周边血管病变或脚部静脉曲张等疾病都会引起小腿胀痛。

艳红是一位中学老师，22岁参加工作到现在，一晃已经10年了。由于长时间站在讲台讲课，她患了好几种教师易得的职业病，比如、咽炎、颈椎病等。除此之外，艳红还有另外一个毛病：小腿胀痛。一开始她只是感觉到小腿胀、麻，以前多休息就好了。现在，也不知道什么原因，小腿胀痛的现象后来越来越严重，静脉也好像比以前更明显了。上完课后经常感觉小腿沉重、酸胀、疲惫异常。

在同一办公室里办公的王老师很快就发现了艳红的异样，她对艳红说："小腿胀痛可能是静脉曲张的症状，不能掉以轻心。因为，一般的静脉曲张患者没有明显症状，也无须手术治疗，但是重症患者或严重影响美观的患者需要手术治疗才能解决问题。"

艳红不相信："就是小腿胀痛而已，有那么严重吗？"

王老师说："我去医院的时候曾经见到一个患者，开始也是小腿肿胀，静脉隆起、瘀血，呈蚯蚓状扩张，她自己没在意。后来小腿下端与踝部的皮肤都出现了黑斑，瘙痒难忍，她抓破后出现了溃烂，这时才来医院就诊，但是已经很难治疗了。"听了这些话，艳红才觉得害怕，有必要认真对待这件事了。

艳红赶紧问王老师："那怎么样才能治好呢？"

王老师坐下来，先给她讲了发病机理："不管是脑力劳动者还是体力劳动者，如长时间保持同一姿势，或长时间重复同一动作，都会引起身体某一局部的慢性劳损，从而产生疼痛。传统中医理论认为：久立伤骨，我们当老师的站着讲课的时间比较多，腿部肌肉长期处于紧张状态，会使下肢血液回流受到影响，造成下肢肿胀、疼痛，日积月累就会导致静脉曲张。目前还没有一种药物能够把静脉曲张治好，所以预防就很重要。"

王老师顿了顿，说："我们做教师的，在注意自己仪表的同时更要注意舒适度。比如，鞋子要选择舒适合脚的，讲课时最好找一个靠脚处，尽量减少站立时间，最好是边讲边慢步走动。下课时要注意活动双腿，休息时可将腿抬至高于心脏平面，以缓解双腿承受的压力，让血液尽量流回心脏。"

"我先教你一招，这招能够有效缓解小腿胀痛，而且简便易行，每天下课时抽出几分钟时间就能完成。"说着，王老师给她示范了起来。

先做好站姿准备，两脚分开与肩同宽。然后，右脚往前踩一小步，右腿向前方微曲，同时将左腿伸直，此时会感觉左腿小腿肌肉充分伸展。一组动作结束后换腿练习。

艳红不禁感慨，这也太简单了，不就是弓箭步吗？王老师呵呵地笑着说："对，就是这最简单的弓箭步，对于拉伸小腿肌肉确实有神奇的疗效。在站了一整天之后，可以多做弓箭步拉伸小腿肌肉，避免小腿部位的肌肉麻痹，预防静脉曲张。"

除此之外，王老师还告诉艳红，每晚睡觉前，要养成用热水洗脚的习惯，不但有助于睡眠，更能活血化瘀，消除疲劳。洗脚时要注意腿部按摩，两手分别放在小腿两侧，由踝部向膝关节，揉搓小腿肌肉，帮助静脉血回流。另外，如果时间允许的话，应该多去游泳。游泳是防治静脉曲张的最佳运动方式之一，在水中时机体压力得到减轻，水的压力又有助于增强血管弹性。

"哦，对了，饮食上也要注意合理膳食，营养均衡，多食蛋白质、维生素和微量元素等营养食品，多吃新鲜蔬菜、水果等，可选食山楂、油菜、赤豆等活血之品，还可选食牛肉、羊肉、鸡肉等温性食物，以温通经络。"

"除此之外，可加强维生素C、维生素E的补充。研究表明维生素C、维生素E和生物类黄酮（在水果和蔬菜中含有的天然物质）可减轻静脉曲张，如每日食用500毫克的维生素C和400IU的维生素E对减轻静脉曲张是有益的。另外应多吃富含类黄酮的食物，如柑橘、杏仁、蓝草莓、黑草莓、樱桃、燕麦等。"

艳红仔细地听着，等王老师说完她才注意到，几个新来的老师也在一边"旁听"，作为职场新人类，她们也常常会出现小腿胀痛的情况，还是及早学习，及早预防得好。这天之后，艳红认真地按王老师说的做。渐渐地，小腿不再胀痛了，上课也更加轻松了。

做好隐形体操，减轻腿脚肌肉酸痛

很多上班族都有这种情况：上班时，总是坐在椅子上一动不动，一天下来，就会感到腿脚肌肉又酸又痛。《黄帝内经》认为："久坐伤肉。"事实也的确如此，如果长时间保持同一姿势，血液循环跟不上，氧气供应不足，乳酸堆积，就会刺激神经系统，引起酸痛。职场新人丽娜就有这样的困扰。

丽娜刚刚毕业，在一家大型通讯公司做客服工作。在工作的8小时里，她几乎一刻不停地在接客户打来的投诉电话，有些人彬彬有礼，有些人气势汹汹……一天下来，丽娜的头都快炸了。而更加困扰她的是，接了一整天电话之后，总感觉腰酸腿疼，而且腿脚的感觉尤为明显。一想到年纪轻轻就要落下腿脚不好的毛病，丽娜很是惆怅。

日子一天天过去了，丽娜的烦恼还是没有解决。一次，吃午饭时，丽娜和朋友们发现公司对面新开了一家健身房，便决定进去看看。没想到，这家店里有个瑜伽教练非常有经验，针对丽娜的情况，教给了她一套非常适用的"隐形体操"。

据教练介绍，"隐形体操"非常适合像丽娜这样的白领，它能够有效锻炼肌肉，改善血液循环，减轻肌肉酸痛。此外，这套设计合理的体操还可以锻炼肩关节、腰腿等特定部位，能够显著改善局部小关节的僵硬状态。更妙的是，它不仅操作简便，还可以坐在椅子上完成，对于丽娜这样的"坐班族"来说再合适不过了。

本套隐形体操共有6节，每节1分钟。

第1节：舒服地坐在椅子上，将上身挺直，双腿自然分开，脚跟着地。先抬起脚尖，用力收缩踝部、小腿和大腿的肌肉。这个动作重复做30~40次，直到腿部肌肉酸痛为止。

第2节：依然采取坐姿，用力抬起脚跟，或者也可以将双手压在膝盖上增加运动效果。本节动作能够塑造腿部线条，锻炼腿部肌肉。1分钟内重复做30~40次。

第3节：交替收缩和放松臀肌，1分钟做30~40次。能够使松弛下垂的臀部变得紧致，适合长期坐姿工作的人群使用。

第4节：专为腹部肌肉设计。吸气收腹，默数到5再慢慢呼气并放松腹肌，再吸气收腹，1分钟内重复做15~20次，直到腹部有疼痛感为止。

第5节：胸部练习，先缓慢地用力挺胸，使双肩向后充分张开，肩胛骨收拢。此动作1分钟内重复做25~30次，做到肩部有酸痛感为止。

第6节：手部动作，可美化手臂线条，使手臂更加光润。用力握拳再张开，使整个手臂肌肉部有紧张感，1分钟内重复做30~40次。

为什么这套隐身体操能够防止腿脚出现肌肉酸麻呢？因为，造成肌肉劳损的根本病因就是单一姿势坐的时间过长。为了应付繁重的工作、学习或是为了游戏娱乐，有人一坐就是几个小时甚至一整天通宵达旦。这样一来，肌肉长时间处于紧张疲惫状态，尤其是维持单一姿势的肌肉和肌群长时间处于收缩状态，得不到舒张和休息，久而久之，肌肉就会产生疲劳、痉挛，局部循环障碍。不但会引起疼痛酸胀，进一步发展还会引起肌肉的纤维化和钙化，使肌肉的收缩功能减退甚至丧失。

像丽娜这样长期采取坐姿工作的人情况更加严重。为了取得更好的效果，练习时可以加快呼吸频率和增加呼吸深度，改善机体供氧，增强效果。除此之外，瑜伽教练还教了丽娜几招能够缓解肌肉酸痛的方法。

（1）对酸痛部位的肌肉进行按摩。按摩促进肌肉血液循环，有助于放松肌肉及缓解痉挛。每天下班后或者是工作间隙，都可以抽出时间练习。

（2）对酸痛部位肌肉进行热敷。热敷能够促进血液循环，提高新陈代谢，加速肌肉酸痛的缓解和恢复，回家后可以进行。

（3）如果没有时间做隐形体操，可以简单做些伸展运动。牵伸肌肉能够加速肌肉的放松，有助于缓解肌肉酸痛。练习时保持伸展状态2分钟，然后休息1分钟，重复进行。每天做几次这种伸展练习有助缓解腿脚肌肉酸痛。

丽娜开心地离开了。在以后的工作中，只要有空她就做隐形体操。渐渐地，丽娜腿脚酸痛的症状缓解了不少，半个月过去后，症状基本没有了，瑜伽教练的方法奏效了！丽娜干脆在健身房办了一张卡，跟着她学瑜伽。丽娜的身材越来越好，身体也越来越健康了！

跺跺脚能缓解腿抽筋

生活中，很多人都有这样的经验：过度运动或游泳时水温过低，会出现小腿抽筋的现象。民间也管这种现象叫腿肚子抽筋。抽筋在运动生理学上叫"肌肉痉挛"，是指肌肉不由自主地强直收缩，表现为小腿肌肉（如腓肠肌）突然变得很硬，疼痛难忍，可持续几秒到数十秒。那么，造成腿抽筋的原因有哪几种呢？总结来说，有如下几点原因。

（1）体育锻炼。人在进行剧烈运动时，身体大量出汗时会导致体内盐分流失过多，从而破坏体内电解质的平衡。比如，体内氯化钠含量过低时，会引起肌肉神经的兴奋性增高而使肌肉发生痉挛。另外，剧烈运动时全身处于紧张状态，腿部肌肉收缩过快，放松的时间过短，会导致乳酸增多，肌肉的收缩与放松难以协调，从而引起小腿肌肉痉挛。

（2）寒冷刺激。人体所处的环境温度突然有巨大改变时容易引起痉挛。如冬天在寒冷的环境中锻炼，准备活动不充分；夏天游泳水温较低，都容易引起腿抽筋。晚上睡

第九章 腿脚痛老偏方，职场"久站族"的健康密码

觉没盖好被子，小腿肌肉受寒冷刺激，会痉挛得让人疼醒。

（3）疲劳过度。当人们长途旅行或者登山时，小腿肌肉最容易发生疲劳。因为每一次登高，都是一只脚支持全身重量，这条腿的肌肉提起脚所需的力量将是人体重量的6倍，当它疲劳到一定程度时，就会发生痉挛。

（4）缺钙。在肌肉收缩过程中，钙离子起着重要作用。在肌肉收缩过程中，钙离子起着重要作用。当血液中钙离子浓度太低时，肌肉容易兴奋而痉挛。

（5）循环不良。如果睡觉时长时间保持某种姿势，使腿部静脉受压，血液回流受阻，都会造成血流瘀滞，达到一定程度后就会引起腿部肌肉的痉挛。

（6）疾病。某些疾病也会导致肌肉痉挛，比如甲状腺过低、尿毒症、运动神经元疾病、静脉曲张，等等。

李然在一家跨国公司的国际部工作。由于工作原因，时常要各个城市飞来飞去，出国更是常有的事。这不，最近公司业务繁忙，一个星期内连飞了两次美国总部，真叫李然叫苦不迭。第二次回国的时候，旅途还没到一半，李然的小腿竟然抽筋了。虽然只是一会儿，他却觉得度日如年！

像李然这样由于久坐而发生腿抽筋的例子很多。很多办公族在长时间久坐后也会发生腿抽筋，久坐会使小腿血液循环减慢，导致二氧化碳堆积、导致肌肉缺氧，引发痉挛。

回国后，李然跟同一个项目组的同事诉苦。没想到，有这样困扰的人还不少。黄海也有这样的困扰，他比李然出差还频繁，也常常出现这种情况。就为了对付腿抽筋这种情况，黄海还特意请教了老中医，学了几招缓解腿抽筋的方法，比如，跺脚。李然也兴趣盎然地跟着学了起来。

（1）交替跺脚法。坐在椅子上，两脚踏地轮流交替用力跺脚15~25次，可显著改善小腿的血液循环，增强代谢功能，缓解和消除小腿疼痛和抽筋。

（2）反方向扳脚趾法。当发生抽筋时，只要据"反其道而行之"的道理，即朝其作用力相反的方向扳脚趾并坚持1~2分钟以上，即可收效。具体来说，如果是小腿后面的肌肉抽筋，可一方面扳脚使脚板翘起，另一方面尽量伸直膝关节；当小腿前面的肌肉抽筋时，可压住脚板并用力扳屈脚趾。

（3）脚背上翘法。当痉挛时，脚背要用力往上翘至最大幅度，并固定在此位置上。一般在30秒内即可解除痉挛，然后保持脚背上翘位置约3分钟，以巩固疗效。脚背用力上翘的方向是抗痉挛方向，因此开始阶段疼痛仍会剧烈，这是正常的，过一会儿之后即可迅速缓解。

（4）按揉小腿法。用手掌根按小腿内外两侧，掌根相对用力，并按揉腓肠肌部（即小腿肚处），时间约为2分钟。作用是舒筋活血，减轻痉挛解除后的小腿部胀痛。

（5）按压法。在膝关节内侧的腘窝两边（或膝窝下边），有一个地方是腓肠肌头的附着点，通往腓肠肌的神经根就在这里面。小腿抽筋时，用大拇指摸索腘窝两边硬而突起的肌肉的主根，然后用强力对此处按压，兴奋的神经就会镇静下来，抽筋停止，剧痛消失。

（6）旋转法。身体坐直，伸直抽筋的腿，用手紧握前脚掌，忍着剧痛，向外侧旋

转抽筋的那条腿的踝关节，剧痛立止。旋转时动作要连贯，一口气转完一周，中间不能停顿。旋转时，如是左腿，按逆时针方向；如是右腿，按顺时针方向。旋转时要用力，脚掌上翘要达到最大限度。

李然认真地把这六种方法都学习了一遍，以后再也不怕腿抽筋了。如果你也有同样困扰，现在就来学习吧！

常喝芍药甘草汤，腿部抽筋一扫光

陈雨在一家快递公司做业务员，每天都穿梭在小区的各家各户，收发快递。一个月前的一天，他像往常一样，开始了一天的工作。没想到他刚刚把收来的邮件放下，还没直起身，突然间，他右腿抽筋，剧痛袭来，持续了大约几分钟。

陈雨的身体一直都不错，他也没把这次异常当回事。可没想到从那次以后，腿抽筋的毛病隔三岔五地跑出来捣乱，每个月都有两三次。有的时候是在跟客户沟通，有的时候是在走路，甚至在坐着的时候也会发作。因为每次都能自己好转也没别的不舒服，陈雨也就一直没去医院看过。前几天，这讨厌的"腿抽筋"又发作了，而且比之前的时间久，令他苦恼不已。

其实腿抽筋的事情，大家都会碰到，尤其是小腿和脚趾的肌肉痉挛最常见。发作时疼痛难忍，如果在半夜抽筋时往往会把人痛醒，有好长时间不能止痛，且影响睡眠。小腿抽筋是腓肠肌痉挛的表现，主要由神经肌肉异常兴奋所致，会有酸胀或剧烈的疼痛，即使不予医治也能慢慢自愈。可陈雨还是感觉很痛苦。

陈雨的妹妹在医学院上学，现在在一家中医院实习。她实习时曾经见过与哥哥类似的患者。主治医生有一个老方子，患者用后效果不错。她告诉哥哥，中医认为，不少急性疼痛症（非器质性）、抽搐痉挛常与肝阴不足、津伤血虚有关。

陈雨急着问解决办法。妹妹不慌不忙地说："脾主人一身肌肉，肝主筋脉，肌肉和筋脉有了问题，就要找准主因，调和肝脾。我告诉你的这个偏方就由此入手，叫做芍药甘草汤，仅由芍药（白芍）、甘草两味药组成。"

"嗯，名字倒不错。"陈雨说。

"呵呵，不只是名字好，效果更是好。白芍味酸，养阴柔肝，调和营卫；甘草味甘，缓急止痛，且能补虚。酸甘化阴以养肝，肝得柔养，气急则平，因此能解痉止痛。现代药理研究表明，芍药、甘草中的成分有镇静、镇痛、解热、抗炎、松弛平滑肌的作用。这个药方对多种急性痛症，尤其是平滑肌痉挛引起的疼痛，都有很好的效果。"

"没想到妹妹还成了医学专家了。"陈雨调侃道。

"那可不，我还真是这方面的专家。"妹妹笑着说，"芍药味酸，酸味入肝，甘草味甘，甘味入脾，因而这味芍药甘草汤一点都不苦口。现在，我告诉你重点吧！这味芍药甘草汤非常方便配制，而且芍药和甘草这两味药在一般的中药店都能买到。取白芍20克，甘草10克，或用开水冲泡，或用温火煮，作为茶水饮用就行了。不过，需要注意的是，我这里说的芍药、甘草一定要是生白芍、生甘草，不要炙过的，炙过的药性就变了。"

在芍药甘草汤的基础之上，妹妹还告诉了陈雨另外一个偏方：猪蹄芍药汤，效果也非常好。内容如下：虎杖50克、芍药50克、甘草10克、猪蹄1只（洗净），加水2000毫升，用文火炖2小时后，将汤和猪蹄一并服下。一般情况者服用1剂就有效果，严重者需要服用2剂。据妹妹说，猪蹄能够填肾精，虎杖能松弛平滑肌，而芍药、甘草汤能疏肝解痉，缓急止痛。这些药材共同作用，治疗肌肉痉挛的效果肯定更加明显。

"嗯，都听你的，我记下了。"陈雨还真是非常认真，回家后马上去药店买药，准备配制。后来，他给妹妹打电话报喜说："嘿，方子还真管用，现在腿不抽筋了，工作再忙都是生龙活虎的！"

妹妹还是不放心，在电话里又叮嘱哥哥："千万别大意，你的工作就是应该多注意腿脚。预防腿脚抽筋平时生活也应注意，我再给你讲几点啊！"陈雨一边笑妹妹太啰唆，一边认真记下妹妹的嘱咐，还是预防为妙啊！他将妹妹的嘱咐整理成了以下几条。

（1）走路或运动时间不可过长，避免肌肉过分疲劳。

（2）要加强体育锻炼，锻炼时要充分做好准备活动，让身体都活动开。下肢的血液循环顺畅后，再进行剧烈运动就能避免腿抽筋。

（3）要注意保暖，不让局部肌肉受寒，穿舒服的鞋子。平足和其他身体构造的问题使一些人特别容易发生腿抽筋。合适的鞋是弥补的方法之一。

（4）大量饮水。如果平时活动量大（包括散步、整理花园、做家务），需要补充液体以避免脱水，但是不要过量。大量液体能稀释血液中钠的浓度，这样可能导致各种问题，包括肌肉抽筋。当然，应该饮用多少水取决于活动量和所食用的食物。

（5）饮食上注意补充钙，含钙丰富的食物有虾米、虾皮、乳类及其制品、绿色蔬菜、海带、芝麻酱、骨汤。含乳酸和氨基酸的奶制品、瘦肉等食品，能促进钙盐溶解，帮助人体吸收。多运动与晒太阳都有利于骨骼生长和保健，亦可口服乳酸钙、葡萄糖酸钙等。

相信只要自己平时多加注意，并适当饮用芍药甘草汤，腿抽筋就不会再来麻烦自己了。陈雨美滋滋地想道。同时，他还将自己记下的笔记与和他一样深受腿抽筋影响的同事进行分享。同事们在试过偏方之后，也在很短的时间内恢复了健康。

运动过度导致脚扭伤，快用核桃和板栗

踝关节扭伤是全身关节扭伤中发病率最高的一种。当人行走和疾跑落足或踩空或从高处坠落时，足外缘着地，足跖猛然内收，都可能引起踝外侧韧带被牵伸而扭伤，甚至部分撕裂，还可能合并外踝撕脱性骨折。

据统计，美国每天都有2.5万人扭伤踝关节，但很少有人对这个问题引起注意。加利福尼亚的整形外科专家提醒大家，人们要依靠踝关节运动和工作，如果踝关节的扭伤得不到及时治疗，可能会造成关节不稳定并发症，如关节疼痛或反复出现扭伤的情况。

公司新来的同事小陆身材高大俊朗，充满着青春活力，十分惹眼。前几天，公司组织篮球比赛，他成为队中的主力。比赛非常精彩，球员们在场上也十分卖力。小陆左冲右突，几次冲过对方的防守线，频频得分，引来大家一片叫好声。

没过多久，比赛进入白热化阶段，双方开始了激烈的身体对抗，小陆被对方球员撞

倒，不慎把脚扭伤了，疼得龇牙咧嘴，让大家看得甚是心疼。

小陆的女友赶紧带着他去看大夫。幸运的是，他没伤到骨头，在医院处理完之后，小陆便回家开始休养。没想到的是，他的扭伤处肿得像红萝卜一样，而且一天比一天粗。女友急得直掉眼泪。正巧，这天晚上，地方台的健康频道请来了著名的骨科专家做客，这期的主题就是"怎样治疗脚扭伤"。于是，她认真地看了起来。

专家说，很多人崴脚后都使劲揉搓肿起来的地方，把淤积的血揉开搓散，然后再用热毛巾敷，以活血消肿。实际上这样做并不妥当，因为局部的小血管破裂出血后，会形成血肿，一般要经过24小时左右才能恢复。如果扭伤后立即使劲揉搓、热敷、强迫活动，势必会在揉散一部分瘀血的同时加速出血和渗液，甚至加重血管的破裂，形成更大的血肿。正确处理脚扭伤应该注意以下几点。

（1）要分辨伤势的轻重。一般来讲，如果活动足踝时虽然很疼，但并不剧烈，大多是软组织损伤，可以不求医。如果活动足踝时有剧疼，不可以站立和挪步，疼在骨头上，扭伤时有声响，伤后迅速肿胀等，是骨折的表现，应马上到医院治疗。

（2）要理顺热敷和冷敷的顺序。脚扭伤后应先进行冷敷，而不是热敷。热敷和冷敷都是物理疗法，作用却截然不同。血遇热而活，遇寒则凝，在受伤早期冷敷，是为了减少局部血肿。而热敷需要在出血停止以后进行，这样能够加速消散伤处周围的瘀血。扭伤24小时后开始热敷效果比较好。另外，刚扭伤时忌按摩、被动运动、立即行走活动，这样做都会加重局部损伤及出血，而生活中很多人都会犯这个错误。

听到这里，女友才恍然大悟，原来小陆刚扭伤时，她给小陆按摩了一会儿。无知害死人啊！

讲到这里，专家简单总结了脚扭伤的康复历程：治疗脚扭伤应根据实际情况采取措施。如果有韧带部分撕裂、损伤者，扭伤后应该立即冷敷，用冰块或者向局部喷射冷冻剂，或用冷毛巾敷于患处均可，每次10~20分钟，6小时一次，可收缩血管，消肿止痛。24小时之后可以热敷，以促使局部血液循环，促使组织间隙的渗出液尽快吸收，从而减轻疼痛。1~2天后可以局部热敷，以消散瘀血。2~3天后扭伤者可以练习步行活动，局部轻柔按摩或辅以被动活动。如果按照这样的顺序处理，一般1~2周可痊愈。当然，严重的韧带撕裂需要较长的时间康复。

最后，专家给出了一道食疗偏方治疗脚扭伤。内容如下：核桃仁250克，板栗仁120克，一起捣烂，搓成丸，每次9克，每日3次嚼着吃。小陆的女友马上采取专家的建议，给男友使用食疗、药物加按摩的方法来消肿。没多久，小陆又恢复青春活力，出现在公司里了！

从此之后，小陆常对同事说，大家应该预防出现脚扭伤的情况，生病的滋味不好受啊。以后再参加体育活动，可一定要好好做准备，尤其是排球和网球运动。另外，他还提醒女同事，穿高跟鞋走路时要小心地面，千万注意别扭伤了双脚。

类风湿关节炎，生姜鲜葱帮大忙

生活中有这样有趣的现象：很多类风湿病人被亲朋好友称为"天气预报专家"，因

第九章 腿脚痛老偏方，职场"久站族"的健康密码

为每当遇到天气变化的时候，他们就会出现关节疼痛的情况。专家指出，约有90%的类风湿患者出现疼痛，或疼痛加重就知道将要有刮风、下雨、下雪等天气变化。

为什么类风湿性关节炎症会成为预报天气的"晴雨表"呢？它的发病机理是什么呢？类风湿性关节炎的病因目前尚不十分明确，大多认为是人体自身免疫性疾病，也可以认为是一种慢性的综合征。当此疾病来袭时，患病关节及其周围组织呈现进行性破坏，引起关节内软骨和骨的破坏，导致关节功能障碍，严重者甚至会致残。另外，类风湿关节炎的发病率女性高于男性，女性是男性的2~3倍。

李女士年轻时在一家医院做护工，一做就是20多年，十多年前患上了类风湿关节炎，需要长期吃止疼药。去年她从工作岗位上退了下来以后，本来想安度晚年，好好享享清福。可没想到，关节炎发作得更厉害了，关节肿胀得厉害，连走路都是由老伴搀扶着，走起来疼得直叫。不仅如此，自己还变得极易怕冷、怕水。十多年来，为了治疗关节炎，李女士不停地试验各种药膏。虽然药膏能暂时缓解疼痛，但是一旦停止用药，疼起来真是要命。

前些日子，李女士和老伴去广西旅游，在当地遇到了一位老中医。这位老中医经验丰富，特别擅长治疗风湿类疾病。老中医告诉她，类风湿性关节炎是一种很难控制的疾病，关键是控制关节处的炎症，避免其恶化后致残。一般情况下，即使患者感觉不到关节处疼痛肿胀，其实炎症依然存在，一直在暗处破坏、损伤着机体的关节。

"那怎么样来治疗呢？"李女士关切地问。

老中医推了推眼镜，说："这种病，吃药一般不能根治，并且还会有不良反应产生。用理疗方法比较好，理疗能够增加局部血液循环，使肌肉松弛，达到消炎、祛肿和镇痛作用。"

李女士接着说："哪些理疗方法比较好呢？"

"热水袋、热浴、蜡浴、红外线等方法都可以。我告诉你一个辅助治疗的热敷方法，生姜加葱热敷。可取鲜生姜、鲜葱白，按1∶3的比例配用，混合捣烂如泥，趁热敷在患处，每48小时更换一次。"

"中医上讲，生姜味辛性温，能发散风寒，化痰止咳，还能温中止呕，解毒，刺激毛细血管的感官，加快血液循环。这样就能带走血液中新陈代谢的垃圾，从而对疾病的治疗起到很大的辅助作用。另外，理疗后可以配合按摩，以改进局部循环，松弛肌肉痉挛。如果你不喜欢葱的味道，还有一个更简单的食疗方法，就是吃木瓜。每天喝一杯木瓜汁，或者直接吃木瓜。长期服用，对类风湿性关节炎有极大的疗效。"

老中医顿了一顿，说："另外，还有一种热敷疗法效果也很好。只是原料比较特别。选取干松的泥土，然后放入土锅内用温火烧烤，可以放点碎姜末或酒，烧到泥土达到50~60℃时停止，然后用布包住热土，趁热贴在关节处，大约3分钟换一次土，换5次即可。每天早晚各两次，连续一周，不可中断，效果显著。"

"没想到类风湿关节炎有这么多治疗的偏方。"李女士感慨地说，"我得这个病的时间不短了，试过的治疗方法也很多，但收效甚微，已经有点灰心了。"

"很多病人都有你这种思想。其实，可以试试这些偏方，也许效果更好。"老中医又教李女士艾灸治疗的方法。他告诉李女士，如果配合艾灸治疗，效果就更好了。艾灸

操作起来比较麻烦,需要有专业的医师进行指导。但如果家里有条件,也不妨试一下。

具体做法如下:选取元气、气海、腰部的肾俞,腿部的足三里这几个穴位。拿药艾条一根,点燃后悬空放在穴位上方,不宜过近,温热最佳。每个穴位艾灸10~20分钟,每日1~2次为佳。

另外,老中医叮嘱李女士,患了类风湿性关节炎,有些食物不能随便吃,主要有以下几类。

(1)海产类:如海带、海参、海鱼、海虾等,因其中含有尿酸,被人体吸收后,能在关节中形成尿酸盐结晶,使关节炎症状加重。

(2)高脂肪类:脂肪在体内氧化过程中,能产生酮体,而过多的酮体,对关节有较强的刺激作用,故患者不宜多吃高脂肪类食物,如牛奶、肥肉等,炒菜、烧汤也宜少放油。

(3)过酸、过咸类:类风湿关节炎患者不宜多吃过酸、过咸类食品,如花生、白酒、白糖以及鸡、鸭、鱼、肉、蛋等酸性食物摄入过多,超过体内正常的酸碱度值,使乳酸分泌增多,且消耗体内一定量的钙、镁等离子,而加重症状。同样,若吃过咸的食物如咸菜、咸蛋、咸鱼等,会使体内钠离子增多,而加重患者的症状。

李女士非常感激老中医,介绍得这么详细。旅途结束后,她便用老中医介绍的方法进行治疗。一段时间之后,类风湿性关节炎的症状已经减轻了很多。李女士相信,只要自己坚持下去,很快就可以远离折磨自己多年的顽症了。

萝卜叶汤,可消脚疲劳

文琳在一家外企上班。为了职业形象,她每天都踩着7厘米的高跟鞋去上班,婀娜多姿的身影和"嗒嗒嗒"的声音非常引人注目。虽说外表光鲜亮丽,可文琳却吃了不少苦头。因为长期穿高跟鞋,她的双脚总是又累又痛、疲劳不已。更可气的是,有一次回公司的路上,她的鞋跟竟然掉了。好在业务已经办完了,文琳索性脱下鞋子走路。虽然形象上有些狼狈,不过双脚确实感觉舒服多了。

这时,文琳才想起来,她以前听说西方人在脚特别累时,就脱下鞋子走路,看来果然有效果呢!俗语说"头是天,脚是地",脚底也被称为是第二个心脏所在,因为脚部有通往全身的经穴,对脚部进行适当按摩可以缓解疲劳。曾经有一种按摩脚底的健康步道,上面以不固定方式铺满不同形状的石头。这种脚底的按摩运动就如同踩粗圆棒或啤酒瓶一样,主要是刺激脚底穴道,是消除疲劳的积极方法。可作为一个外企白领,她也不能总赤着脚走路啊!文琳还是想找到能够消除脚疲劳的其他方法。

几天之后,文琳参加表姐的婚礼。婚礼上遇到了几年不见的阿姨,两个人拉起了家常。阿姨关切地问长问短,对文琳甚是关心。聊着聊着,说起了身高的问题。阿姨夸文琳,个子比以前高挑多了,漂亮了不少。文琳感慨着:"别提了,阿姨。我现在正为这高跟鞋发愁呢!现在每天下了班,脚累得不行,不知道有啥好办法能缓解一下。"

阿姨听了文琳的话,说道:"咱娘俩真像。也许因为年纪的关系,我的脚也很容易疲劳,特别是我有关节炎,每当膝盖不舒服时,脚也会觉得特别累。后来,朋友告诉了我一个偏方，用这个偏方洗脚，会觉得很舒服。"

"是什么偏方呢？"

"先在6~7升的热水中加入2片干萝卜叶和少许干艾草，再少放些盐，大约煮15分钟。等汤水稍凉一点，倒入洗脸盆或桶内泡脚就可以了。像我平时还有膝盖疼的毛病，用汤水浇在膝盖上约20分钟，也可以除疲累。"

"啊，干萝卜叶煮汤就能缓解脚疲劳。可是，去哪里找干萝卜叶呢？"文琳问。

"你这孩子，一看平时就没时间做饭。你去菜市场提前买好，晒干不就可以了吗？"阿姨说道。文琳不好意思地笑了。

随后，阿姨又告诉文琳，像她这样的上班族，每天都要在公交车或地铁上挤很长时间，为了站稳脚步，必须让脚使力。这样长时间站立下来，无论是谁都会不舒服，都会脚痛、脚酸的。就算再怎么爱美，也要注意保护好自己的身体。每天下班时应该在办公室换下高跟鞋，穿上平底布鞋，以放松双脚。

此外，阿姨还说，缓解脚疲劳的方法其实有很多。那些专业的田径运动员与足球员，脚部受伤的风险性很高，他们比赛或练习完后都会马上冰敷脚，这是他们保护已经使用过度的脚部的方法之一。

说到按摩，阿姨又打开了话匣子。由于她的膝盖和腿脚都不太好，她在一家足疗中心办理了会员卡，也学到了很多关于按摩的脚部护理知识。阿姨先教给了文琳几个简便快捷的方法。

（1）如果长时间站立或行走后感觉到脚疲劳，可以踏上一个突起的平面，然后再下来，两脚轮换，以活动肌肉。

（2）原地伸屈双脚，跷起脚后跟，然后再放下来。

（3）脱掉鞋子，把一个网球大小的球状物顶在脚心，来回滚动一两分钟，这样能帮助你防止足弓抽筋或者过度疲劳。

两个星期过去了，文琳给阿姨打电话汇报情况，她现在每天依然穿着高跟鞋，但是脚却不那么酸痛疲劳了。因为她按阿姨给的办法泡脚、做按摩，而且还改穿平底鞋上下班了。总的说来，效果不错！电话那头的阿姨欣慰地笑了。

热醋泡脚，足跟不痛、健步如飞

我们在生活中常听到这样的说法："两脚不敢着地，疼得厉害"。"晚上睡觉时也没觉得脚后跟疼痛，可是早上起床，脚底好像有许多刺扎着脚底。后来发展到睡觉也疼，脚跟痛要人命啊！""脚后跟轻微疼痛，活动时加剧，甚至有时痛得不敢走路"……这些症状都是典型的足跟痛。

孟欣是一家高档酒店的迎宾小姐，每天都要穿着中式旗袍和高跟鞋上班。日子久了，足跟处被磨出了泡，甚至掉皮出血。虽然开始的时候，休息一段时间就会好，但是是由于伤口总是反反复复。渐渐地，足跟处就出现了一块发红的肿块。更要命的是早晨起床时疼痛剧烈，脚掌几乎不能挨地，就连班也不能去上了。孟欣情绪很低落，她知道这足跟痛跟自己的职业有关系。可是自己是家中唯一的经济支柱，又不能轻易辞职。真是郁闷！

好在这种反常的情形很快就被闺密晓兰发现了。一番追问之下，孟欣将详细的情形告诉了好友。于是，晓兰决定周末的时候陪孟欣去专门的骨科医院进行一番检查。很快就到了周末。听了患者的自诉之后，医生分析，孟欣是典型的"跟痛症"。跟痛症是指根骨结节周围由慢性劳损引起的疼痛及行走困难为主的病症，跟腱后滑囊炎、跟骨下脂肪垫炎、跖筋膜炎、跟骨骨刺等疾病都属于跟痛症。

需要引起注意的一点是"跟痛症"常常不被患者重视，大多数人会认为是长期站立或劳累所致，休息一下就没事了，孟欣就属于这种情况。直到脚后跟疼痛越来越严重，脚不能着地、无法站立、行走困难时方四处求医问药，结果却发现很多方法都不能根治。好在孟欣找到的这位医生有多年的行医经验，他给孟欣推荐了一个简便的偏方，自己在家就可治疗，而且效果不错，这让孟欣喜出望外。

医生说："我有一位患者，患足跟痛多年，单单用热醋泡脚，就治好了足跟痛。"

孟欣满脸疑惑："醋还可以用来治病吗？"

医生说："当然，醋能够渗透足部表层皮肤，增强血液循环，清除人体血液垃圾和病变沉渣，能治愈许多慢性病症，更能治疗足跟痛。另外，传统中医学认为，脚底是各经络起止的汇聚处，分布着60多个穴位和与人体内脏、器官相连接的反射区，分别对应于人体五脏六腑。泡脚有疏经活络，改善血液循环的作用。正所谓：'春天泡脚，升阳固脱；夏天泡脚，湿邪乃除；秋天泡脚，肺腑润育；冬天泡脚，丹田温灼。'"

孟欣恍然大悟，原来简单的泡脚蕴藏着这么丰富的养生知识。医生点点头，说："现在我告诉你热醋泡脚的具体配方。取1000毫升醋适当加热，然后将脚浸在热醋中约50分钟，醋温下降后再适当加热即可。我的那位患者就这样连续浸泡一个多月，治好了足跟痛。另外，他还有脚气病，已经很多年了，每到晚上都奇痒难忍。在用热醋治足跟痛的同时，脚气病也顺便治好了，至今都没有再犯。"

"就这么简单吗？"孟欣竟然有些不相信。

"就这么简单，"医生肯定地说，"如果你想要复杂点的方法，也有。取食醋1500毫升，石灰石的中心部分1000克，将石灰石碎成小块放盆中，加食醋，使石块完全浸于食醋中，然后煮沸。此时，将患足悬于盆上熏蒸20分钟。药液冷却变温后，再用药液浸洗患足20~30分钟。浸洗过程中可以随时加温，使药液保持一定温度，药液无变质时可重复使用3~5天。每天2次，5天为1个疗程。病情轻者可用2~3天，重者用2~3个疗程。"

孟欣吐了吐舌头说："这也太复杂了吧？"医生笑着说："我再告诉你一个简单的牵拉方法，也很有效。与刚才那两个偏方配合起来效果比较好。感觉足跟痛的时候可以赤脚面对着墙，双手撑住墙，右腿屈膝向前跨，左腿在身后伸直，左脚背平贴着地面，尽量向后伸，然后左右腿交换。这种伸展动作能松弛小腿的肌肉、舒展跟腱，使所有延伸到脚部的肌肉减少紧张，有助于缓解足跟痛。"

另外，医生还告诉孟欣，有足跟痛的人应尽量穿软帮的鞋子，运动鞋或休闲鞋都可以，这样能够减轻对跟腱的挤压，还可以用带有硅胶胶护垫的跟腱袜保护。像刚才说的跟腱牵拉训练和足跟理疗也对患处康复有益。

孟欣回去后试用了医生告知的老偏方，足跟痛的症状改善了许多。她决定坚持下去，一定要彻底治好足跟痛。

芥面醋敷脚，远离足跟骨刺

足跟骨刺是一种常见病，而且被足跟骨刺困扰的患者越来越多。足跟骨刺的形成多于足跟长时间的负重和磨损有关，当足跟关节出现磨损、破坏后，人体自身会进行自我修复、硬化与增生，从而形成足跟骨刺。

魏洪是一家水利工程公司的技术员，因为工作原因经常撞伤、跌伤。时间长了他也习惯了。前段时间又有一个需要他把关的项目，结果在检查现场的时候他又不小心踩空了，脚后跟猛地疼了一下。当时魏洪并没有在意。没想到，第二天上楼梯的时候，脚后跟又疼了起来。以后的日子里，走的路越多，脚后跟就越疼。他自己买了一些止痛药，没什么效果。这是怎么回事？魏洪心里犯起了嘀咕。等项目完工后，他就来到了医院，准备进行一番详细的检查。

一番检查之后，医生做出诊断：他的足跟痛是脚跟骨刺造成的。魏洪觉得诧异，没想到自己竟然得了这个毛病。医生告诉他，长了骨刺会引起局部软组织炎症，而且脚跟、脚板会有疼痛感或是麻痹感，甚至会产生无法踏地行走的情况。一般许多职场久站族最容易受到这个问题的困扰。听了医生的话，魏洪连连点头，最近他的症状越来越明显了，都是强忍着挺过来的。医生告诉他，长途步行会使疼痛加重，像他的工作总需要在施工现场走动，如果走路时不慎踩在砖瓦块上更会引起剧烈疼痛。

随后，医生又为魏洪讲解了治疗足跟骨刺的方法。

（1）口服消炎止痛药物。这类药物起到的作用是抑制局部炎症反应，促进组织愈合，缓解疼痛。如果口服药治疗无效的患者可以考虑封闭治疗。不过，封闭疗法也只能是暂时缓解疼痛，主要是不能从根本上治疗，病情以后还会反复。

（2）在西医治疗中多采用手术疗法，将其骨刺切除，但创伤面较大。

（3）外用药。相对而言，外用中药对于足跟骨刺治疗是安全、方便的，治疗方式相对来讲是最好的。但要注意使用方法。

经过一阵思索，魏洪决定选择第三种治疗方法。他向医生咨询，用什么样的外用药好？医生给他推荐了一个偏方，很多患者用了都有效，而且简单易行，在家就能制作。那就是用芥末面和米醋制成糊膏，敷于患处。

芥末面和米醋就能治骨刺？魏洪有点疑惑。医生把制作和使用方法详细介绍给他：首先，取两小匙芥末面，放入小碗中，慢慢倒入浓度为9%的米醋，要注意不要用醋精勾兑的或者是假米醋。用竹筷子将两种原料调匀成糊膏状。准备好一块长30厘米、宽15厘米、厚0.3~0.5厘米的棉布。将糊膏涂在棉布上，再将棉布对称折叠，把糊膏夹于棉布中间敷在足跟骨刺患处。外面用塑料薄膜包好，用布条扎紧。

一般包好30分钟左右有温热感，敷30~40分钟后取下来。热敷后皮肤会呈浅红色，但不会灼伤。两天热敷一次，一般不超过9次就会痊愈。此方法经济简便，无任何不良反应，见效快。

魏洪记录了制作和使用方法，又问医生："我以前听说多走路可以把骨刺给磨掉，真是这样吗?"

医生笑了笑说:"这种说法是错误的,正是这种荒谬的认识,延误和加剧了许多患者的病情,我的患者中也不乏其人。为什么说这种观点不正确呢?因为足跟骨刺的产生其实是人体对足部超过它承受能力的力为了使之均匀分布,降低受力强度的一种反应方式。足跟受力超出可适应强度越大,骨质增生骨刺就会发展得越快越严重。所以,根据骨刺的发病机理就能够推测出,想通过增加活动强度磨去骨刺的想法,肯定会适得其反。不但不会磨掉骨刺,反而会让伤势加重。"

"原来如此,那有没有其他辅助方法,可以让我的病早日好起来呢?"

"我再给你推荐一个简单易行的按摩法吧!很多患者用这个方法按摩3个月后,骨刺完全消失了。找一个形如鸡蛋大小的鹅卵石,要圆而光滑。把鹅卵石放在脚后跟痛处来回踩踏滚动,时间越长越好。每天早中晚各1次,每次10分钟,每半个月为一疗程,一般在两个疗程后即可见效。注意,开始几次时会比较疼,之后再磨疼痛就会减轻。用力不可过猛,强度以自己感觉舒适为准。"

魏洪回家后,特意到工地找了块光滑的鹅卵石,又配好了芥面醋,每天外敷加按摩。一个月后,疼痛减轻了,两个月过后,骨刺竟然真的好了。

想治好足跟痛,多搓搓小腿就可以

李建是一家上市公司的CEO,年轻俊朗的他把工作和生活分得很清楚。无论工作多忙,他都会抽出时间运动,有时候和生意伙伴打高尔夫,有时候和大学时的好友打网球。上个周末,李建就约了几个要好的大学同学一起去打网球。

当天,由于有一个紧急会议,李建到网球场时已经过了约定的时间。由于急着跟老同学上场切磋球技,他没来得及热身就上场了。结果,打球的时候,有一次接球时跨步太大,脚跟着地过猛,之后就感觉足跟很疼。回家之后,李建贴了块膏药,情况稍有好转。几天之后他又打了场球,结果因为同样的原因受伤,现在已经影响到走路了,只要脚跟着地就感觉疼。早晨起床时这种疼痛尤其明显,下午会好些。

李建的妈妈听说了这事,让他周末抽出时间来,要带他去看病。李建一向都很听妈妈的话,周末时如约而至。妈妈带着李建去找一位骨科专家,姓徐,有多年的治疗经验。

到了之后,徐大夫先了解了李建的病情。沉思了一会儿后,徐大夫让他站起来,身体后倾,跷起前脚掌。

"哎哟!"李建疼得喊了出来,"右脚跟好疼啊!"

徐大夫蹲下身去,用拇指和食指紧紧捏住他右脚跟腱处平齐三阴交穴的地方,然后再让他做刚才的动作。

神奇的事情发生了,李建这次竟然没有感觉到疼。徐大夫又让他坐下,然后在刚才捏住的那个位置用力反复揉搓。徐大夫的手劲很大,李建连连叫痛。徐大夫让他忍一忍,连续给他揉搓了5分钟,然后让他起来再做做身体后倾、跷起前脚掌的动作。

李建连试了几次,脸上露出了不可思议的表情,惊喜地告诉徐大夫,一直困扰他的足跟痛,竟然就在这短短的几分钟内消失了!徐大夫告诉他,足跟痛是否根治现在还不

第九章 腿脚痛老偏方，职场"久站族"的健康密码

能下结论，要一个星期之后看结果。李建和妈妈连连道谢，决定一个星期之后再来看。令人欣慰的是，这次真的好了！复诊时徐大夫又帮他在小腿跟腱处揉搓了一会儿。

李建问徐大夫："为什么足跟痛要在远离足跟的跟腱处揉搓呢？"徐大夫说："你虽然足跟痛，但病灶并不在足跟，这种情况叫做'牵涉痛'。'牵涉痛'的现象十分常见，尤其是职场久站族。有些患者感觉足跟处疼痛，这其实是一种错觉。造成足跟痛的原因有很多，但并不都是由损伤或者足跟骨刺造成的，你的实际病灶是右脚跟腱处的慢性损伤，如果全部针对足跟进行治疗并不会取得好的效果。根据我的经验，三阴交穴处最容易产生'足跟牵涉痛'现象，所以才第一时间在这里进行治疗。"

"怎么才能找到三阴交穴呢？"李建问。

"我告诉你个简单的方法吧！来，伸直手掌，把食指、中指、无名指、尾指四指并拢紧靠在一起。对，然后把手掌放在脚踝上，食指紧靠着内踝尖，尾指处的平面，就是三阴交穴所在的平面了。"徐大夫边说边演示给李建看。

随后，徐大夫还专门提醒他，并不是所有足跟痛的患者都能够通过搓揉三阴交穴而达到治愈效果。不仅如此，在寻找治疗点时也要灵活变通。如果在三阴交穴位揉搓无效，就应该再在小腿后侧的其他区域耐心地一处一处按压。如果找到某个区域，按压后足跟疼痛能够立即减轻或者消失，那么就在这个区域揉搓治疗，往往会取得理想效果。在小腿后侧细心寻找理想区域，才是取得疗效的最根本所在。

除此之外，徐大夫还告诉了李建另一个治疗足跟痛的小秘方，也十分简单好用。内容如下：取川芎45克研成细末，分成3份装入小布袋内缝好。将药袋放入鞋里，直接与疼痛处接触。每次用1袋，3袋交替使用。

川芎具有治血行气、祛风止痛的功效，治疗足跟痛的效果非常好。在膳食方面，也可以食用川芎猪脚汤。取川芎、当归各15克，猪后脚一个，炖1小时后吃肉喝汤，能够通经活血、濡养经络。

李建在徐大夫这里学到了不少知识，他临走时感慨着说："以后再也不怕足跟痛了，多谢徐大夫！"徐大夫也没忘了嘱咐李建的妈妈：预防骨刺，在生活中要给儿子加强营养，膳食中注意补充维生素B_6、维生素C和含钙、镁的食物。如，蔬菜、谷类、肉类、豆类及豆制品，以帮助钙质吸收和预防骨刺的形成。另外，要避免食用酒精、咖啡、糖类等刺激性食物。

李建按徐大夫的方法做了以后，足跟痛再也没有出现过。完全康复的他又出现在球场上，与朋友们谈笑风生，切磋球技了。

血力花加冰片，告别足底腱鞘炎

惠子个子不是很高，毕业后进了一家大型跨国公司。从那以后，她就告别了运动鞋，爱上了高跟鞋。现在，她的鞋柜里有十几双高跟鞋，每双鞋的鞋跟高度都在10厘米左右。然而，高跟鞋在带给她自信的同时也带来了不小的困扰。惠子发现，自己的双脚大脚趾开始外翻，害得她夏天也不敢穿露脚趾的鞋子。慢慢地，她发现自己连走路都不稳，身体重心前移，情况越来越不对劲了。惠子决定到医院就诊。

"你的情况属于足底腱鞘炎，发病原因是软组织长期受到外界刺激，腱鞘和肌腱间摩擦、炎症渗出等诱发腱鞘狭窄或炎症，主要是长期穿高跟鞋引起的。"医生对惠子说。

"足底腱鞘炎"这个名词可能很多人都没听说过。但实际上，爱穿高跟鞋的女性白领都应该好好关注一下。高跟鞋的设计不符合人体受力原理，穿上后身体会不自然的前倾，全身的重量落到了脚掌上，受力集中于脚趾而不均匀。除了容易扭伤、摔伤之外，长期穿高跟鞋，脚部软组织因长期刺激，会出现肿胀、疼痛剧烈等症状，发生足底屈趾腱鞘炎。

惠子真没想到，为自己的形象加分的高跟鞋竟然成了为健康减分的罪魁祸首！其实，她也知道常穿高跟鞋的弊端不少，就连她自己就能数出高跟鞋的几宗罪来：第一，长期穿高跟鞋容易出现脚部皲裂、脚趾外翻、脚鸡眼、跖骨塌陷，还会使脚板变硬，脚跟变厚，且有可能出现扁平足。第二，长期穿高跟鞋会引起腰痛、背痛、膝痛等。穿上高跟鞋后，人会保持抬头、挺胸、收腰的姿势，看起来很精神，但这样会使腰部过度后伸、背肌收缩紧绷、膝关节和关节囊处于紧张状态，长期下去关节和肌肉易发生劳损，腰酸背痛。

"现在该怎么办呢？"惠子一脸惆怅，向医生询问。

医生笑着回答："爱美之心，人皆有之。虽然穿高跟鞋会给健康带来一定的危害，但是我们可以将这种危害降到最低。除了少穿高跟鞋，还有其他办法能让你既保住健康，又能留住时尚。"这话可说到惠子心坎里去了。漂亮固然重要，可牺牲身体健康就得不偿失了。到底有什么办法可以治疗足底腱鞘炎呢？

医生告诉她，有一个偏方，3~5天就能够治好足底腱鞘炎。这个方子也十分简单：血力花3~5颗，加上适量冰片，捻成粉末。每天用手蘸点粉末，在患处揉揉，三五天就能痊愈了。

这个偏方倒是简单，不过血力花是什么？惠子连听都没听说过，真是"偏"方啊！

医生告诉惠子，血力花，又叫血结、血竭化，是柬埔寨龙血树含脂木质经提取而得的红色树脂。学名血竭，性平，味甘、咸，具有活血、散瘀、止痛的功能，常用于跌打损伤，瘀血肿痛。

原来血力花具有活血散瘀的功能，怪不得能治疗足底腱鞘炎呢，惠子想。回家之后，惠子按照医生给的偏方制好了药粉，每天都会揉揉自己的脚。慢慢地，惠子腱鞘炎真的好了，偏方果然有效了！

症状好转之后，惠子也没有掉以轻心，她要协调好美丽和健康的关系，她的信条是："两手都要抓，两手都要硬！"接下来，惠子给自己制订了几条"高跟鞋法则"。

（1）穿高跟鞋一定要有一个度，时间不能太长，鞋跟也不宜太高。

（2）在脚前掌或脚跟等受压处做个软鞋垫，以减少足部所承受的压力。

（3）每天回到家后，都要好好泡脚，彻底放松身心、消除脚部疲劳。

（4）为缓解穿高跟鞋给骨盆造成的压力，经常练习以下这个简单的动作：双脚分开，脚尖向外站立，挺直背部。双手在腹部前自然地相握，把从臀部到地面的距离分成四等份，收紧臀部和大腿的肌肉下蹲到第一阶，保持5秒，还原到站立姿态。第二次下蹲到第二阶，然后还原，以此类推至全蹲，整套动作做5次。

第九章　腿脚痛老偏方，职场"久站族"的健康密码

惠子严格按照自己制订的几条法则执行着，一段时间过去了，因为穿高跟鞋出现的各种问题都消失不见了。想想自己从得了腱鞘炎到现在，真是从病痛折磨到轻松上班的享受过程！现在的惠子每天都神采奕奕，工作起劲，对生活也增加了许多热情。更有趣的是，其他女同事都向她来请教，到底是什么秘诀让她穿着高跟鞋又如此轻松愉快"。惠子赶紧把自己的秘方都告诉她们了。

让酸痛的腿脚做一次放松的"足浴"

郝刚今年40出头，在一家银行供职，目前的职位是大堂经理。这个工作与柜台不同，整天都要在大厅里为客户答疑解难，协调各种关系。一天下来，他常会觉得双腿发酸，两脚也有些发热、肿胀，有时候还会疼痛。

这天，郝刚下班后经过一家足疗馆，这家店正好是两周年店庆，有很多优惠活动。郝刚还从来没做过足疗，抱着试试看的心理，他走了进去。服务人员小李热情地招待了他，详细询问了他的身体状况以及有什么需求。

了解到郝刚每天腿脚酸痛的情况之后，小李告诉郝刚，其实不用这么担心，由于工作劳累而导致的腿脚酸痛，足浴就可以解决。为什么这么说呢？根据传统中医理论："人之有脚，犹似树之有根，树枯根先竭，人老脚先衰。"从养生理论看，脚离人体的心脏最远，而负担最重。泡脚对很多疾病的治疗有很好的辅助作用，可以这么说，泡脚是最为简便快捷的养生方式。

"真的吗？我确实也听过'饭后百步走，睡前一盆汤'的说法，但并不知道其中的奥秘。"一听郝刚这么说，小李决定帮他解开心中的疑团，泡脚的养生功能要从经络说起，我们的双脚有很多穴位、反射区和经络，不同的部位对应不同的脏腑。您之前没做过足疗，当按摩师点压我们的脚时，会感觉酸胀，这种情况基本上可以说明相应的反射区脏腑有问题。人体脚上有6条主要的经络，包括三条阳经（膀胱经、胃经、胆经）的终止点，和三条阴经（脾经、肝经、肾经）的起始点都在脚上。泡脚也就等于刺激了这6条最主要的经络。

"比如您现在的情况，就可以用中药泡脚。早在3000年前，我国人民就懂得用中药泡脚的作用。古代宫廷中常以麝香、沉香或其他中药配伍煎汤，使用中药水进行泡脚，借以醒脑提神、消除疲劳；民间则常用菖蒲、艾叶等煮水给小孩泡脚，以达到防疫、保健作用。中药泡脚能够减轻疲劳，改善血液循环，促进新陈代谢，我现在就为您量身定做一款中药泡脚汤，您体验一下。"

20分钟后，小李就端来了一盆热气腾腾的汤水，上面漂着些郝刚认识的和不认识的材料。当郝刚把脚放入水中的那一刻，别提有多舒服了！但真的有小李说的那么神奇，泡一泡脚就能缓解他一天的疲劳吗？还是等泡完了再说。

40分钟过去了，郝刚全身心地享受这安静的休闲时光。中药泡脚果然很神奇啊！泡完了之后，真的感觉神清气爽，腿也不酸了，脚也不痛了！郝刚禁不住问："这里面漂的都是什么啊？还真挺有效果的。这是姜片，这是葱头，我的天，还有花椒。怎么都是调味品呢？"

小李笑着跟他解释："这款足浴汤是专门为腰酸腿痛，腿膝无力，疲劳过度的人定制的。材料也非常简单，大部分都是常用的食材。有时间的话可以在家里泡泡，能够缓解疲劳，恢复活力。"

接下来，小李把配方告诉了郝刚："取肉桂50克，吴茱萸100克，生姜150克，葱头50克，花椒80克。用纱布包好用水煮10分钟，等水温下降至40℃左右，用蒸汽足浴盆浸泡30分钟，每日一次。"

"如果觉得麻烦，还可以用另外一款更简单的足浴汤。配制和用法都十分简单：将3滴薄荷油，3滴薰衣草精油，或是1茶匙浴油，1茶匙海盐混合在一起，倒入温水之中，将双脚浸泡即可。这款足浴汤能够帮助皮肤排出毒素，放松双脚。"

另外，小李告诉郝刚，泡脚之后可以平躺在床上，用一个枕头将双脚垫起，并同时按摩大腿，以便放松肌肉。这样能够刺激血液循环，让更多的氧气进入肌肉中，更好地缓解脚部和小腿的酸痛之感。

郝刚频频点头，他跟小李说，自己要买一个足浴盆，以后回家天天泡脚。小李为他推荐了目前最流行的款式，又特意强调了泡脚的几个注意事项。

（1）温度。温度是热水足浴首先要注意的问题，一般要使水温大于40℃，小于46~48℃。热水足浴时，人体的血液循环速度可达平常的10倍以上，而普通的按摩仅有平常的1~1.5倍。因此每次足浴时都有可能身体所缺的氧，将积累的废物排出体外，并且修复身体的某些不正常功能，治疗疾病。

（2）热水足浴的时间。足浴的时间也是足浴保健的关键，因为足浴疗法是局部浸浴活动，特别是其中的温热效应，必须通过缓慢地传递才可达到全身，而这种传递基本上由血液循环来完成。每次足浴平均用时应该在20~40分钟，方可达到全身温热刺激效应，才会有良好的足浴效果。如果夏天环境温度较高时，可适当缩短时间，冬天可延长时间。

（3）切忌三天打鱼两天晒网，要坚持不断才能受益终生。临走的时候，郝刚对小李表示感谢。今天来这里收获不小，他决定以后回家也要天天用热水泡脚，享受轻松的"足浴时光"。郝刚没有食言，一直到今天，他还在坚持着热水泡脚的好习惯。

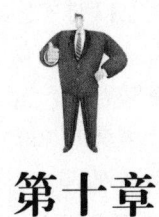

第十章
失眠老偏方，工作再烦也能睡得香

很多人都有过这样的经历：每当手头的工作进行到比较紧张的阶段时，自己就会变得紧张异常，即便是躺在床上也是辗转反侧，难以入睡。其实，从本质上而言，这种失眠是一种正常现象。但是，如果失眠持续时间较长，人也变得没精打采，大家就需要引起注意了，因为这意味着健康出现了问题。如何才能让自己在工作繁多、心力交瘁的时候也能安然入睡呢？请试一试下面的老偏方吧。

失眠心悸，喝一点酸枣仁汤就好

如今，失眠已经成为困扰广大职场人士的众多问题之一。这是因为，很多公司为了紧跟行业发展的步伐对从业者提出了更高的要求。如此一来，上班族们就需要将更多的精力投入到工作当中。而全神贯注地完成一天的工作后，很多人都希望可以回家好好休息一番。遗憾的是，严重的失眠让他们的愿望泡了汤。

上班族们常会发出这样的声音："明明自己已经感到筋疲力尽，早早地躺在床上，可是为什么睡不着呢？真是烦人。"于是，如何能睡好觉便成为他们日常生活中急需解决的头等大事。

据权威医学研究发现，失眠实际上是一种由于精神紧张等方面的因素而出现的睡眠障碍。入睡困难、睡眠时间减少、睡眠中易醒、睡眠质量低下、早醒等众多情形都属于失眠的范围。而要解决持续的失眠，关键就要放松精神。对此，上班族们不妨采用食疗的方法。

"已经是第10天了，还是睡不着。"赵越小声地抱怨着。要知道，他上大学时可是同学中间有名的"睡神"，只要有了想睡的愿望，无论情况如何都可以在30秒之内酣然入梦，可现在却……不仅失眠不说，还总觉得心慌气短，真是气人。

赵越是一家保险公司的业务员。他的日常工作就是为客户提供电话咨询、上门服务等。由于工作认真努力，踏实肯干，赵越很快就成为公司的业务骨干。然而，金融海啸却为他带来了新的烦恼。

原来，由于受金融海啸的影响，公司的业务量大幅下滑，同事们都感到忧心忡忡。

身为业务骨干的赵越更感觉压力重重。于是,为了拉动业绩,他又拿出了当年"拼命三郎"的劲头,每天早上6时出门,晚上11时才回家。除了上午的工作时间在公司打电话,其余时间都花在为客户上门服务上。赵越相信,自己的努力一定不会白费。

果然,3个月之后,在赵越的积极努力下,公司的业务量又有了大幅上扬。为此,老总还专门在季度总结会上表扬了他,并发了3000元奖金以示鼓励。得到物质和精神双重鼓励的赵越感到非常有成就感。此外,他还为自己和所带团队的同事们制订出了第三季度详细的工作计划,相信很快就会实现业绩上的再一次突破。可是,就在这时,失眠降临了。这让赵越感到有些手足无措。很快,他的异样就被同事小张发现了。小张决定介绍赵越到叔叔就职的医院就诊。

周末,赵越来到了张医生供职的医院。在听取他的自诉之后,张医生敏锐地判断出:持续失眠的出现同患者一直忧虑公司业务的心情有着直接的联系。正是这种深深的忧虑,使得他的精神一直处于一种紧张而兴奋的状态中,而这种状态将会传输到大脑的神经中枢系统,并使其受到刺激并保持持续兴奋的情形。这就是持续失眠出现的终极原因。

听到如此简单精辟的分析,赵越又回想了一下自己最近的工作情形,深感大有道理。于是,他便询问如何才能消除失眠心悸的症状。鉴于工作性质方面的因素,张医生推荐了一个食疗的老偏方——酸枣仁汤。

乍一听到"酸枣"二字,赵越顿时觉得自己口中满是酸酸的味道,脸上慢慢现出了苦笑的神色。医生似乎看出了他的心思,便告诉他:酸枣仁是酸枣核,而非酸枣本身。据《神农本草经》及《本草纲目》等相关医学著作记载,酸枣仁具有补中益肝、坚固筋骨、滋养阴气的作用,将其煮熟之后可以有效地治疗"胆虚不得眠,烦渴虚汗之症"。至于酸枣仁汤,做法也并不难,只需将3钱(约合9.375克)酸枣仁捣碎后用水煎服就可以了。另外,医生还专门嘱咐赵越,酸枣仁汤最好在每天晚上睡前1小时服用。

医生一番详细的解释令赵越茅塞顿开。从医院出来之后,他做的第一件事就是飞奔到中药店,买来了酸枣仁。晚上,赵越就喝上了第一碗酸枣仁汤。果然,坚持饮用一段时间之后,他的睡眠变得像以前一样沉稳而踏实了。

对失眠很有效的紫苏酒

在很多人的印象中,失眠就是夜间睡不着的意思。其实不然,失眠还表现为入睡之后非常容易惊醒,并且醒后很难再睡着。由于睡意全无,他们不得不眼睁睁地盼着天亮。可是,当天终于亮了的时候,他们不仅不能按部就班地开展工作,还面临着另一种无奈——整天都感觉身心俱疲。于是,如何才能克服早醒带来的烦恼便成为众多早醒人士急需解决的问题。

实际上,早醒也是一种比较常见的失眠症状。专家指出,如果一个人连续3周或一周多于4次存在比自己日常起床时间早2小时或是更多的时间醒来,并且无法再次入睡并在第二天出现种种异常情形,无论其是否存在睡眠表浅或是入睡困难的现象,都会将其视为医学上真正的失眠来治疗。

第十章 失眠老偏方，工作再烦也能睡得香

引发早醒的原因众多，其中又以以下3种原因最为常见：首先，当烦躁、焦虑不安的情绪与不愉快的心情常伴身边时，人们就很容易突然从睡梦中醒来。其次，心脏病、高血压、肠胃病及脑部疾病等也是早醒出现的重要诱因之一。最后，环境的改变，诸如卧室内突然出现强光噪声或是过冷过热的情况时，人们都会由此产生生理上的反应。早醒就是典型的生理反应之一。因此，对于深受早醒困扰的职场人士而言，若想获得高质量的睡眠，应该从自身实际情况出发，找到失眠的真正原因，而不宜盲目乱用安眠药之类。

"又在开车的时候打盹了。已经是这周以来的第3次了。"与同伴交接完工作之后，张师傅又在心中小声地责怪自己。

张师傅是一家出租车公司的司机，由于分在了早班组，所以有一张与大多数人相同的作息时间表。对此，家里人都非常高兴，特别是3岁的儿子。"这下爸爸可以晚上给我讲故事了。"小家伙嚷嚷着。听着儿子稚嫩的嗓音，张师傅也笑了。

快乐的日子总是过得很快。转眼间3年过去了，张师傅已经成长为白班组的"明星员工"，深受公司同事和顾客们的欢迎。不过，最近他却遇到了一件苦恼的事情。本来睡眠质量很好的他竟然失眠了。奇怪的是，这种失眠并不是众所周知的睡不着，而是醒得很早，醒来之后就很难睡着。最可气的是，到了第二天之后又会觉得异常疲倦，有几次开车的时候还打盹。

鉴于开车打盹的情形已经出现了好几次，张师傅决定专门休几天假，去社区医院检查一下。经过一个上午的全面检查之后，医生拿着化验单非常肯定地告诉他，他的身体并没有出现任何器质性病变，早醒出现的原因有可能是精神因素。

精神因素？从医生口中听到这个词之后，张师傅就陷入了深深的回忆中。后来，他终于想起了一件事。那是两周前，一位家在本地的同事由于照顾生病的家人曾经请他代开过一阵。记得当时，如果算上正常班的时间，自己每天要开14小时左右的车，不仅时间长，而且还总担心会因为路段不熟而耽误顾客的时间。想到这里，张师傅就将代同事开车的事告诉了医生。

医生略微思考了一下，认为这就是张师傅失眠的根本原因所在。正是出于对顾客认真负责的态度，他才会在潜意识中感觉到非常紧张。而紧张的心绪又会使他急于去证实一下担心的事情是否发生，从而导致早醒的出现。

至于消除早醒的方法，医生建议张师傅可以饮用紫苏酒。紫苏酒是治疗失眠的偏方。其制作过程非常简单，只需要将500克洗净阴干的紫苏叶，1000克冰糖放入4升30度的烧酒中，加盖存放2个月之后，即可开坛饮用。饮用此酒之后，失眠的症状就会很快消失。

真的有那么神奇？张师傅感到非常不可思议。医生似乎看出了他的心思，便告诉他紫苏不仅是一味出色的食材，还是一种应用广泛的中药材。它具有解毒散寒、健胃解暑等众多方面的功效。将紫苏叶加入酒中，不仅可以发挥其镇静安神的作用，还可以发挥酒的助眠作用。二者强强联合会使失眠症状得到缓解与治疗。

从社区医院回来之后，张师傅就开始着手准备起来。此外，他还注意在平时尽量放松自己的心情。3个月之后，正如医生所言，睡眠质量果然变好了。家中又传来了张师

傅爽朗的笑声。

失眠用生姜，保你睡得香

俗话说："天天失眠，少活十年。"长期失眠不仅会使人体出现免疫力下降、内分泌失调、生物钟紊乱的现象，还容易令大脑无法得到充分的休息，加速脑细胞死亡，影响大脑的创新性思维。而上述症状将会对人们的工作和生活带来极为深远的影响。所以，越来越多为失眠所困扰的职场人士踏上了消除失眠、维护自身健康的旅程。

周晓辉是一家知名网站的新闻频道主编。为了使自己负责的栏目在同行业的竞争中获得领先地位，他与自己所带领的团队每天都兢兢业业地工作。时刻绷紧神经，尽力争取在第一时间捕捉到新闻热点。不仅如此，而且一旦有突发事件，他们还可能会通宵赶稿，甚至是几天几夜都不能合眼。时间久了，周晓辉就逐渐意识到一件事情：自己的睡眠出了问题。

开始的时候只是入睡出现了一些困难，不过在安眠药的帮助下还能成功入睡。可是，一段时间之后，安眠药也失去了作用，即使是吃上三五片，自己还是无法入睡。而现在的情况已经演变为哪怕是躺在床上的时间很早，也是到了凌晨两三点才能进入梦乡，而且醒来之后还会感觉非常疲倦，没有精神，更要命的是失眠已经严重影响到了工作。于是，他开始每天绞尽脑汁寻找方法来解决困扰自己的难题。

3个月过去了，周晓辉已经尝试了很多种方法，但是收效甚微。这时，恰好有一位多年未见的同学回国探亲。几位在本市工作的同学决定为这位同学举行一个欢迎晚餐，要他一定要抽出时间参加。周晓辉觉得自己这段时间身心俱疲，答应得很勉强。没想到正是这次欢迎晚餐为困扰他已久的失眠找到了一个极佳的解决契机。

晚宴上，同学们频频举杯，畅谈身边时事，只有周晓辉显得郁郁寡欢。于是，探亲的同学便问周晓辉是不是有什么心事。在座的都是自己的老同学，周晓辉也没有什么可以顾及的，就将自己被失眠困扰的情形讲了出来。没想到听完他的自诉之后，探亲的同学竟然笑了起来。大家都感到很奇怪，这有什么好笑的。原来，探亲的同学在海外的一家跨国公司工作，经常要飞来飞去联系业务，失眠对他来讲是家常便饭。更重要的是，他有一个对付长期失眠的偏方。

听到这里，大家的眼睛都亮了，忙请他进行一下详细的说明。探亲的同学告诉大家：虽然失眠是一种常见的生活现象，但是长期失眠会影响身心健康。在现实生活中，很多人都会由于工作性质或是精神方面的原因而容易出现焦虑等情绪。这些情绪会刺激人们的神经长期处于兴奋状态而导致无法入睡。无法入睡持续的时间一长，长期失眠就出现了。

至于消除长期失眠的方法却是出人意料的简单，就是利用生姜。一提到生姜，大家都感到很惊奇。生姜不就是厨房中的调料吗？它能对失眠起到什么样的疗效呢？看到大家惊奇的神情，探亲的同学就认真地介绍起生姜的妙用来。据医学研究发现，生姜的气味有一种安神的功效。它在进入鼻孔之后，会迅速使大脑皮层受到抑制，减少脑部神经的兴奋度，从而帮助人们入睡。所以，生姜是治疗长期失眠的好帮手。更重要的是其操

第十章 失眠老偏方，工作再烦也能睡得香

作方法也并不难，只需要在每晚入睡前，在自己枕头旁边放上10克切成细末或细丝的生姜即可。

同学的一番话让周晓辉不由得有了盼望。晚宴结束回到家中之后，他就迫不及待地从厨房中找来了生姜，并按照同学推荐的方法开始了尝试。果然，半个月之后，困扰自己多时的失眠竟然消失了。周晓辉特地打了越洋电话向推荐偏方的同学表示了感谢。

早醒睡不好，常吃半夏小米粥

很多有早醒体验的人都会有这样的感受：自己明明好像还处在睡眠状态中却莫名其妙地醒了；醒来之后就开始浮想联翩，而且越想越乱，找不到解决的途径，只能眼巴巴地等到天亮。天亮之后，第二天的工作和生活状态还会受到很大的影响，比如会出现精神疲倦、注意力不集中、办事效率低及胸闷、腹胀、心悸等身体上的不适。更严重的是长期处于早醒的状态中会形成"睡不好、吃不香、做不动"的恶性循环，对人们的身心健康会产生严重的压力及负面的影响。因此，广大深受早醒症状困扰的职场人士需要及时采取措施，消除早醒的影响，还自己一个好睡眠。

高原是一家餐饮连锁店的店长。近些年来，随着餐饮行业的竞争越来越激烈，很多餐饮企业都制订了24小时的服务机制。高原所在的餐饮公司也不例外。这样一来，他的上班时间也从8小时变成了12小时，与另一位店长轮流值夜班。由于所负责的店临近一家医院及几家娱乐场所，所以自从改为24小时营业之后，店中的生意红火了许多，营业额也一路攀升。看着自己负责的店如此蒸蒸日上，高原心中非常高兴。不过，就在高兴之余，他还被一件事情困扰着。

原来，前一段时间为了使餐饮店顺利地从12小时营业延长到24小时，即便不是高原值夜班，他也离开得很晚。而第二天，他又要上白班。3个月下来，高原突然发现自己多了一个小毛病——特别容易早醒。无论晚上多晚入睡，凌晨四点之后必然是醒着的。不仅如此，早醒还为他带来了以前没有的烦恼：不是容易胡思乱想，就是时常感觉到身体不适，有时甚至连工作的时候都没精打采的。就连经常来店里光顾的顾客都觉得他经常很疲倦，劝他早点去医院检查。

对此，高原也很苦恼。店里一直很忙，如果自己请假的话，另一位店长就要连续忙上24个小时，这样不太好。就在高原还在苦恼之际，一位经常来店里的张大哥为他推荐了一个治疗早醒睡不好的偏方——半夏小米粥，说是坚持服用一两个星期就可以见效。

高原感到很奇怪，自己之前也不是没有尝试过各种消解早醒症状的方法，还请教过医生，都没有什么明显的疗效。半夏小米粥会有如此神奇的功效吗？张大哥似乎看出了他的心思，就将其中的原理作了一番详细的解说。

原来，这个偏方最早出自《黄帝内经》，是该书仅有的13条具体方剂之一。据《黄帝内经》记载，半夏小米粥是治疗失眠的良方。中医的阴阳理论认为，人们醒着的时候属"阳"，睡着的时候属"阴"，而睡眠就是一个由"阳"转"阴"的过程。在这一过程中，如果阴阳调和，人们的睡眠质量就高；如果阴阳失和，睡眠质量就差。早醒即是阴阳失和，睡眠质量差的表现，而半夏与小米正好具有调和阴阳的作用。

中医认为，半夏生于夏季之末，此时阳气旺盛，阴寒之气也开始萌动，因此它是"从阳转阴"的佳品。而小米则生性甘寒，具有泄阳补阴、促成阴阳调和的作用。因此，半夏小米粥是治疗早醒睡不好的好帮手。

听完张大哥对于偏方原理的讲解之后，高原暗暗下定决心一定要尝试一下。于是，他又向张大哥请教了半夏小米粥的具体做法。张大哥告诉高原，其实半夏小米粥的制作方法并不难，只需要将洗净的10克半夏与淘洗过的50克小米放入锅中，加入500毫升清水，先用大火将之煮沸，再改用小火熬煮20分钟即可。

此外，张大哥还专门叮嘱高原，此粥一定要在每天晚上睡觉前1小时饮用。如此坚持饮用4~7天之后，早醒的症状就会得到很大程度上地缓解，甚至消失。

第二天，高原正好不用值夜班。他便按照张大哥的介绍买来了小米和半夏，做起粥来。结果坚持服用一个星期之后，早醒的症状竟然消失了。高原对张大哥充满了由衷的谢意。

龙眼枸杞子大枣粥，治好失眠不再愁

有过失眠经历的人常会有这样的感觉：如果晚上睡不够或是睡不好，第二天就会觉得懒洋洋的，不愿意活动，总是想找个地方休息一下。不仅如此，很多人还会表现得心浮气躁，特别想冲着眼前的人发火。当然，后面的情况属于失眠比较严重的情况，且很可能是抑郁症的一种表现。失眠会对我们的生活产生一定的影响。因此，若想做好自己日常生活中的保健工作，消除失眠的影响是必须完成的一项工作。

导致失眠出现的原因众多，其中以环境、精神、情绪等因素所引起的作用最大。随着新科学技术的不断普及，社会的不断进步，人们在享受更加丰富多彩、更为便利的生活的同时还需要承担更多的压力。这一点在职场人士的身上体现得尤为明显。

为了尽快适应工作节奏，有人需要加班到很晚；为了提升自己的职业技能，有人需要在忙完繁重的工作之余还要抽出点滴时间学习；为了确保自己在行业中的领先地位，有人需要经常忙到深夜……工作不断地为职场人士们带来精神压力与起伏的情绪。而这两者恰恰是失眠到来的催化剂。所以，深受失眠困扰的职场人士不宜将恶劣的情绪与过重的精神负担带入日常生活起居中。

小丽和小军是深受邻居羡慕的一对模范夫妻。他俩不仅关系和谐，而且年纪轻轻便是自己所在公司的业务骨干，有着不菲的年薪。可是，近来这对人们心中的模范夫妻却传出了不和谐的声音。

原来，最近小军为了自己在事业上更上一层楼，准备读在职的MBA，因此一直在为3个月之后的考试而忙碌着。碰巧的是公司这个月突然间来了一个大项目，老总点名要小军负责这个项目。这样，用于复习考试的时间就变得更加紧张了。于是，为了抽出更多的时间复习，小军每天回到家中之后就一头扎进书堆里，只在吃晚饭的时候才稍事休息。随后又一直学习到深夜，而第二天又需要早起上班。结果，不到一个月的时间，小军就发现自己失眠了。

更严重的是，小军的失眠不仅影响了自己，还影响了妻子小丽。小丽虽然近期没有进修的计划，但是自从丈夫决定考MBA之后，她就将家务活儿全包了，以便丈夫在家的时候可以全身心的学习。而一个月下来，小丽不仅累得瘦了一大圈，而且自己也失眠了。不仅如此，小两口的脾气也变差了很多。

小两口对于自己失眠的现状都表示非常头疼。后来，还是小丽想出了解决的方法。他们的邻居中就有一位医生，向医生请教一下可能就会有解决的办法了。于是，小丽先给医生打了电话，约好第二天去拜访。

第二天，小丽按照约好的时间来到了医生家。一进门，她就将自己夫妻俩被失眠困扰的情形告诉了医生。医生听了小丽介绍的情况之后，为他们小两口推荐了一个治疗失眠的偏方——龙眼枸杞子大枣粥。粥也能治疗失眠？小丽感觉到很奇怪。于是，医生便对她进行了一番详细的讲解。

中医认为失眠是由脏腑功能紊乱导致的。当心的温阳功能与肾的滋阴功能不能协调时，气血就会出现亏虚的情形，失眠就出现了。小丽夫妻俩最近深受失眠的困扰就是由于心情焦躁不安导致心脏出现了生理功能紊乱的情形。而龙眼枸杞子大枣粥正是补中益气、调和脏腑的上佳之选。

据《本经》等古代医学典籍记载，龙眼久服强魂魄，常用于治疗失眠多梦等症。从中医的角度来看，大枣能够"补中益气，除烦闷"，是治疗胃虚食少、心悸等症的良药。再次，中医认为，枸杞子具有明目、补肝肾、益精血的疗效。而据《食物本草会纂》记载粳米能"通血脉，和五脏，补脾气，止烦闷"，对失眠也起辅助治疗的作用。

此外，龙眼枸杞子大枣粥制作起来也并不复杂，只需要将15克龙眼肉，10克枸杞子，4颗大枣及100克粳米放入锅中煮成粥食用即可。最后，医生还专门嘱咐小丽一定要在每天早上空腹服用。

从医生家出来之后，小丽就直奔超市，买齐了做粥所需的全部食材。在此后的一个星期中，小两口坚持每天早上食用龙眼枸杞子大枣粥。果然，就在吃完一周的粥之后，原来困扰他们的失眠已经消失得无影无踪。小丽欢天喜地地打电话将这个好消息告诉了医生。

夏日失眠不用慌，芹菜炒香干来助阵

夏季气温较高，身处室外，人们常会感觉酷热难耐，心慌气短，容易发脾气。此时，如果能够进入装有空调的屋中，上述症状便会消失大半。因为空调吹出的凉风会让人们迅速从酷暑带来的恶劣心情中解脱出来，所以夏季一到，很多人便会成为空调坚定不移的支持者。殊不知，就是为大家在炎炎夏日带来凉爽的空调竟然是失眠出现的元凶之一。这究竟是怎么一回事呢？

原来，当人们从温度较高的室外或其他方法进入到装有空调设备的室内时，由于温差较大且温度骤变，人体的自主神经系统一时难以适应瞬间的变化，容易出现空调病的症状，而失眠即是空调病的重要症状之一。此外，当人们在单一不变的空调环境中长时间生活时，人体的生物节律就会受到破坏，也会造成自主神经功能紊乱，从而带来失眠。所以，对于长期在空调屋中活动的人们尤其是职场人士而言，预防空调带来的失眠是十分必要的。

葛辉是一家公司外联部门的员工，由于性格开朗，善于与大家进行有效的沟通，因此深受同事和客户的欢迎。无论有什么棘手的业务，只要他参与，常常会手到擒来。为此，大家都亲昵地称他为"全能超人"。可是，"全能超人"最近却感觉到非常不舒服，向来睡眠质量良好的他竟然失眠了。

这可是从来没有发生过的事情。一时间，葛辉还真的有些不知所措。开始的时候，他还每天晚上服用安眠药硬撑，10天之后，1~2粒安眠药就不能起到任何作用了。于是，他又将药物用量加到了3粒。可惜，1周之后安眠药又失去了作用。昨天，葛辉一狠心吃了4粒，可是直到凌晨1时的时候，他还在床上辗转反侧不能入睡。好不容易睡着了，结果不到两个小时，每天叫葛辉起床的闹铃就响了。葛辉只好爬起来，洗漱一番，喝了一杯咖啡就上班去了。

今天上班时，葛辉感到格外的疲倦，连经理叮嘱他一定要给万兴公司的王经理打电话约定谈判时间都忘记了，直到快下班的时候办公室的小张提醒他才记起来。

看着葛辉一脸无精打采的样子，小张突然间想起了什么。他迅速撕了一张便条，然后在上面写了一个电话号码，然后递给葛辉道："葛辉，这是我哥哥的电话号码，他是市医院的医生。如果一会儿你感觉不太舒服，就给他打电话吧，今天他在医院值班。""好的，谢谢你。"葛辉十分感激小张的热心。

小张也下班了。办公室中只剩下了葛辉一个人。空调还在吹着，屋里一片清凉，可他的大脑里还是一片空白，一点也想不出与明天谈判相关的东西。不仅如此，葛辉还感到头还像要裂开似的，非常难受。这时，他突然想起了小张留给他的纸条，于是便按照纸条上的号码给小张的哥哥张医生打了一个电话。

恰好接电话的正是张医生。听完葛辉自诉的情况之后，张医生又询问了一些他近期的工作、生活情况及是否有过失眠史。经过一阵思索之后，一个结论迅速地在张医生脑海中形成：葛辉的失眠是"空调病"的典型症状。医生的判断让葛辉大吃一惊，他非常不解地问道："医生，夏天的时候大家不是都在吹空调吗？为什么我会受它的影响这么深呢？"

医生笑着回答道："每个人的体质都是不同的。同样是整天吹空调，有的人可能就不会存在任何异样的感觉，有的人可能就会深受影响，出现头痛、失眠的症状。你可能就属于后者。夏天长时间吹空调会使人体的正常生理功能受到影响，而大脑中枢神经处于高度兴奋状态就是其中之一。大脑中枢神经高度兴奋，人们就不容易睡着，失眠就会出现。不过，你的失眠症状并不严重，但是盲目吃安眠药的行为是不太妥当的。"

"那么，我该怎么做才能早点消除失眠的症状呢？"葛辉感到非常着急。公司最近需要他这个外联参加的活动很多，如果休息不好，相信自己肯定不能胜任这些业务。

"请你不要着急。第一，你的症状并不严重；第二，我要推荐的方法是一个偏方，并不存在任何不良反应。"医生回答道。

听到医生的两条保证，葛辉感到自己的心逐渐变得不那么慌张了。于是，他便拿好了纸笔，准备记下医生推荐的偏方。

"这个偏方是一道菜，名字叫做芹菜炒香干。"医生继续解释道，"主要原料包括芹菜300克,香干3块,白糖、盐各适量。做法也比较简单,先将芹菜摘叶、去根洗净之后切段备用,再将香干切丝;随后在锅中放入植物油,待油四成热时倒入香干翻炒;香味出来之后倒入芹菜。翻炒几下之后,放入调料,搅拌均匀之后即可食用。经常食用这道菜可以起到清内热、促进胃肠蠕动的功效,有助于祛除暑热。"

医生一番简明扼要的解说令葛辉信心大增。他谢过医生之后,马上下班回家,并在路过菜市场时买齐了原料。当天晚上,他就吃上了芹菜炒香干。一段时间之后,葛辉的失眠彻底消失了,"全能超人"又回来了。

睡前做好瘦身操,身体健康睡眠好

失眠和肥胖是目前困扰职业女性的两大难题。为了使自己尽快从它们带来的困境中解脱出来,她们做了无数次尝试,但效果各异。有人找到了适合的方式,但每月需要支出一笔不菲的收入;有人通过不断努力维持着现状;有人则在经历了无数的痛苦之后还是束手无策。于是,找到一个既适合自己又简便实用的方法便成为众多职业女性的向往。小范就是其中的一员。

小范年纪并不大,只有二十几岁,大学毕业刚刚两年,但肥胖和失眠问题也整整跟了她两年。同事们还记得刚入职时的小范,身材苗条,大大的眼睛非常有神,一笑还有两个迷人的酒窝。可是,仅仅过了两年,她就像变了一个人。身材变得臃肿了不说,整个人也变得没精打采的。只有小范自己清楚其中的原因,用一句话来概括,就是为了工作。

小范所在的公司是一家咨询公司。众所周知,咨询公司重视的就是创意与实践的比拼。为了在高手如云的公司中占有一席之地,两年来,小范从来没有睡过一个好觉,常常已经躺在床上了还在盘算着今天接到的案子。第二天醒来,匆匆洗漱之后就坐上了前往公司的公交车,早饭常常都是在车上解决。

功夫不负有心人,小范终于依靠自己的努力跨过了事业上的第一道门槛,不过也付出了很大的代价。身材走形不说,更要命的是失眠已经成为自己生活中的家常便饭。特别是最近一段时间以来,小范觉得自己很难集中精神,本来计划好的事情常常由于自己精神不佳而执行得不如预想中的好。为此,她深感苦恼。

到了周末,小范准备这周不加班了,好好休息一下。没想到刚过了八点,妈妈开门的声音就把她吵醒了。小范的妈妈是一位医生,刚刚下夜班回来。看着满脸不高兴的女儿,妈妈抱歉地笑了笑:"女儿对不起,要不妈妈帮你买一件漂亮的连衣裙作为礼物好不好?"听了妈妈的话,小范突然感觉委屈起来:"妈,您看我的身材,怎么穿连衣裙呢?而且我本来最近就睡不好,您还吵我。"

谁知妈妈仍然是笑眯眯的:"女儿,你不要担心。这次,你可要好好感谢妈妈了。妈妈专门为你咨询了一下我们医院的王医生。王医生还专门为你推荐了一个既能瘦身又能睡好的偏方。""真的吗?"听到这里,小范一下子来了精神,"你快告诉我。"

看着女儿急切的样子,妈妈就在沙发中坐下来,开始进行详细的讲解:"王医生推荐的这个偏方实际上就是一套每天睡前都要做的瘦身操。这套操的动作要领很简单,主要包括以下几个步骤：练习者保持仰卧的姿势躺在床上，双腿并拢并慢慢抬起；当抬起至与身体成90°的时候，再将双腿慢慢放下；放下时在距离床面30厘米处停下，并保持1分钟。如果每天睡前坚持做10次，坚持一段时间之后，臀部和腰部的赘肉就会由于经常运动而不断消减。更妙的是它还可以帮助你获得高质量的睡眠。这是因为，腰部和臀部肌肉的放松不仅可以缓解身体上的疲累，还会通过中枢神经将放松的感觉传入大脑。这样，紧张焦虑的情况就会逐渐消失，中枢神经也会慢慢进入休息而非保持兴奋的状态，睡眠质量自然就变好了。"

蒲公英龙井茶，清热消炎不失眠

俗语说："伏天难耐，苦夏难熬。"窗外知了不停地叫，身上热汗不停地流，工作任务还是那样多，人们的情绪就会在不知不觉中变得烦躁起来。人们甚至会在晚上躺到床上之后还在愤愤不平地想着白天一件微不足道的小事，并仍旧为此愤恨不已，以至于迟迟不能入睡。于是，如何才能从夏日焦躁情绪造成的失眠中解脱出来，便成为很多深受其困扰的职场人士所要完成的头等大事。

小翁是一家旅行社的专职导游。每年七八月是旅游的旺季，因此导游们的工作在这两个月也显得格外忙碌。今年刚进7月，小翁所在的旅行社就来了一个"开门红"，平均每天要发几十个旅行团，而且通常都是诸如海南、港澳的远途。对此，同事们都非常兴奋。旅游的火爆可以让大家这两个月的业绩直线飘高，赚的钱也会更多一些。当然，也有辛苦的一面，那就是身为导游每天都要跟着旅行团奔走，并要照顾好顾客的方方面面，非常辛苦。

开始的时候，小翁也像同事们一样满怀热情，他希望旅游旺季结束之后自己能将期待很久的戴尔电脑买回家。可是，7月只过了一半，小翁就感觉自己好像有点要顶不住了。他发现自己每天都会觉得非常烦躁，哪怕是顾客一个小小的抱怨，自己都有一种火冒三丈的冲动。有时，就算是躺在床上，心中也还在想着白天的一些事，常常到了凌晨还在辗转反侧。好不容易睡着了，只要隔壁有一点声音，自己马上就会条件反射似的坐起身，并披上衣服去发出声音的地方查看。

这样的情形几乎天天都会发生，这可为小翁出了一个大难题。一方面既然接了团，就要为顾客好好服务；另一方面，身体不适不仅影响自己的身心健康，还可能会出现与顾客发生冲突的可能。

很快就是7月底了，小翁感觉自己再也坚持不下去了。于是，他将自己的情形如实向旅行社领导做了汇报，并申请年假准备进行休整一下。本来以为在旺季申请年假会有一番波折，没想到领导不仅爽快地批了假，还专门为他介绍了一位在治疗失眠症上非常有成就的孙医生。

当小翁来到孙医生就职的医院就诊时，孙医生热情地接待了他："你就是小翁吧？老张（就是小翁所在旅行社的领导）已经把你的情况简单地跟我讲了一下。不过，现在我想麻烦你再将详细的情形跟我讲一下，以便作出详细的判断。"听着孙医生热情的话语，小翁非常感动，便将自己的情形向医生细致地描述了一番。孙医生略微思索了一下,便告诉他:"从症状上来判断,你所患的是失眠症。至于具体的原因,同天气和焦躁的情绪都有着直接的关系。你应该听说过苦夏吧?"小翁点点头。

"苦夏是指在进入夏季之后由于气温升高的关系,随之出现胃口下降、不思饮食、身体乏力、精神不振、工作效率低的现象。"医生接着解释道,"你会出现烦躁的情绪,一方面是'苦夏'的典型症状,另一方面是由于工作任务较重引起的。而失眠则是天气和焦躁情绪共同作用的结果。除了天气热不易入睡的原因之外,焦躁的情绪和总是回想白天的事情使得你大脑的中枢神经总是处于一种兴奋的状态。这样,睡眠就不容易到来,即便是睡着了,也非常容易惊醒。"

"真是听君一席话,胜读十年书。"医生一番细致的分析令小翁豁然开朗,"那么,我该用什么方法来加以缓解呢?"小翁接着问道。

"你不妨试一下蒲公英龙井茶。"医生建议道,"作为此茶原料之一的蒲公英是一味味苦甘、性寒的中药。它能够深入肝经和胃经,并起到清热养心、解毒散结、促进消化的作用。而茶中的另一味原料龙井茶,则是消肿、强心解痉、活血化瘀的好帮手。二者结合之后冲泡的蒲公英龙井茶是健脑明目、清热消炎的佳品。饮用此茶可以有效地治疗风热感冒、咽喉肿痛及心火过旺产生的失眠、头痛等症。焦虑不已就是心火过旺的集中表现。"

"那么蒲公英龙井茶的冲泡方法是什么呢,医生?"小翁继续追问着。"这个呀,比较简单。将20克蒲公英和3克龙井茶放入杯中,倾入沸水冲泡,盖上盖子闷泡3~5分钟就可以饮用了。"

医生一番详细的分析与评述令小翁感觉到不虚此行。从医院就诊回来的当天,他就开始按照医生的嘱咐饮用蒲公英龙井茶。很快,小翁重新回到了工作岗位。同事们发现,原来精神委靡不振的他重新焕发出了神采,热情开朗、做事果断的小翁终于又回来了。

适当吃点薄荷粥,清热解乏助睡眠

全球睡眠调查结果显示:我国失眠的发生率高达45.4%,而意识到自己患失眠的人群只有25.9%。忙碌的工作让现代人倍感压力,容易烦躁、易怒、失眠等。很多人认为,失眠就是睡不好觉而已,不能算是疾病。殊不知,这是一种错误的认知。

今年26岁的白帆,大学时学的是财会专业,毕业后在一家大型国企做会计工作。在外人看来她有着光鲜亮丽的职业,每天的工作就是算算工资、敲敲键盘,轻松不已。可实际上,只有她自己知道其中的辛苦。

因为是在国企上班,白帆的工作特别繁忙。月末加班是常有的事,各种严格的考核制度以及复杂的人际关系都让她身心疲惫。而且由于工作的特殊性,账目上更是不能出一点错误。如果出了差错,轻者要扣工资奖金,重者甚至要直接离职……

这一切都让白帆感觉"压力山大"。因为她的工作经验只有两年,难免会出现一些小差错,领导几次找她谈话,都给她的身心带来了巨大的压力。由于压力过大,白帆出现了入睡困难的现象,每天晚上都要反复辗转好几次才能睡着,而且身体也出现了很多不适,眩晕、心悸、乏力、食欲不振等等。妈妈心疼女儿,便建议她到医院做检查。

白帆也觉得这样下去不是办法，于是她先在网上查找了一些关于失眠的资料。原本以为失眠没什么大不了，一查资料才知道，原来长期失眠会对身体造成多种危害，比如免疫力下降、记忆力减退、耳鸣、健忘、神经衰弱；自主神经功能紊乱，注意力不集中，产生抑郁、焦虑、精神紧张等情绪，一定程度后还可能引发神经衰弱、抑郁症，甚至精神分裂。

这下可引起了白帆的担心。虽然她目前的症状较轻，但也不能再掉以轻心了，于是她抽时间去了趟医院，还特别挂了专家号。通过与专家的交流，白帆对自己失眠的情况有了科学的认识。

专家告诉她："你不用过分担心，根据统计数字，目前咱们国家有睡眠障碍的人大约有3亿，睡眠不良者多达5亿。"

"真的吗？这个数字可是够惊人的了，真没想到，竟然有这么多人睡眠不好。"白帆说。

"是的，现在人们的工作压力大，像你们这样的白领出现睡眠障碍是非常普遍的现象。另外，现在夏季天气炎热，蚊虫叮咬也比较严重，这让失眠患者更加难以入睡了。"专家回答。

"是啊，本来就睡不着，天气一热就更觉得心浮气躁了。不知道有什么好办法能帮帮我呢？我查了些资料，失眠严重了还会引发抑郁症，我可不想那样。"白帆焦急地回答。

"放轻松，"专家微笑着说，"在失眠人群中，有73%的患者从未看过专科医生或用药物治疗，80%的失眠是由心理原因引起的。你的情况与工作压力大有直接关系。先要调整好心态，再配合一些治疗手段，失眠就不会再困扰你了。"

"原来是这样，我会好好调整自己的心态的。那有什么办法能缓解我失眠的症状呢？"

专家说："薄荷粥有促进新陈代谢、缓解压力、清热解乏、增进食欲、帮助消化的作用。"

"薄荷熬粥还能治失眠呢？我以前只吃过薄荷糖。"白帆说。

"薄荷的药用价值很高，有极好的疏肝解郁功效，能够缓解人们的精神压力，很适合你的情况。薄荷味道清香，能够舒缓抑郁、暴怒等不良情绪，还可以清头目、利咽喉、健脾胃、助消化。"专家解释道。

"原来如此，那熬粥的时候有什么特别的注意事项吗？要添加其他材料吗？"白帆认真地问。

"没有特殊要求，第一步先将粥熬好，在临近关火之前，把薄荷叶洗净、切碎，就像撒葱粒一样撒上一把，发出香味即可关火。跟薄荷搭配的粥也有很多种，根据个人口味即可，比如说海鲜粥、肉片粥、鱼片粥、牛腩粥等。另外，薄荷的辛辣感还能够起到去腥、提味的作用，增加粥品的鲜美口感，对你的食欲不振也是大有帮助的。"

白帆对专家表示感谢，随即离开了医院。回家以后，很久不做饭的她系上围裙，无论工作多忙，都坚持为自己熬一碗薄荷粥。一段时间之后，白帆的睡眠质量得到明显改善，失眠好转，不再心悸、乏力，胃口也好多了。

良好的睡眠让白帆的身心得到了充分的休息。整个人的精神状态好多了，她又恢复了青春活力，在工作岗位上也自信满满，不再出差错了。

解郁百合茶，安神解乏睡眠佳

对于整日忙忙碌碌的上班族而言，还有什么比美美地睡上一个好觉更重要呢？可是永远忙不完的工作，不断飞涨的房价和越来越复杂的人际关系，让很多人患上了失眠症。失眠症是一种非常痛苦的疾病，躺在床上辗转反侧也难以入眠，明明身体劳累到不行，但是大脑异常清醒，要不然就是勉勉强强睡着了，结果有了一点声响就马上惊醒，然后再难入眠；还有人早上很早就醒来，很难再次入睡，起床却又哈欠连天……

志强今年35岁，本科毕业已经10年了。严谨好学的他性格非常要强，上学时就是品学兼优的好学生，现在在工作岗位上也严于律己，事业心很强。他从来不允许自己落在其他同事后面，工作业绩一直非常好。

没想到，这一切后来却变了样。一次公司评优的活动中，本来业绩和口碑都很好的志强却榜上无名。爱较真的他一直耿耿于怀，放不下这件事。就算白天再怎么劳累，到了晚上也辗转难眠。记忆力也出现了明显的下降，总爱丢三落四，就连脑袋也总是昏昏沉沉的，而且情绪容易激动、爱批评人。

同事们都反映志强在工作中的脾气是越来越大，好像跟以前谦虚好强的他判若两人，他自己也十分着急。后来，情况越来越严重了，甚至经常通宵不眠，肠胃不好、食欲不佳，还出现了心慌气短、胸闷憋气的现象，总之是周身不适。为了缓解自己的身体状况，志强开始服用安眠药。

没想到，病情不但没有好转，自己还产生了药物依赖性，一晚上不吃就睡不着，即使吃药勉强入睡，第二天也是昏昏沉沉的，一点都不解乏。现在已经很久没有睡过好觉了，痛苦异常。

后来，经朋友介绍，志强来到了某中医医院就诊。一位非常有经验的精神科主治医生陈主任接待了他。陈主任分析志强的病情时说："一般品学兼优、性格要强的人在遇到挫折后都会产生心理冲突，进而引发失眠，有些严重者可能会出现抑郁症。"

"哦，原来这么严重。我确实爱钻牛角尖，但是不想得抑郁症。有什么办法能够治疗吗？"志强着急地说。

陈主任说："失眠有很多种类型，你的情况是肝气郁滞而导致的。这种情况在初期时采用疏肝解郁的药物治疗就能达到满意的治疗效果，但以你现在的情况，除了疏肝解郁，还需要进行健脾固肾、补心安神等方面的治疗。"

"原来如此，那么需要什么药物么？"志强诚恳地说。

"药物暂时不需要。根据你的情况，我建议试一试下面这个偏方：取茯苓15克，莲子30克，百合15克，酸枣仁9克，柏子仁6克，蜂蜜适量。将莲子、百合、茯苓、酸枣仁、柏子仁加适量水，小火煮30分钟，放凉后加蜂蜜调味即可。可以在每天下午或睡前2小时饮用。"

"多谢医生，回去之后我就会'照方抓药'。"志强说道。

接着，陈主任为志强讲了偏方的治疗机理："这个方子具有镇静、安神的作用，能够治疗心烦、心悸。还可改善因体力透支、太过劳累及烦恼过度而引起的失眠、心烦、睡眠不佳等症状。

"你看，药方里的莲子是一味性平味甘、没有毒性的中药。据《神农本草经》记载，莲子'主补中、养神、益气力'。经常食用莲子能够达到滋补元气、养护肝脏、健脾补胃的效果。心烦失眠患者饮用莲子茶能够很好地缓解症状。

"另外，酸枣仁助眠安神的功能很好，所以人们一般都将它煎汤熬粥服用，像你们这样工作繁忙的上班族，平时也可以用酸枣仁泡茶，酸枣仁茶能够健脾补胃，安神助眠，敛汗养肝，静心镇痛，治疗失眠的效果非常好。

"其他像百合、茯苓、柏子仁都具有养心安神、滋补脾胃的作用。它们放在一起饮用，特别适合你的情况，用不了几天，你的失眠、烦躁以及胸闷气短、全身乏力的症状都会有改善。"

志强听了陈主任的话，心头的一块大石头终于落地了。他赶紧到药房抓药，回家就开始饮用这款解郁百合茶。才喝了两三天，志强就觉得睡眠状况改善了不少，心也不那么烦了。他继续坚持喝，半个月过去了，失眠的症状完全好了，身体状况也恢复如初。志强再次投入到紧张充实的工作中。

每天两杯牛奶红茶，失眠多梦不再有

睡眠是一种自然的生理反应，可是很多上班族到了晚上该休息的时候就是睡不着，到了早晨该起床时却又睡不醒。导致失眠的原因到底在哪呢？只有找到原因，我们才能去除病根，彻底治好失眠。

小婷个性活泼开朗，大学学的是国际金融专业，毕业后在一家出口公司做外贸。来公司的3年时间里，她得到了很多锻炼机会，能力也越来越强。本来，她想一直在公司干下去。可没想到，公司受欧债危机的影响，业务量直线下降，不得不缩小规模，小婷不幸成为被裁的一员。

突然而来的变故让小婷很难接受。一向开朗、自信的她变得沉默寡言，甚至有些无精打采了。她夜里总是睡不好觉，即使自己睡着了也是多梦、易醒，有时能辗转反侧到天亮。一个月过去了，小婷还是没有找到合适的工作，可是失眠的症状越来越严重。本来青春靓丽的她现在明显消瘦了，还有了黑眼圈。小婷的父母看在眼里，疼在心上。

这天，小婷妈妈接到一个电话，一位从美国回来的老友想要约她见面。挂断电话之后，小婷的妈妈才突然想起，这位老友是精神科医生，像失眠这样的小问题她肯定能治得了。两天之后，按照事先的约定，妈妈带着小婷一起去见老友了。

老友见面免不了要寒暄一阵，席间，小婷妈妈把情况向老友说明，看看有什么办法能改善孩子的情况。老友说："失眠是困扰很多人的精神疾病，并严重影响工作和生活质量，我在美国也接待过很多失眠患者。其实，选择求助的人是比较明智的。"

小婷和妈妈频频点头。

老友继续说道："小婷的情况是属于境遇性失眠，主要是因客观环境发生变化而造成的。本来小婷在原来单位干得不错，突然间有裁员这样的事发生，严重地打击了她的自信心，这是引起失眠的主要原因。境遇性失眠一般都是暂时性的，去医院就诊的人更是少之又少。"

"不过，值得注意的是，由这种原因引起的失眠如果没有及时解除，有可能成为持久性的。因此，除了解决主要诱因，早日找到工作之外，对这种失眠要增加身体内环境的稳定性。"

此时，一直在旁听的小婷插话了："苏阿姨，您的意思我明白了。那么，具体要怎么做呢？现在的状况我自己也很着急。"

苏阿姨告诉小婷："首先，在睡前要保持平静的心情，睡前一小时内都不要做繁重的脑力、体力劳动和锻炼。因为睡前过度运动会使血液循环加速，精神兴奋，不利睡眠。其次，学会放松自己，比如听听轻音乐，或者做做自我放松操。"

"阿姨教你一套最简单的放松操：平躺在床上，展开四肢，让全身肌肉放松，手脚用力3秒后立即放松，如此反复。也可平卧，上肢放于体侧，下肢分开与肩等宽，全身放松，吸气时想象外面的空气从肚脐进入，呼气时想想腹内之气散开，流经四肢从手脚心排出体外。"

"谢谢阿姨！我今晚就试一下。"小婷开心地说。

"现在开始也不晚。有些人失眠有一年甚至几年的时间，你的问题很好解决，放轻松。另外，阿姨给你一个老偏方，试用一段时间你就能拥有好的睡眠。"苏阿姨说道，"这个偏方非常简单：准备鲜牛奶150毫升，红茶2克，白砂糖20克。将牛奶放入锅中煮熟，然后将红茶用开水泡好后，倒入煮好的牛奶中，加入白糖饮用。每日两次，上午、下午各1次。这个偏方还是我听国内的同行说的呢，效果不错。"

这时，久不说话的小婷妈妈开口了："这些材料都是平时常用的，也能当偏方治病吗？"老友笑笑，说："别小看了咱们日常的食物，它们可有自己的养生密码。听听我这个洋博士给你们普及一下中医知识。牛奶营养丰富，含有蛋白质、脂肪、碳水化合物、钙、铁、磷、核黄素、维生素A、胡萝卜素、糖类等有益于人体的成分。饮用后极易被人体吸收，是老幼皆宜的营养饮品。其性平味甘，饮用后对肠胃都有滋补的作用，还能够润肺补虚。红茶味道芬芳浓郁，饮用后能够滋补脾胃、促进消化，滋阴补虚。这个老偏方的整体功效是益气补虚，驱寒温中，安神静心。适宜贫血体虚、失眠多梦等症，非常适合我们小婷。"

小婷很是佩服苏阿姨，真有专业精神！这次会面之后，她每天都喝两杯牛奶红茶，晚上也会做做放松操。渐渐地，小婷能够安然入睡了，睡眠质量也越来越好了。小婷特意发邮件给已经回到美国的苏阿姨致谢，信中还通报了另一个好消息：她已经找到了新工作，各方面条件都很好，请苏阿姨放心。

五参养心茶，补气养血不失眠

医学专家指出，女人的美其实很大程度上应该是睡出来的。的确如此，对爱美的女士来说，再高档的化妆品也比不上好好地睡上一个"美容觉"重要。可是，现代女性的压力越来越大,她们不仅要照顾家庭,还要打拼事业,更要生儿育女。不仅如此,而且与男性相比,女性由于身心方面的特点更容易被失眠所困扰。此外,更需要提起注意的是失眠对于女性的危害也更大。

身高1.68米的丽然是一名外企白领,她不但外表美丽,工作能力也相当不错,在公司深得老板器重,是典型的"白骨精"。认识她的人都知道,丽然凡事都追求完美,对自己的要求非常高。她的人生信条是:"别人做不了的事情,我一定可以做;别人可以做好的事情,我一定要做得出类拔萃。"正是这样的信念支持着她,一刻不停地追求完美。所以,丽然的工作一直都做得非常出色。

但是,随着年龄的增加,丽然发现自己不再那么精力充沛。看着同一个项目组不到20岁的职场新人,32岁的她不禁感慨:真是岁月不饶人啊!虽然丽然的心劲很足,但精力和体力明显地跟不上了。比如熬夜过度时会精神委靡,绞尽脑汁也没有很好的创意,再周末加班加点也没法坐上业绩第一的头把交椅……丽然无法容忍自己不完美的状态,开始更加拼命工作,最终的结果就是失眠、体力透支。最后,工作效率低下的她不得不休假半个月,好好调整自己的状态。可是,就算放下手头的工作,丽然的心也无法安静下来。虽说入睡比较容易,可半夜很容易醒,好半天不能再次入睡。辗转反侧地在床上"数绵羊",结果却越数越精神……

到底怎么样能摆脱目前的状态呢?眼看自己的皮肤越来越暗淡无光,引以为傲的大眼睛也变成了"熊猫眼",丽然苦不堪言。朋友劝她去医院,但一向要强的她一直不愿意去。她不认为自己是个病人,她要靠自己的力量把丢失的睡眠找回来。

于是,丽然开始了各种治疗失眠的尝试。这期间,凡是对睡眠有好处的她一概都不放过:吃过谷维素,喝过葡萄酒,吃过安眠药,甚至吃过一些不知名的"睡得香"胶囊。所谓"有病乱投医",就是丽然这样,虽然她不承认自己是个病人。

幸运的是,一个周末的上午,丽然所在的街道办事处组织了一次"送健康、送温暖"到社区的义诊活动,参加活动的医生是中医院有名的大夫。丽然终于鼓起勇气去咨询了医生。

了解到她的情况之后,医生和蔼地说:"能看出你是个很要强的姑娘,凡事追求完美。但是由于你对自己的要求过高,导致心理压力增大,直接影响了睡眠质量。像你的情况,如果用中医治疗的话,最应该补气养心,醒脑安神。而且你的症状总体来说还不算非常严重,只要按照我给你开的药方调理,很快就可以见效。"

"真的吗?我现在为了调整自己,都跟单位请了长假,如果能治好可就太棒了!"丽然露出了久违的笑容。

"没问题。现在就给你开方子。药材有如下几味:苦参10克,党参10克,玄参15克,北沙参15克,丹参15克。将以上原料研磨成粉末,放置于水杯中,加入适量沸水,冲泡半小时,每日2次,温热服用。"

"哎呀,这个方子肯定是大补啊,怎么都是人参呢?"丽然忍不住问。

"对,这个药方的名字就叫五参养心茶,专门补气养血,治疗失眠症。我来给你分析一下:苦参性寒味苦,归心、肝、胃、肠、膀胱经,它具有清热解毒、润燥利尿、驱寒杀虫的功效;党参性平味甘,归脾、肺二经,能够补血益气、温中驱寒;玄参性寒味苦、咸，归肺、胃、肾经，能够清热解毒、滋阴润燥；北沙参有清肺解毒、生津止渴之功效。对食欲不振等症有明显的治愈作用。这五味药共同作用能够补血养虚、安神静心，是治疗冠心病、失眠、心悸等症的上方。"医生耐心地解释。

"中医文化真是博大精深啊！"丽然感慨着。

"另外，心病还需心药医。你过于追求完美的性格也应该改一改。这就是心理医生和你自己的事情了，拿上方子，回去之后好好调节吧！"医生说着把药方给了丽然。

看着手里的药方，丽然十分感慨。看来医生不仅医病，更能医心。她拿着方子去中药店抓齐了这五味参，制成了养心茶，每天喝2次。渐渐地，她睡得越来越香了，也不再半夜醒了！

晚间睡前一杯牛奶，睡得沉稳又充足

很多上班族都饱受失眠的折磨。专家指出，失眠是一种人们容易患上的常见病，但如果只是偶尔或短暂性地发生睡不着觉的现象，不属于失眠。只有以下四种情况才能被定义为失眠：第一，躺在床上超过30分钟没有睡着；第二，半夜总醒，醒来的次数超过三回；第三，天还没亮就醒了，俗称早醒；第四，夜夜做噩梦，噩梦连篇，噩梦的情节如同电视连续剧一样。但有一点除外，如果晚上睡得不好，但是第二天仍然精力充沛，情绪愉快，上班也不出错，按照美国的标准来说，这种情况就不能诊断为失眠，只能认为是睡眠时间不够。

所以，有失眠症状的人应该科学地定义自己的情况，以辨别自己是否真的患有失眠症。

阿莲是个刚刚毕业不久的大学生，今年刚刚23岁。在严峻的就业形势之下，她连闯几关，经过好几轮面试，最终进入了一家大型外企，从事销售工作。这个公司在业内的口碑非常好，福利待遇也令人满意。阿莲十分珍惜这个机会，她常常感谢上天的恩赐，让自己有这样的机会。

然而，风险和机遇是并存的，业绩好的公司对于销售人员的考核自然也异常严格，特别是每个月的业绩考核。凭着初入职场的闯劲，以及年轻人的工作热情和努力，阿莲的业绩一直都不错。

眼看春节将近，年终考核即将开始，她还是陷入了紧张的氛围之中。看着周围的同事们一副拼命三郎的样子，阿莲也不敢有丝毫懈怠。但是，由于临近春节，很多客户也都在忙着年终盘点，即使她每天打几十通电话，业绩也大不如前。

在这种紧张的氛围之下，阿莲失眠了。由于长期的入睡困难，她的身体越来越差，可是还得坚持工作，这更加剧了失眠的情况，越是想睡越睡不着。这让她更加陷入了恐慌之中。于是，阿莲想到了求医，她急于解决自己的问题，再也不想饱受失眠的折磨了。一次同学聚会上，阿莲跟朋友们倾诉了自己的苦恼，并表示下个周一就要去医院就医了。

恰好，当时前来参加聚会的同学中有一位护士。她的名字叫楚楚。楚楚听说了阿莲的情况，热情地跟她聊了起来。很快，她就明白了阿莲失眠的原因。

楚楚说："我在医院见过很多与你的情况十分类似的病人。你的情况我十分理解，我有个好办法可以解决，不用打针不用吃药，更不会产生药物依赖。"

"真的吗？像我这样的情况应该去看医生吧？"阿莲满脸狐疑。

"你可以先试试看，如果没有效果你再去看专业医生。"楚楚接着说。阿莲觉得楚楚的话有道理，她决定听听楚楚的意见。

楚楚告诉她："方法非常简单。像你这样的轻度失眠者，临睡前喝一杯牛奶，就能够解除失眠的困扰。需要注意的是，困倦时喝淡一点，不够困倦的话就喝浓一点。按这个办法去做，你就会睡得又充足又沉稳。"

"就这么简单？我以前也听说过睡前喝牛奶有助于睡眠，但我从没当真过。一杯牛奶会有这么神奇的效果吗？"阿莲问。

"很多人都有你这样的疑问。其实，意大利科研人员研究发现，人们日常食用的牛奶中含有一定数量的起镇静安神作用的物质。失眠喝牛奶确实是有科学依据的。"

"哦？说具体点吧！"阿莲说道。

"牛奶中含有两种可抑制神经兴奋的成分：色氨酸和类鸦片肽。色氨酸抑制大脑的思维活动，使人体产生疲倦感，有利于睡眠。另外，牛奶中还含有数种类鸦片肽，这些物质可以和中枢神经或末梢神经的类鸦片肽受体结合，发挥类似鸦片的麻醉作用，使全身产生舒适感，有利于入睡。其实，失眠喝牛奶不仅能够改善睡眠状况，还能够滋养皮肤，是个一举两得的好办法呢！"

阿莲感慨道："看来这一杯小小的牛奶里蕴含的科学道理可不少呢，我以前小看它了！"

"是啊！"楚楚接着开导阿莲，不要给自己太大压力，放松心情才能取得令人满意的效果。阿莲频频点头。

一个月之后，春节到了。楚楚的手机里收到了很多条拜年短信，其中有一条是阿莲发来的。自从每天睡前喝一杯牛奶之后，她失眠的症状已经好了，现在每天晚上都睡得沉稳又充足。并且，阿莲为自己制订了下一年的工作计划，她有信心自己能够完成。看了这条短信，楚楚露出了欣慰的笑容。

常喝丹参安神汤，告别顽固性失眠

一般来说，只要对症下药，失眠比较容易治疗。只要医生和患者相互配合，一般只要数周时间即可治愈。但是，有些人的失眠可能持续一年或是几年的时间，用尽各种方法都不见效。这就是顽固性失眠，一旦被顽固性失眠缠上，这场"噩梦"就没那么容易醒了。

晓楠就是这样一个可怜人，34岁的她看起来似乎有43岁，究其原因，就是因为长期失眠所致的。晓楠已经有6年的失眠史了，有了宝宝之后的双重生活是导致她失眠的直接原因。

白天在单位上班，处理各种日常事务，疲惫不堪；晚上回到家，还要带孩子。因为女儿晚上比较闹腾，搞得晓楠也休息不好。渐渐地，她开始失眠，整天晕乎乎的，没精打采。慢慢地，晓楠发现自己再也无法正常进入睡眠，总是夜夜醒来好几次，白天也是

第十章 失眠老偏方，工作再烦也能睡得香

恹恹欲睡，没有精神。时光飞逝，一转眼6年时间过去了，这期间她一直在求医问药，有时候医生给开的药还真管用，但只能持续一段时间，几个月后还是会复发。失眠仿佛成了一个没有影子的幽灵，一直跟随在晓楠左右。

去年秋天的时候，她辗转听朋友说，北京有一家中医院治疗失眠很专业，很多顽固性失眠患者都在那里治好了顽疾。晓楠虽然也有些心动，但这么多年的求医之路让她感到很疲惫：这次能治好吗？就算治好，会不会复发呢？晓楠的爱人李涛每天看着妻子失眠，实在是太痛苦了。于是，李涛还是抱着试试看的态度陪晓楠来到了北京就诊。

为了保险起见，他们特意提前在网上预约了这家医院著名的神经内科专家唐主任。唐主任态度和蔼可亲。认真地对晓楠的病情进行了分析。诊断之后，唐主任得出结论，晓楠并不是单纯性失眠，还伴有神经衰弱的症状。这也是为什么她的失眠一直治不好的原因。

为此，唐主任特意为晓楠开了个方子，针对神经衰弱顽固性失眠特别有效。唐主任的很多患者都是吃了这个方子后睡眠情况有所好转。晓楠仔细地看了看药方："丹参60~90克，夜交藤50~60克，生地黄、百合各30克，五味子15克。将两次煎汁掺和后分成2份，午睡前服1份，晚睡前1小时再服1份。"

"对了，唐主任，除了失眠之外，我还常常感到头晕、心悸，吃不下饭。这个方子都能治吗？"晓楠问。

"我刚才还没说完。因为顽固性失眠的患者也有很多种，每个人的表现都不一样。针对你的情况，可以根据症状加以下几味药：头晕加珍珠母50克，钩藤20克；心悸加磁石50克，钩藤20~30克；食欲不振加陈皮、香谷芽各15克；精神委靡加太子参15克，党参20克。"

"这样就很全面了。我还可以根据实际情况调整配方，中医真是灵活啊！"晓楠感慨道。

唐主任说："对，另外，像你这样的顽固性失眠患者，也要注意日常饮食调节，并且加强心理调节，放松心情。"说着，唐主任从抽屉里拿出一张打印好的材料，上面清楚地写着失眠患者的饮食禁忌。

以下失眠者适宜的食物清单。

（1）主食及豆类：小麦、小米、玉米、大米、面粉、红薯、胚芽、糙米、燕麦、大豆及豆制品。

（2）肉蛋奶类：瘦猪肉、羊肉、牛肉、鸡肉、鸭肉、鱼肉、蛋类、动物的脑、肝脏、心脏、肾脏、血、骨髓、海参、牡蛎。

（3）蔬菜类：草菇、蘑菇、冬菇等，藕、百合、萝卜、菠菜、大白菜等。

（4）水果类：甘蔗、猕猴桃等富含维生素C的新鲜水果。

（5）坚果类：花生、核桃等。

（6）其他：白糖、红糖、蜂蜜、莲子心、芝麻、酸枣仁、桂圆、大枣。

以下失眠者不宜食用的食物清单。

（1）浓茶、咖啡、白酒等刺激性饮料。

（2）油腻生冷食物，如：动物脂肪、肥肉、炸糕等。

（3）忌食葱、姜、辣椒等辛辣刺激的食物。

（4）酸橙等水果中鞣酸较多，妨碍铁的吸收且刺激神经，不宜多吃。

唐主任还叮嘱晓楠的爱人多多开导她，让她好好调整心态，并且经常饮用丹参安神汤。另外，在饮食上也要多加注意。晓楠夫妇感激地离开了。

一个月之后，奇迹出现了！晓楠已经完全不失眠了，神经衰弱也得到了遏制。几个月过去了，她的失眠再也没有发作。晓楠现在终于恢复了正常的生活，同事们看见她都不禁感慨，以前憔悴和沧桑的晓楠怎么变得如此神采奕奕？晓楠笑着对同事说："女人是睡出来的，我现在终于也能华丽转身，真正做了一回'睡美人'！"

敲肝经治失眠，真是一个好办法

袁浩是一家日资企业的职员，由于工作压力太大，他患上了失眠症。经过朋友介绍，袁浩来到失眠专科医院就诊。他对医生详细地描述着自己的病情："我最近睡不好，常常失眠到凌晨两三点钟。虽然把眼睛闭上了，可是大脑里全是白天工作的场景。我在公司担任的是技术员的岗位，平时的工作不能有一点疏忽，如果关键环节错了一步，后面就会产生连锁反应，会累及其他部门。所以，平时精神总是高度紧张，生怕出现一点差错。每次工作完成之后，都要重复核对两三遍才能进行下一项。可是，即便如此小心，还是没办法让自己安心入睡。一到晚上，大脑就自动一遍一遍地重复白天的场景，努力回想工作环节中还是否存在疏漏或是值得改进的地方。时间一长，就变成现在这种整夜失眠的情形了。"

"除此之外还有其他症状吗？"主治医师问。

"有的。由于晚上睡不着，我白天就会没来由地疲倦，而且常常头疼欲裂。开会时，注意力不能集中，脑子里经常出现一些乱七八糟的东西；周围环境喧嚣时，会觉得心烦气躁，反应迟钝，甚至心慌气短；环境太安静，又会觉得脑子嗡嗡作响。因此，我不得不跑去看心理医生，医生告诉我，所有症状都是由严重的失眠引起的，而沉重的工作压力就是最大的诱因。"

袁浩说完之后，医生又问了其他情况，并为他把脉。诊断结束后，主治医师讲出了自己的判断："看得出来，你是个完美主义者，对自己的要求很高，对待工作也是如此，因此给自己造成了很大的压力。这应该才是失眠出现的根本原因。要想摆脱失眠，你首先需要转变一下自己的观念，接受自己失眠的事实。其实，有时即使夜里睡不好，第二天的感觉也不一定就会那么糟糕。如果在原来的床上无法入睡，就不要勉强自己，不妨换到一个单调、封闭的环境试睡；如果还是无法入睡，就不要硬躺在床上，不妨放松心情，顺其自然。"

听到主治医师这样一讲，袁浩原本紧张的心情放松了许多："还可以这样啊？我从来都认为，前一天晚上睡不好，第二天就一定会无精打采。您说得对，我是应该试着尝试转变一下思想。"

"对，要想改善睡眠必须要心情放松。睡眠本来就应该是轻松、自然的事，不是吗？像你这样的情况，有个好办法可以治疗。"

第十章 失眠老偏方，工作再烦也能睡得香

袁浩的眼睛顿时亮了起来，人也精神了不少："那您赶快告诉我吧！"

主治医师说："根据中医养生理论，丑时，也就是凌晨1点~3点是肝经值班的时间，这个时段是肝脏修复的最佳时间。我们的思维和行动都要靠肝血的支持，废旧的血液需要淘汰，新鲜血液需要产生，这种代谢通常在肝脏气血最旺的丑时完成，而且这个时候人体的阴气下降，阳气上升，所以我们一定要配合肝经的工作，好好地休息，让自己进入深度睡眠的状态。只有这样才能够使肝气畅通。像你的情况这可能就是肝经出问题了。中医里讲心主神、肝主魂，到晚上的时候这个神和魂都该回去的，但是神回去了魂没有回去，这就叫'魂不守神'。"

"那该怎么办呢？"袁浩一脸焦急。

"解决办法就是按摩肝经，让魂回去。"主治医师回答。

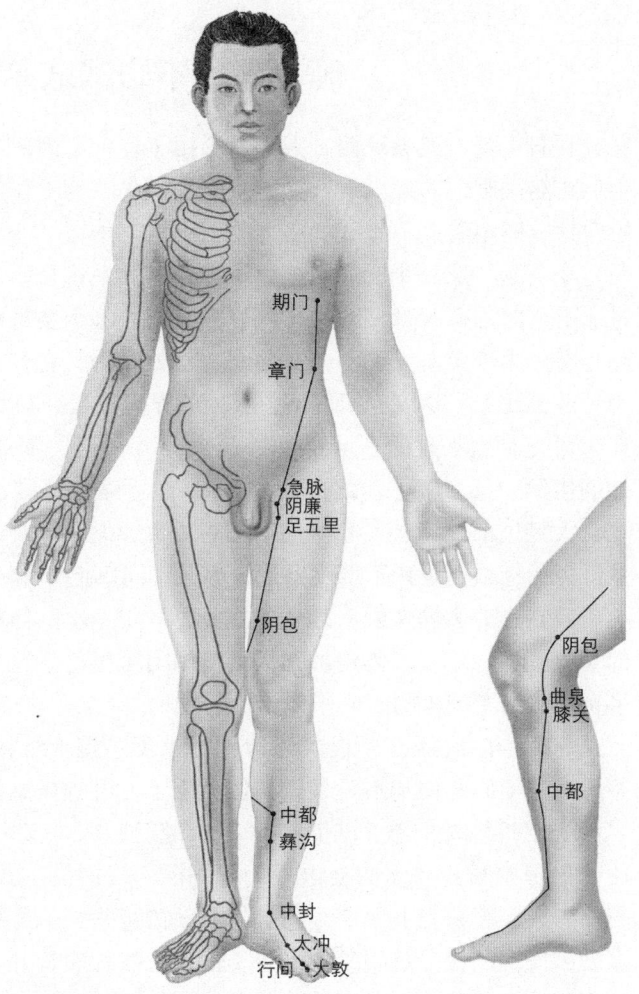

足厥阴肝经

"怎么按摩？而且，我也不知道该按摩哪里好。"袁浩接着说。

"按摩肝经最好的时间是肝经当值的时候，也就是在肝经气血最旺的时候，这个时候人体的阴气下降，阳气上升。但是，又不能在凌晨1点到3点的时候按摩肝经，怎么办呢？可以把时间改到晚上19~21点的时候按摩心包经，因为心包经和肝经属于同名经，所以在19~21点时按摩心包经就能起到刺激肝经的作用。

"肝经是人体的重要经络，一共连接人体28个穴位，肝经分布在腿内侧正中。至于敲肝经的方法，非常简单。具体操作方法是，握拳沿着腿内侧线敲，每天敲肝经15分钟。敲肝经重要的是要坚持，力度以感觉酸疼舒适为最好。"

袁浩把主治医师的话一一记下，回家后每天都按时敲肝经。一段时间过后，他的入睡时间提前了，而且脑子里也不再想些乱七八糟的事了。现在每天早晨起床时袁浩都会感慨一句："酣睡到天亮的感觉真是好啊！"仿佛他不曾患过失眠症一样。

睡不着，不妨试试赤脚散步

夏日炎炎，酷暑难耐，人们常会由于种种原因出现失眠的情况。特别是职场人士，他们更是失眠的高发人群。如何才能摆脱失眠为工作和生活带来的种种不利影响呢？专家建议，睡不着，不妨试试赤脚散步。

小芬是一家外企的职员。由于行业的关系，夏季是公司业务的旺季。她和同事们一进入七月之后每天都要从早忙到晚，有时候甚至会加班到十一二点。即便如此，第二天还是有一大堆忙不完的活儿。但是，身处旺季又有什么办法呢？终于熬到了九月份，公司的业务比上个季度少了一些，大家终于可以松一口气了。

可是，就在这时，小芬和好几个同事发现，不知从什么时候开始，失眠已经成为他们生活中的常客了。之前的3个月都在不停地忙碌，即便出现睡不着或是睡不好的情况，大家也都以为是一心惦记工作的关系。但是，现在明明业务已经比上一季度有所减少，可为什么还是睡不着呢？这令小芬和同事们非常不解，也非常烦恼。

就在小芬和同事们一筹莫展之际，一年一度的体检时间到了。这是公司为大家安排的一项福利。对了，体检的时候可以问问医生。就这样，小芬和几个深受失眠困扰的同事特地预约了周末的时间来体检。

一个小时之后，例行的体检就结束了。检查结果显示，他们的身体处于亚健康状态。医生便问他们是不是最近工作太累了，没有休息好。于是，小芬就将自己和几个同事深受失眠困扰的事情告诉了医生。随后，医生又询问了他们几个相关的问题之后，便作出了判断："你们会出现失眠同前一段时间工作紧张有很大的关系。又加上天气炎热，大家容易患上'情绪中暑'，而情绪紧张、急躁是失眠出现的重要诱因，因此大家会被失眠困扰。其实，如果想要消除失眠的症状并不难。首先，大家需要放松精神，使紧张、急躁的情绪得以缓解。至于缓解的方法，可以选择游泳、倾听轻松舒缓的音乐等。其次，需要对身体功能进行调节。至于调节生理功能的方法，可以选择赤脚散步。"

"赤脚散步？"听到医生推荐的方法，小芬和同事们感到非常奇怪。

"是的。"医生继续讲道，"赤足不仅可以加强脚弓肌肉，帮助大家支撑身体，让你走得更加笔直；而且还对身体的平衡力有着神奇的促进作用。经常赤足散步可以使足部的神经系统得到足够的刺激，从而起到促进血液循环、降低血压与血脂、放松全身神经的作用。这样一来，紧张、急躁的情绪就从身体上找到了一个突破口，失眠就会消失了。"

"这真是个神奇的方法。既然如此，那么医生，我们到底该如何操作呢？难道要赤着脚在水泥地或是地板砖上来回行走吗？如果是这样的话，恐怕会受凉吧？"小芬不无担心地问道。

"其实，所谓赤脚散步，并不一定真的像你讲的那样，要赤着脚在水泥地或是地板砖上走来走去。医学上所提及的赤脚散步，很大程度上讲的是赤脚踏石法。也就是说，大家可以赤着脚在光滑的鹅卵石上来回踩踏，使光滑的鹅卵石对脚底进行按摩。"医生

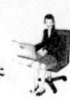

耐心地解释道。

"原来如此。"小芬和同事们不由得长舒了一口气。若是赤脚在鹅卵石上来回踩踏倒是不难,而且大家所住的小区大部分都有用鹅卵石铺就的石子路。

"其实,除了赤脚散步之外,下面几种方法也是不错的选择。"医生又对小芬及其同事们讲道,"首先,可以选择比较简单的脚底按摩。做这个动作时,大家需要先将双脚合拢起来,然后相互摩擦。这样,摩擦几分钟之后,血液循环就会变得畅通起来。此外,若是脚部感到温暖,便说明人体的排毒燃脂功效得到了加强。练习者在第二天便会变得精神百倍。其次,可以采取晃动双腿的方式。这种方式有一个形象的名字,叫做'空中自行车'。'空中自行车'可以有效地促进全身血液循环,加快新陈代谢,调节脏腑生理功能,减少失眠发生的频率。"

"谢谢医生!"小芬和同事们异口同声地讲出了这句话。没想到一次体检竟然为大家带来了解除失眠噩梦的福音,真是让人兴奋。从此之后,小芬所在的办公室在工间休息时总是充满了讨论缓解失眠症状的声音。两个月过去了,小芬和同事们都在偏方的帮助下摆脱了失眠的苦恼,变得精神百倍。

药枕是很好的中医助睡工具

"怎么还是睡不着呢?我都吃了两次安眠药了!"陈丽一边在床上辗转反侧,一边小声抱怨。现在已经是凌晨3点了,可是她却睡意全无。

今年32岁的陈丽是一家影视公司的编剧。由于前一段时间写出的剧本拍成的影视剧大卖,所以身为编剧的她,工作突然变得异常忙碌起来。很多客户在与公司联系业务的时候,都指名要陈丽写剧本。因此,这段时间,她一直处于紧张的工作状态中,甚至是常常通宵写剧本。

一年时间下来,薪酬比刚入职时不知多了几倍,可是陈丽却并不高兴。原来,长期熬夜写剧本彻底打破了她的日常生活规律。现在的她不仅变得情绪焦躁,注意力很难长时间集中,还患上了严重的失眠。如此状态让陈丽写剧本的速度明显地慢了下来。她生怕由于自己状态不佳而出现质量严重滑坡的剧本。但是,客户还是对她所写的剧本寄予厚望。这下子可把陈丽愁坏了。

正在陈丽发愁之际,好友高雪的来访为她带来了治疗失眠的希望。高雪是陈丽所在的影视公司客户方的代表,她来找陈丽讨论剧本的修改事宜。当讨论事宜告一段落之后,高雪便问陈丽:"小丽,你最近是不是休息得不好?眼睛周围都有黑眼圈了。""可不是,都有一段时间了。小雪,你有什么好办法吗?"陈丽知道高雪生于中医世家,就向好友求教。

"让我想一下啊,记得爷爷曾经告诉过我一个治疗失眠的偏方。"高雪若有所思,突然激动地说,"对了,是药枕!""药枕?"陈丽感到很不解。"对,就是药枕。"高雪肯定地答道,"药枕就是将具有挥发性、芳香性的中草药装入枕芯,做成枕头。失眠的人如果在睡觉时枕用,一段时间之后就会达到治病的目的。""真的有这么神奇?"陈丽感觉到有些不可思议。

"当然了。我先来讲一下药枕发挥作用的原理，然后再向你介绍几种常见的药枕吧。"高雪笑着答道，"首先呢，药枕里面所用的药物，大多气味鲜香，具有升清降浊、化湿消暑、醒脾开胃、散风明日、健脑调神、避秽杀菌等功效。这样一来，人们就能身心放松，很快入睡。但是凡事都没有绝对，失眠者选用药枕也要因人而异，失眠症患者可以根据不同的病情，选用不同的药物。"

"常见的药枕主要有以下几种：第一种是决明子枕。制作此类药枕的材料包括决明子、菊花、朱砂、灯芯草各150克。将它们装入枕头，可以在很大程度上改善睡眠。第二种是黑豆磁石枕。其主要的材料包括黑豆、磁石各100克。将上述原料打碎之后装入枕芯，每晚枕用，有安神助眠的作用。第三种是菊花枕。取白菊花、合欢花、夜交藤、炒枣仁、生龙骨各120克，灯芯草、竹茹各80克，远志、石菖蒲各60克，冰片10克。将以上药物研成粗末，拌匀，装入枕芯，每晚睡觉时枕用。第四种是灯芯枕。将450克灯芯草切碎之后装入枕芯，可以帮助心烦者迅速入眠。第五种是消暑催眠枕。其主要材料包括青蒿、藿香、菖蒲、薄荷、菊花、茉莉花、白玉兰花、栀子花等的干品。将上述材料的干品研成碎屑之后，搅拌均匀，做成的枕头适合夏季失眠者枕用。"

"真是谢谢你，小雪。"好友的一番解说让陈丽茅塞顿开。

"不客气。不过，小丽，使用药枕的时候还有一些注意事项，你一定要谨记。"高雪补充道，"这些注意事项主要包括四点：第一，在使用药枕时如果出现皮肤瘙痒、斑疹或是发红等过敏现象时，一定要停止使用；第二，药枕外罩需要选用透气性能好的棉布，不宜选取化纤制品；第三，药枕需要隔一段时间翻晒一次，以免药物发霉；第四，药枕每天应使用8小时以上，以2~3个月为一疗程。"

"真是听君一席话，胜读十年书啊。"陈丽感叹道，"相信药枕一定会帮助我尽早脱离失眠的干扰。"

转眼间，两个月过去了，在药枕的帮助下，陈丽很快甩开了失眠带来的阴霾，向公司和客户交出了一份满意的答卷。

失眠了，不妨试试拔火罐

拔罐在大多数人眼中透着非常神秘的色彩。人们常常会为其神奇的治病功效而好奇不已。实际上，拔罐早在我国古代就已经成为传统中医常用的一种疗法。运用拔罐疗法可以实现疏通经络、祛除瘀滞、行气活血、消肿止痛、拔毒清热的功效，还可以成为调整人体阴阳平衡、解除疲劳、增强体质的好帮手。

失眠是困扰当今社会众多职场人士的常见症状之一。很多人由于种种原因深陷失眠的困扰中，几经努力也不见任何明显的成效。而拔罐可以借助人体自身调节的优势来帮助人们实现消除失眠的影响。

苏力是一名机场地勤工作人员。他每天的工作就是在候机大厅引导旅客通关候机，并为旅客提供广播寻人、寻物等服务。虽然工作内容并不复杂，但由于每天机场的客流量都比较大，所以苏力每天的工作时间还是相当忙碌。

最近几周以来，由于目的地经常出现雷雨天气，所以机场经常出现旅客滞留的现象。每逢此时，身为地勤的苏力和同事们就变得异常忙碌。他们除了要做好本职工作之外，还需要为旅客发放应急的毛毯和食品、饮料等，有两三天甚至是通宵值班。雨季终于过去了，但失眠也成为苏力生活中的常客。

虽然现在机场航班都基本上恢复了正常起降，但苏力无论如何也睡不着了。他经常在凌晨两三点中还非常精神，而白天却是昏昏沉沉的，一点精神也没有。前两天，苏力调休回家看望父母，妈妈一眼就看出了儿子的不对劲。几经询问之后，他才向妈妈吐露了实情。听说儿子总是失眠，妈妈又心痛又着急。突然间，她想起了自己前几天看过的一个医学讲座，就是专门讲治疗失眠的，而且讲的种类还特别齐全，不只是治疗老年人失眠，还有关于年轻人失眠的治疗。想到这里，妈妈就让苏力打开家里的电脑进行查询。

果然，15分钟之后，苏力就在网上找到了妈妈所说的医学讲座。讲座的主讲人是一位非常有名的老中医。他为广大失眠患者推荐的是拔罐疗法。既不用打针，也不用吃药。这正合苏力的心意。于是，他便认真看起医学讲座来。

老中医介绍了3种治疗失眠的拔罐方法。

第一种叫做火罐法。使用火罐法，第一步需要正确取穴，其使用穴位包括：心俞、膈俞、肾俞、胸至骶段脊柱两侧全程膀胱经内侧循行线及周荣穴。第二步便是操作。操作时，以拇指指腹在心俞、膈俞、肾俞上进行往复重力揉按5次左右，然后于两侧膀胱经上各拔罐4个（均匀分布），留罐30分钟，起罐后即在周荣穴的范围内又拔罐30分钟。火罐法以每周治疗2次为宜，每6次为一疗程。

第二种叫做针罐法。针罐法的取穴同火罐法略有不同，其所用穴位包括背部自风门到肺俞，每隔2横指取1处；内关、足三里、三阴交及其上下每隔2横指各取1处；外关、合谷、涌泉、太阳。具体操作是：需要先将青霉素空瓶磨掉底部后制成小抽气罐，置于以上所选用的穴位处，紧贴皮肤上，用10或20毫升注射器将小罐中的空气抽出，罐即紧拔于皮肤上。然后再注入4~5毫升清水，保持罐内皮肤潮湿，避免因负压过高造成皮肤渗血。留置10~15分钟后，将罐取下，擦干局部。针罐法以7次为一疗程。

第三种叫做刺络拔罐法。其所用穴位包括肩胛间区到腰骶关节脊柱两侧距正中线0.5~3寸的区域。具体操作是：先对上述区域进行常规消毒，用皮肤针或滚刺筒进行轻刺激，使局部皮肤潮红，然后在其上排列数个罐（排罐法）。留罐10~15分钟。每周治疗2~3次，待病情好转时，可减至每周1~2次。

除了上述3种方法之外，讲座中还讲了若干的注意事项。如使用火罐法时要注意避免烫伤患者皮肤；拔罐之后局部皮肤如出现红晕或紫色瘀血斑是正常的现象，可以自行消退等。

很快，医学讲座看完了。苏力一扫刚回家时的郁闷心情。他决定每次休假的时候都去做1~2次拔罐。很快，拔罐的效果就在他身上显示出来了。当苏力再次回家探望父母时，出现在父母面前的儿子充满了青春活力。

防治失眠，快找足疗来帮忙

足疗是中医按摩中的一种。人们通常会对人体在足部的头、甲状腺、十二指肠、胰腺、肝脏、肾脏、输尿管、膀胱、小肠、结肠、直肠等反射区的按摩来实现治疗焦虑、失眠的目的。

一般说来，偶尔的失眠对于人们来讲是一种正常的生理现象。但如果持续时间过长，就会对人体健康造成非常严重的影响。职场人士就是深受持续失眠影响的人群之一。如何才能减少失眠对于自身健康的影响呢？运用足疗这种传统医学方法是一种不错的选择。

王辉是一家知名网站的夜班编辑。他的上班时间同大多数同事有所不同。每当大家拿起背包下班的时候，他才刚刚开始一天的工作。按照公司的规定，夜班编辑的下班时间是凌晨两点。每天晚上下班之后，王辉还要骑着电动车穿越大半个城区才能回到自己家中。回到家之后，时间往往已经过了凌晨3点半。而他在正常情况下睡熟的时间一般要在4点左右。

就这样，当了半年夜班编辑之后，王辉的生物钟出现了紊乱，开始出现了失眠现象。这可怎么办呢？王辉感觉是半年以来上夜班，睡不着的关系。恰在此时，一位白班编辑休产假。于是，他便申请为这位休假的同事代班，成为白班编辑中的一员。从此，王辉终于有了一张与大多数同事相同的作息时间表。他想：这下自己可以摆脱失眠的困扰了吧。

转眼间，两个月过去了，遗憾的是王辉的愿望并没有实现。失眠依然困扰着他，甚至还有变本加厉的态势。看着王辉每天痛苦不堪的样子，同事小王建议他休几天年假，专门去医院检查一下。身心俱疲的王辉接受了小王的建议，并在小王的帮助下联系到了一位非常有名的老中医。

这天，王辉拿着自己的体检结果，按照预约的时间来到了老中医开设的诊所。老中医先是认真地看了看他的化验单，然后又简单地问了几个问题，最后作出了判断："你会出现失眠的情形当然同最初的工作时间较晚有一定的关系，但最主要的还是由于自身一直处于焦虑的状态。我听介绍你来的小王讲过，无论是夜班编辑，还是白班编辑，工作都很辛苦，时刻要准备着报道突发事件或是紧急情况。这样，身为编辑的你们就很难有一个轻松的工作环境。所以，出现焦虑和失眠的情形就在所难免了。"

略略停顿了一下，老中医又接着讲道："就目前的情形来看，你要想消除失眠的影响，一方面要注意放松精神，另一方面还要配合一些方法来进行调节。你可以试试足疗的方法。"

"足疗？"老中医一提起足疗，王辉的眼前就闪过了足浴时的情形。

老中医似乎看出了他的心思，继续说道："对，足浴也是足疗的一种。足疗主要包括两种方式，一种就是足浴，另一种就是

涌泉

涌泉穴

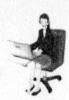

第十章 失眠老偏方，工作再烦也能睡得香

足部按摩。我为你推荐的方法具体来讲，应该属于足部按摩。缓解焦虑、治疗失眠的足部按摩方法主要包括三种：踏豆按摩、按摩穴位和拍打涌泉穴。

"使用踏豆按摩时，需要先将取来的500克绿豆放入炒锅中小火炒熟，倒入脸盆中。随后将洗过的双脚擦干之后放入盆中，用脚在炒熟的绿豆中踩踏，借助豆子的余热边踩边摩擦。这种方法适合在每天睡前一小时使用，每次时间持续30分钟左右。

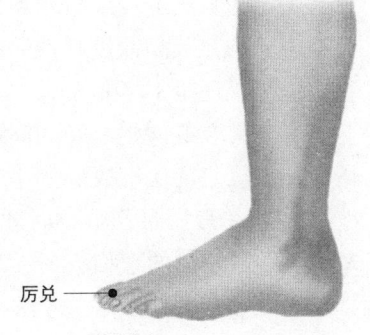

厉兑穴

"使用按摩穴位的方法时，先找到脚背上的厉兑、照海、行间、太溪、隐白、涌泉等穴，并对其进行10~15分钟的按摩，按摩的重点放在涌泉穴上。随后，对各个脚趾进行捻摇，并摩擦足心的正中线。

"使用拍打涌泉穴的方法时，需要先将双脚洗净擦干之后，坐于床边。然后用右手对左脚的涌泉穴进行拍打，拍打次数以120次为宜；随后再用左手拍打右脚的涌泉穴，次数仍以120次为宜。每次拍打的时间当以产生微微的胀痛感为最佳。"

医生一番详尽的解释令王辉如获至宝，但他心中还是存在一个疑问。望着医生鼓励的眼神，王辉将这个疑问问出了口："医生，那么如此按摩的原理是什么呢？"

"这个问题问得好。就是你不问，我也准备将按摩原理的事情解释给你听。足疗是中医按摩手法中的重要组成部分。它就是通过对足部的刺激来实现调节机体阴阳、协调气血紊乱的状态，从而使人体恢复阴阳平衡，血气流通，神志安宁。这样一来，紧绷的神经就会得到放松，失眠也就不会来扰你清梦了。"

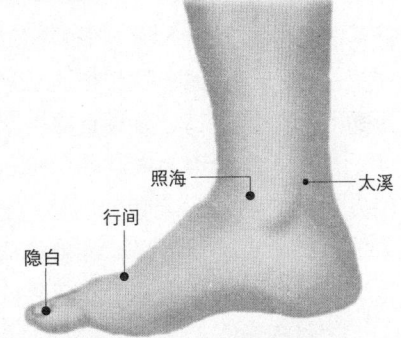

隐白穴、行间穴、照海穴、太溪穴

"谢谢医生。"听过原理解说之后，王辉的信心更足了。仅仅一个多月之后，老中医就接到了王辉打来的电话。王辉在电话中告诉医生，自己失眠的症状已经大为改观，相信再经过一些时间的努力，失眠就会无影无踪了。

失眠不见好，可用拍打脚心法

22岁的小瑞大学毕业后顺利地进入报社成为一名新闻记者。与她一起毕业的男友进入了一家出版社，两个人一起憧憬着未来的幸福生活。但是，进入社会之后，她才发现，社会并不像自己想象当中的那样美好。工作压力很大，同事之间钩心斗角。如果不能及时写出有看点的稿子，还会遭到领导训斥。

因为从小到大就几乎没有受过什么挫折，现在的情况小瑞一时间很难适应，她被压垮了，陷入了无尽的失眠时光。失眠带来了可怕的后果：本来鲜亮的肌肤变得暗淡无光，本来有神的眼睛也变得暗淡，原本美丽的女孩儿变成了一个没精打采的人。一次约会时，男友看到小瑞的模样，感到惊讶至极。

为了让自己的皮肤重新焕发光彩，她把刚发的工资都用来买了护肤品。遗憾的是价值几千元的化妆品并没有帮助小瑞实现改善皮肤的愿望。随后，不甘心的她又开始去美容院，结果还是不尽如人意。

后来男友提醒她，她的问题恐怕不是单纯的皮肤问题，而是因为缺少睡眠导致的，用外在手段是无法解决的。小瑞这才反应过来，确实如此。现在她的失眠问题已经非常严重了，常常需要几个小时才能入睡，即使睡着了也是不断做梦，第二天起来无精打采，又盼着夜晚的来临……

于是小瑞开始了解关于失眠的知识，并积极寻找解决办法。可是，现在治疗失眠的广告泛滥，医疗市场上有很多五花八门的治疗失眠的广告，这让小瑞十分头痛，不知道如何选择。

最后，还是男友解决了这个问题。小瑞的男友专门去图书馆查阅了与失眠有关的医学书籍。在一本《秘验偏方大成》中，他看到这样一个偏方：

"我患失眠症多年，由于总服用安眠药催眠，致使我头昏脑胀，精神不振，记忆力减退。经人传授，我每晚拍打脚心，治愈了失眠症，解除了精神痛苦。

"方法：睡前，按时用热水烫脚，然后一只手五指合拢，手掌呈弯曲形状，用劳宫穴贯气拍打脚心，两手交替各拍打100次（开始脚心有热痛感，日久减），保持心态平静。上床后可很快入睡，睡眠质量较好。

"经一年实践，我已摆脱服药，恢复了正常睡眠。现在仍坚持拍打，巩固效果。由于脚心穴位集中，对健身有益。"

这对于整天因为失眠而烦恼的小瑞来说，可以说是个福音。从此之后，小瑞就按照偏方里的方法，每天睡觉前坚持拍打左右脚心，各100次。她还跟男友开玩笑说："如果拍打脚心真能治失眠，那就能省下买化妆品的几千块了！拍打脚心能赚钱啊！"男友也笑着说："别开玩笑了，还是认真拍打吧，过一段时间我要检查作业！"

"领导放心，我一定按时完成任务！"小瑞调皮地说。

现在小瑞的睡眠已经不是问题了。每天，拍打脚心似乎成了小瑞入睡前的"例行公事"。拍打完之后浓浓的睡意就袭来了。别看这个方子简单又有点老土，但是真能解决问题。慢慢地，小瑞又恢复了一个二十几岁女孩应有的活力和青春，每天不再昏昏欲睡，而是精力充沛投入到工作当中。因为没有了失眠的困扰，她的精神状态非常好，工作也有了干劲。原本水嫩的皮肤不知不觉也回来了，小瑞在不经意之间，完成了一个华丽转身，为此她非常感激男友。

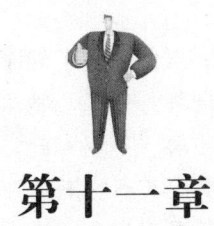

第十一章
解压老偏方，身心健康才能赢得漂亮

无论是新科技革命产生的惊喜，还是行业快速发展制造的繁荣，在为广大职场人士带来工作成就感的同时，还带来了一样东西，那就是压力。建筑工期需要缩短，项目质量需要提高，售后服务需要升级……一个个具体而现实的要求让身在职场的我们感到焦头烂额，压力重重。于是，解压便成为职场人士日常生活中一个不可忽视的主题。而至于解压的方法，如果你不喜欢药物或是没有时间去旅游放松，不妨试试下面的老偏方。

精神焦虑需安神，龙眼冰糖最有效

如今，很多职场人士都存在不同程度的焦虑症状。自己明明已经回到了家里，却还在担心已经提交上去的策划通不过；明明已经与客户确定了明天见面的时间，却总害怕会有意想不到的情况出现；明明已经开始休假，却还在早上6点准时从床上跳起唯恐迟到……很多时候，精神焦虑就像一条无形的绳索将上班族紧紧捆绑，并渗透到他们生活的方方面面。

上班族们的这种精神焦虑在医学上被称为病理性焦虑。与之相对应的，还有一种焦虑被称为生理性焦虑。当遭遇麻烦之际，人们通常会在感觉自己无法解决此事时产生一种焦虑不安的情绪。此时，大家如果能够积极地找到解决的办法，就能够使焦虑情绪得到缓解。处于这种情况下的焦虑就是生理性焦虑，是一种对于人体的保护性反应。

病理性焦虑则是由于最初的焦虑不安的情绪持续时间过长或其严重程度超越了客观事件而形成的。引发此症的原因众多，无论是遗传因素、个性特点，还是不良事件、应激因素都会成为病理性焦虑爆发的导火索。这些因素会使人体的神经—内分泌系统出现功能紊乱，出现神经递质失衡的情况。如此，焦虑症状就会出现。因此，在焦虑症状广泛存在的今天，对于职场人士来说，缓解精神焦虑无论对他们的工作还是生活，都有着十分重要的意义。

最近，程芳总是闷闷不乐的。本来，身为公司的前台，端庄的仪表和得体的言语都是必不可少的。可是，她却实在笑不起来，而且还总是焦虑不已，寝食不安。原来，前不久程芳遭遇了一场车祸，自己和同行的朋友们都受了伤。虽然事故调查结果表明车祸出现的原因是刹车失灵，但由于自己当时正在担当临时的司机，所以她认为这都是自己造成的。

经过两个多月的养护，程芳和朋友们恢复了健康，重新回到了工作岗位。可是，很快同事们就发现原本端庄自信的前台程芳变了。她从来都是自信满满的神情不见了，取而代之的是小心翼翼，唯恐自己做错事。不仅如此，而且一旦有什么事情，她就会如临大敌一般。那副全神戒备的焦虑神情让人不忍正视。

好在程芳所在部门的主管王部长及时发现了她的异样，不仅为她申请了假期，还介绍她去自己的老友王医生处就诊。王医生是一位经验丰富的老中医，看着年轻的程芳愁眉不展、心情抑郁的样子，他感到病人应该有着很重的心事。果然，聊了一会儿之后，程芳渐渐放下了戒备之心，向医生诉说了自己的心事。

听完了患者的自诉，王医生判断，程芳出现精神焦虑的症状同她遭遇车祸这件事有着直接的关系。从她的反应及表现来看，车祸这个不良事件已经成为她的一个心理障碍。又加之她心中总怀有一种愧疚的心理，引发了强迫性障碍。因此，出现焦虑症状也就不足为奇了。为了使程芳尽快摆脱精神焦虑病状的困扰，王医生决定推荐她服用龙眼冰糖粥。

龙眼冰糖粥虽说是一个偏方，但是具有很好的安神作用。据《本经》记载，龙眼"主五脏邪气，安志、天食，久服强魂魄"。中医临床常将龙眼作为治疗失眠多梦、健忘、心悸等疾病的良药。而粳米则是健脾和胃、补中益气的上佳之选。食用粳米可以起到补脾胃、通血脉、养五脏、除烦躁、益精强志的功用。

听了王医生详细的介绍之后，程芳眼中泛出了泪光，没想到困扰自己多时的顽疾可以用食疗的方法来消除。想到这里，她迅速擦干了眼中的泪水，向医生请教起龙眼冰糖粥的做法来。王医生笑言此粥的做法并不难，只需要将10克龙眼和适量粳米一起放入锅中，加入清水熬煮即可。

于是，从诊所回来之后，程芳就到超市买齐了做粥的食材。随后，她按照每天2~3次的标准食用龙眼冰糖粥。一个多月之后，同事们发现那个仪表端庄、神情自若的前台又回来了。

看电脑烦躁，试试合欢红枣茶

现代技术在带给人们带来便利的同时，也不可避免地出现了负面作用。曾几何时，电脑的问世不仅令人们的工作效率翻了几番，还为大众的娱乐休闲开辟了一个崭新的领域。而如今，人们在很多时候已经失去了对电脑的主宰能力。电脑这个日常生活中的重要助手开始逐渐渗透到生活的方方面面，甚至有人发出了这样的"豪言"："你可以3天不给我饭吃，但不能没有电脑。"

正是随着大家对于电脑依赖程度的逐层加深，"电脑躁狂症"出现了。从严谨的精神心理科角度上讲，并没有"电脑躁狂症"一词，它所表现的症状从严格意义上讲也不构成躁狂症，因为躁狂症的症状、诊断标准比此要复杂严格得多。电脑躁狂症虽然没有从医学上形成一个专门的症状体征，但它也有区别其他病的症状表现：对电脑莫名其妙

第十一章 解压老偏方，身心健康才能赢得漂亮

地大动肝火，破口大骂，进而拳打脚踢，把鼠标和键盘乱砸乱扔。部分人还会不分青红皂白地把气发泄到同事和客人身上，常常让人家感到自己发神经。少部分人则表示当电脑出现问题时，会突然感到口干舌燥，精神紧张恐慌，本该轻易解决的小问题却不知所措，突然间不明白该怎样下手。据一项权威的医学调查发现，"电脑躁狂症"目前在办公室中相当普遍，只是有些人症状较重，有些人症状较轻罢了。

如果你有上述症状的话，你可能已经患上"电脑躁狂症"。对于电脑狂躁综合征的病因，医学专家普遍认为，现代职场人士生活压力大，工作节奏快等原因，患神经官能症的比例很高，而电脑躁狂症是神经官能症的一种。

刘红是一家知名网站的网络编辑。她每天的工作就是看公司投稿邮箱中的稿子，挑出一些优秀的稿件，并发邮件给优秀稿件的作者。一天下来，刘红和她的同事们平均每人要看30万字的稿子。虽然朋友们都觉得这样太辛苦，可她甘之如饴。

另外，自从做了网络编辑，刘红在下班之后也经常"黏"在网上。她常常会通过浏览一些知名权威网站来学习提高自己，偶尔也聊聊天、看看电影。大家看她与电脑那形影不离的样子，都说干脆让电脑当她的"男朋友"好了。

然而，最近，刘红与"男朋友"的接触却是充满了火药味。原来刘红已经使用了两年的电脑在近几天接连"罢工"，好几次都在刘红没有及时保存文件的时候崩溃了，害得她还得重新开始。这次，电脑又"罢工"了。刘红再也压不住心中的怒火了，她一下子将键盘摔到了地上，准备去找公司的技术人员来帮忙。当时，办公室里静悄悄的，键盘落地的声音很响，同事们都不由得抬起了头。看到大家的眼光都落在了自己身上，刘红不由得火更大了。她愤怒地朝大家喊："你们看什么！"大家都觉得莫名其妙，又陆续投入到工作中。

转眼间，3个月过去了，刘红对电脑的怨恨不仅没有消除，反而升级了。原来，电脑在技术人员修过之后又出现了问题，她做好的一个精品计划丢失了。看着刘红与电脑的"大战"经常在办公室上演，同事们都为她捏着一把汗。此时，与刘红一向较好的周晓劝她在周末的时候去诊所看一看。

其实，刘红对自己现在的状态也比较担心，要是时间再长一点，自己会不会变成精神病。于是，心事重重的她在周末休息的时候来到了诊所，向医生详细讲述了自己的情况，并讲出了自己的担心。

诊所的张医生听完刘红介绍的情况之后，很快就作出了判断：她患上了"电脑躁狂症"。"电脑躁狂症"？刘红还是第一次听说这个名词，便请张医生详细地为她进行讲解。张医生告诉她：所谓电脑躁狂症就是对于电脑出现故障就会产生狂躁的情绪，并将怒火转向电脑或不相关的人。此症的爆发从表面上看是电脑出现故障引起的，但实际上原因比较复杂。

具体来说，主要是由工作压力、精神压力过大等因素引发的。有不少职场人士常会突然间接到上级的某个指示，要求自己在短时间内完成某项工作。面对突如其来的情况，有超过八成的人都会感到心中苦闷、情绪低落。此外，为了追赶工作进度，众多职场人士常会全身心地投入到工作中去，不想被打扰。而电脑出现故障会令他们专心致志的状态被打破，从而激起其心中的愤怒，做出过激行为。

听了医生的一番话，刘红深深地感到调整自己工作状态的重要性。于是，她便诚恳地向医生求教到底该怎样做才能让自己摆脱"电脑躁狂症"的困扰。张医生为这位真诚的女孩儿推荐了一个偏方——合欢红枣茶。据《神农本草经》等古代中医典籍记载，合欢花性味甘平，能够归入心经与肝经，具有解郁安神的功效，是治疗心神不安、忧郁烦恼的良药。而大枣则具有 "调心肝、调营卫、悦颜色"的作用。至于合欢红枣茶的制作方法也并不复杂，只需要将1朵合欢花，5颗红枣和适量冰糖一起放入杯中，倒入沸水，加盖闷制10分钟之后即可开盖饮用。

于是，回到家之后，刘红就开始按照医生的推荐制作并饮用起合欢红枣茶来。结果，坚持饮用一个月之后，她的焦虑症状已经大大减轻。

15分钟办公室健身减压操，化解职场焦虑

现代社会中经常坐在办公室的白领，由于长时间在电脑前工作，很少有空闲锻炼身体。这样下来，时间一长，他们就容易患有眼花头晕、腰酸背痛的职业病，更有甚者上班时常会出现焦虑不安、患得患失的情形。因此，如何为身心减压，化解焦虑，让自己更愉快、轻松的工作成了每个职场人士想要解决的问题，在此我们就提供了一个有效的方法——办公室健身减压操。

刘于浩是北京一家电脑公司的主管，今年36岁，已经成家并有一个2岁的小男孩，标准的三口之家。他的公司工资待遇不错，妻子温柔，儿子乖巧，一家人过得很幸福，每天都开开心心。

3年来，刘于浩在单位一直都很顺利，下属工作勤奋，上面领导对他的工作也比较满意，打算给他升值加薪。然而，2010年是比较特殊的一年，公司由于业务的飞速发展，正在准备积极上市，因此，整个公司面临体制改革。而改革的第一条就是要求公司中层以上领导都必须会讲一口流利的英语，否则降职或直接离开公司。这个消息对刘于浩来说简直就是晴天霹雳，上学的时候他的英语水平就比较差，工作这几年也不用英语，怎么办呢？最终他决定周末报个英语班突击学习一下。

于是，刘于浩周一到周五整天为工作奔忙，周末两天抽时间学习英语。但成果并不是一朝一夕就可以出现的。虽然已经学了好一阵子，但还是没什么起色。渐渐地，他便感到由于英语水平有限，下属开始瞧不起他，领导也越来越不重视他。一段时间之后，刘于浩的情形变得更加严重了。他一方面担心自己交代的工作下属完成得不够好，一方面又担心自己的工作做法领导不满意。回到家里之后，老婆又会唠叨一些生活的琐事，孩子又总会哭闹，他觉得生活简直变得一团糟。

领导其实早就看出了他的一些问题，给他提了这样的建议，"每天不要只顾忙工作，关心一下自己的身体，每天上午广播里放的健身减压操你也可以跟着做做，放松心情。"刘于浩一直在思考领导的话，觉得有一定的道理，也许真的是自己绷得太紧了。

这天，刘于浩像往常一样早早地到了公司，安排好一周的工作，忙着各项工作，上午10∶30公司的广播像往常一样准时响起。平时他跟他团队的人听到音乐跟没听到一样，照样忙自己手头的工作，今天他从座位上站了起来，并让团队里的其他成员放下工

第十一章 解压老偏方，身心健康才能赢得漂亮

作跟他一起做健身减压操。大家见他这么认真地做操，也就跟着音乐一起做，整个身体不知不觉都变得放松起来。虽然只有短短的15分钟，可神奇的是大家接下来的工作效率变高了，整个团队的凝聚力也更强了。

就这样，每个工作日的上午10点半，他们团队的每个成员坚持做着健身减压操，一直持续到了现在。后来刘于浩的焦虑情绪少了许多，心情变得舒畅，英语学习的劲头也更大了，而他们团队的成员也都开开心心，对他这个主管也更信任、更钦佩了，他们的业绩也是直线上升。其他团队的同事看他们天天做操，也都忍不住跟着做。就这样，做健身减压操的人越来越多，最后整个公司的人每天上午听到音乐就自觉地站起来做操，整个公司的氛围开始变得越来越有活力，朝气蓬勃。

刘于浩的这种办公室健身减压操其实一点也不难，每天只需花费15分钟，就能够轻松减压，化解焦虑。具体做法是：首先，放松眼睛。闭目转动眼球。先顺时针转动6次，再逆时针转动6次。然后睁开眼睛向窗外远处绿色草坪或树木眺望2~3分钟。接着放松全身，将全身分为若干段，然后自上而下进行分段放松。放松的顺序为头部—颈部—两上肢—胸腹—背—两大腿—两小腿，如此反复做3分钟。做操时采取的呼吸方式为腹式呼吸，即呼气时放松腹肌，吸气时收缩腹肌。

这套健身减压操可以达到许多效果，例如它对消除紧张情绪及身体疲劳非常有帮助；还能起到增加肺活量，防治颈椎病、肩周炎的作用；对肌肉紧张、疲劳等症状也有着一定的作用；还可起到增加肠胃蠕动、促进机体新陈代谢、减肥美体的作用。更重要的是，每天活动15分钟，可以让紧绷的神经得以舒展，轻松化解职场焦虑，的确是办公室人士不可多得的放松运动。

五个小动作，帮你消解郁闷情绪

"亲爱的，请你不要理我，让我自己待一会儿。"说完，苏强就关上了书房的门。当妻子带着3岁的儿子回到客厅的时候，他才逐渐平静下来。不过，白天发生的一幕迅速又在他的大脑中回放起来。

苏强是一家明星企业的业务经理。半年前，他凭着自己丰富的经验和在业界出色的口碑成功地加盟这家公司。刚到公司，苏强对一些具体业务并不熟悉。于是，公司便派了一位老员工协助他尽快熟悉业务，掌握部门的工作节奏。半年过去了，苏强迅速融入了公司。就在他逐渐融入公司的过程中，烦恼也接踵而至。

业绩就是一个公司存在的支柱。没有业绩或业绩不尽如人意就是慢性自杀。这是每个职场人都心知肚明的事。也正是业绩让苏强感觉到工作的沉重。原来，苏强所在的部门是公司中有名的亏损部门。公司领导之所以不遗余力地将经验丰富的他挖来，就是因为想要拯救这个部门。如果他也没办法，只好忍痛将部门缩减或是撤销。

在了解到部门的实际情形之后，苏强深感令部门扭亏为盈是一件异常艰难的事。但坚强的意志与好胜的性格不允许他轻易认输。于是，苏强就开始了马拉松式的生活，每天只要清醒的时间就要积极地想办法或是与客户沟通。但是，由于以前部门的业绩实在不理想，有些客户对他很冷淡，甚至还出恶语相向。今天白天，就有一个客户因为对部

门提供的售后服务不满意，来到公司大吵大闹。在苏强和同事们百般劝说下，客户才离开。当时，苏强感到自己郁闷异常。即便现在到了晚上，他一想起白天的情形还是郁闷难消。

看着丈夫整天阴沉的脸色和郁闷的神情，妻子非常心疼。但是，自己又不懂丈夫公司的业务，除了能好好地照顾他的起居还能有什么办法呢？忽然，妻子想起前几天社区中进行的一个医疗讲座。讲座中好像讲了消除郁闷情绪的几个小动作。当时，社区工作人员还发给大家一张讲座的光碟呢！想到这里，妻子找出了放在丈夫书桌上的光碟。

半个小时之后，苏强终于暂时告别了郁闷的情绪，准备开始研究新的业务。就在这时，他发现了桌上的光碟，光碟上还写着消除郁闷情绪的小窍门。顿时，苏强明白了，是妻子的好意。于是，他放下了手中准备看的业务书，到客厅看起光碟来。

光碟中讲了五个消除郁闷情绪的小动作，它们分别是：

动作一：拍打膻中穴

膻中穴是心包经上的重要穴位，心脏的重要使者。它可以令人产生喜乐。当膻中穴不通时，人们就会出现郁闷的情绪。所以，拍打膻中穴可以使大家"心胸开阔"。

动作二：按压太阳穴

按压太阳穴会对脑部血液循环产生影响。情绪不佳、头痛、三叉神经痛等都可以通过按压太阳穴来进行缓解。

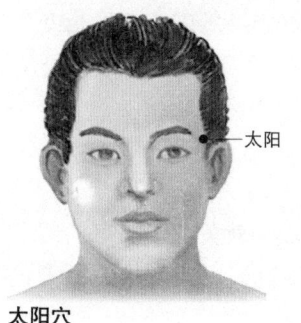

太阳穴

动作三：拨心包经

心包经位于腋窝之下。每天晚上拨动10遍心包经，可以有效地排除郁闷与心包积液，增强心脏的活力。

动作四：用手指弹击桌子

在手指弹桌的同时，将双眼微闭，哼着自己喜欢的小曲等，就能缓解抑郁的情绪。

动作五：双手合十

从中医的角度来看，双手合十就意味着收敛心包，而且掌根的位置通常会对准膻中穴。所以无论是收敛心包，还是拍打膻中穴，都会使郁闷的情绪迅速排解出去。

很快，讲座就播完了。苏强深受启发。接着，他意犹未尽地打开了电脑，在网上查询起相关的资料来。很快，一份明晰而权威的医学解释迅速在他脑海中形成。原来，这五个小动作从本质上来讲，都与心

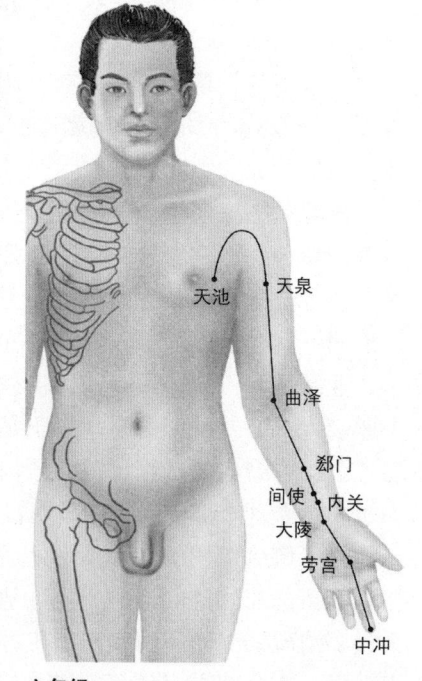

心包经

包经或是膻中穴直接或间接相关。中医认为,心为君主之官,而心包经相当于心的外卫。收敛心包经可以使心得到迅速地修复。又因为心包主"喜乐出焉",所以拍打位于心包经上的膻中穴可以起到解郁的功效。

除此之外,苏强还在权威网站上发现了两个小妙招:每天上午接受半小时的日照,每周到郊外呼吸一下清新的空气,都对缓解不良情绪很有效。了解到这么多之后,他突然对自己有了信心,并决定按照上述几个方法去做。两个月过去了,苏强已经完全摆脱了郁闷情绪的困扰。他现在正准备接受工作上的新挑战。

把焦虑从身上"刮"掉的刮痧法

焦虑是指一种缺乏明显客观原因的,内心不安或无根据的恐惧,它是指人们遇到某些事情,类似挑战、困难或危险时出现的一种正常的情绪反应。虽说适当的焦虑能够激发人的潜力,促使人鼓足力量,去应付即将发生的危机,但过度或长期处于焦虑状态中就会发展成为焦虑症。

现今社会,职场人士的工作压力不断增大,常表现出焦虑、恐慌和紧张情绪,感到最坏的事即将发生,为此坐卧不宁,心烦意乱,对外界事物不在意不关心,严重的还会产生恐惧情绪,对外界刺激易出现惊恐反应。有些人还会出现入睡困难、失眠,易惊醒,易出汗,四肢发冷,手指发麻,肌肉跳动,眩晕、心悸,胸部有紧压或窒息感,食欲不振,口干等症状,这些症状往往会诱发工作焦虑症。

工作焦虑症已经成为普遍现象,它不仅会影响职场人士的正常生活和工作,还会危害到人们的身心健康,因此一定要引起我们的注意。为了缓解这种症状,有人决定采取药物治疗,但人们常说:"是药三分毒",长期靠药物维持自然对身体有一定的损伤,因而我们可以通过一些对自身有利的辅助手段进行治疗,让焦虑症再也不能侵犯到我们。为此,张玉洁给职场人士提供了一种疗效显著的方法——刮痧法。

张玉洁在上学期间就特别用功。2007年毕业之后,在北京的一所中学任英语老师,每天除了吃饭、睡觉外,把所有的时间都投入到工作中,但工作效率却很低。写教案是教师的基本功,她却总担心自己的教案写得不好。写教案时,她常联想同事们会不会对她的教法有异议、学生会不会冷场,是不是还有更好的教法……充斥在脑中的想法使她不堪重负。

工作不顺利,到家以后还得做家务、看孩子,特别是孩子一哭她就忍不住想发脾气。她现在是一上班就焦虑不安,不上班又没有安全感,想辞职,却又觉得在竞争越来越激烈的情况下,没能力找到新的工作。反反复复,从早到晚都让她感到疲惫不堪。

后来,张玉洁自己也意识到自己可能是患上了焦虑症,虽然总是进行自我调节,可怎么调节也无法恢复,她去医院看医生,医生开了一些安神的西药,但她本来就肠胃不好,药也不敢多吃。

有一天有个医院的朋友去看她,给她推荐了一种物理疗法:刮痧疗法。朋友告诉她,这种方法简单易学,且没什么不良反应,这无疑是给她的生活带来一盏明灯。通过朋友的介绍,她得知了这种刮痧疗法的具体操作手法以及步骤。

刮痧疗法是用边缘光滑的嫩竹板、瓷器片、小汤匙、铜钱、硬币、玻璃、或头发、苎麻等工具，蘸食油或清水在体表部位由上而下、由内向外反复刮动，用以治疗有关的疾病。刮痧可以舒筋通络、调节肌肉的收缩和舒张等，帮助缓解病痛，还可以调整和改善内脏器官功能，促进胃肠蠕动等，帮助机体顺气。日常生活中经常有人因为心情差、状态不佳等出现气不顺的现象，时间长了容易引起胃肠紊乱、小腹胀痛等现象，还容易使人产生焦虑、抑郁情绪，这时候我们就可以想办法让气顺一顺，可以通过刮痧的方法来解决。

刮痧的操作过程十分简单。首先，先暴露患者的刮治部位，用干净毛巾蘸肥皂，将刮治部位洗擦干净。其次，医生用右手拿取操作工具，蘸植物油或清水后，在确定的体表部位，轻轻向下顺刮或从内向外反复刮动，并逐渐加重，注意刮时要沿同一方向刮，力量要均匀，采用腕力，一般刮10~20次，以出现紫红色斑点或斑块为度。刮的顺序一般是，先刮颈项部，再刮脊椎两侧部，然后再刮胸部及四肢部位。刮痧时间一般在20分钟左右，或以病人能耐受为度。

朋友还告诉她几个注意事项：如果患者有出血性疾病，比如血小板减小症者，这些人无论头部还是其他部位都不能刮痧；如果患者有神经衰弱，最好选择在白天进行头部刮痧。

就这样，张玉洁每周去医院做一次刮痧，时间久了她连医院都不用去了，因为她的爱人已经学会这种简易的方法，在家里每周给她刮痧一次。慢慢地，她的焦虑被"刮"掉了，心情好了，也不焦虑了，又开始正常上班了，一切都恢复了正常。

敷贴疗法：好心情"贴"出来

敷贴疗法又称外敷疗法，即将干药研成细末后，用水、酒、蜂蜜、植物油等调匀，或者将鲜药直接捣烂，涂敷在正确的穴位或患部，以治疗疾病的方法。使用敷贴疗法治疗心理疾病非常有效，像失眠症、焦虑症、神经紧张等。

有位赵先生，今年50多岁了，眼看着就要退休了，可却经常失眠、神经紧张，动不动就爱生气，心情常常很差。他去医院检查过，医生主要给他开了一些安神的药。后来一遇到心情不好的时候，他就吃这些药，短时间内的感觉还算不错。但是时间久了，他对药物就开始产生了依赖，不吃药就会失眠，情绪很差，心情不好，同时也伴随着焦虑、神经紧张等症状。一年下来，赵先生总是在吃药，而且心情也一直好不起来，更糟的是长期服药让他的肠胃也变得很差，经常感到食欲不振。

不仅赵先生着急，连他的家人也跟着担忧。因为他每次心情不好，不仅是他自己难受，还时不时地发脾气连累家人，整个家庭的气氛都因为他时好时坏的心情变得起伏不定。事后他也知道是自己的问题，可也没有任何办法。他甚至托亲戚到处去打听，希望能找到什么有效的法子改善自己这种坏情绪。

一天清晨，赵先生像平时一样早早地去附近的公园晨练。先打了一个小时的太极拳，心情舒畅多了，看着旁边有几个老头老太太在聊天，他也凑过去听听。只听一个老太太在那儿绘声绘色地说："以前我家老头儿啊，天天郁闷啊，心情不好，弄得我天天

第十一章 解压老偏方,身心健康才能赢得漂亮

这也不是那也不是,天天可烦人了!现在好了,每天早起做早饭,中午在家打扫卫生,晚饭也包了,我这天天过得可悠闲了……"

赵先生一听,跟自己现在的症状不是一样吗?于是问道:"那他是怎么好的呢?他吃的什么药啊?"

老太太连连摇头,听见他这么一问说得更起劲了,"什么药都没吃,就是天天去附近的老中医那儿用中药做敷贴,3个疗程就完全好了!"

赵先生连忙询问了那中医的地址及联系方式,晨练也不做了,急匆匆地就坐公交车回家了。

他回家带上病例,也顾不上吃早饭就叫上老伴直接去了那家中医馆。到了中医馆,找到老太太说的那位医生,医生建议他先做一个疗程试试。一个月下来赵先生的肠胃明显好了,吃饭多了,失眠也有所缓解。因为效果不错,就接着做了第二个疗程、第三个疗程,3个疗程下来,赵先生像变了一个人一样,神清气爽的,走路也有劲了。他整天面带微笑,每天心情好极了,还时不时地哼上两句小曲儿,别提多美了。从这以后,他只要听说邻居、亲戚朋友有这方面的问题就及时提醒,"赶紧用敷贴疗法,见效快,不伤身!"

赵先生笑着说:"我快成做广告的了!"

用敷贴疗法确实是好处多。

(1)作用直接,适应范围广。穴位敷贴疗法通过药物直接刺激穴位,并通过皮肤吸收,使局部药物浓度明显高于其他部位,作用较为直接,其适应情况遍及临床各科。

(2)用药安全,不伤肠胃。敷贴疗法是将药物涂抹在穴位或患处表面,不经胃肠给药,没有损伤脾胃的弊端。即使在临床应用时出现皮肤过敏或水泡,也可以及时中止治疗,给予对症处理,症状很快就可消失,并可继续使用。

(3)简单易学,方便推广。敷贴疗法有许多较简单的药物配伍和制作方法,易学易用,不需特殊的医疗设备和仪器。无论是医生还是患者或家属,都可以随时学随时用。

(4)取材广泛,价格低廉。敷贴疗法用到的药物除极少数是名贵药材外,绝大多数为常见中草药,价格低廉,甚至有一部分来自于生活用品,如葱、姜、蒜、花椒等。而且此种疗法用药量很少,既能减轻患者的经济负担,又可节约大量药材。

(5)疗效确切,无创无痛。敷贴疗法集针灸和药物治疗之所长,所用药方配伍组成多来自于临床经验,经过了漫长岁月和历史的验证,疗效显著,且无创伤无痛苦,对于害怕打针的老人或小孩,或不愿意吃药的患者,更为适宜。

为此,中医为患者们提出了两个有效的敷贴疗法配方:黄连15克,加热水煎汤后,再加入阿胶9克,等稍凉的时候贴在胸部,可治疗阴虚火旺导致的失眠症;吴茱萸5克,肉桂5克,适量白酒或蜂蜜,将两味药研成细末,临睡前,取药末10克,用酒弄热,趁热敷于两侧涌泉穴,具有镇静安神的功效。

开车急躁易发怒,按按头顶百会穴

如今,交通拥堵已经成为困扰众多城市的问题之一,特别是在上下班的"早高峰"

与"晚高峰",交通拥堵的情况更是严重。这就让每天开车上下班的上班族们总是处于一种焦急又无奈的状态中。虽说大多数企业大致遵循着朝9晚5的作息时间,可是堵车的时间是不能预计的。于是,很多上班族便在上下班的交通拥堵中患上了"路怒症"。

"路怒症"也被称为"交通心理烦躁症",它最早源于国外心理学的概念,主要是指在交通拥堵的情况下,驾车人常会因为驾车压力及挫折带来的愤怒情绪所扰,容易被超车、拥堵等现象激怒,从而出现粗话、谩骂甚至大打出手的一种行为。患有"路怒症"的人常会出现随意对其他车辆或行人进行谩骂、嫌弃前面的车速度慢而狂按喇叭、向车外吐痰或是乱扔杂物等行为。

在我国,随着汽车的逐渐普及,"路怒症"出现的频率也大大增加了。据一项相关调查表明,有将近九成的人认为自己身边有"路怒者",有23.4%的人甚至直接承认自己就是"路怒者"。而在众多的路怒者中,职场人士又占据了很大的比重。

对于那些开车上班的职场人士来说,那些来自工作和生活中的压力本身就已经让自己有些喘不过气来,而拥堵的交通又可能会为自己带来诸如迟到、焦虑等意外的事情。所以,他们很容易就成为"路怒者"中的一员。然而,这些愤怒却不能带来任何积极的影响,反而会引发人们的负面情绪,甚至出现意外伤害事件。因此,越来越多开车上班的人士开始意识到平衡自我心绪、调整出行时间或是出行路线可能是比较恰当的做法。

一天下午,王鹏正开着车行驶在三环路上。当时正逢"晚高峰"时期,三环路上的几条车道全部被各种车辆占满,而且每条车道上的汽车都排起了长队。看到此情此景,王鹏不禁心中着急,自己要尽快开到火车站先接回前来探亲的父亲,接着又要赶8点钟的培训班,参加培训。现在已经是6点半了,父亲的火车已经到了20分钟,从来没来过京城的父亲一定还在眼巴巴地等着自己。就算现在父亲已经在车上,时间还是不容乐观,搞不好还会迟到。

就在王鹏正在胡思乱想之际,前面大概几十米处突然传出一阵巨响。原来前方不远处两辆汽车相撞,其中一辆汽车还爆了胎。顿时,刚才还在缓慢移动的车队出现了停滞。虽然有人马上打了110,警察也在10分钟之内及时赶到了现场,可是由于现场车辆过多,一时间车辆移动的速度非常慢。已经将近7点了,王鹏想起还在等自己的老父亲和晚上的培训班,真是又气又急,不禁狂按汽车的喇叭。

按了有5分钟之久,前面的车还是丝毫没有动静。其实,当时现场几乎所有车的移动都出现了困难。这时,王鹏开始抱怨起来:"还是京城呢?道路这么堵……"大约又过了半小时,在7点半的时候,拥堵终于结束了。王鹏顺利接到了父亲,可是直到父亲上车的时候他还是情绪难平。

为什么自己会感到这么生气呢?要是在平时,自己肯定不是这样。看来是堵车的事情让自己感到心烦意乱。回家之后,王鹏将自己的想法讲给了做医生的妻子听。妻子听了之后,告诉他:他当时的表现就是典型的"路怒症"的情形。"路怒症"是很多开车人都会遇到的一种情形。他们常常会由于交通拥堵等情况而出现易怒情绪或是过激行为。不过,有一个老偏方可以有效地缓解"路怒症"的症状。

听到妻子提到缓解"路怒症"的偏方,王鹏感到非常好奇,便请她进行一下讲解。妻子告诉王鹏这个偏方就是按摩头顶的百会穴。百会穴位于头部的正中央,在按摩百会穴的时候如能配合收缩小腹部肌肉进行深呼吸，心中的怒气就会被向下牵引，直到其被吸入小腹丹田处，化为无形。此外，妻子还专门告诉王鹏，按压头顶百会穴的动作反复做5次之后，就可以使自己焦躁愤怒的情绪逐渐放松。

王鹏想到这下自己可有一个大法宝了，如果下次再遭遇"路怒症"的时候，自己就不会被愤怒的情绪所困扰，也不会做出什么过激的行为了。

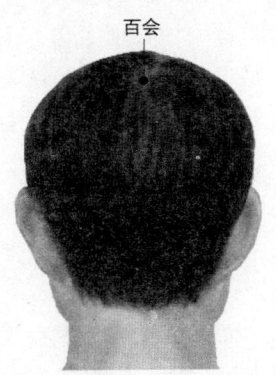

百会穴

神经衰弱难抑制，龙眼百合配莲子

神经衰弱是困扰成年人的一种常见病。如今，工作和生活上的压力不断加大，受到神经衰弱侵扰的人也出现了大幅上升的趋势，其中不乏上班族的身影。为了在发生巨变的时代更好地生活，他们时常加班加点，长此以往，就容易出现体力不支、易于疲劳、工作效率下降、头痛、睡眠障碍等症状。而上述症状皆是神经衰弱来袭的重要特征。于是，如何才能有效地防治神经衰弱便成为众多职场人士关心的问题。

王雪是一家公司的财务人员。她的工作就是每天都要与账目打交道。计算成本、接收来自客户方的汇款等都是家常便饭。虽然工作内容如此繁杂，但由于王雪一贯秉承着小心谨慎的职业信条，所以她所负责的公司财务从来没有出现任何问题。为此，王雪感到非常欣慰。

可是，她却有点笑不出来。

原来，公司最近业务上有了很大的发展，不仅一连接到了好几个大型项目，还得到了一家国内大型企业的注资。为此，财务部门的工作就变得更加忙碌起来。即便是业务水平较高的王雪也感到了巨大的压力。然而，偏偏此时部门的另一位同事由于劳累过度住进了医院，主管让王雪接手这位同事负责的工作。结果，王雪的工作量突然剧增。于是，她不得不将更多的时间投入到工作中，以保证任务的顺利完成。尤其是近一周以来，她基本上每天都要晚上12点钟左右才能到家，至于入睡时间就更晚了。

不仅如此，王雪慢慢地发生自己的睡眠出现了障碍。明明每晚到家之后都觉得身体就要散架了，可是就是不能很快进入梦乡。而到了第二天，又由于前一天晚上的睡眠不足而变得没精打采，有时还会头疼，工作效率明显下降。到底该怎么办才好呢？糟糕的身体状况和低迷的工作状态让年轻的王雪非常着急，不住地唉声叹气。

这天，就在王雪又习惯性叹气的时候，恰好被一位来财务部门报销费用的同事王大姐听见了。王大姐非常热心，在知道了王雪遇到的困难之后，就为她留下了自己一位当医生的朋友的电话，希望她可以在周末休息时去朋友开的诊所检查一下。

周末很快就到了。按照事先的约定，王雪在9点钟准时来到了诊所。医生热情地接待了她。很快双方就进入了正题。医生在综合了朋友介绍的情况与王雪自述的情况后，得出了结论：让王雪困扰不已的是神经衰弱。神经衰弱？王雪一向认为神经衰弱是中老年人的"专利"，根本不可能出现在自己身上。

看着王雪满脸狐疑的神情，医生笑着解释了原因："从现代医学角度上来讲，神经衰弱是一种心理疾病,主要是由于心理紧张而引起的。你所从事的是财务工作,这项工作要求从业人员必须认真细致。又加上最近工作量较大,所以你的神经一直处在紧绷的状态。而紧张的心理还会对大脑中枢神经形成持续的刺激,使之处于兴奋的状态。这就是睡眠障碍出现的原因。睡眠时间不足会使没有得到充分休息的大脑中枢神经向人体传达出疲劳的信号,所以神经衰弱就会出现。"

至于治疗的方法,医生推荐了龙眼莲子百合汤。据《神农本草经》等古代医学典籍记载,龙眼具有补气血、安心神、益心脾的功效,是治疗神经衰弱、贫血等症状的良药。而莲子具有补中益气、安心养神的功效,可以有效地起到清心除烦的作用。百合则对虚烦惊悸、失眠多梦患者大有益处,在临床上经常被用于治疗轻度失眠。

听到医生如此详细的介绍之后,王雪觉得眼前一亮。她马上追问医生龙眼莲子百合汤的做法。医生告诉她其实这道汤做起来并不难,只需要将20克龙眼肉,3克莲子和10克百合放入锅中,加入500毫升清水,炖熟就可以了。此外,医生还叮嘱她一定要在每天晚上睡觉前服用。

从诊所回来之后,王雪就迅速备齐了原料,当晚就开始服用龙眼莲子百合汤。一周之后,医生收到了王雪的电话。原来,连续服用一周之后,她的精神状态就大有好转,睡眠也安稳了。

鸡蛋黄烤油,心慌胸闷不再愁

心悸是日常生活中困扰人们的一种常见的心血管方面的不适症状。它主要是指患者可以感觉到自我心脏的跳动,甚至不能自主的一种情形。通常情况下,被心悸侵袭的人都可以自我感知到平时察觉不到的心跳与心慌,有时会伴有胸闷不适的感觉。

导致心悸出现的原因很多,而患者自身的精神状态是其中非常重要的一个诱因。当代社会工作和生活节奏都在不断加快,很多人面对快节奏带来的压力整天都紧紧地绷着一根弦。而紧张的精神状态是心悸爆发的重要原因之一。

本来,身体健康的人即便是在安静状态下也是感觉不到心脏跳动的声音的,只有在情绪比较激动时才会出现短暂的心悸现象。而众多上班族时刻紧绷的神经会让他们在睡前或是处于紧急的环境中时出现心悸。不仅如此,还有不少上班族在适应了这种时常会造访的心悸之后会逐渐忽视其可能带来的身体危机。因此,广大上班族出现心悸时需要引起足够的重视,不宜以习惯了作为借口而将其忽视。

浩南是一个性格活泼开朗的女孩。上学的时候,同学们都亲昵地称她为"开心果"。上班之后,同事们都称她为"快乐的天使"。可是,最近,被大家称为"开心果"和"快乐天使"的浩南却有了心事。

原来最近她总能听到自己的心跳声,晚上一直要到凌晨两三点钟才能入睡,不过第二天起床之后又一切恢复正常。难道是自己得了什么心脏方面的疾病?浩南暗自猜测着,但又找不出明确的答案。渐渐地,大家发现"快乐的天使"好像最近都不爱笑了。还有同事发现她近来总喜欢皱着眉头,有几次还悄悄地哭了。

面对浩南前后如此大的变化,办公室的几位同事决定好好地问一下她到底出了什么事,是不是有什么心理问题了。谁知大家刚把问题问出口,"快乐的天使"就哭了起来。她抽抽噎噎地将自己这些天以来的情形跟几位大姐详细地说了一遍。听完浩南的哭诉,一位姓唐的大姐建议她休息的时候由自己陪同浩南去朋友开的诊所检查一下。浩南同意了。

很快就到了周末,唐大姐带着满脸紧张的浩南来到了朋友的诊所。朋友在听过浩南的介绍之后肯定地对她说:她并没有患上心脏方面的疾病,只是得了心悸。心悸?浩南和唐大姐都是一愣。唐大姐认为,浩南参加工作只有不足一年,而且性格活泼开朗,应该很少会有郁结于心的事情。当唐大姐将自己的想法告诉朋友,朋友轻轻地笑了起来。

原来,唐大姐误会了,以为心悸与心思郁结是一回事。朋友告诉这两位无比紧张的同事,中医学认为,平时体质虚弱、劳倦、汗出受邪都会导致气血虚弱、痰饮内停、气滞血瘀。由于她们从事的是需要耗费很多心力和脑力的动画设计工作,又加之小南还像上学时一样在饮食上比较随意,所以她的心脏和肾脏没有得到精心的保养,容易被外界的一些因素影响,从而导致心悸的出现。而且如果心悸的症状不能及时地加以缓解,而不断被拖延的话,就一定会引起心脏方面的疾病。

听了医生的介绍,小南和唐大姐都吓了一大跳。"那么要缓解心悸的症状到底该怎么做呢?医生。"小南小心翼翼地问道。"很简单,一个偏方,鸡蛋黄烤油。"医生答道。鸡蛋黄烤油?两位女性听了之后都感到非常疑惑。看着两人满脸狐疑的神情,医生为她们详细解释了其中的缘由。鸡蛋本来是民间常用的养心安神的食物,其营养价值十分丰富,尤其以蛋黄营养价值最高。据《本草便读》等医学典籍记载,蛋黄性甘平,具有滋阴养血、润燥熄风的功效,能够"入心肺,凝神定魂",补益养心。而蛋黄油集中了蛋黄中所含的大部分营养物质,所以将煮好的蛋黄放于勺内置于火上烤出蛋黄油,并加少许水服用,可以缓解心悸症状。

原来如此。小南终于舒了一口气。从诊所中出来,她就开始按照医生推荐的偏方服用蛋黄油。半个月之后,医生接到了小南的电话,兴高采烈的小南告诉医生自己心悸的症状已经完全消失了。

精神紧张犯头痛,大蒜捣汁滴鼻中

紧张性头痛是困扰当代社会成年人的常见病之一。它在临床上又被称为肌收缩性头痛,是一种慢性头痛病。随着社会生活的不断发展,人们的物质和精神生活都得到了极大的丰富。不过,与此同时,心理压力也在不断增大,人们非常容易出现焦虑、抑郁等情绪。而持续增加的心理压力与不断堆积的消极情绪正是诱发头痛出现的重要因素。

此外,在工作中与客户不良的沟通方式及生活中人际关系的紧张也会在一定程度上导致紧张性头痛的出现。因此,要避免紧张性头痛的出现,广大职场人士应该注意调节自身工作和生活的节奏,学会缓解各方面压力及消极情绪,不宜将其简单地归结为工作太累,服用一些止痛片就好了,更不宜将其忽视。

石先生是一家外企的总经理,平时工作很忙,总是被各种事务缠身。不过,他认为"身体是革命的本钱",所以尽管工作很忙,但仍保持着规律的生活及每周准时锻炼3

次的习惯。最近，公司准备要上市了，石先生的工作变得更加忙碌了。为了保证公司顺利上市，他不仅要准备各种申报材料，还要在各个上级主管部门之间奔忙，更要命的是公司的常务副总经理在此时突发心脏病住进了医院。就这样，石先生除了要负责公司上市的工作，还必须要兼顾公司的日常业务。两个月下来，他感觉自己的身体真的是有些吃不消了。

最要命的是，他觉得自己的脾气变大了。以前，无论多累，回家之后他都要与妻儿待上一会儿，共享家庭的温暖。结果，现在每天回家总是想在第一时间回到卧室休息。小儿子有时想跟爸爸玩，都被他阴沉的脸色吓跑了。不仅如此，近几天，自己竟然还多了头疼的毛病。原本以为这只是小事一段，休息一下，吃些止痛药就好了。谁知一连几天过去了，情况并没有出现丝毫好转。这真是一件令人苦恼的事。

看到丈夫每天难受的样子，石先生的妻子非常心疼。于是，她便打电话向自己的好友王医生咨询到底应该怎样做。听了朋友详细的叙述之后，王医生肯定地告诉她，石先生得了紧张性头痛。紧张性头痛？面对这个略显生疏的医学名词，石先生的妻子感到有些无所适从。看到好友手足无措的样子，王医生为她详细地介绍了紧张性头痛产生的原因及治疗的相关原理。

原来，石先生患上紧张性头痛同他最近紧张的工作状态有着直接的联系。由于他平时比较注意规律的日常作息，即便是工作忙碌日常的作息也没有被打破，所以可以排除不良生活方式对其身体健康的影响。而他最近总是闷闷不乐，不愿意和家人交流都是由于工作任务繁重，心理压力过大。正是因为心理压力过大，石先生经常会处于焦虑、抑郁的精神状态中，从而导致了头痛的出现。

至于治疗紧张性头痛的方法，王医生认为不宜采用吞食止痛片这种治标不治本的方法。她指出若要从根本上清除紧张性头痛对患者的影响，最好能够采用中医治疗的方法。中医认为，头痛是由于外感与内伤致使脉络细急或失养导致的。而大蒜可以"除风邪，杀毒气"，疏通瘀滞的气血，所以对于紧张性头痛患者来说，将大蒜捣汁滴入鼻中的做法是一个不错的治疗选择。

最后，王医生还专门嘱咐好友在使用这一偏方时的一些注意事项。第一，滴入鼻中的大蒜汁不宜过多，以免产生过敏现象。第二，当患者眼中流出泪来时，疼痛即可止住。第三，使用此方法时，患者最好还要注意放松心情舒缓情绪。

好友的一番介绍令石先生的妻子如获至宝。就在当晚，她就按照好友王医生的建议为丈夫准备了大蒜汁。结果，第二天，石先生就告诉妻子自己的头痛好多了。石先生的妻子十分高兴，她连忙打电话向好友道谢。

心律失常要警惕，猪心大枣是补剂

心律失常是一种常见的心血管病症，是由于心脏激动的起源或传导异常所致的心率或心律改变。心律失常患者的临床症状轻重不一，症状较轻者可能毫无不适之感，较为严重者则可能会出现胸闷头晕、面色苍白、心脏急剧跳动、忐忑不安等情状，甚至可能会有生命危险。

第十一章 解压老偏方，身心健康才能赢得漂亮

导致心律失常出现的原因众多，长期承担较大的精神压力是其中非常重要的一个。不断发展的科技与金融行业不仅为人们带来了极为丰富的物质生活与精神生活，同时也带来了比以往更多的压力。这些无形而巨大的精神压力常会给兢兢业业的上班族们带来身心两方面的伤害。

据医学研究发现，强烈而持久的精神压力会产生焦虑、抑郁等负面情绪。负面情绪会激活下丘脑—垂体—肾上腺系统，促使交感神经功能亢进，导致心肌细胞自律性异常增加，从而可能诱发各种心律失常。所以，职场人士一定要善于缓解自身所承受的压力，减少心律失常尤其是急性心律失常的发生。

张晶是一位大学毕业不足3年的年轻人。刚毕业时，她在家乡的医院中找到了一份护士的工作。虽然以前在电视剧中看到过很多救死扶伤的镜头才决定学医，但真正从校门进入医院之后，张晶才发现一切并没有她想象得那样简单。做好一名护士不仅需要纯熟的专业护理技术，还要十分的细心和耐心。光是这两点对于刚从学校毕业不久的她来说就是一个不小的挑战。

前一段时间，为了提升新护士的业务水平，医院特意组成了一帮一的对子，就是由一名经验丰富的老护士带一名新护士。张晶的老师恰好是她们科室的护士长。护士长已经有50岁了，业务水平很出色，对张晶要求很严格。哪怕是犯一点小错误，护士长都会批评她，帮助她及时改正。虽然知道护士长是好心，但张晶心里总是惴惴的，生怕犯错。

最近几天正好是暑期刚刚开始的几天。医院里的患者一下子比平时增加了一倍。于是，护士们的工作就变得很紧张。张晶已经连续值了3个夜班，今天是第四个夜班。前两天，她负责的病房中来了一个急诊科转来的患者，这个患者的病情比较严重，需要重点观察。面对医生和护士长的双重嘱托，张晶更是不敢怠慢，生怕患者出现了什么意外情况。今天凌晨时分，重症患者翻了一个身，她吓了一大跳，突然间就出现了胸闷头晕、面色苍白、四肢冰冷的症状。

幸好，没有多久，一位护士正好来请张晶帮忙找一些器械，及时发现了不适的张晶，并连忙找来了值班医生。经值班医生诊断，张晶刚才是快速心律失常发作。身为医学院的毕业生，张晶对于这个医学名词并不陌生，只是她非常奇怪自己为什么会出现这种情形。值班医生告诉她，可能是最近工作比较辛苦，精神上紧张造成的。想想医生的话，张晶便释然了。自从医院开始实施一帮一的制度以来，自己每天都是小心翼翼生怕做错事情呢。

随后，好心的值班医生还为自己的小同事推荐了一个战胜快速心律失常的老偏方——猪心大枣汤。我国自古以来就有"以脏补脏、以心养心"的传统，而且据现代药理学分析，猪心是一种营养十分丰富的食品，其中富含蛋白质、脂肪、钙及多种维生素等。食用猪心可以使心肌获得足够的营养，并增强其收缩力。而大枣则是补气血的常用食材。它不仅是中医中能够"补中益气，疗心下悬"的佳品，也是现代医学中保护心血管、增强人体免疫力的重要食物。因此猪心大枣汤有着极佳的治疗快速心律失常的方法。

听着医生详细的解说，张晶心中充满了感激。最后，医生担心她不会做猪心大枣汤，还将简单的制作方法告诉了她。其实，猪心大枣汤的制作方法并不难，只需要将15

克洗净的大枣放入猪心中上锅隔水蒸熟即可。另外，还需要注意的一点是根据中医的阴阳寒热理论，中午时阳气最旺，因而是最佳服用时间。

结束了一周的夜班之后，张晶就按照医生推荐的方子做起猪心大枣汤来，并坚持每天中午服用。结果，不久之后，以前总是小心翼翼、心情忧郁的张晶就变得脸色红润、爱说爱笑了。

葡萄，破解神经衰弱的密码

职场人士整日面对生活、工作的压力，常常缺乏足够的休息，精神时刻处于紧张状态得不到缓解与恢复，往往会导致易兴奋、易衰竭、易激怒等现象发生。同时，他们有些还会患有头痛、失眠和情感脆弱等问题，这种现象多是神经衰弱所致。

"神经衰弱"一词最早由美国精神科医生所创。他将两个希腊字根"neuro"（神经）和"asthenia"（衰弱）结合，由此组成了一个新词"neurasthenia"，即神经衰弱。他认为，这是一种神经系统功能性障碍，没有可证实的病变存在，并将它看作美国社会迅速工业化造成的文明病，多发于脑力劳动者之中。

有调查表明，神经衰弱在各种神经症中发病率最高，接近14%。它是一种病因复杂的整体性疾病，诱发其产生的原因有许多。西医认为，神经衰弱产生于超负荷的体力或脑力劳动，这些会引起大脑皮层兴奋和抑制功能紊乱。中医则认为神经衰弱是由于人的喜、怒、忧、思等情绪诱发。经过各国精神科医生与心理学家分析得出，神经衰弱主要由素质、躯体、心理和环境等方面诱发。

林美美是一家广告公司的新人，她初入职场时精力旺盛、活力充沛，常常夜以继日地工作，经常加班到晚上八九点钟，几乎很少准时下班。大家都称她为"林超人"，她自己也对这个绰号非常自豪，工作热情更加旺盛了。

可是工作久了，压力在林美美身上产生的影响就逐渐显现出来了。她每天不仅要面对大量的工作，还要周旋于上司、同事之间；既要给上司留下上进员工的印象，同时也要避免锋芒太露，引起同事的误解。然而，这还不是她所要面对的全部。除了职场上的激烈竞争，生活、家庭、情感的问题也接踵而至，让她一时间更是焦头烂额。

为此，她常常整夜失眠，即便身心疲惫也很难合眼，而且情绪变得很不稳定，性格也随之沉闷了许多，再没有初入职场时的那股活力。更要命的是由于上述变化，她和同事之间的关系也变得越来越差，林美美总是疑心同事们在背后议论自己。直到有一天，领导让她与一个客户谈生意，她自然而然地将这种态度表露了出来，只因为一个小小的问题就与客户发生了争执。公司希望她能主动与客户道歉，并把剩余工作转交给其他同事。林美美越想越生气，不仅没有去给客户道歉，反而直接向公司辞职了。

辞职之后的林美美变得非常消沉。恰好此时，从美国回来的表姐来看望她。在听完表妹一番倾诉之后，表姐略微思考了一下，便告诉她："你也许患了神经衰弱。"林美美听了之后，简直不敢相信自己的耳朵，神经衰弱？自己怎么会患这种病呢？

表姐告诉她，受过高等教育、内心细腻的脑力劳动者是神经衰弱的高发人群。这些职场精英们大脑皮层经常处于兴奋状态，既得不到很好的休息，又整日忧心忡忡，所以才会患上神经衰弱这种病症。患者常会有力不从心、精神委靡、思维迟钝、丢三落四等症状,即使充分休息之后也没办法消除这种疲劳感。如果处理不当或是任由其继续发展,那么很可能会导致更严重的疾病。

林美美一听这症状与自己很相似,顿时信了几分,也感觉到有些害怕,急切地询问如何医治。表姐告诉她,目前她的情况还算轻微,只需要调节好心态。除此之外,她还告诉林美美一个有效的偏方,就是多吃葡萄。

被视为"果中之珍"的葡萄,不仅色美味鲜,其营养价值也在众水果中属于上乘。葡萄中含有丰富的葡萄糖、果糖、果酸以及蔗糖,它们都能被人体直接吸收,可以及时补充人体所需要的营养物质。同时,葡萄中还含有蛋白质、维生素以及矿物质。经常食用葡萄,它们就会在人体内发生作用,从而可以有效地缓解身心疲劳。另外,传统中医还认为,葡萄具有味甘酸、性平等特点,可以起到舒筋活血、暖胃健脾、补气血、利小便等作用,可用于缓解气血不足、头晕乏力等现象。

最后,表姐还叮嘱她,除了生食葡萄,还可以多服用葡萄酒、葡萄汁、葡萄干以及葡萄罐头等。这些食品里面糖、维生素以及氨基酸的含量都较高,是职场人士不可多得的滋补营养品。

表姐走后,林美美心情顿时好了许多,她第一件事就是去超市买了许多葡萄。经过一个多月的心态调整以及"葡萄疗法",林美美又恢复了往日的活力,她重新找了一家公司上班,又投入到忙碌的工作之中。不过这次她可是吸取了前次的教训,不仅心态放平了,办公桌上还整日放着一串葡萄。她还把这种"葡萄疗法"推荐给周围的同事,整个公司都因为她的开朗笑容变得其乐融融。

摆脱神经衰弱,试一试拉耳垂法

何文文原来在某县城读书,是学校有名的好学生,中学3年,高中3年,一直都是班里的第一名,在全年级也都是前三,成绩优异,一直是老师重点培养的对象。后来,她凭借自己的优异成绩,顺利考上了北京的一所重点大学。

在大学的第一年,她各方面表现都很不错,还拿了学校的一等奖学金;大四那年是她最难熬的一年。父亲身患重病,卧床不起,母亲在家照顾父亲,家里还有一个弟弟要参加高考,对于本来就不富裕的家庭来说,父亲的生病简直就是雪上加霜。于是,何文文开始周末做兼职打工赚钱,养活整个家,可是靠她每月赚的几百块钱根本不够。她母亲就开始到处借钱,能借的亲戚全借了,父亲的身体却没有任何好转,反而每况愈下。

何文文一直是一个非常要强的人,宿舍里有位同学跟她关系很不好,她们见面就会吵架。她本来心情就不好,再加上经常吵架就更郁闷了。于是她决定搬出去,在学校附近租个小房子住下,但自己又害怕孤单,一直纠结着。

弟弟成绩还不错,顺利考上了大学,但上大学还需要一大笔学费。这时医院又给他的父亲下了病危通知,没几天就去世了。何文文刚刚找到工作,工资也不高,这下她彻底崩溃了,开始失眠、抑郁,由于自己没有在意,导致后来越发的严重。家里还有弟弟的大笔学费没有着落,哪有给她治病的钱?她根本没法集中精力上班,于是向同事打听有没有认识的医生，或是不用花钱就能治好病的方法。

过了不久，何文文领导的一个朋友帮助了她，那个人是位心理医生，领导告诉她让她与医生聊聊。医生说她患了轻微的神经衰弱，并告诉她一个很简单的方法，即坚持每天拉耳垂，这方法既省力又不需要钱，她每天都坚持这么做。

后来，弟弟在学校因为成绩比较好，校领导了解到他家里的情况，全免了弟弟的学费，这对何文文来说简直是一年中最好的事了。虽然烦心事少了一件，她还是坚持拉耳垂，没过多久，她的神经衰弱症缓解了许多，也不再整日失眠了。

她把这种方法介绍给身边的同事，有谁状态不好、郁闷了，她就告诉他们尝试使用拉耳垂法。具体方法为：双手食指放耳屏内侧后，用食指、拇指提拉耳屏、耳垂，自内向外提拉，手法由轻到重，牵拉的力量以不感疼痛为限，每次3~5分钟。

何文文采用的只是拉耳垂健身法其中的一种，除此之外还有以下几种常见的方法。

（1）手摩耳轮法。将双手握空拳，用拇、食二指沿耳轮上下来回推摩，直到耳轮充血发热为止。这种方法可以治疗心慌、胸闷、头痛、头昏等病症。

（2）提拉耳尖法。用双手拇、食指夹捏耳郭尖端，向上提揪、揉、捏、摩擦15~20次，令局部发热发红。这种方法可以起到镇静、清脑明目等作用，对失眠、神经衰弱的患者也有一定的疗效。

（3）搓弹双耳法。用两手分别轻捏双耳耳垂，再搓摩至发红发热，接着揪住耳垂往下拉，再放手让耳垂弹回。每天进行2~3次，每次20下左右。我们可以通过这种方法促进耳朵的血液循环。

（4）双手拉耳法。左手过头顶向上拉右侧的耳朵数10次，然后再换右手牵拉左侧耳朵数10次。

（5）双手掩耳法。用两手的手掌掩住两面耳郭，手指托住后脑，用食指压中指弹击24下。

（6）全耳按摩法。将双手掌心摩擦发热之后，向后按摩腹面，再向前反折按摩背面，如此反复按摩5~6次。用这种方法按摩可以达到疏通经络的保健作用。

（7）双手扫耳法。用双手把耳朵由后面向前扫，每次20下左右，每日数次。

用拉耳垂法缓解神经衰弱病症方法操作简单，不需要任何费用，对工作繁忙的人比较适用。同时也需要注意：耳郭是全身穴位的缩影地图，它与人体各组织器官相联系，因此我们用力要适当，避免损伤内脏器官；拉耳垂法有减慢心率的作用，所以那些心率低的人不适合这么做；如果人们患有耳病，需要暂停锻炼或慎重锻炼，以免发生感染或加重病情。

薰衣草茶，缓和焦虑精神好

提起薰衣草，人们的脑海中立刻会浮现出各种美丽的景象。无论是法国的普罗旺斯还是日本的北海道，都是薰衣草的天堂。一大片一大片的紫色，仿佛天空都被染成了紫色，让人联想到浪漫和永恒。薰衣草太美，美得不像是人间应该拥有的。每一个跟薰衣草有关的故事都涉及爱情，它的花语也是等待爱情。薰衣草香气浓郁，远远就可闻到，

第十一章 解压老偏方，身心健康才能赢得漂亮

然而走进花海之中，香气依旧是温和深远，仿佛是来自天地最深处的味道，沾衣留香，所以名为薰衣草。

其实，薰衣草不仅是爱与美的象征，其营养价值与应用价值非常高，对职场人士也有着更为独特的作用。

职场离不开竞争，竞争又使人疲惫，无论哪一行都存在着残酷的竞争。人们在这种竞争压力下工作、生活，自然不会始终保持着高昂的斗志与活力。许多职场人士都会为此而感到头疼、焦虑、神情倦怠，进而导致工作效率低下，影响人们正常的工作与生活。

这种职场焦虑的危害很大，首先它可能诱发神经症，包括疑病症、恐惧症、强迫症甚至癔症等，使深陷其中的人们注意力无法集中、思维混乱、精力减退，严重者还会引起胸闷、心慌等疾病。职场焦虑对于初入职场的年轻人危害更大，因为这阶段的人们很不稳定，在遭受巨大压力、竞争、挫折与过度疲劳之后，很可能会导致人格扭曲，一旦人格发生改变，要想调整治疗会相当困难。

缓解职场焦虑的方法有很多，除了个人的心态调节之外，职场人士完全可以采用一种芳香疗法，即薰衣草茶。对此，方巧巧有着独到的见解。

方巧巧是一位空姐，她长相甜美，笑容灿烂，简直像空中的精灵一般讨人喜爱。她热情开朗的性格以及得体到位的举止总是给乘客们带来美的享受，并受到许多乘客的赞扬。同事总是能见到她活力充沛的样子，对此十分不解，因为她们这种职业并没有想象中那么轻松，上班一站就是几个小时，各种姿势都有着严格的标准，有时候还会遇到棘手的问题。

于是，她的一个同事趁着休息的时候悄悄询问了她的精神法宝，谁知方巧巧神秘地一笑，只对她说了三个字：薰衣草。

同事感到疑惑，薰衣草？不就是一种花嘛。那有什么稀奇的？

方巧巧笑嘻嘻地摇了摇手指，为她讲述了这种神秘植物的神奇作用。她说薰衣草茎和叶都可入药，有健胃、发汗、止痛的功效，可以治疗伤风感冒、腹痛、湿疹、脓肿，在过去医疗条件极其匮乏的情况下，薰衣草就是穷人的草药。而且这种草药气味芳香，令人感觉舒适，使人的神经放松，缓解焦虑情绪，所以人们也常常将薰衣草放入枕头中安神助眠，松弛神经。另外在泡澡和保养皮肤的时候都可以使用。

"你整天精神这么好就是因为经常用薰衣草泡澡？"同事似乎听出了秘诀，兴奋地问道。

方巧巧却说，薰衣草并不仅限于用来泡澡，它的食用价值也很高。一般来说，薰衣草可冲泡成茶饮，当然也会制作成调味品。冲泡薰衣草茶的时候不能一次冲泡过多，因为薰衣草花气味非常浓，因此饮用过多反而不助于身体健康。所以在冲泡薰衣草时需要注意分量，贪多会起反作用。冲泡薰衣草茶最好的办法是与其他类花草茶一起冲泡，当各种花茶结合起来时，则有事半功倍的功效。比如可以将薰衣草与薄荷一起冲泡，味道更加清凉，适合夏天饮用；如果用柠檬来调味，茶中就会带一点酸酸甜甜的味道；倘若加入一些茉莉花茶，不但颜色美丽，而且更能起到安神助眠、和胃养气的作用。

根据同事的生活习惯，方巧巧为她提供了一种最简单的薰衣草茶制法。首先准备干

燥薰衣草2~4克,将薰衣草茶装入温热过的壶中,缓缓注入约500毫升沸水。这时的薰衣草茶香就会飘散开来,放置3分钟后就可以饮用了。回冲第二次大约需要7分钟,第三次大约要静置10分钟。

同事将这些一一记下,回家之后也整日与薰衣草为伴,不仅将干燥的薰衣草放在枕头下,还经常冲泡一杯花香四溢的薰衣草茶。时间久了,她原本因为工作产生的焦虑、烦躁心情变好了许多,精神也更加饱满,对工作也更有热情了。

常喝柠檬草茶,神清气爽身体棒

李强在一家网站工作3年了,业务能力虽然越来越强,可身体却越来越疲惫,常常感觉身体酸痛,精神委靡。因为在这里工作需要常常加班,他经常熬到后半夜才会拖着疲倦的身体回家,久而久之,身体自然吃不消了,工作也提不起精神。

一天,李强接待了一个客户,对方是一位企业高层管理者,大概40多岁。他见李强神色疲惫,却强撑着与自己谈笑风生,就将洽谈的材料放到桌上,与他闲聊起来。客户得知了他一直疲劳工作,所以才总这么无精打采,便笑着对他说:"我以前和你一样啊!那时我刚刚到了这家公司,觉得应该处处比别人努力才行,所以没日没夜地加班工作,就这样连着升了一官半职,可身体却累垮了。"

李强不太相信地看着客户,见他神清气爽,并没有半点疲累的样子,就将心里的疑惑问了出来,"我看您身体好着呢,简直比我们这些小伙子还好呢!"

客户听完哈哈大笑,拍着李强的肩膀说道:"现在身体是不错,不过也是当年调整过来的!要不现在的身体早就垮了,哪还能坐上这个位置?"

李强一听,觉得对方肯定有什么秘诀,眼睛顿时亮了起来,连忙询问他身体变好的原因。

客户接着将自己几年前的经历给他讲了一遍:"我那时请了一段长假,想在家好好休整一段时间,于是去各地旅游放松心情。有一次到达了一个小城市,见他们那里的人都喜欢喝柠檬草茶,问了问当地人才知道,原来这小小的一杯茶中有着很大的讲究!"

李强仔细听着这种神奇草茶的故事,边听边连连点头,似乎看到了希望一般。他从客户这里得知,柠檬草是一种芳香植物,有着沁人心脾的清香。印度的传统医术中视柠檬草为治疗百病的药用植物,从古至今受到各国医家的推崇。在许多花草茶饮中都可以看到它的身影,可以说是深受人们的青睐。柠檬草茶与不同的花草材料搭配在一起,有着不同的口感与功效。

柠檬草茶有健胃、利尿,以及祛除胃肠胀气和疼痛等作用,可用于减轻感冒症状、缓解发热头痛等病症。同时,茶中含有大量的维生素C,也是美容美发的佳品。经常服用柠檬草茶,对改善面色苍白、萎黄,治疗贫血、眩晕也有着一定的作用。

"那里的人工作也很繁忙,但他们常常喝柠檬草茶,不仅增强了免疫力,还能有效预防疾病,达到有病治病、无病强身的效果,所以他们的身体与精神疲惫自然会减少。我就是看着他们活力充沛的样子才想着试一试的,还别说,喝过一阵子之后真觉得神清气爽了,疲惫感也减少了许多!"客户越说越起劲,他想把自己这些年的保养秘方都告诉这个年轻人，可不能让他因为工作伤了身体。

"这柠檬草茶真是个好东西！喝剩下的茶汤还可以泡脚。咱们工作一天，脚上会出不少汗，用它泡泡脚不仅能舒缓精神，还能防治脚气！"

李强被他逗得笑了起来，连忙询问这柠檬草茶该如何制作。客户为他推荐了一种简单制法：首先，取3~5克柠檬草，装入温过的壶中，缓缓注入500毫升的滚水，放置3分钟后饮用。回冲第二次大约需要7分钟，第三次大约要静置10分钟。时间到了后，将柠檬草取出，以免浸泡时间久了，茶汤会变涩。

除了这种最简单的泡法，客户还推荐了一款柠檬草蜜茶，这也是他本人喜爱的口味。这种茶就是将柠檬草与蜂蜜结合泡饮，冲泡之后的茶汤有着清新宜人的味道和清淡爽口的口感，喝完之后让人精神焕发，浑身上下都充满年轻的活力。

"太好了！今天回家我就试试去。"李强心中雀跃，没想到谈工作时竟得到了一个这么好的偏方，看来今后一定要多喝些这种柠檬草茶。

"哦，对了！"客户又想到了什么似的，连忙提醒道，"孕妇可要避免服用的，这个要切记！"

李强连连点头，谈完了私事之后又将剩余的工作处理好，随后感激地送走了客户。从那天开始，他就按客户说的方法与柠檬草茶为伴。饮用一段时间之后，他果然觉得整个人都神清气爽了，连原本疲倦的身体都充满了活力，还真得感谢这小小的柠檬草！

康乃馨茶，安神止烦效果佳

"烦死了，烦死了，您快出去吧！"女儿将被子一蒙，在被窝里连喊了几声。

母亲摇头叹息着退了出去，轻轻合上了卧室门，闷闷地走回客厅。

"她又不吃早饭？"父亲正看着报纸，隐约地听到了女儿的喊叫，透过老花镜向老伴看去。

"哎，也难怪她烦啊……工作压力那么大，她整日整夜地加班熬夜，身体一日不如一日。好不容易到了竞选主管的时候，竟然被同事挤掉了，能不烦嘛！今天凌晨2点的时候，我看着她屋子里的灯还亮着，也不知道什么时候睡的。"

父亲摇了摇头，又重新看着报纸，可心里却乱作一团。最终将报纸扔在了桌上，又问，"让她去看看心理医生吧？总这么下去也不行啊！"

母亲一听心理医生，连忙摆手又摇头，

"哪有那么严重？"

"等严重了就晚了！"父亲一想起女儿连请了几天假，却一直窝在屋子里不出来，整日心烦意乱不说，也休息不好，就为此叹息不止。

母亲想了许久，只能听了老伴的吩咐找了一家心理咨询室，想着先咨询一下情况。到了那里之后，她在排队的时候与人闲聊，对方也是一位孩子的母亲，听她说完孩子的毛病，便告诉她："这虽然不是什么严重的心理病，可时间久了不治疗，也确实会把人憋坏。现在的人们工作压力这么大，烦心事又那么多，总闷在心里不愿意告诉咱们当父母的，时间久了会生病的。"

母亲点头叹息，对方又安慰她："不过这只是一时想不通罢了，倒是没到生病的程度。你可以先试着与她沟通沟通，让她把烦心事说出来，平日里多注意调理，相信过不了多久就会好的。对了，我有个亲戚，她家的孩子就因为工作压力太大，累了也睡不好，整日心烦意乱的，后来她不知从哪儿听说了个方法，说什么喝康乃馨茶可以安神止烦，试过之后还真有一定的效果。"

"康乃馨茶？我只听说过康乃馨花，每年母亲节孩子都会送我，怎么那种花还能泡茶吗？"母亲有些诧异，反正现在也是在外面等着，就打算仔细问一问，多个方法总会多些好处。

"我原来也没听说过，还是听那个亲戚说的才知道。"对方将亲戚原来对她说过的话完全告诉了这位母亲。

母亲听完她的讲述才知道，康乃馨花不仅看起来高贵富丽，还有着广泛的药用价值和保健功效。在我国古代医学名著《本草纲目》中就有相关记载：康乃馨花茶性微凉、味甘、入肺、肾经，有平肝、润肺养颜之功效，具有清心除燥、安神止渴、生津润喉等作用。而且经近代医学证明，长期饮用康乃馨花茶有祛斑、润燥、明目、排毒、养颜等功效，对调节女性内分泌系统也有着很大的作用。

"我那个亲戚说，她女儿后来常常喝这种茶，晚上睡觉也踏实多了，心烦意乱的情况也减少了许多，现在在工作中又变得像以前一样劲头十足了。都说身体是工作的本钱，这身体要是垮了，多轻松的工作也胜任不了！"

母亲点头称是，对她这番话很是赞同，想着回家之后也让女儿喝一些这种茶。正在这时，心理医生把母亲唤了进去。

心理医生询问了她女儿的情况，说她这种情况并不算病，只是需要调整好心态，给自己减轻压力就好。母亲又询问了一下有关这种康乃馨茶的事，想知道医生是怎么说的，心理医生想了想，点头说："康乃馨在医学中确实有安神静心的作用，倒是可以用它来泡茶经常饮用。"

母亲连声感谢地回到家中，将在咨询室的见闻告诉了老伴。父亲连忙让她去买些康乃馨茶回来，让自己的女儿冲泡饮用。

母亲买回康乃馨茶，按照人家告诉的方法，取出3朵康乃馨花放入干净的茶杯中，注入300毫升的沸水，加盖放置3分钟左右，等康乃馨花泡好之后，又加入适量的蜂蜜，搅拌均匀。

她把茶杯端到女儿屋子里，见女儿已经坐在电脑前查看资料，就将康乃馨茶的好处向她说了一遍。女儿将信将疑地喝了一些，说是味道不错，也不知能不能有效。

"不管有没有效果，你自己要想开些才行，无论你做出什么选择，爸妈都会支持你的。"母亲笑呵呵地说完这些，转身走了。女儿看着母亲苍老的背影，又看着茶杯里舒展开的花朵，陷入了沉思。

没过多久，女儿重返工作岗位，凭借自己的能力与经验终于获得了一番成就。她后来才说，康乃馨茶是让她安神养心的宝贵茶饮，她不仅精神好了，烦心事也跟着少了许多。那杯小小的茶饮中，包含的不仅是神奇的安神效果，同时还有父母对她的深情。

绞股蓝茶，益气养血精神佳

现今社会，职场人士多被繁重的脑力、体力劳动所累，工作时常感到疲累、头痛，总是有些力不从心的感觉。有些人还会出现春、秋、冬季节手脚冰凉，抵抗力低等问题，这多数都是因为气血虚弱所致。

气虚与血虚皆是中医名词。气虚是指由于人体元气不足引起的一系列病理变化，在临床上包括肺气虚、心气虚、脾气虚和肾气虚等症状。它是一种多发症，常常会造成胸闷气短、失眠健忘、食欲不振等不适症状；血虚是指体内阴血亏损的病理现象，可由失血过多、久病阴血虚耗或脾胃功能失常等所致，常常使人感到眩晕、失眠、心悸，这都与现代人承受的激烈竞争、繁重压力以及不良的生活方式有密切关系。

气血虚弱会给职场人士带来太多困扰，不仅身体上受到病痛折磨，连精神都会变得压抑沉重。因而，益气养血是改善体质与精神的首要前提。清代李中梓在《医宗必读》中提到："血气俱要，而补气在补血之先；阴阳并需，而养阳在滋阴之上。"也就是说，血液的物质基础是精，而促进精进化为血，则以气为动力。

职场人士可以服用补血补气的药材，也可以在饮食中多注意益气养血。除此之外，还有一种更简便的方法能让人们尽快补充气血，这就是饮用绞股蓝茶。

绞股蓝茶，又名乌七叶胆茶，是以绞股蓝鲜叶为原料，加工制作而成的一种特种茶，主要产自我国南方各省市，素有"南方人参"的美称。目前，绞股蓝茶已经有一些产品上市，但主要有绿茶型和袋泡茶型，其制作工艺近似于绿茶和袋泡茶的加工技术，袋泡茶主要是制成粉状绞股蓝茶装袋。

绞股蓝茶闻上去香气芬芳扑鼻，清香幽远，汤色碧绿如茵，黄绿明亮，清澈甘爽明亮，茶汤滋味甘醇鲜爽，生津回甘，甘美怡神，清雅可口，为绿茶中之佳品。绞股蓝茶不仅味道独特，而且有着多种对人体有益的保健功效。研究表明：绞股蓝茶中含有茶素、茶单宁、蛋白质、果胶、碳水化合物、多酚类、芳香族化合物等三百多种物质。其药理作用突出表现在调节机体的免疫功能及抗衰老、抗疲劳等方面，能自动调节失眠和消除疲劳症状，提高人体低氧耐受力，并有助于增加淋巴细胞数，显著延长细胞寿命，同时还能改善头皮微循环，防治白发。

方淼是一家茶叶店的茶艺师，她整日与茶相伴，对茶的功效也自然了解很多。这天，她刚回到家中，就有人敲门。她开门一看，原来是隔壁的阿姨。她询问了情况才知道，原来这位阿姨的女儿生病了，她又有一项业务必须去洽谈，家中无人照料女儿，这才想着让方淼替她去照顾女儿一会儿。

方淼立即赶了过去。原来对方工作时常常有胸闷、疲累等症状，回家之后还常常被失眠所困扰，去医院查过才知道原来是自己气血不足，医生让她在家中好好调养。

方淼与她聊了一阵，听说她现在只是吃一些补充气血的药材与食物，便告诉她平日也可以试试饮用绞股蓝茶。这种茶可以起到益气养血的作用，能缓解疲劳，使人精神变好，实在是种不可多得的茶饮。

不久之后，方淼在家门口碰见了那个小姑娘，她说现在精神已经好多了，身体康复之后也没再继续服用那些药物，不过喝，绞股蓝茶她却没有间断，一直喝着。

方淼为她感到高兴，并将与绞股蓝茶相关的一些注意事项告诉了她。包括贮藏方法，通常应保存在低温、干燥的环境中，这样可以保证茶叶长久地保证其原本的味道。如果绞股蓝茶叶因保存不当而受潮，可以利用烤箱、微波炉或炒菜锅去除茶叶中的水分，但必须注意烤箱、微波炉和炒菜锅不能有异味、有杂物，烘焙的时间也需要根据茶叶受潮的程度而把握。另外，烘焙好后要等到绞股蓝茶叶完全散热发凉之后再包装起来，以免发生霉变，影响茶叶品质。

小姑娘把这些注意事项一一记下，又连声向方淼道谢。

薄荷绿茶，提神醒脑促消化

赤日炎炎的午后，整个办公室的气氛沉闷到了极点，员工们昏昏欲睡，哈欠连天。孟经理一进屋子，顿时感到气氛压抑，他拍了拍手，大声说道："大家怎么无精打采的呀！这种状态可不能影响工作。"

众人陆陆续续地应了声，可声音里也是有气无力。孟经理站在屋子里想了想，也没再说什么，直接进了自己的办公室。

没过多久，他又从里面走出来，手里还拿着一个茶叶盒。他吩咐一个员工，让他按照自己说的方法冲一壶茶水给大家分着喝。

员工不知道这是什么茶叶，打开盖子凑到鼻子前一闻，眼睛立即一亮，看着孟经理笑呵呵的模样，顿时知道他为什么让自己泡茶了。

他按照孟经理的吩咐，将里面的两种茶叶放入壶中，注入沸水，闷了10分钟左右。这时，壶里已经有香味飘出来了，附近的员工诧异地看向这边，询问着里面泡了什么东西这么好闻。那员工神秘地一笑，也不回答，而是等茶稍凉之后滤去了残渣，又取来冰箱中冻着的一小块冰放入壶中。

他把这壶茶水轮流倒进每个人的杯中，让大家尝尝。员工们喝下一口之后立即明白这神秘的茶叶是什么了，顿时哈哈一笑，精神振奋了许多。

原来这神秘的茶叶是薄荷绿茶，大家边喝边问孟经理怎么想起冲泡这种茶叶。孟经理接过员工递来的一杯清凉茶水，笑着说道："我老家那边特别热，每到了夏季，都吃不好、睡不实的，有些人很容易在夏季中暑、生病，所以就得时时防暑降温。老人们总是为我们小辈冲泡这种薄荷绿茶，说这种茶对于提神醒脑、防暑降温有着很大的作用。直到现在，我每天还必须喝一杯这种茶，工作劳累之余，喝上一杯爽口的薄荷绿茶，那股困劲也随着茶香飘得远远的了。"

员工们听孟经理这么形象地一说，顿时哈哈大笑，没想到这杯小小的薄荷绿茶竟有着如此大的功效。员工们喝完之后觉得精神为之一振，又开始投入紧张忙碌的工作之中了。

无数职场人士都会面临这种困扰，不仅在赤日炎炎的午后，有时候晚上加班也会常感到困倦乏力，精神不振。还有些人因为一日三餐吃得不及时或吃得不好，常有消化问题。这时，我们不妨冲泡一杯薄荷绿茶，它可以达到提神醒脑的作用。

薄荷是辛凉性发汗解热药，也是中医常用中药之一。据最近的研究报道，它可以防止痉挛、放松肌肉、减轻肌肉僵硬与疼痛感，对感冒、头疼、身热等症状有一定的辅助治疗效果。薄荷茶还可以刺激食物在消化道内的运动，帮助消化，特别适合肠胃不适者或是在食用油腻食物之后饮用。工作在电脑前的上班族，当感觉自己精神不佳、疲惫乏力的时候可以喝杯清凉的薄荷茶，有利于提神醒脑、缓解压力。除此之外，我们还可以用薄荷茶拿来漱口或饮用，不仅能齿颊留香、口气清新，还可以消除牙龈肿痛。可以说，薄荷茶对职场人士实在是个不可多得的饮品。

除了最基础的薄荷绿茶，我们还可以添加其他食材，制成其他提神解暑的茶类。以下为大家介绍两种。

（1）冰糖薄荷茶。准备薄荷叶适量，5~10片冰糖或者是蜂蜜、果汁。首先，将薄荷洗净之后放入干净的茶杯中，加入热水200毫升左右，加盖闷15~20分钟，直到香味飘散出来即刻。接着将茶汤放凉，再依据个人喜好加入适量冰糖或蜂蜜，这样可以使茶的口感更佳。

（2）玫瑰薄荷茶。准备玫瑰花干花蕾4~5颗，少量薄荷。将干玫瑰花与薄荷洗净之后放入茶杯中，冲泡热水之后加盖闷10~15分钟，待茶汤稍凉一些之后服用。玫瑰的主要作用是祛除疲劳、舒缓情绪，玫瑰花中的甘甜醇香还可以冲淡薄荷中的苦涩味，实在是办公室人士喜爱的饮品之一。

需要注意的是，人们不可大量饮用薄荷茶，以免出现不良反应。另外，孕妇不宜饮用薄荷茶，阴虚血燥、汗多表虚、脾胃虚寒、腹泻便溏者也忌食薄荷。

每天一杯茉莉麦冬茶，失眠心烦不再有

"冰雪为容玉作胎，柔情合傍琐窗开。香从清梦回时觉，花向美人头上开。"清代诗人王士禄一首名为《茉莉花》的诗将茉莉花洁白、清香的特色展露无遗。其实，除了拥有玉洁冰清的品格，茉莉花还是一味不可多得的中药。中医理论指出，茉莉花性温，味辛，无毒，具有利湿、清热解毒、理气和中等功效。

现代人用经过精致后的绿茶茶坯与茉莉花窨制而成一种全新的茶类，即茉莉花茶。茉莉香片冲泡后，香气鲜灵持久，汤色黄绿明亮，滋味醇厚清爽，受到许多爱茶人士喜爱。由于其茶坯为绿茶，所以茉莉花茶具有许多绿茶所特有的功效，例如延缓衰老、抑制心脑血管疾病等。除此之外，茉莉花茶还具有许多绿茶所没有的功效，对人类的健康起到很大程度的保健调理作用。

现代医学研究发现，人们常饮茉莉花茶，或将茉莉花与其他茶叶相配合饮用，可强化免疫系统、安定情绪、舒解郁闷，改善昏睡和焦虑现象等。现今在职场中打拼的人们，常常会有各种内外压力，时间久了，就容易产生情绪低迷、脾气暴躁、失眠健忘等症状。人们带着这些问题工作生活，自然无法全身心投入其中，工作效率变低不说，连生活都有可能跟着一团糟。其实，我们不妨从生活中注重调养自己，每天为自己冲泡一杯茉莉花茶，使自己远离那些问题的困扰，从而让这种芳香茶饮成为调身体、疗情志、抗衰老、养容颜的好帮手。

很老很老的老偏方——职场疲劳一扫光

李菲的职业是会计，她每天都要与大量金钱数字打交道，工作十分枯燥乏味。她刚进公司的时候对工作充满热情，可随着压力的增大，繁重的工作将她压得透不过气来。工作的时候常常会无精打采，力不从心，有时候遇见棘手的问题或是与同事发生些矛盾，她立刻就会变得烦乱暴躁。晚上回到家又整夜休息不好，脑袋里都是白天发生的事，一天到晚浑浑噩噩，整个人的状态极差。

这天晚上，她实在睡不着觉，便起来上网，在网上居然遇到了大学同学。她的同学此时在美国工作，与她闲聊了几句之后听说了她最近的状态，便为她介绍了一种安抚神经、调节睡眠的茶饮——茉莉麦冬茶。

李菲说她知道茉莉花茶，却不知道这麦冬茶是什么。同学为她解释说，麦冬为百合科沿阶草，属多年生常绿草本植物，该品甘寒清润，可用于心烦失眠、内热消渴、虚劳烦热等病症。她周围的同事常常把茉莉花与麦冬混合冲泡，并每天喝这种茉莉麦冬茶，不仅能保证她们的睡眠质量，平稳情绪，还能美容养颜。

李菲一听她这么说，便想试一试，忙向她询问这种茶的制法。李菲同学便将制作方法告诉了她：首先准备茉莉花4朵，麦冬1克，山楂2克，绿茶2克。接着将这些材料放入杯中，混合之后用沸水冲泡10分钟左右就可以饮用。

原来这种茶饮制作起来非常简单，李菲已经迫不及待想尝试了。这时她同学又将有关饮用茉莉麦冬茶的注意事项告诉了她：一般喝这种茶对人体是没有不良反应的，但凡事都应该有个度，不能为了治疗失眠、舒缓精神而过量服用，否则会对人体带来一定的危害，严重的会引起内分泌失调。对女性而言则会造成月经失调，长期过量饮用则会引起缺铁性贫血，使身体缺钙。另外，喝这种茶也要讲究时间，不可饭后立即饮用，以免会影响消化；也不可以睡前饮用，以免影响睡眠。如果一次性喝太多或空腹饮用茉莉花茶，还会使人产生饥饿，甚至是头晕目眩等感觉。

此外，女性在几种特殊时期不宜过多饮用茉莉麦冬茶，例如行经期、怀孕期、哺乳期、临产期以及更年期，这段时间如想饮茶应该格外注意，切莫伤了自己的身体。

李菲向同学表达了感谢，本来想着马上动手冲泡一杯茶，却忽然想起同学说过睡前不宜饮用，只能先去睡觉了。从第二天开始，她每天都亲手为自己泡一杯茉莉麦冬茶。几天过后，她的睡眠质量果然提高了许多，连平时的烦乱心情也慢慢消失了。

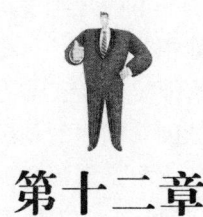

第十二章
腰腹肥胖老偏方，职场白领久坐不发胖

生命在于运动，运动是健康的引擎。但是，目前很多上班族的生活方式却是白天在办公桌或电脑前久坐不动，下班后急着回家休息。随着对运动的逐渐忽视，众多健康问题也随之浮出水面。由于腰腹脂肪堆积引发的腰肌劳损、肥胖症等就是其中比较严重的一个方面。于是，如何才能解决腰腹肥胖带来的麻烦便成为职场久坐族的心愿之一。

久坐不动腰易胖，多喝黑茶来消脂

如今，肥胖已经成为困扰众多职场男女的一大"公敌"。随着越来越多的人加入全职坐班的行列，大约有将近一半的上班族由于久坐不动而长出了水桶腰。水桶腰不仅使上班族们的职业形象大受伤害，还会进一步影响到他们的身心健康。于是，如何消除令人苦闷的水桶腰就成为众多职场男女的追求。

小婉是一位参加工作不久的职场新人。2012年7月份，她以出色的笔试与面试成绩被现在供职的公司录取，成为一名办公室白领。一年来，由于自己的不断努力，小婉成功地在公司站稳了脚跟，并找到了适合自己的发展方向，可谓是春风得意。然而，就是在人前如此志得意满的她在人后却有着与大多数同事一样的烦恼——水桶腰。

美丽是许多女孩人生道路上的重要追求。小婉也不例外，一想到自己腰部的那个"游泳圈"，她就感到心里非常地不舒服。为让"游泳圈"早日消失，她先后尝试了不少方法。首先就是节食。一连3天，小婉都坚持不吃晚饭，只喝一些汤来充饥。到了第四天晚上，饥饿难耐的她一下子就将节食丢到了脑后。之后小婉又试过练习瑜伽。瑜伽本是一种不错的锻炼身心的方法。很多人都选择瑜伽来修养身心。可是，从未练过瑜伽的小婉却求瘦心切直接选择了中级瑜伽。结果，自己弄得腰酸背痛，十分疲惫不说，还差点弄伤了自己。

几次尝试的失败让小婉心灰意冷，难道自己就应该事业成功、身材崩溃？放年假了，大半年不见的表姐来到小婉家做客。看到一脸愁云的表妹，表姐关切地问她发生了什么事。小婉一下子将心中的苦水全部倾诉给了表姐。表姐听后安慰道："你不要过于着急了。我比你早工作几年，刚工作那阵也遇上过这样的问题。你看我现在不是已经恢复了身材和自信吗?"

听完表姐的话,小婉仔细回忆了一下前几年表姐刚工作时的情形,确实如她自己所说的那样。"那姐姐一定要把你的高招告诉我。"小婉开始抱着表姐的肩膀撒起娇来。"那是当然了。"于是,表姐便开始传授起自己成功瘦身的秘诀来。

原来,帮助表姐解决腰部"游泳圈"问题的是黑茶。黑茶是毛茶制造过程中或者制造后,经过渥堆发酵制成的茶,颜色大多是黑褐色的,属于后发酵茶。它因主要供边远少数民族地区饮用又被称为边销茶。同时,它还是腰部脂肪的克星。

中医认为,黑茶是南方嘉木,万药之药,能够"祛痰热,消宿食,利小便",治疗痢疾与肠炎效果显著。据现代医学研究发现,黑茶中富含茶多酚,能够有效地消解脂肪与降低胆固醇。除此之外,黑茶在发酵过程中还会生成一种叫做普诺尔的成分,这种成分可以有效地降低人体的脂肪含量,减少其在腰腹部的堆积。

听了一番介绍,小婉不由得两眼发亮,急忙问表姐饮用黑茶还需要注意一些什么样的细节。表姐告诉小婉,主要有以下几条:首先,黑茶的日饮用量要保持在1.5升,饭前饭后各一次。其次,饮用黑茶需要长期坚持,不能由着自己的心情来。再次,黑茶用于瘦腰应以浓茶为佳。最后,选择茶叶时要注意茶叶的优劣。

通常情况下,鉴别黑茶的优劣可以从五个方面入手:第一看外形,不同年代的产品外形、重量等方面的规格都不相同;第二看干茶的色泽,不同类型的黑茶其干茶色泽并不相同,如黑砖茶色泽乌黑油亮,青砖茶则青绿泛黄;第三闻茶香,如纯正的安化黑茶有甜酒发酵的香味;第四观汤色,优质的安化黑茶就像琥珀一样纯净透亮;第五品茶味,优质的安化黑茶茶汤入口之后会有一种醇和、柔滑的感觉。

有了表姐的经验作参考,小婉一下子就充满了信心。她按照表姐的介绍第二天就买了一袋优质的安化黑茶喝了起来。果然,坚持了3个月之后,小婉腰上的"游泳圈"小了很多。她决定继续坚持下去,一定要找回自己的好身材。

办公室常备乌梅泽泻茶,腰腹难肥胖

随着社会科技的不断发展,人们的办公条件早已发生了翻天覆地的变化。电脑早已走进了办公室,成为上班族办公的重要帮手。打印机、传真机等一系列设备的引进也大大提升了人们的工作效率。就在这翻天覆地的变化中,古老的茶却没有失去它在职场的地位,只是种类从传统的绿茶、红茶变得更为多样起来。

目前,办公室中最为流行的就是瘦身减肥茶。由于大部分上班族都需要在自己供职的公司或单位坐班,因此他们每天坐在工位上或是电脑前的时间足有8小时之久。不仅如此,很多上班族还不喜欢运动,即便是到了工间休息的时候,他们也总是选择懒洋洋地坐在工位上或是趴在办公桌上。长此以往,上班族们的腰腹部都"囤积"了一大圈脂肪。这些脂肪不仅给人们的形象与健康带来威胁,还会为其带来一定程度的心理问题。不少人会因为自己大腹便便而容易生出焦虑心理,进而影响到业务能力的发挥。因此,对于深受腰腹肥胖困扰的上班族来说,饮用瘦身减肥茶成为他们的首选。

艾美至今仍记得自己初入职场时的样子,那时的自己留着一头长发,身材苗条,活力四射。如今，5年过去了，当初青涩的职场新人已经成长为笑傲职场的"白骨精"。现在的艾美已经能够在业务中独当一面，但是经过多年的积累，她的腰腹部也多了2圈几乎像要"流"出来的肥肉，令人非常苦恼。于是，同事们经常会看到业务上的女强人艾美在下班后为减肥而奔忙的身影。

自从下定决心开始减肥，一年的时间过去了，艾美已经试过了很多种方法，吃过减肥药，做过有氧运动，爬过山，可是效果并不明显。几经尝试而无果的她甚至想要放弃了，就在这时，多年在外地工作的好姐妹常英回家休假，并来探望多年不见的好友。当看到当年苗条的艾美变得臃肿的样子，常英感到非常难过。一番寒暄之后，常英就单刀直入问起了艾美的身材问题。

听到好友关心的话语，艾美觉得非常委屈。她将自己的情形全部告诉了好友。常英听后，突然间好像想到了什么，马上就笑了起来。艾美觉得很奇怪，便忙问原因。原来，常英想起了自己公司中的一位同事。这位同事与艾美情况类似，不过目前已经成功恢复了原先苗条的身材。闻听此言，艾美的眼睛一下子就变亮了，她要常英详细介绍一下同事减肥成功的事情。

据常英介绍，那位同事由于平时将注意力全部集中在工作上，忽视了身体。结果，却使自己的腰腹部堆满了肥肉，变成了一个大胖子。为了尽快结束自己的肥胖生涯，同事专门向一位老中医请教。老中医为她推荐了一款瘦身减肥茶——乌梅泽泻茶。同事坚持喝了一段时间之后，果然腰腹部的赘肉减少了很多。

听到此处，艾美对乌梅泽泻茶充满了好奇之心。她希望尽快得知这款减肥茶的原理与制作方法。常英便答应了艾美向同事询问这款减肥茶的制作方法。

第二天，常英便向同事问到了乌梅泽泻茶的制作方法：第一步，取泽泻、山楂、决明子各3克，乌梅1~2粒，陈皮、何首乌各2克。第二步，将上述原料放入杯中，冲入大约250毫升沸水，并加盖闷制。闷制20分钟之后即可开盖饮用。

此外，乌梅泽泻茶具有消除腰腹脂肪的作用，与冲制茶汤所用的几味原料有着非常密切的关系。其中泽泻、陈皮具有健胃整肠、降低胆固醇、消去脂肪的功效；乌梅味道又酸又甜，能够起到消除脂肪、改善肠胃消化不良的作用；而其他三味原料能够润肠通便，加速腰部脂肪的分解，促进多余的脂肪与水分排出体外。所以，经常饮用此茶，人们腰腹部的赘肉就会消失无踪。

常英的一番介绍让艾美对自己一度"搁浅"的减肥信念又重新燃起了希望。待好友回家后，艾美去药店买齐了制作乌梅泽泻茶所用的全部材料，并开始按照常英讲过的制作方法，开始饮用这款神奇的减肥茶。3个月后，艾美打电话给常英，报告了发生在自己身上的变化。原来"盘踞"在艾美腰腹部的赘肉已经大量减少，随后她还传了一张照片。看着照片中精神焕发的好友，常英由衷地为她感到高兴。

应酬搞出啤酒肚，每天一杯豆奶瘦肚子

现今，"啤酒肚"已经成为困扰众多中年男士的重要问题之一。"啤酒肚"使男士们变得大腹便便，形象全无，甚至很多男士会因此心生自卑，丧失工作和生活的乐趣。

因此，有越来越多的中年男士开始投入到自己职业和形象的保卫战中。

其实，不仅是中年男士，近些年来，很多二三十岁的年轻男士也陆续出现了"啤酒肚"。究其原因，同他们所处的工作和生活环境有着莫大的关系。二三十岁正是职场人士的黄金时期，在这个时期中，人们逐渐褪去了学生时代的羞涩，成长为成熟精明能干的职场精英。同时，也就是在这个成长过程中，或是因为缺少运动，或是因为工作性质，"啤酒肚"便悄然出现了。

黄晓坡是一名市场部经理。虽然他今年刚刚30出头，但是他所带领的团队为公司发展的客户量却在连续3年的时间内排名前三甲。有人曾经向他请教其中的秘诀。黄晓坡骄傲又无奈地回答："除了要提供吸引客户眼球的业务，还要能喝酒。"

喝酒可能对很多男士来讲并不陌生，但是黄晓坡的心中颇有感触。3年下来，他不知道陪着客户参加了多少场应酬，喝了多少酒。虽然几乎每次陪客户应酬完毕，他都能拿到自己想要拿到的项目，但是自己只有30岁，却已经有了中年男士的"啤酒肚"。

为了减去日渐突出的"啤酒肚"，黄晓坡尝试了很多种方法，可效果却并不怎么明显。"真是愁人！"他不禁发出一阵感叹。正在他苦恼之际，从小就合得来的表哥来广州看望他。表哥一见大腹便便的表弟就忍不住笑出声来，黄晓坡为此感到非常不快。看到表弟满脸的不高兴，表哥不再笑了，而是细心地问起其中的原委来。

这下，黄晓坡终于找到了倾诉的人。他一五一十地将自己的情况告诉了表哥。表哥听后，帮助他进行了一番分析：你的"啤酒肚"很显然同经常在外面应酬有着一定的关系，但是喝酒并不是产生"啤酒肚"的唯一原因。目前，医学界对于"啤酒肚"的成因未做出统一的解释。有人认为是营养过剩或不均衡所致，有人认为与遗传基因密切相关，有人认为是睡眠质量差引发的。不过，无论何种观点，"啤酒肚"是脂肪在腹部堆积引起的是毋庸置疑的。所以，消除腹部脂肪是解决问题的关键。

随后，表哥向黄晓坡推荐了一个消除"啤酒肚"的老偏方——喝豆奶。"喝豆奶？"黄晓坡感到很奇怪，"这不是老年人和儿童们经常喝的营养饮品吗？我一个大男人喝豆奶？太可笑了吧。"

看到表弟激动的表情，表哥忍不住又笑了。他对黄晓坡讲道："你听我说完就明白了。"接着，表哥就为表弟解释起其中的奥妙来。原来，豆奶有两种优势：第一，豆奶中含有一种叫做大豆异黄酮的成分。经过现代药理研究证实，大豆异黄酮可以成功地对人体的脂质代谢产生积极的影响，具有降低血脂水平、促进脂肪分解的作用。第二，豆奶中胆固醇含量为零，饱和脂肪酸含量也较低。饮用豆奶不会导致肥胖。

听了表哥的介绍，黄晓坡一下子又充满了尝试的勇气。他第二天就到商场买了一袋豆粉，准备每天冲豆奶喝。不过，为了再确定一下豆奶是不是真的具有如此奇妙的疗效，黄晓坡又查阅了几个医学权威网站，希望从中找到更直接的证据。功夫不负有心人，半个小时之后，他果然在一个网站上找到了直接的证据。

这是一个相当权威的医学试验。试验人员将拥有"啤酒肚"的人分成两组，然后让其中一组人每天喝一杯大豆奶，而另一组人却不喝。结果，一个月之后，喝豆奶的人腹部的赘肉明显减少，而不喝豆奶的人腹部的赘肉则没有什么明显的变化。

看到了这个试验之后，黄晓坡更加坚定了自己每天喝一杯豆奶的决心，并很快付诸

第十二章 腰腹肥胖老偏方，职场白领久坐不发胖

行动。果不其然，1个月之后，黄晓坡的腹部赘肉减少了很多。他决定继续坚持下去，相信"啤酒肚"一定会很快离自己而去的。

想要一身轻，冬瓜汤要多喝才行

在我国历史上，唐代是一个以胖为美的朝代。我们只要稍一留心就会发现唐代的仕女图中的女性们都是珠圆玉润，衣袂飘飘。因此，如今很多体形偏胖的人都希望自己能够生活在唐代最起码可以不受到他人的歧视。由于肥胖而受歧视是当代很多人所面临的问题。于是，减肥便成为人们日常生活中讨论最多的话题。

实际上，肥胖不仅会为人们带来众多的心理问题，还会影响形体美观，引发糖尿病、高血压、冠心病等诸多病症。因为现今的职场人士需要面对更多的实际问题与精神压力，所以他们极易采取不断进食、大量饮酒等方式来缓解这些问题与压力带来的影响。如此，便为肥胖的出现提供了条件。因此，对于为肥胖困扰的职场人士而言，要想一身轻，就需要注意合理安排饮食，并学会调节心理，而不宜以暴饮暴食的方式来扰乱自己工作生活的正常秩序。

温晓是一个活泼开朗的胖女孩。她每天都高高兴兴地去上班，与同事相处时也总是笑语盈盈。又加上她胖胖的脸蛋儿就像红苹果，非常可爱，因此同事们都亲切地称她为"我们的开心果"。不过，最近深受大家喜欢的"开心果"却遇到了一件不开心的事。

原来，可爱的温晓今年25岁了。家里人都觉得她已经是个大姑娘了，便介绍她去相亲。可是，相了几次之后都没有成功。家里人都感觉很纳闷。温晓无论是在家，还是在公司，都是深受大家喜欢的"开心果"，为什么那些男孩子都不喜欢她呢？后来，大家才知道了原因：那些男孩子觉得温晓的身材不够好，太胖了。

得知这个原因之后，温晓非常难过。难道胖是自己的错吗？自上班之后，自己每天都要在电脑前面坐上8个小时。下班之后，为了尽快熟悉业务，自己还要继续坐在书桌前学习，很少有运动的时间。不仅如此，由于温晓不喜欢麻烦别人，所以在遇到困难或是不顺心的事情时候常会通过吃东西来发泄情绪。总之，各种因素综合起来，就出现了胖胖的"开心果"温晓。

温晓相亲失败是因为肥胖的事情被公司中一位同她要好的同事知道了。为了不伤害"开心果"的自尊心，她悄悄告诉了温晓妈妈一个减肥的偏方。这一天，温晓下班回家，忽然间看到桌上多了一碗冬瓜汤。妈妈笑着告诉她这是专门为她准备的，是一位老中医介绍的减肥偏方。

一听到冬瓜汤是减肥偏方，温晓有些将信将疑。因为自己以前已经试过很多种减肥的方法，都没有收到什么明显的效果。看到女儿疑惑的神情，温晓妈妈将她同事陈述的内容又向温晓讲了一遍。

中医认为，先天禀赋、过食甘肥膏脂、久卧久坐、内伤七情都是引发肥胖的导火索。无论它们中的任何一个，都会影响人体的脾胃功能，造成膏脂痰湿内虚，导致肥胖。而温晓肥胖的诱因主要有两个方面：首先，她前一段为了尽快适应工作节奏总是熬夜，休息不好。其次，为了发泄自己的情绪，她总是不断地吃东西。暴饮暴食则会令能

量摄入过多,脂肪在短时间内大量堆积,形成肥胖。而冬瓜汤就是肥胖的克星之一。

其实,我们的祖先们早已发现了冬瓜的减肥功能。据我国古代医学典籍《食疗本草》《本草纲目》等记载,冬瓜"热者食之佳,冷者食之瘦人。熟食练五脏,为其下气故也。""欲得体瘦轻健者,则可常食之,若要肥,则勿食也"。据现代药理研究发现,冬瓜本身不含脂肪,对于防止人体发胖具有重要的意义。

听了妈妈详细地介绍之后,温晓高兴地端起了桌上的冬瓜汤,喝了起来。就在坚持饮用冬瓜汤一个月之后,同事们惊喜地发现"开心果"变瘦了。当然,这时温晓也早已从妈妈口中得知了这个偏方是同事的好意。她决定一面坚持每天饮用冬瓜汤,一面配合适当的运动,相信用不了多久一个瘦瘦的"开心果"就会出现在大家面前。

每天早上一杯淡盐水,轻松喝掉小肚子

小肚子又称小肚腩,是指由于脂肪堆积囤积在肚脐周围的赘肉。虽然小肚子并不是一种生理疾病,但给广大女性尤其是职业女性带来不小的烦恼。比如站立的时候,它会毫不留情地凸出来;坐下的时候,又会松松垮垮地挂在腰间;想穿一件紧身的衬衫又会将腹部的赘肉完全突显。于是,如何减掉小肚子便成为众多职业女性迫切需要解决的问题之一。

小麦是一位活泼开朗、社交能力强的女孩。她的理想是能够做一份公关礼仪方面的工作。不过,事情在最后时刻出现了一些小偏差,招聘人员认为中文系的小麦更适合做文员的工作,就将她分到了行政部。虽然没有如愿进入公关部,但是既然参加了工作就要一切从工作出发,好好干。于是,小麦从此就开始了在行政部工作的生涯。

行政部虽然不是公司的直接业务部门,但是联系公司内外不可或缺的部分。几个月下来,小麦深知其中滋味。除了给各个部门送文件之外,她每天最主要的工作就是在电脑前处理主管交给自己的各种零散的资料,并将它们整理成有条理的文件。转眼间,一年过去了,小麦已经完全适应了行政部的工作节奏,并完全融入了集体。为此,她还专门"犒劳"了自己一件裙子。可是,有一件事让小麦感觉到很头疼,那就是自己竟然出现了小肚子!

记得上学的时候,小肚子可是小麦和室友们最深恶痛绝的。她们几个曾经发誓无论如何也不能让小肚子出现在自己身上。谁知刚毕业一年,小肚子就出现在自己身上了。对此,小麦感到非常沮丧,连工作的时候都显得没精打采的。

不久,妈妈就发现了女儿的不对劲儿,便问她是不是有什么心事。小麦委屈地将自己的顾虑告诉了妈妈。听完了女儿的顾虑,妈妈笑着安慰她一定会有办法。至于具体的办法,晚上下班回来就知道了。看着妈妈故作神秘的样子,小麦将信将疑地上班去了。

小麦上班之后,妈妈马上打电话给小麦当医生的表姐,请她帮忙想想办法。表姐在询问了表妹的具体情况之后,建议小麦每天早上喝一杯淡盐水。这样,坚持一段时间之后,小肚子就会被轻松地"喝掉"。

真的有这么神奇?小麦的妈妈表示非常不能理解。表姐告诉她,由于小麦从事的是行政工作,每天大部分工作时间都会坐在电脑前整理各种文件,运动不足,又加上中午

总是狼吞虎咽地吃快餐,所以脂肪容易在腹部堆积,出现小肚子。针对这种情况,适当运动和早上喝一杯淡盐水是恰当的选择。因为运动是为了燃烧脂肪,减少腹部赘肉,而早上喝淡盐水则是通过清肠排毒来减少饮食不当对身体带来的危害,减少脂肪在腹部堆积的概率。

表姐一番详细的解释让小麦妈妈彻底打消了顾虑。晚上,小麦就从妈妈口中得知了减掉小肚子的方法。她对妈妈和表姐为自己所做的这一切深深感动。小麦决定从第二天早上起来就开始贯彻表姐为她提供的喝淡盐水战略。结果,一个月之后,小肚子上的赘肉果然明显减少了。

后来表姐还嘱咐小麦,除了要坚持每天早起喝一杯淡盐水及适当运动之外,还可以通过食用一些富含纤维的食物来清肠排毒。这些食物多半是一些植物性食物,主要包括糙米、豆类、芹菜、茭白、韭菜、菠菜、丝瓜、藕、樱桃、酸枣、黑枣、大枣、苹果、鸭梨等。

听了表姐的话,小麦决定继续坚持下去,相信自己很快就会成为原来那个身材苗条、小腹平坦的年轻女孩。

超级简单的办公室瘦腰法:捡书法

"大象腿""水桶腰""西洋梨身材"……描述臃肿身材的新词层出不穷。它不仅是一种灰色幽默与语言狂欢,更隐藏着一种深深的无奈。工作性质决定自己必须每天在电脑前耗去大半的工作时间,同时爱美的心又希望自己身材苗条,如何才能解决这二者之间的矛盾呢?越来越多的人开始热衷这个问题的答案。

其实,工作与爱美之间并没有什么不可调和的矛盾。虽然久坐外加不爱运动极易导致腰腹部脂肪堆积,但是只要方法运用得当,爱美的上班族们尤其是职业女性们照样可以拥有小蛮腰。捡书法就是一个不错的选择。

梁英是一家外企的新进员工。之前,她所在的公司是国内一家著名的国企,那时不仅工作十分清闲,而且福利待遇不错。3年以来,梁英过得很舒服,并没有想过跳槽的事情。可是,上次同学聚会好友关于事业的一番话使她深受感染。她决定离开舒适的环境重新开始追求自己的梦想。

3个月之后,梁英经过一番精心的准备就来到了现在所服务的外企。梁英发现外企与国企的风格大为不同,更加注重员工的业绩和创意。另外,她还发现公司的那些女性主管们虽然每天工作日程排得满满的,但她们总是能保持得体、庄重、干练的形象。再低头审视一下自己,在3年悠闲生活的"洗礼"下,身材已经有了一些变形,腰上的肉多了不少……

如何才能尽快融入新公司的氛围中呢?经过一番思索,梁英决定从自身形象入手,先将腰上的赘肉减掉。于是,如何减掉腰上的赘肉便成为她此时此刻急需解决的问题。

为了尽快找到合适的方法,梁英动用了她的"秘密武器"。原来,梁英的表姐就是一位专业的美容医师,找表姐帮忙是最好不过的。想到这里,梁英拨通了表姐的电话。表姐在认真听取了相关情况之后,为表妹推荐了一个瘦腰的老偏方——捡书法。

"这是怎么回事？捡书能解决我的问题吗？"梁英现在变成了一个好奇宝宝。表姐好像猜到了表妹一定会问这个问题，胸有成竹地答道："考虑到你现在的工作性质，捡书法就是比较适合你的办公室瘦腰方法。"原来，虽然跳了槽，梁英所从事的工作性质并没有变，还是需要整天坐在电脑前勤勤恳恳"耕耘"的类型，属于典型的"久坐族"。而对于"久坐族"来说，能够在工间进行一些小运动是再合适不过的了。捡书法就是其中之一。

"说到捡书法，其实并不难。"表姐笑嘻嘻地解释道，"此法主要包括以下几步：第一，以正常的坐姿坐于椅子中，并保持胸背挺直；第二，幻想椅子两侧的地上有两本书需要自己去捡；第三，让身体侧屈做出捡书的动作，先慢慢往下，再慢慢起来；第四，将两边捡书的动作各重复10次。"

为了让梁英更加直观地了解捡书法，表姐随后还特意讲了捡书法起作用的原理："侧身捡书的动作可以通过拉伸的动作使腰部的肌肉产生一种紧迫感。如此，不仅有助于尽快从完全放松的状态中解脱出来，还有利于减少赘肉堆积的概率。"

表姐一番详细的讲述令梁英心潮澎湃。坚持3个月后，梁英成功地完成了瘦腰任务。不过，她决定继续坚持下去。因为捡书法不仅可以帮助人们瘦腰，同时还是不错的保健方法。

预防腰腹赘肉堆积的椅子操

时下，快餐正在成为上班族的新宠。究其原因，同工作节奏的加快有着莫大的关系。现在，虽然大部分公司都遵循着朝九晚五的作息制度，但中午休息时间却只有一个小时，心无旁骛地去做一顿丰盛的午饭，对于大部分人来说并不现实。于是，快餐便大行其道。又加之国人在午饭后很多都有休息一会儿的习惯，所以饭后就伏在办公桌上休息的人比比皆是。而上述情形就为腰腹赘肉的出现提供了一个契机。

很多时候，腰腹赘肉都是在不知不觉中出现的。开始的时候，人们察觉不到腰腹部的异样，因为他们将自己的全副精力都放在了工作上。而当工作稍有空隙之时，等待他们的不仅是短暂的休息时光，还有腰腹赘肉带来的烦恼。如何才能有效地预防腰腹赘肉的堆积呢？越来越多的人都想知道适合自己的答案。

宋军是一位出色的电脑技术人员。除了公司平日里的电脑维护之外，他在岗的大部分时间都用来研究公司网络的升级、改版等内容。所以，长时间在办公桌前与电脑为伴是免不了的。不过，由于是自己的兴趣所在，宋军倒也乐此不疲，非常享受工作和兴趣带来的愉悦。

转眼间，来到公司已经3年，宋军也从当初初入职场的小青年成长为公司的技术骨干。同事们都喜欢热情负责、技术过硬的小宋。不仅如此，还有几位热心的大姐为小宋介绍女朋友。宋军非常感激大家对他个人问题的关心，每次去相亲时总是打扮得很精神。可是，相亲的结果却总不尽如人意。业务非常出色的小宋几乎每次都是乘兴而来，败兴而归。这是怎么回事？几位热心的大姐都感到很奇怪。小宋明明是一个技术、人格、品貌都不错的小伙子，为什么这样优秀的人不受姑娘们欢迎呢？

为了解开这个谜团，几位大姐分别询问了自己为宋军介绍的姑娘。一问才知道，姑娘们觉得宋军还是一个比较招人喜欢的好小伙，就是年纪轻轻腰腹部就有很多赘肉，实在是影响美观。原来如此，于是小宋下定决心，一定要减掉腹部的赘肉。

闻听此言，几位大姐不约而同地笑了。其中一位大姐为了鼓励宋军，还将自己的丈夫王医生的电话给了他，希望能够有所帮助。

周末休息的时候，宋军按照事先的约定到了王医生就职的诊所。王医生已经从妻子处得知了宋军的情况，现在又加上宋军自诉的情况，他认为宋军出现腰腹部赘肉堆积的情形同工作性质和生活习惯有着非常密切的联系。首先，宋军的大部分工作时间都是在电脑前静坐思考。而久坐不仅会增加腰腹部肌肉和关节的负担，还会令人们容易患上习惯性便秘和腰肌劳损等症。其次，从饮食习惯来看，宋军总是喜欢点外卖，三下五除二吃完之后就伏在办公桌上大睡。如此一来，不仅休息不好，还容易造成消化不良，身体本应排出的废物在体内堆积，造成肥胖。

至于防治腰腹赘肉堆积的方法，王医生除了嘱咐宋军平时要注意进行适当运动之外，还向他推荐了一个偏方——椅子操。所谓椅子操就是一种在椅子上进行、防止腰腹部赘肉堆积、舒缓疲劳脊椎的体操。最重要的一点是这种体操操作起来并不难，其具体步骤如下：首先，以正常的坐姿坐到椅子的前部。其次，保持脊柱竖直挺拔，将左手放于右肩之上。与此同时，做出呼气的动作并向右侧扭身体，使腰腹部的肌肉充分得到拉伸。再次，将右手放于椅背上，保持呼吸6~8次。最后，吸气时还原最初的正常坐姿，并保持脊柱挺拔。完成上述动作之后，再反方向重复一次。

听了王医生如此详细的介绍之后，宋军对于解决自己腰腹部的赘肉充满了信心。坚持3个月之后，终于初见成效，原来被女孩子们深恶痛绝的赘肉已经下去了一大圈。宋军决定继续坚持下去，不仅是为了美观，还为了保证身体的康健。

办公室椅子上就能做的腹部消脂运动

时下，很多白领女性都对自己腹部堆积的脂肪噤若寒蝉。这些厚厚的脂肪不仅会令自己变得行动迟缓，容易疲劳，还会影响外形的美观，更会在一些比较敏感的女性心中留下自卑的阴影。因此，如何去除腹部的脂肪就成为众多白领女性亟待解决的问题。

今天是范小青毕业满两年的日子。两年了，当初刚从学校毕业的羞涩小女生已经成长为一位举止得体、精明能干的职场女性。其间，有欢笑，有泪水，更多的是收获。在一次同学会上，一位调皮的同学笑着调侃道："除了精明能干，还有'肚量'吧？""肚量"？一开始，范小青还没有反应过来。当终于意识到同学所指的东西时，她无奈地笑了笑。当然，经过两年的历练之后，自己已经学会了宽容，可以说是很有肚量。不过，这只是一方面，另一方面，自己的"肚量"也确实在增长，本来毕业时还没有赘肉的腹部，现在已经堆满了脂肪，用妈妈的话来说"裙子好可怜，都要崩溃了"。这可真是个问题。

同学一句戏言勾起了范小青的心事。顿时，她就失去了继续和老同学嬉闹的兴致，一个人在桌旁默默地喝着饮料。很快，好友清风就发现了范小青的异样，于是就关切地问她有什么心事。范小青犹豫了好一会儿,才将自己的满腹心事告诉了好友。清风听了安慰道:"这样一点小事就让你心情这么差。我有一个偏方包你满意。""什么偏方?"一听说能够帮助自己减掉腹部的脂肪,范小青马上来了精神。

清风故意沉吟了一会儿,才揭开了谜底:"这是一套可以在办公室完成的动作,只要坐在办公椅上就行。今天参加聚会的大部分女士都用过,效果很明显。虽然效果比较明显,动作却并不难。首先,将右腿放于左腿下方,保持左腿自然放松、右腿单腿盘坐在椅子上的姿势。其次,将双手放于双腿之上,随着吸气的动作向上抬起左腿,并用左手抓住左脚腕,随后挺直脊柱,伸直左腿,保持自然呼吸6~8次。再次,随着呼气的动作,恢复到初始姿势。最后,按照反方向再重复上述动作。"

"就这么简单?"听完好友一番详尽的叙述之后,范小青脱口而出。"就这么简单。"清风非常肯定地说,"这个方法就是要通过上述动作实现增强腹部和大腿前侧的肌肉能力,从而达到减少腹部多余脂肪的目的。"

"原来是这样。"范小青感到与腹部脂肪说再见的时候来了。聚会结束之后,兴奋的她又打开了电脑,希望可以从电脑上找到关于好友提到的偏方的深度解释。果然,经过一番检索之后,范小青终于在几家权威的医学网站发现了朋友提到的那个偏方。专家的介绍和清风提到的大同小异,不过提到不少注意事项。范小青将这些注意事项整理之后,归纳为以下几条。

第一,办公椅上的腹部消脂运动不宜次数过多,只需要坚持每天上下午各做3~4次即可。

第二,此项运动一定要持之以恒,不能三天打鱼两天晒网。

第三,腹部消脂运动若是能够和以下两种方法结合使用,效果会更加明显。其中一种方法是注意将小腹向内收,而另一种则是在晚上沐浴之后在腹部涂上一些纤体瘦身的产品,并坐一会儿按摩。上述两种方法同消脂运动结合不仅可以消除腹部多余的脂肪,还可以帮助大家更好地入睡。

这下,范小青心中可有了底。从查完资料的当晚起,她就开始了自己的消除腹部脂肪计划。果然3个月之后,原本被妈妈称为"差点让裙子崩溃"的腹部脂肪不见了。

每天快走40分钟,腰腹赘肉跑光光

现在,肥胖已经成为世界范围内的一个难题。无数人为自己腰腹部出现的"游泳圈"而烦恼。当然,烦恼的人群中也不乏职场人士的身影。他们中的大多数每天在办公桌或是电脑前面一坐就是一天,很少休息。又加上不爱运动,所以时间一长,自然就出现了"游泳圈"。如何才能成功地减去自己腹部的赘肉呢?

丁敏是一家出版公司的图书编辑。记得刚入职时,老同事们都笑着预测说:"小丁用不了半年就会出现游泳圈。"当时,丁敏还不以为然。自己的身材从小到大都保持得很好,无论自己的饮食起居习惯如何,都没有明显的变化。坦白地说,自己就是人们常说的那种怎么吃也长不胖的人。难道短短半年的时间,自己的身材就会走形?她实在是没办法相信。

第十二章 腰腹肥胖老偏方，职场白领久坐不发胖

很快，丁敏就将同事们的"预言"丢到脑后，全身心地投入到工作中。时间过得很快，转眼半年就过去了。到了年底，她凭借自己的努力成为部门的业务骨干，还在公司的年终大会上获得"明星员工"和"最佳新人奖"两个奖项。会后聚餐时，几位老同事又旧事重提，说果然小丁的游泳圈已经初具规模。由于最近一直忙于工作，加上对自己身材的自信，丁敏一直没有注意到身材的变化。经同事们打趣之后，她才发现之前自己不屑一顾的游泳圈真的出现了。

这下，丁敏可发愁了。原来，她打算在近期与男友结婚，现在有了游泳圈，恐怕没办法穿礼服。更糟糕的是，经理通知她年后转到出版部工作，而出版部是一个经常需要跟客户沟通的部门，外在形象很重要。于是，从意识到问题的第一刻起，丁敏就变得没精打采了。

这种没精打采的状态一直伴随着丁敏到放年假的时候。到了年底，很多在外地上班的朋友都回来了。这一天，丁敏最好的朋友小范来家中做客。看到好友闷闷不乐的神情，小范非常奇怪。因为丁敏可是朋友中间最活泼的一个。不过，在听过了好友的自诉之后，小范也理解了她此时的心情。

第二天，就在丁敏还在发呆的时候，小范突然打来了电话说有一个消除游泳圈的偏方。一听到这个消息，丁敏马上来了精神，一直催好友快点说。小范告诉她，方法非常简单，就是每天快走40分钟。快走减肥？这样真的能行吗？丁敏对此疑虑重重。见电话这头的好友默不作声，小范着急了，她向丁敏推荐了一个权威的医学网站就挂断了电话。

与小范的通话已经结束了很久，丁敏还是处在一种半信半疑的状态中。于是，她找到了那个权威的医学网站。很快，丁敏就找到了自己想要找的内容。原来快走减重早已被实验证实。据相关结果显示，快走不仅可以比慢走时多消耗5倍的脂肪。如果能够将快走与健康合理的饮食配合起来，每天快走40分钟，连续坚持3个月之后，就可以成功减掉10千克的赘肉。

为了进一步确定此法是否可靠，丁敏还专门咨询了身为医生的舅舅，结果这个方法得到了舅舅的首肯。另外，舅舅还告诉她，快速走路可以消耗掉大量的腹膜脂肪。这些通常包附在肝脏、肾脏等内脏器官之外的腹膜脂肪数量过多时常会成为脂肪肝、糖尿病、高血压等心血管疾病的重要诱因。舅舅的一番解释让丁敏彻底将担心放下了。

于是，从第二天开始，丁敏就果断地放弃了自己赖床的习惯，开始每天快走40分钟。两个月后，在她的婚礼上，宾客们看到了一个身材苗条、神采奕奕的新娘。

婚假过后，丁敏又回到了工作岗位。虽然腹部的游泳圈已经消失了，但是她还是坚持每天快步走。这个方法不仅仅是帮助她战胜游泳圈的方法，更成为她坚持锻炼、保持身体健康的方法。

据最新一期《美国医药学会季刊》报道，快走有利于人们的身心健康。报告指出，中老年人每天快走30分钟，对于预防糖尿病、心脏病、骨质疏松症、中风以及某些癌症，都具有良好的效果。对于那些没有运动习惯的职场白领，只要从现在开始每天快走30分钟，也能达到强身健体的良好效果。而如果中老年人每天快走45分钟到1个小时，那么患中风的概率可以降低40%。

走多快才算是快走呢？研究报告指出，如果在12分钟内走完1千米的距离，这样的速度可以称之为快走了，因为这个速度可以让心肺功能产生有效的运动。

那么，快走应怎样走才有益于健康？人们要做到：快的时候步伐要大，跨步时后脚跟先着地，再有意识地按脚底、脚趾顺序着地，接着再以脚趾用力蹬离地面，膝盖最好微弯。快走时一定要抬头挺胸，下臂呈约90°，向后有节奏地摆到胯后，向上则摆到与肩同高。前行的时候，配合缓而深的呼吸，大跨步快速前进，马上会让人感觉大汗淋漓，体表温度升高，迅速进入到减脂状态。

运动医学认为，一个人在运动的时候达到的最佳心率应为：（220-年龄）×（75-80）%。比如30岁的人脉搏控制在143~150次/分为最佳。人们还可以依据体重或健康状况再行略微调整，达到自己的需求量为宜，比如慢性病患应将心率控制在最佳心率的50%。快走时需要注意运动强度，一般是先轻松走5~15分钟，再以中等强度走15~30分钟，最后激烈地走30分钟以上。

此外，快走时一定要随身带瓶水，快走初始感到口渴，就喝几口，快走后期即使不口渴也要喝，从而有效地减少心脑血管疾病的发生。

游泳，让"游泳圈"消失不见

夏日炎炎，很多人都选择置身泳池，希望以此来降低酷热带来的煎熬。与此同时，作为一项消耗体力的运动，游泳也成为很多减肥人士夏日减肥的首选。那么究竟游泳是如何帮助大家实现减肥的愿望呢？职场白领小秋的减肥经历就是最好的证明。

小秋是一名在外企工作的白领。虽然企业有着外商的身份，但由于都是在中国市场竞争，所以她的日常工作与国企、民企的同行并没有什么不同，也需要每天长时间地守在电脑前，通过网络与各个部门同事之间相互交流，运用软件整理经理急用的文件。半年时间下来，小秋也遇到了腰腹肥胖的问题。

实际上，腰腹肥胖并不是一种疾病，只是出现在办公室"久坐族"身上的一种普遍现象。虽然如此，但它带来的消极影响却是显而易见的。除去使白领们失去健美的体形之外，还常令人们产生出自卑，信心大减等负面影响。而这些负面影响在小秋身上都有明显的体现。这可怎么办呢？

就在小秋不知所措的时候，恰好在医学院读研的姐姐回家休假来了。看着妹妹愁眉苦脸的样子，姐姐非常奇怪："小秋，你在公司不是一直干得不错吗？怎么脸色这么难看？""还不是这'游泳圈'闹的。"小秋没好气地指指腹部的赘肉。"原来是这样。那你有什么想法？"姐姐忍住笑问道。"当然是要减掉它，可就是没有什么好办法。"说着小秋突然灵机一动，"姐姐是未来的医生，一定要给小妹推荐一个好方法。"

"好吧。"姐姐一口答应，"那你就游泳吧。""游泳？"一听到这个提议，小秋有点迟疑。"姐姐，以前我也有同事用过这个方法，可是并不见效。不仅没有减肥，她的'游泳圈'还多出了一圈。"

"像你同事这种情况确实存在。不过，这都是因为她没有掌握游泳减肥原理的关系。"姐姐回答得很平静。"真的是这样吗？"小秋有点不敢相信。

"当然了。"姐姐显得胸有成竹,"现在我就来为你普及一下常识。要想成功地游泳减肥必须明确三个关键词。这三个关键词分别是水的密度和传热性、水的阻力和新陈代谢。首先,水的密度和传热性都比空气大,所以消耗的能量也比其他运动要多。而运动中消耗的能量是靠体内储存的糖类和脂肪来不断补充的,因此经常游泳会逐渐消耗掉体内多余的脂肪。其次,人在水中活动遇到的阻力要比陆地上大12倍。因此全身的肌肉能够在游泳当中得到很好的锻炼。最后,游泳时人的新陈代谢速度很快,1100千焦的热量半个小时大概就能消耗完毕,而且这样的消耗速度在出水之后还能保持一段时间。"

"当然,游泳减肥也要讲究方法。"姐姐继续解释道,"刚才你也提到了有同事游泳减肥效果不佳的事。相关专家经过一番调查研究之后发现,这种情形的出现原因主要集中在两个方面:第一,就是运动量不足的问题。由于游泳开始的阶段处于无氧运动阶段,所以并不会发生能量的消耗。只有游泳过渡到有氧运动之后,能量消耗才会真正开始。因此,游泳时间至少要持续一个小时之后才会产生减肥效果,而不足1小时的运动量则收效甚微。第二,游泳者在泳后不能很好地节制自己的饮食。由于游泳本身能量消耗较大,所以每次运动之后,人们都会不由自主地想要通过进食的方式来补充自身能量。这是一种正常的生理反应。因此,不注意饮食就很容易使身体吸收的能量比消耗的能量还要多。"

"原来游泳减肥还有这么多道理呢!姐姐真不愧是学医的研究生。可是,姐姐,我到底该怎么做才能成功地减肥呢?"小秋又提出了自己心中的疑问。

"你要好好记下,我接下来要说的可是一位国家队游泳教练的专业推荐。这位教练建议游泳减肥要做好五个方面的准备:第一,分时间段练习。初练时先连续游3分钟,中间休息1~2分钟,再游3分钟,一共进行3组。第二,使用游泳圈等工具。既可以保证在水中的安全,又有助于燃烧更多的热量,锻炼四肢肌肉。第三,游泳时全力以赴,休息时间最小化。将游泳过程中的休息时间减半,直到一个来回或间歇时间减少到10秒为止。"姐姐道。

姐姐一番详细的解说驱散了盘桓在小秋心头的阴霾。她决定好好地利用夏季这3个月的时间。很快,3个月就过去了,这天和朋友一起逛街的小秋心中充满了自信,因为经过一个夏天的努力,她已经成功地减掉了"游泳圈",现在缺少的只是漂亮合体的秋装了。

饮上一杯菊花茶,清热解毒消脂肪

毕业之后进入一家知名度较高的企业工作是不少年轻女孩的梦想。张云也不例外。从小,她就崇拜比尔·盖茨,希望能够成为像他一样的计算机高手和著名企业家。怀着这一梦想,张云在学习的道路上一路过关斩将,并在大学毕业之后成功地进入了国内一家知名的互联网公司。

入职之后,她进入了公司的软件开发部门,职责是与部门的同事们一起开发新软件。众所周知,软件开发需要创意与智慧,需要耗费大量的智力和精力。为了尽早开发出客户要求的软件,张云和同事们每天总是很早就来到公司,将近深夜才离开。有时,遇到关键的突破点，大家甚至会加班到凌晨两点左右。

转眼间，张云参加工作已有半年。这天同事小黄看着张云，担忧地说道："小张欢迎你光荣地加入了'胖子俱乐部'。"经小黄一说，同事们都将头扭向了张云，然后投去了同病相怜的目光。

原来，"胖子俱乐部"是软件开发部门的绰号。主管老杨告诉张云，做软件开发这一行的人是名副其实的"久坐族"，每天至少要在电脑面前待上10个小时以上。由于大家很多时候都将注意力集中到工作上，缺乏运动，结果就一个个成为身宽体胖的胖子。

听完老杨的解释，张云表示出了无奈。但与此同时，她也在心中暗暗下定决心一定要向舅舅请教一下是否有终结这个"胖子俱乐部"的好方法。

于是，周五的晚上，张云就拨通了身为医生的舅舅的电话。舅舅听了外甥女介绍的情况之后，略微思考了一下，就为"胖子俱乐部"提出了两条建议：一是平时加强锻炼；二是每天喝上一杯菊花茶。

"加强锻炼我可以理解，可是为什么要喝菊花茶呢？"张云提出了心中的疑问。

"这是因为，"舅舅解释道，"菊花茶具有散风清热、轻身耐劳的效用。当然，这是中医学的说法。换成通俗的道理来解释，就是菊花茶具有减肥的作用。"

"菊花茶真的能减肥？"张云继续追问道。

"当然。"舅舅继续刚才的解释，"菊花不仅拥有很高的观赏价值，还有极高的药用价值。早在我国古代，人们就已经用菊花来治疗眼部疾病。不仅如此，菊花的身影也经常出现在传统医学的典籍当中。据《神农本草经》及《本草纲目》等典籍记载，菊花味甘，性微寒，归肝经、肺经，有散风清热、护肝明目之功效。饮用菊花茶可以治疗头痛、目痛、皮肤死肌等，还可以顺气轻身、耐劳延年。其中轻身就是减轻体重、排出身体毒素的意思。这就是我建议你们饮用菊花茶的初衷。最妙的是菊花茶除了帮助人们消除脂肪之外，还可以起到疏肝理气、平和心境、抵抗电脑辐射的作用。所以，可以说，饮用菊花茶是一举多得。"

听了舅舅的一番话，张云心中非常激动。在结束了和舅舅的通话之后，她便迫不及待地将这个好消息分享到了部门QQ群中。在分享中还详细列出了菊花茶的冲泡方法：取5朵干菊花放入茶杯，随后向杯中冲入适量沸水，加盖闷制3~5分钟之后即可饮用。最后，张云还郑重地向大家推荐了她自己的选择——久负盛名的杭白菊。

周一，大家照例来得很早，开完例会之后就开始各忙各的事。与往常不同的是，办公室的每张办公桌前都飘着好闻的菊花香。3个月之后，又一次"项目会战"结束了。这时，喜欢观察的小黄又有了新的发现："胖子俱乐部"开始解体了。张云看着小黄笑了起来，她坚信"胖子俱乐部"很快就会变成"美女俱乐部"的。

山楂益母茶，清热活血减脂肪

随着新科技革命成果的普及，互联网行业开始飞速发展，为人们的生活带来了更多的便利。与此同时，它的加入还催生了众多新的职位。深受年轻人喜爱的网络编辑就是其中的一员。但网编也是"久坐族"的一员。

第十二章 腰腹肥胖老偏方，职场白领久坐不发胖

可以说，腰腹肥胖是所有"久坐族"共同的难题。网编虽说属于新兴行业，但由于主要依托互联网，需要整天坐在电脑前整理资料。除此之外，为了抢新闻、对突发事件进行及时报道而加班熬夜对于网编们来讲也是家常便饭。而不规律的作息和缺乏运动正是腰腹肥胖的两大诱因。所以，对于他们而言，做到维护工作和生活之间的平衡才是解决腰腹肥胖的根本之道，而不宜通过休息日补眠或是服用减肥药等方式进行调节。

小鱼是一位年轻的"老"网编。虽说年纪还不足30岁，但入行时间已经超过7年。这对于像他一样的年轻人来讲是一份不可多得的经历。正是凭借着这一点，小鱼先后在国内几家知名网站任职，一年前来到了现在的公司。同老东家相比，目前的公司确实没有什么名气，甚至都算不上中型企业。但他坚信创业型的公司会是自己今后发展的助力，便坚定地签下3年的合约。

在公司里，小鱼和同样年轻的同事们相处得很愉快。一天，午饭后，小鱼和同事们闲聊起关于久坐产生的腰腹部肥胖问题。闲聊中小鱼发现，原来几乎每位同事都有这个烦恼。腰腹部肥胖不仅影响了个人的形象，还隐藏着健康隐患。但大家试过很多方法想减掉腰部赘肉，可结果不是没有效果，就是不能持之以恒。现实就是，赘肉依旧不减，烦恼依旧还在。

正当大家唉声叹气之时，小鱼突然想到了小雨。小雨是小鱼的妻子，同时也是一家医院的主治医生。

这天晚上回到家之后，小鱼便迫不及待地向妻子请教起来："亲爱的，我的同事们现在都在因为腰部肥胖问题而苦恼，我该怎么解决大家的这个问题呢？"看到丈夫认真的样子，小雨倒表现得非常镇定。她先请丈夫叙述了有关公司同事的详细情形，稍作思考之后，才答道："看来你们公司同事出现腰腹肥胖的问题同久坐缺乏运动有着直接的关系。不爱运动的人容易气血流通不畅，体内的毒素不易排出，脂肪也会在腰腹部不断堆积。鉴于这种情形，我建议他们学一些办公室健身运动，并多喝山楂益母茶。"

"山楂益母茶？"小鱼对于办公室健身运动并不陌生，他本身就了解不少，可是饮用不是减肥茶的茶饮来减肥却是第一次听说。于是，他的脸上便开始浮现出疑惑的神色来。

看着丈夫满脸不相信的样子，小雨又接着解释道："山楂中富含果胶和解脂酶，其中果胶具有防辐射的作用，可以带走人体中几乎一半的放射性元素，而解脂酶不仅能够促进脂肪类食物的消化，还可以促进胃液的分泌等。至于益母草则具有抗氧化、抗疲劳、增强免疫细胞活力、预防心脏病的效用。因此，饮用山楂益母茶可以起到清热活血、降脂通脉的作用。"

听完妻子的一番解释，小鱼突然间对山楂益母茶兴趣大增。他连忙向妻子询问茶饮的冲泡方法。小雨喝了一口水，又开始讲："山楂益母茶的制作方法并不难，只需要将30克山楂，10克益母草与5克茶叶一起放于杯中冲泡，以茶盖闷制3~5分钟即可饮用。""真是太好了。"小鱼一阵兴奋。

第二天上班之后，小鱼将昨天向妻子请教的偏方和自己以前积累的一些健身小运动整理成一个文档，群发给大家。从此之后，公司里几乎随时都可以闻到山楂益母茶的香味，随时都可以看到利用工间休息做运动的同事。2个月之后，小鱼发现运动加茶饮的方法居然有了明显的效果。困扰同事的腰腹部赘肉已消失了，而且大家的精神也充满了

活力。

腰腹肥胖，就饮纤美瘦身茶

"夏天终于来了！"冯玉不由得激动异常。作为美丽的追求者，她非常期待着夏天的到来。这是因为，以多年穿衣经验来判断，夏装是款式最多、最能体现身材特色的服装。自从彻悟了这一美丽的"真理"之后，冯玉便一心一意地盼望着夏天的到来。

果然，夏天在她的盼望中姗姗而至。于是，新款的夏装刚一上市，冯玉便拉着好友去逛街。几位姐妹几乎在每家服装店里都会停留，轮流试穿着自己中意的衣服。2小时过去了，大家终于满载而归，只有冯玉一人闷闷不乐。原来，就在试穿衣服的时候，她才惊讶地发现，参加工作只有一年的自己居然在腹部生出了赘肉，去年的尺码根本穿不进去。

"真是可恶！"冯玉心中恨恨地想。就在这时，身边的姐妹们停止了说笑。大家突然发现：上学时有着模特般身材的冯小妹竟然两手空空，没有买到合适的衣服。还是小莉首先打破了沉默："小玉，发生什么事情了吗？你怎么没买衣服？"听到好友的关心，冯玉终于爆发了："还不是工作闹的。每天都在电脑前面坐着敲键盘，一坐就是一天，都没有时间运动。时间长了，肚子和腰上都长出赘肉来了。这可让我怎么穿衣服呢？"说完，她的眉头又皱了起来。

原来如此。众所周知，冯玉去年毕业的时候凭借自己出色的外语和沟通能力被一家外企录用，成为受人羡慕的高级白领。当时，姐妹们还专门让她请客，以示庆祝。庆祝的情形仿佛还在昨天，怎么一下子就变成这样了呢？

小莉将冯玉的困扰记在了心上。周五的时候，她便打电话给开诊所的阿姨，请阿姨帮忙想想办法。小莉的阿姨在听说了冯玉的情形之后，建议冯玉尝试饮用纤美瘦身茶。

"纤美瘦身茶？"小莉一听这个名字就笑了，"阿姨，我觉得冯玉一听到这个茶的名字就会两眼冒光。不过，您能解释一下为什么会推荐这个偏方吗？"

"当然可以了。"电话那头的阿姨慈爱地笑了笑，"纤美瘦身茶的主要原料是山楂、甘草、决明子、陈皮和乌梅。不要小看这几味原料，个个都不简单呢。据《本草纲目》记载，陈皮性温，味苦、甘，能入脾经和肺经，具有理气健脾、燥湿化痰的功效，能够有效地治疗食欲不振、呕吐腹泻等症，还能够帮助人们减肥。而甘草则是一味甘性平的中药，它能入心、肺、脾、胃四经，还可以起到补脾益气、止咳润肺、缓急解毒、调和百药的作用。其余三种原料也是瘦身减肥的好帮手。而集合五种原料之长的纤美瘦身茶则有促进肠道蠕动及新陈代谢、清肝益肾、降血脂、排便顺畅等疗效。"

稍顿了一下，阿姨接着说道："据你所言，冯玉是一个外企的高级白领，每天上班都要坐在电脑前'耕耘'。由此可以判断，冯玉每天坐着的时间一定很长。现在，人们把像她这样整日坐在电脑前工作的人称为'久坐族'。腰腹肥胖是其最显著的特点。'久坐族'肥胖产生的原因，多半是由于他们平时缺乏必要的运动，造成脂肪堆积引起的。另外，现在各方面条件都比较便利，出门可以乘车，上楼可以乘电梯……这些便利条件也常使身心俱疲的人们舍弃了步行或骑车。"

第十二章　腰腹肥胖老偏方，职场白领久坐不发胖

听了阿姨的一番话，小莉感觉非常有道理。虽说自己现在正在上研究生，可每天在电脑前"耕耘"的时间也不少，一定要注意这个问题。不过，现在最要紧的是通知冯玉。于是，刚刚向阿姨道谢挂断电话的她马上又拨通了冯玉家的电话。电话中，小莉将阿姨所言一股脑儿都告诉了冯玉，还细心地为她讲解了茶饮的冲泡方法："先需要将备好的7克山楂片，3克决明子，5克陈皮和2片甘草捣碎之后制成茶包。然后将茶包放入杯中，随后冲入适量沸水，静置3~5分钟之后即可饮用。"

小莉所做的一切深深地感动着冯玉。于是，她从第二天起便开始按照小莉的指点饮用纤美瘦身茶。结果，2个月之后，当姐妹们相约去逛街的时候，冯玉已经恢复了苗条的身材，并自信满满。

荷叶消脂茶，清暑利湿赘肉少

一提起荷，大家最先想到的就是文学家周敦颐笔下的"出淤泥而不染，濯清涟而不妖"的莲。殊不知，荷不仅是拥有高洁品质的君子，还拥有广泛的药用功效。早在秦汉时期，我国的先民们就已经将荷叶代茶饮作为滋补之用，其减肥功效在众多医书中更是多有记载。如今，荷叶消脂茶更是深受腰腹肥胖困扰的职场人士减肥的上佳之选。

"衣服又瘦了！还得再去买件新的。"左晓霞一边抱怨着，一边将一件宽大的T恤穿好，准备出门上班。妈妈在身后叮嘱她不要忘记买早点，她口头上答应着，其实心思还在刚才的衣服上。

22岁的左晓霞今年7月份才从国内一所知名院校毕业。凭着在校时的优异表现和出色的临场发挥，她在毕业之前就被一家大型国企录用，成为20名管理培训生中的一员。8月初，崭新的工作生涯开始了。公司为新入职的员工们举行了欢迎仪式，并分别为他们选定了工作中的导师。左晓霞的导师是人力资源部的经理。于是，她便跟着导师来到了人力资源部，成为一名见习文员。

文员的工作对于初出茅庐的左晓霞来说，充满了神秘的色彩。她希望自己能够在短短的3个月实习期内尽早掌握岗位的全部要领。为此，每天在电脑前加班便成为她生活中的一种常态。很多时候，下班后公司其他办公室都已经漆黑一片，只有人力资源部的灯还亮着。

2个月过去了，左晓霞凭借自己的勤奋和努力率先转正，成为企业的正式员工。导师对她露出了赞赏的笑容。左晓霞也在笑着，不过这笑容有些勉强。因为就在这2个月的时间里，她的体重已经上升了5千克，腹部还出现了赘肉。当然，工作很重要，但个人形象对她来讲也是同样重要的。这可怎么办呢？

然而，就在左晓霞一筹莫展的时候，许久未见的师姐突然打来电话，声称要在本周末前来"轰炸"。"这下可糟了。"左晓霞心想，"师姐本来就是自己的损友，当了医生之后更是喜欢满口医学名词。自己这次肯定……"想到这里，她变得更加不安，嘴里一直叨念着："师姐是个医生，医生……""对了，身为医生的师姐肯定有办法帮助我。大不了，到时随她嘲笑就是了。"

周末很快就到了。师姐按照事先约好的时间来到了左晓霞家。看到原来苗条的师妹

体形发生了不小的变化,调皮的师姐确实忍俊不禁,不过最终她还是强忍着笑问师妹是不是遇到了什么情况。于是,左晓霞就将自己上班之后的情形进行了详细的说明。中医认为,荷叶有清热解毒、凉血、止血、清暑利湿、升发清阳、凉血止血等功效。现代研究表明,荷叶含有莲碱、原荷叶碱和荷叶碱等多种生物碱及维生素C、多糖,有降血脂作用,所以很多减肥、降脂、祛痘产品中都含有荷叶。听完师妹的叙述,师姐认真地思考了一会儿,然后才慢慢地说:"晓霞,腰腹部出现赘肉和你最近的工作状态有着紧密的联系。首先,你实习的部门是人力资源部。这个部门可以说是一个盛产'久坐族'的部门。员工们每天需要长时间地在电脑面前处理公司的一些日常事务及人员流动,却缺乏必要的运动。其次,最近几个月你经常加班到很晚,连休息的时间都很紧张,更不要提运动了。以上两方面的因素叠加起来就形成了现在腰腹肥胖的情形。"

"那么,师姐,现在我该怎么办呢?"左晓霞非常着急。

"你不要慌。"看着师妹焦急的脸色,师姐安慰道,"消除腰腹肥胖的方法还是有的。根据你现在的情况,我建议你调整好自己的作息时间,休息好,身体健康,才能工作顺利。另外,还有一款绿色环保的消脂茶介绍给你,就是荷叶消脂茶,主要原料包括3克荷叶,6克炒决明子及3克玫瑰花。其中荷叶味苦性凉,具有清热解暑、生养发散的功效,同时它还能够起到润肠通便、利尿排毒的作用。而玫瑰花能够缓解烦躁的心情,避免肝气郁结。所以,时常饮用由上述三种原料冲泡而成的荷叶消脂茶,可以起到清暑利湿、消脂减肥的作用。"

师姐的一番解说让左晓霞眼前一亮。她决定一会儿和师姐逛街的时候就去买齐原料,从今天就开始饮用荷叶消脂茶。2个月过去后,荷叶消脂茶的功效超过了左晓霞的预期,她发现不但腹部的赘肉不见了,而且自己的气色也变好了。

预防腰腹发福的办公室健身操

100多年前,法国著名思想家伏尔泰提出了"生命在于运动"的口号。如今,100多年过去了,响应这一口号的人却越来越少。由于工作和生活的双重压力,很多职场白领整日在家与公司两点一线地奔忙,所以运动便相应地减少了。而正是运动的减少才导致了白领们极为头疼的腰腹发福状况的出现。

年轻的小富是办公室的新员工,虽然已经工作了两年,但还保持着一股朝气。平时特别羡慕运动员们的健美身材。为了使自己的身材也像运动员一样健美,小富此前非常注意日常的锻炼。可惜,这个不错的生活习惯在他进入办公室工作之后就中断了。

作为新成员,小富必须尽快适应新的工作环境,并顺利地开展业务。为此,他除了工作时间之外,还将大部分业余时间用来学习、熟悉业务。这样一来,小富每天回到家之后都觉得筋疲力尽,只想抓紧时间多休息一会儿,因此失去了锻炼的时间。

两个月过去了,小富终于获得了领导和同事们的认可,正式成为了公司的一员。可是,与此同时,最令他痛恨的腰腹发福的情形在他身上出现了。到底该怎么办才好呢?

就在一筹莫展之时,小富突然想起了哥哥。哥哥是市政府的一名公务员,每天几乎都要在电脑前待上七八个小时。令人羡慕的是哥哥还是保持着健美的身材,身上一点赘

第十二章 腰腹肥胖老偏方，职场白领久坐不发胖

肉也没有。小富决定今天下班后早点回家向哥哥讨教。

平时，哥哥到家的时间总是要比小富早一些，今天也不例外。最近，小富一回家总是直奔卧室学业务。可是今晚，他却笑得贼嘻嘻地坐到了哥哥身旁："哥哥，你的身材保持得真不错。都是坐办公室的人，看看我，才两个月的时间小肚子都凸出来了。再看看你，你参加工作都五六年了，一直坐办公室，还是跟原来一样。介绍一下秘诀呗。"

"好吧。我还真有一个秘诀。"哥哥一本正经地说道，"这是读书时一个学医的朋友告诉我的。他教了我一套可以在办公室里做的健身操。这套健身操的用途就是专门预防腰腹部发福的。"办公室健身操？还是专门预防发福的？哥哥的话让小富立刻打起了精神。

哥哥见弟弟这么积极地想知道，便进行了如下详细地解说。

第一个动作是木偶动作。练习时，身体直立，双脚分开，双臂保持侧平举的姿势，肘部稍稍弯曲。同时，左手朝上，右手朝下，身体随之向左转。随后，左手向下方转，右手转向上方，身体随之向右倾。反复做此动作，以持续30秒为宜。

第二个动作是屈膝下蹲。练习时，先将双脚分开，双膝略弯，使腹肌和臀肌收缩。随后慢慢屈膝下蹲，直到自己能到达的最低点，保持2秒，然后慢慢起立并恢复至开始时的姿势。反复做此动作5次，以持续30秒为宜。

第三个动作是屈伸控制。先将双脚分开，身体直立，双手自然地贴于臀部。接着，保持背部挺直，从髋关节处开始慢慢前屈，保持此姿势。随后，进一步屈体，双手抓住小腿肚。需要注意，此时一定要保持腿部挺直，不宜紧抱膝盖。保持此姿势10秒。

经常做上面这三个动作，可以使腰肌、臀肌和腹肌得到锻炼，防止脂肪堆积。

小富认为自己既然可以将工作在短时间内做得很出色，那么减肥就不是难事。从第二天起，小富就在工间休息时候做这套健身操，而且还鼓励身边的同事和自己一起练。

工间休息做瑜伽，腰腹减肥好方法

瑜伽是时下深受女性喜爱的健身运动之一。它不仅可以帮助女性塑造美丽的身形，还可以使练习者得到身心上的放松。也正因为如此，瑜伽在世界各地拥有众多的忠实粉丝。而在这些粉丝中不乏职场白领的身影。因为一些简单的瑜伽动作既不需要太多的时间，又可以减掉腰腹赘肉。

新的一年又开始了。萧红的事业也迈上了一个新的台阶。由于前一年业绩突出，她已经成功地从一名普通职员晋升为总经理的特别助理。新年第一天上班，萧红决定以一种崭新的形象出现在大家面前。于是，她便拿起过年时置办的衣服穿戴起来。果然是人靠衣装，佛靠金装。萧红的闪亮登场让很多同事都记住了她。

"萧红姐，你的身材真好。听说你来总部之前也一直是'久坐族'，怎么能保持这么好的身材呢？"刚一下班，办公室里的"小精灵"王芬就成了一位好奇宝宝。

"当然得靠自己努力坚持啦，小妹妹。"萧红笑着回答。

"难道你每天都不吃饭，只吃水果？"刚刚参加工作不久的王芬继续着自己的猜想。"不是。我保持身材并不靠节食，当然热量高的食物还是吃的比较少。"

"那么姐姐是运动达人？"王芬做出一副打破砂锅问到底的姿态。

"小妹妹，真是服了你的好学精神了。还是让我来告诉你答案吧：是瑜伽。"

"瑜伽？练习瑜伽不是要穿着专门的瑜伽服，还要在非常安静的地方才能练习吗？"王芬不解地问。

"王芬懂得真多，不过，我说的瑜伽并不是传统上的瑜伽，而是比较简单的瑜伽动作，非常适合咱们在工间休息的时候练习。"萧红慢条斯理地解释道。

"真的吗？"王芬不敢相信似的睁大了自己的眼睛。

"当然是真的。正好今天事情不多，我教你吧。"说着，萧红就拉着王芬来到了办公桌旁。"下面这个动作比较简单：首先，需要保持身体直立，挺胸收腹，紧握双手。其次，开始吸气，吸气时向左转身，并保持15~30秒，随后自然呼吸。最后，还原到开始的姿势。换反方向做同样的动作只需要3步，简单吧？"

"简单。"王芬点点头。

"别小看这个简单的动作，它可是腰腹减肥的好方法呢。你看，"萧红一边说一边按照动作要领做了起来，"这样扭转腹部可以对脊柱和体内的脏腑器官造成刺激，令身体感到舒服。同时，做好这个动作还能缓解大脑疲劳，帮助我们再度精神饱满地投入到工作当中。"

"真是一个妙招。"王芬由衷地感叹道。

"是呀。"萧红也同意她的观点，"不过，做动作的时候还有一些细节需要特别注意一下。当回转身体的时候，我们一定要注意：转动的部位是头、颈、胸、腰，而下半身是保持固定不动的。同时，练习者还需要伸直背肌，头尽量向着后方转，并向远处望。此外，眼睛远望的时候最好看一些绿色植物，这样可以有效地放松疲劳的视觉神经。"

"真是听君一席话，胜读十年书。我以前还真是不清楚一个小小的减肥还能有这么多道理。"王芬由衷地感叹道。接着，她又像表决心似的对萧红说："请萧红姐放心，我一定会好好练习的，争取不做小胖子。"

王芬俏皮的话语让萧红忍俊不禁。很快，整个办公室的同事都在萧红的带领下开始在工间休息时练习起瑜伽来。到最后，连已经40岁的总经理也加入了她们的行列。

3个月过去了，大家的努力收到了显著的成效：腰腹肥胖已不再是困扰人们的难题。现在，其他部门的同事都已经听说了这件事。纷纷派代表来取经，希望自己也能尽早从胖人的行列中消失。

做好减肥健身操，腰腹赘肉全不见

"哎呀，我又长胖了。"张宇从体重计跳下来之后迅速发出一声大叫。"这孩子真是的，看看自己腰上和肚子上那些赘肉就能知道，肯定轻不了。"姨妈一脸苦笑地摇摇头。

今年23岁的张宇大学刚刚毕业一年，是本市一家事业单位的办事员。虽说在薪资上要比去企业的同学少了一些，可是生活悠闲，还有不少业余时间可供自己支配。一想

第十二章 腰腹肥胖老偏方，职场白领久坐不发胖

到这些，她就心里美滋滋的。可惜，这种美滋滋的生活并没有持续太久。入职3个月之后，张宇就发现向来号称"长不胖"的自己在体重上有了"突飞猛进"的趋势。本来只有42.5千克的她在3个月内迅速飙升至50千克，真是让人抓狂。

这次，她应姨妈一家之邀前来做客。没想到刚一到家，调皮的表妹就将她拉上了体重计。于是就有了开头的一幕。看着外甥女垂头丧气的样子，姨妈感到非常心疼："小宇，好容易来姨妈家玩，高兴一点儿。姨妈保证让小宇恢复到原来的身材。姨妈可是医生，你忘了吗？"果然，姨妈的话起了作用。张宇不再纠结于体重的事，跟表妹开始玩得不亦乐乎。

不过，在姨妈家发生的小插曲还是影响到了张宇。她开始认真思考自己减肥的问题："要不要吃减肥药呢？还是不要吧。看看隔壁的王岚停了药之后又反弹的样子，真是让人伤心。要不从明天开始每天只吃一顿饭？对了，医生说，不吃早饭的人更容易发胖……"正在举棋不定的时候，妈妈在客厅里喊她去接姨妈的电话。

电话那头姨妈的声音还是那样亲切："小宇，这两天让减肥的事闹得很不愉快吧？"张宇在电话这头拼命地点头，可一想到对方根本看不到，便开了口："姨妈，我真是太苦闷了。看看现在的工作，除去偶尔外出，我差不多每天都要在电脑面前坐上好几个小时，动也不动，怎么会不发胖呢？"

"你说得很有道理。像你一样每天在电脑面前长时间'耕耘'的'久坐族'绝大部分都缺乏足够的运动量。运动量不足的影响主要体现在两个方面：一方面，人们的身体不能得到及时地放松，另一方面会造成血液流通不畅，来不及排出体外的毒素和废物在腰腹部堆积。如此一来，腰腹部就会出现赘肉。就目前的情形来看，你的情况和上述情况基本吻合。所以呢，姨妈就从实际情况出发，为你推荐一套减肥健身操。平时多注意适当的运动，再加上这套健身操的辅助，相信你很快就会成功'脱胖'。至于健身操的具体做法，我一会儿让你表妹用邮件发给你，要认真体会。"姨妈严肃而又不失风趣地叮嘱道。

"好的，我一定听姨妈的话。谢谢姨妈。"张宇由衷地感激姨妈。

接完姨妈的电话不久，表妹就发来了邮件。张宇打开一看才发现，姨妈提到的减肥健身操主要由五个动作组成。

动作一：身体直立，双腿分开站好，双腿之间的距离保持与肩同宽。随后，双手叉腰，转向左侧，直到腰部转至极限。完成左侧的转腰动作后，再转向右侧，做相同的动作。此动作以连续做10~20个为一组，每天以做3~4组为宜。

动作二：身体直立，双腿分开与肩同宽。然后，双手叉腰，分别向前后左右四个方向弯腰屈体。此动作同样以连续10~20个为一组，每天仍以做3~4组为宜。

动作三：保持背对墙站立的姿势，双臂上举后伸，同时腰向后弯，双手扶墙。随后渐渐下移，直到极限。此动作以每天做8次为宜。

动作四：两腿分开站立，双臂由前伸变为向后举，头和上身随着双臂动作的变化尽量向后倾斜，直到极限。随后，动作转为向前，练习者低头弯腰，双臂自然下垂。不过，需要注意的一点是在动作过程中，手要以尽量摸到脚尖为宜，且膝关节不宜弯曲。

动作五：身体直立，双手叉腰，双腿分开站好。然后先按顺时针方向转腰10圈，再

按照逆时针方向转腰10圈,最后分别向前后左右四个方向进行弯腰屈体各5次。

在动作要领下面还有健身操的功用和一些注意事项的说明：此套健身操如果能在快走或慢跑20分钟之后再进行练习,效果更加明显。经常练习它可以使全身都能够得到很好的活动。如此一来,可防止脂肪和赘肉的堆积,还能增强腰部肌肉和脊柱的灵活性。

姨妈的电话和小表妹的邮件让张宇对自己的减肥计划充满了信心。3个月过去了,张宇又一次应邀去姨妈家做客。这次,小表妹并没有恶作剧般地将她拖上体重计,而是大呼一声："姐姐真的变成身材苗条的大美女啦！"

常做"消腹六部曲",重塑玲珑腰部曲线

众所周知,拥有完美的身材是众多女性的终极理想。然而,对于长时间坐在办公室工作的白领女性们而言,这一理想实现起来却有相当的难度。因为她们不得不面对腹部脂肪越积越多这一难题。如何才能消除腹部赘肉,拥有健美的身材呢？为了得出确切的答案,很多人都进行了不同程度的尝试。年轻白领小金就是其中的一员。

今年25岁的小金是供职于一家国企的白领。由于平时工作比较忙,又加之日常工作就是整理文件和资料,所以她工作的时间几乎都在面对电脑,只有少数联系业务的时候才能远离电脑。

半年下来,在电脑前的终日"耕耘"终于有了回报。小金荣获了公司年中考核最佳新人的称号,还有5000元的奖金。同事们都非常羡慕她。可是,受到奖励的小金也有一件烦心事,那就是自从入职之后,腰部就逐渐出现了赘肉。

不过,小金也不是遇难而退的人。为了重塑自己的身材,她尝试了多种方法。首先,她尝试的是美容SPA。SPA带来的水润感觉让她感到清洁放松,可惜就是价钱太贵了。做了几次之后,小金最后还是选择了放弃。其次,她还尝试了点穴减肥。一个疗程下来,小金成功地减掉了7.5千克。遗憾的是一个月之后,由于管不住自己的嘴,体重又反弹了。最后,她还尝试了同事推荐的减肥药。结果吃了一个月之后,效果还是不明显。这下,小金真的发愁了。

恰在此时,一位好友小宋从国外留学归来。在本市工作的几个好友决定为她举办一个欢迎晚宴。

留学归来的小宋是一位医学博士。当看到前来聚会的好友中很多人都有"游泳圈"时,她决定为大家推荐一套在办公室也能做的"消腹六部曲"。乍一听到这个名字,大家都感觉非常奇怪,后来经小宋一解释众人才恍然大悟,原来是一套减肥的健身操。此时,一直在喧哗的人群突然静下来。大家都在等着医学博士进一步的解说。

小宋笑着说："既然大家都相信我,那我就将这一秘诀传授给大家。'消腹六部曲'实际上就是一套健身操。它的主要目的就是通过运动腰部和腹部的肌肉来减少腰腹赘肉,实现保持苗条身材、舒缓压力的目的。"

小宋继续解释道："至于具体的操作步骤呢,既然是'六部曲',自然就是分六步走。"如下就是小宋讲解给大家的详细步骤。

第一步,练习者坐在椅子上,双手扶椅,膝盖弯曲,然后双腿保持慢慢向上抬的

状态。

第二步，双手轻轻放在小腹上，慢慢吐气，同时在吐气的过程中逐渐收紧小腹。

第三步，随着吐气的速度逐渐加快，小腹也越收越紧。同时，肩膀始终保持轻松的状态。

第四步，保证当小腹收到最紧的程度时，口中的气也同时吐完。

第五步，当肩膀和小腹都放松之后，开始慢慢吸气。

第六步，吸气的时候要用尽全力，同时小腹不宜刻意收缩，而转换成双手向下压腹部的方式。

"真是一个不错的方法。"好友中有人发出了赞叹之声。不过，随后有人发出了疑问："博士，刚才你讲这套操也可以在办公室里做，那做的时候有什么特别的注意事项吗？"

"这个问题问得好，我正要提醒大家这一点。练习这套健身操，在家中和在办公室里没有什么明显的区别，最好能够上下午各做2~3次，每次持续10分钟。"小宋一本正经地解释道。

真是一次收获颇丰的好友聚会呀，不仅见到了老朋友，还得到了减肥的秘诀。前来参加聚会的小金一脸崇拜地看着自己的好友美滋滋地想。

同学聚会的第二天恰好就是周一。小金满怀信心地开始了新的工作，然后利用工间休息的时候练习"消腹六部曲"。两个月过去了，已经在本市就职的医生小宋收到了好友利用网络传来的一张照片。照片中的小金一袭红裙，身材苗条。

工间做好"扫地式"，灵活腰椎脂肪少

"腰酸背痛腿抽筋，腰腹赘肉一大堆。这就是我目前的可怜处境呀。"沈悦一边喝水一边向坐在对面沙发的姐姐诉苦。

今年22岁的沈悦是一家咨询公司的客服。她每天的工作就是守着公司的几台服务电话为客户们排忧解难。一天下来，口干舌燥不说，腰背酸痛更是常有的事。最要命的是在她参加工作不足半年的时间里，本来苗条的身材变成了水桶腰，腰部布满了赘肉。想买一件漂亮的秋装都要买比以前大一号的。而在以前这种问题是从来不会发生的。到底该怎么办才好呢？

为了迅速解决腰部赘肉的问题，沈悦先后进行过多种尝试。最初，她运用的是节食的方法。每天都坚持不吃主食，只吃蔬菜和水果。结果两周下来，沈悦总感觉昏昏沉沉的。到社区医院一检查，原来是最近的饮食缺乏必要的营养，造成了身体虚弱。这下可把她吓坏了，节食的方法自此失效。接着，在朋友推荐的方法中，她选择了转呼啦圈。谁知只转了一周的时间，沈悦的腰就变得更疼了。结果，经医生检查发现，她有轻微的腰椎间盘突出，不适合转呼啦圈，看来这条路也行不通。后来，沈悦又先后尝试了多种方法，但大多数都收效甚微。这可愁坏了一心想要恢复苗条身材的她。

恰在这时，在外地巡诊的阿姨回到了本市。周末的时候，阿姨特意请沈悦一家一起吃饭，分享这次出诊的经历，并将带来的礼物分给大家。席间，大家兴高采烈地讨论着阿姨提到的人和事，询问着巡诊地的风土人情。只有沈悦一言不发，她还沉浸在腰部赘

肉和脂肪带来的沮丧中。

很快，阿姨就发现了沈悦的异样，便问她："小悦，你是不是有什么心事？让阿姨来帮你分析一下。阿姨可是医生呢！"沈悦踌躇了一会儿，便将自己目前的烦恼告诉了阿姨。听了外甥女的烦心事，阿姨表现得非常从容，她告诉沈悦："小悦，就你目前的工作和生活习惯而言，出现这种情况是必然的。整天接打服务电话是你的工作职责。而要完成这个工作，你就必须在每天的工作时间内守在电话机旁，很少有休息和运动的时间。运动和休息的缺乏就是赘肉和脂肪在腰部堆积的重要诱因。"

"我到底该怎么办才好呢？阿姨。我已经先后试过很多种方法了，可是效果都不明显。更可恶的是体重仍在增加。"沈悦感到非常委屈。

"小悦，你千万不要灰心丧气。你之前会遇到减肥效果不佳的情况，主要就在于没有对症下药。如果能够选择一个适合自己的减肥方法，腰部赘肉和脂肪堆积的问题就会迎刃而解。"阿姨安慰道。

随后，阿姨又为沈悦推荐了一个灵活腰椎、防治腰部脂肪堆积的偏方——"扫地式"。只听她向沈悦解释道："小悦，'扫地式'实际上就是一套适合在办公室练习的健身操。它是专门根据像你一样的职场'久坐族'的特点而编排的。'久坐族'可以通过这套健身操来伸展并放松背部肌肉，强化脊柱，灵活腰椎，减少腰部脂肪。"于是，阿姨便将下面"扫地式"健身操的动作要领教给了沈悦。

第一步，身体直立，双腿分开，距离比肩略宽。同时，吸气，双臂向上伸展。

第二步，将吸入的空气呼出，并使上身朝向左侧45°方向向前倾斜。做此动作时一定要注意保持身体平衡。

第三步，将身体向前倾斜到极限。到达极限之后，双臂动作变成自然下垂或是双手扶地。

第四步，保持身体直立，同时将上身和双臂横移过身体右侧，并吸气。

第五步，呼出气体，保持双臂伸直的状态，并和上身一起沿着身体右侧45°方向抬起。

第六步，还原至初始状态，然后按照先后顺序反方向再做一遍。

如果能够每天坚持在工间时间做此套健身操3次，坚持一段时间之后，即可实现上述效果。

阿姨一番详细的解释让沈悦对于自己的减肥计划充满了信心。聚会结束之后，她便开始了"扫地式"的练习。由于坚持不懈的努力，两个月后原本在腰间堆积的赘肉已经消失不见。即便如此，沈悦还是决定将这套健身操坚持练习下去，将它作为自己灵活腰椎、保持脊柱健康的重要帮手。

其实，"扫地式"联系不仅是一项减肥运动，它还是一种全身性运动，尤其对腰背肌、股四头肌、股后肌群、小腿伸屈肌以及足部小肌肉的锻炼效果更大，腰肌力量的强壮对脊椎也产生良好的稳定和保护作用，预防颈腰痛的发生。除了此项运动外，放风筝、游泳、骑自行车、走楼梯等都是既减肥又能锻炼腰椎的健康运动。

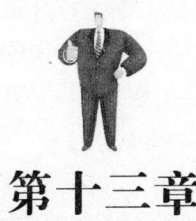

第十三章
口腔咽喉老偏方，面对面沟通更顺畅

在现代职场中，尽管电子信息技术十分发达，人们多习惯用软件或邮件沟通工作事宜，但更多的时候，人们还是喜欢面对面直接用语言沟通交流。为了保证面对面沟通的顺畅，人们除了要保证自己咽喉的健康，远离口腔溃疡、牙痛、嗓子疼、声音嘶哑、慢性咽炎等病症外，还要避免出现牙齿黑黄、牙垢多、口腔异味等形象问题，以免引起对方的反感，导致沟通的不畅。只要人们掌握相应的中医老偏方，就不用担心出现以上小问题。

满嘴黄牙太吓人，快用老陈醋刷牙去黄

经常吸烟不仅会对人体的肺等器官产生危害，还会使人的牙齿变黄，甚至靠近牙龈周围的部分还会有发黑的痕迹。平时刷牙的确可以去除牙齿表面的污垢和细菌，但是还有一些残留物会沉积在牙齿表面，并分泌许多黏性物质。当吸入口腔内的烟雾与牙齿表面的黏性物质相结合后，经日积月累，牙齿就会变黄或者变黑。

高群是广告公司的一名设计员，工作以后便染上了烟瘾，办公室里的男同事几乎都抽烟，一个人的时候抽得还比较少，大家一起工作的时候一天2~3包都是正常的。遇到重点广告需要赶工时，他还得通宵加班，这时候更是烟不离手，对于他来说一是可以提神，二是趁着抽烟的时间找灵感。

久而久之，高群的烟瘾越来越大。最近家里给他张罗着介绍女朋友，可没有一次成功的。高群的相貌、身高、工作等都可谓是出类拔萃的，女方都很满意，但是高群的一口黄牙，让对方很反感。这让高群心里很不痛快。

高群也尝试过美白牙齿，效果不错。但由于自己戒不了烟，好像一戒烟连工作都没办法继续了似的，只好继续抽，不久后，牙齿就又变黄了。但高群又不能一直靠做美白牙齿来解决这个问题，总做美白对牙齿健康不好，况且花费也不小。

不仅仅是恋爱方面受到了影响，由于牙齿泛黄，高群都不愿意去见客户。因为张开口说话，他会觉得很尴尬，这件事已经给他的心理造成了一定的影响。万般无奈之下，高群想起了熟识的一个中医，他喜欢收集各种民间老偏方。高群想，也许中医知道解决

的方法。

中医听说他的困扰后，立刻告诉他一个治疗牙黄的老偏方，即用醋来刷牙。

具体做法是：刷牙前，先含半口老陈醋，用醋漱口2~3分钟，然后再刷牙。注意刷牙时不必用牙膏，最后用清水漱净。每天一次，一般使用两三天即能见效，连续使用一周为一疗程。

高群遵照中医的办法回去试用了3天，再一照镜子，果真有效果，连口气也清新了不少。高群感到很开心，于是便把这个方法告诉了周围的男同事们，让那些"老烟民"也受益。

与高科技洗牙相比，这个方法看起来很土，但是有科学依据。牙垢，主要指的是那些在牙齿上长期存在着的黄色、棕色或黑色的斑，正规的医学名称叫做"牙结石"，简称为"牙石"。它的形成过程是：由于不注意口腔卫生，细菌或者食物残渣和唾液混合在一起，粘在牙齿表面，形成了"菌斑"或者"软垢斑"，接着矿物质（主要是钙）在菌斑或软垢斑上沉积，最终将这个斑钙化，就成了牙石。牙石的主要成分是碳酸钙、磷酸钙，属于碱性，所以老陈醋里的醋酸能使之溶解，再用牙刷选择适当力度刷，就能把牙石除掉。此外，醋本身有一定的杀菌清洁作用，对于菌斑有直接的杀灭作用，并可以抑制牙石的形成。

需要注意的是，这个偏方只能短期使用，一般使用一周就要停止，切忌长时间使用。如果想再次使用的话，须隔两三个月。因为醋虽能够融解、消除牙垢，但对牙齿本身也会造成伤害，所以使用一周后，无论效果如何，都必须要停止。否则为了消牙垢而损伤牙齿，那就得不偿失了。

当然，对于长期吸烟引起的烟屎牙来说，最好是能戒烟，这样不仅免去了洗牙除斑等麻烦，对自己的身体也有好处。

牙齿黑黄，快用香白芷药膏擦齿

微笑是最迷人的，尤其是朱唇微启，露出一口洁白的牙齿。在红与白之间，还微微地透出些馨香的气息，给人迷醉的感觉。但是如果你一微笑，露出的是一口黑黄的牙齿，那么微笑就会大打折扣，不仅没有任何美感可言，甚至会让人心生嫌恶。

方女士原本是一个国企的职工，手里捧着金饭碗，生活虽然并不十分富足，但也达到了小康水平。但后来方女士所在的国企改制，很多员工都被迫下岗，方女士也不幸成为其中的一员。金饭碗没了，方女士不得不自谋生路，于是她就开始做起了推销员。刚入行的时候，她几乎对推销一窍不通，老板也是看着她人还勤恳还聪明，就给了她一个机会。方女士一开始工作非常拼命，可是她的业绩并不好，而且她发现很多顾客并不愿意和她多说话，有时候她和顾客交流的时候，顾客也不愿意看她。她百思不得其解，不知道自己哪里出了问题。

一天早上，她正在对着镜子练习表情的时候突然豁然开朗。原来因为她有喝浓茶的习惯，喝得时间长了这些深色的茶水就会使牙齿变黑。这么多年，她自己已经看习惯了，可是每次她在和顾客交谈的时候，一笑就会露出一口黑牙，顾客看见之后自然就没有欲望想要和她继续交流了,所以她很迫不及待地想要使牙齿恢复洁白。一次偶然的机会,她从一位熟识的老中医那里得到一个洁牙的老偏方。之后,方女士就用医生给的方子洁牙,一段时间之后,她的黑牙果然慢慢地变白了。这样,清除了黑牙,她在推销时也多了一分自信,业绩自然而然就上去了。

医生给她的方子叫香白芷药膏,出自《御药院方》。

具体方法是:准备香白芷、青盐、零陵香、升麻各15克,细辛6克,麝香1.5克,砂锅上刮下来的细末、石膏细末各30克。先将前5味药放在一起研成细末,麝香单独研成末,然后将所有的细末混合在一起精研即可。每天早上用它来擦拭清洁牙齿,然后用温水漱口。这个方子主要功能是洁齿白牙,主要治疗牙齿黑黄,同时还有除口臭的功效。注意,麝香具有活血通经、催生下胎之效,因此孕妇禁用此方法。

在香白芷药膏这个方子中,白芷是常用以美白的一味中药,它同样具有美白牙齿的作用,因为白芷能够有效地促进牙龈部分的血液循环,增加细胞的活力,并能有效地清除色素在组织中的过分堆积,因此能够洁白牙齿。而升麻、细辛、零陵香等中药都有清热解毒、消炎止痛的作用,对于牙龈和牙齿的健康都有很好的药理作用。青盐则富含矿物质,能够补足牙齿的钙质,和麝香一起使用可以护牙洁牙,是在古代就广为流传的用法。因此,有了香白芷药膏,就不愁有黑牙了。

蘸点绿矾刷牙,有效清除牙缝污渍

唐代著名诗人杜甫曾经有一首有名的七言古诗《哀江南》,里面的名句"明眸皓齿今何在,血污游魂归不得",深得许多人的赞赏。"明眸皓齿"一词在这首诗中代指的就是古代四大美女之一的杨贵妃。由此观之,古往今来,亮丽洁白的牙齿都是美丽的象征。现在的爱美人士也总是渴望拥有一口白净的牙齿,可是深深被牙垢困扰的他们也不禁会低吟一句:"明眸皓齿今何在?"

书娟是一名小学老师,她原本以为小学的孩子相对来说是比较好管理的,至少没有青春叛逆期的中学生那么让人头疼。可是一年之后,她发现小学生也不像自己想象的那么好管理。现在的孩子都越来越古灵精怪,一年的教学实践中,这些孩子真是给她出了不少难题。

有一次,她给班上的孩子讲健康教育课,正好讲到护齿的那一课,她告诉学生每天早晚要清洁牙齿,保持牙齿的洁白健康,不然在牙齿上留下了污渍就会长蛀牙。说着她就让同学们都把牙齿露出来检查一下。这时候,突然有一个小男孩大声说:"老师,你的牙齿上有牙渍!"这句话像是一个晴天霹雳,全班的同学一下子都把目光集中到她的身上,书娟顿时手足无措起来。几分钟后,她才平复内心的尴尬,镇定地说:"对呀,老师小时候就是因为不认真刷牙,现在才会有牙渍,而且还长了两颗蛀牙呢,可疼了。"同学们都一脸紧张地看着她,这个时候她又接着说:"那同学们跟老师比一比,看谁能把牙齿刷得最白好不好?"同学们都异口同声地说好。

可下了课后,书娟的心里就犯起了嘀咕:"牙齿上的牙渍我也认真清洗过,总是清洗不干净,可怎么办呢?"她回家之后把跟小孩子的约定告诉了丈夫,而且很担心到时候自己做不到怎么办。丈夫听了之后说他妈妈以前告诉过他一个清洁牙渍的方法，可是他自己没有试过不知道好不好用。书娟说也只能"死马当活马医"了，就开始尝试了，结果3个星期左右，她牙缝里的牙渍就被除掉了，孩子们都说还是老师刷牙最认真。

丈夫给她的这个方子还比较复杂，要准备的材料有：绿矾15克，胆矾15克，五倍子15克，诃子皮15克，香白芷9克，甘松香6克，栗蓬6克，枣核灰9克，螺蟾（螺头较硬部分）6克，香附子12克，麝香1.5克。先取出一半绿矾放入锅内炒至有烟冒出后将其放冷之后备用，另一半生用，将上述的药材除麝香外一起研为细末，然后再加入麝香，再研细并搅拌均匀备用。每日早晨刷牙后，再用牙刷蘸少许药末刷齿缝和牙齿，过片刻之后用温水漱口。这个方法可以有效地去除牙缝中的污渍，使牙齿洁白，而且有助于防蛀牙。注意，麝香具有活血通经、催生下胎之效，因此孕妇禁用此方法。

牙渍也称牙垢，它是在酸性口腔环境之下，口腔内部的细菌与唾液、食物残渣等发生反应而在牙齿表面形成的一种色素沉着物。因此要祛除牙渍就要做好口腔内的杀菌工作。上述的药方中，绿矾、胆矾都具有很好的杀菌灭菌的作用，而且它们都是碱性的矿物质，能够缓解口腔里面的酸性环境，这样就能大大减少口腔内部细菌和食物残渣等发生反应的概率。同时，白芷、五倍子等又具有清热解毒、促进血液循环的作用，能够增加细胞的活力，促进细胞的再生，从而减少黑色素的沉着。

口腔有异味，常嚼橘子皮

现在有很多人都有口腔异味，然而引起口腔异味的原因有很多。对于普通人来说，口中有异味，多与胃有关，中医的说法是胃中有火，或者脾胃湿热，导致食物之腐臭气蒸腾而上，蔓延于口腔，从而产生口腔异味。

从现代医学的角度来解释，很多人的口腔异味与胃部幽门螺旋杆菌感染有关，这种细菌会在胃里分解潴留的食物，因而产生大量的氨气。当氨气在胃内聚积到一定浓度时，就会通过食管经口腔呼出，产生口腔异味了。

刘和玲在一家时尚杂志社做前台。刘和玲身材高挑出众，样貌美丽动人，作为公司的对外第一形象站在前台，是再合适不过了。

可最近在接待客户时，她发现大家都不怎么爱和她聊天了，以前可是侃侃而谈的。客户甚至都不直接对着她说话，好像在回避着什么。后来一个和她相处的比较好的同事告诉她，她最近有口臭，还挺明显，大家又不好意思直说，所以就都想办法回避。

刘和玲听后感到很尴尬，为了尽快解决这个问题，她去了平时看病的老中医那里询问。老中医问她最近是否有胃肠不舒服的症状，刘和玲说自己很少有胃肠不舒服的状况发生，身体一直不错。但由于最近朋友扎堆过生日，下班后她总是要参加聚会，年轻人一玩就要玩到很晚。她回家后也顾不上刷牙，倒头就睡，牙内有不少的残留物，因此才给了细菌滋生的机会，导致口臭。

鉴于刘和玲平时要上班，没有时间到医院来治疗，老中医就给她开了个极其简便的方子，即嚼鲜橘皮，将鲜橘子皮咀嚼之后吐掉残渣，反复几次，效果最佳。刘和玲平时上班的时候，趁着闲下来的时候，便嚼嚼橘子皮，坚持了几天，口气清爽多了，再也不用为口臭担心了,而且她再也不敢因为偷懒而不刷牙。

在《本草拾遗》等多部中药书籍中记载,橘子皮具有顺气降压、清热润肺、健胃除湿的功效。此外,新鲜橘子皮里含有大量的维生素C和香精油成分,气味芳香,直接起到芳香口腔的作用。研究还发现,鲜橘皮还含有抑制口腔常见致病菌、微生物的成分,能够使口腔内的细菌无法肆意滋生,维持口腔清洁。

需要注意的是,嚼食新鲜的橘子皮时,一定要先对其进行清洁。因为在橘子的生长过程中,经常要喷洒农药来杀虫,以防止农药存留和杂质对身体造成伤害。

有的人可能并不适应嚼橘子皮的方法,也可以用甘草厚朴水漱口,也能祛除口腔异味,其具体做法是:将甘草、厚朴各10克放入一个有盖的杯子中,加入300毫升热水,盖上盖泡5分钟,用浸泡的水液漱口,早晚各一次,每次3分钟,并配合刷牙、刷舌苔,一般一周即可见效。

爱吃山楂的白领,从不担心口腔有异味

中医学认为,人体的脏腑功能的健康体现在体质强壮、神清气爽、口舌生香方面,如果胃气、肺气以及气血等受损都可能导致火气上炎,产生口臭。暴饮暴食导致食积,脾胃失调,也会产生口臭。

蒋雪兰在一家女士养生会所工作,担任值班经理一职。由于很多职场女性白天需要工作,没有时间进行身体护理,于是便有很多人趁着晚上在会所调理身体,并且休息,第二天一早直接去公司工作。

为此,公司实行轮班制度,有时候蒋雪兰需要值夜班。最近,蒋雪兰遇到了烦心的事,因为每次早上醒来的时候,口中便有股难闻的气味。于是蒋雪兰常常喷一些口气清新剂,但其效果只能维持一段时间。长期的口腔异味,让她觉得很尴尬。

在万般无奈之下,蒋雪兰去了会所附近的一家中医诊所。老中医具体询问了蒋雪兰最近的饮食情况,得知她最近迷上了吃川菜,常常和同事、朋友去吃。有时候一天三餐,再加上夜宵都是辛辣的食物,以至于食物不能消化,积食且食物辛辣油腻,导致口臭。

老中医告诉她一个很简便的方法,就是吃鲜山楂,每隔几个小时吃上几颗,两天即可见效。

山楂性微温,味酸、甘,归脾、胃、肝经,具有消食健脾、活血化瘀、收敛止痢等功效。现代医学研究证实,山楂含有多种维生素、糖类、蛋白质、脂肪和钙、铁、磷等矿物质,其中它所含有的解酯酶能够促进脂肪类食物的消化,具有促进胃液分泌和增加胃内酶等功能。此外,它所含有的山楂酸不仅有促进消化的作用,还对绿脓杆菌等细菌有抑制作用。

有的人心情抑郁,肝火旺盛,也容易导致口臭,这时可吃一些黄瓜粳米粥,具体做法是:准备黄瓜50克,粳米100克,将黄瓜去皮切片和大米煮粥食用。

黄瓜性平、味甘,入脾、胃、大肠经,具有清热利水、生津止渴、除热解毒的功效,可治热病身热。现代医学表明,黄瓜中含有的黄瓜酸能够促进人体的新陈代谢,排出毒素。黄瓜还能抑制糖类物质转换成脂肪,对肺、胃、心、肝以及整个排泄系统都非

常有益。

粳米则能够平胃气，和五脏，止烦闷，对治疗因脏腑不调而导致的口臭很有帮助。

艾草浸酒绞汁食用，可除口臭

口臭是指口内出气较为臭秽的一种症状。一般来说，贪食辛辣食物或暴饮暴食，疲劳过度，感邪热、虚火郁结，或某些口腔疾病，如牙周炎、口腔溃疡、龋齿以及消化系统疾病都有可能引起口气不清爽。

口臭主要是由于身体毒素长期累积形成的，因此消除口臭要从根本上对身体进行调理才可根除。

宁丽丹在大学期间学的是珠宝鉴定，并且成绩优异，加之她高挑的身高、清秀的面容，大家都认为她一定会找到一家好的珠宝公司，并且成为优秀的珠宝鉴定师。

但毕业已经将近半年，宁丽丹还是待在家里。起初她自己也不明白，后来，在一次面试结束后，一个挺欣赏宁丽丹的女考官和她说，是因为面试进行现场演说的环节时，和她距离较近的面试官都会闻到她的口臭，而珠宝行业需要常常与人打交道，给顾客进行讲解等。如果有口臭，会流失一定的顾客，损害公司利益。

宁丽丹这才明白原因所在，可她自己也感到很无奈。因为她曾尝试用了一些清新口味的喷雾制剂，但只能坚持一小会儿，常常使用还害怕会对身体有什么不良反应。眼见着工作机会溜走，宁丽丹很难过，家里人看着也着急，于是在父母的打听之下，他们知道了一个老偏方——艾草浸酒绞汁。

具体制作方法是：取新鲜的嫩艾草（艾蒿），将其清洗干净后曝晒备用。将艾草装入事先准备好的一个广口容器，以清酒装满密封泡浸四五天浸泡完成后，将泡浸好的艾草绞汁，与少许蜂蜜或等量的白开水兑匀食用。若在睡前服用，隔天即可除口臭，还能口齿留香。

在服用过一段时间以后，宁丽丹自己便感觉到喉口清爽，周围的人也纷纷表示她没有从前的口臭了。自从治好口臭后，宁丽丹不仅增加了自信心，而且最终找到了一份薪酬高、环境好的工作。

艾草性温、味辛、苦，归脾、肝、肾经，具有温经止血、散寒止痛、补中益气的功效。同时，艾草又可作艾叶茶、艾叶汤、艾叶粥等食谱，以增强人体对疾病的抵抗力。艾草具有一种特殊的香味，这种特殊的香味具有驱蚊虫的功效，所以古人常在门前挂艾草，一来避邪，二来驱赶蚊虫。

人们患口臭的毛病，有时是因为食用特定食物之故。比如常吃大蒜的人，就带有大蒜异味；喜欢抽烟的人，就会有烟草臭味；有时饮酒过量的人，呼出来的气则带有怪异味或酸腐的酒味。像这些情形，用艾草浸酒绞汁食可除去。如果因胃寒引起口臭，可嚼食生姜去除；若因实热胃积食，甚至因食管反流、胃溃疡、肺有化脓等之故而产生的口臭，则不适用，患者须尽早到医院接受治疗。

第十三章 口腔咽喉老偏方，面对面沟通更顺畅

吃出口腔溃疡了，涂点蜂蜜就好

现在的白领，由于工作紧张，生活节奏快，上班时大多数都得依靠快餐来解决午饭问题，甚至许多人一天吃的全是快餐。很多快餐为了节省成本、提高口感和加工快捷，食材和营养往往比较单一，煎炸的种类偏多，还往往加入了大量调味剂和添加剂。上班族经常吃这种食物，就容易得各种各样的"快餐综合征"。而口腔溃疡，就是"快餐综合征"的典型病症。

陈新大学毕业后到一家网络运营公司工作，由于家里离公司比较远，再加上平时工作比较忙，因此他的一日三餐几乎都是在外面解决的。对此，陈新也没什么抱怨，因为他觉得快餐方便快捷，味道也还可以接受，因此经常吃，同事们都笑称他是"快餐行家"。

大约一年后，陈新反复出现口腔溃疡的症状，而且每隔几个月就复发一次。虽然也用了一些治疗口腔溃疡的药，但效果持续时间太短，而且也抑制不了它的复发。最后，在无奈之中，陈新决定去医院看看。由于之前吃的都是西药，没有效果，因此这次陈新打算去中医院。

中医听完陈新的描述后，诊断其为普通的口腔溃疡，并且告诉了他一个经济实惠的老偏方，即涂蜂蜜。用棉签蘸点蜂蜜点在溃疡处，每天点上4~5次，一般1~2天就能好转。陈新回去试了一段时间后，溃疡果真好了，而他也吸取了教训，尽量少吃快餐。

蜂蜜治口腔溃疡的机理是这样的：口腔溃疡可以看作黏膜上的一个小伤口，和皮肤上划破的小伤口本质上是一样的。治疗起来就是依照局部消毒、局部营养这两个原则。蜂蜜一方面具有良好的消毒效果，因为它的成分中75%以上都是葡萄糖和果糖，含水量很少。大量的葡萄糖和果糖，令蜂蜜成为一种高渗透性的溶液。细菌碰到蜂蜜后，细菌里的水分就会被蜂蜜吸走，令细菌脱水而亡。此外，蜂蜜是一种酸性食物，它的pH值在3.2~4.5，而细菌最佳的生长环境是中性，所以细菌在这么酸的环境中很难生存。此外，研究发现，蜂蜜中含有的过氧化氢，具有杀菌灭菌的作用。

另一方面，蜂蜜内含的营养成分还能给予伤口额外的营养支持，使组织生长修复得又快又好。因此用蜂蜜治口腔溃疡，可谓是既有效，又省钱。

其实，早治疗不如早预防。预防口腔溃疡首先要学会正确的刷牙方法，坚持"三个三"：即每天刷3次，每次刷3分钟，刷全牙齿的3个面。中国有句老话，叫做"食药不分家"。预防口腔溃疡，还要在饮食上注意适当增加蛋白质，多饮水，多吃新鲜水果和蔬菜，合理作息。特别是换季时，要多吃西红柿，因为它含有大量B族维生素、胡萝卜素，以及钙、铁、锌、碘等微量元素。每天吃2~3个，能够有效预防口腔溃疡的发生。

黑白木耳配山楂，口腔溃疡不复发

口腔溃疡让很多人倍觉困扰，它虽不是大病，却灼痛难忍，一旦患上则令人寝食难安。医学调查显示，容易患口腔溃疡的多是青壮年，且女性多于男性。

黄小霞是一个高级美容师，在一个女子养生会馆工作。平时工作量还不算大，能够

· 313 ·

应付得来。由于黄小霞自身的美容技术很好，服务热情周到，因此深受顾客们的喜爱。后来，经过一些顾客的介绍，黄小霞不仅在养生会所里工作，还时常到外面做一些私活去赚些钱。

可黄小霞的这种做法是不符合养生会所规定的，本来黄小霞抱着侥幸的心理，想多赚一些钱。可没想到，还是被她的上司发现了，对她进行了劝告，并警告她再有一次这种情况发生，就要将她开除。

没过多久，黄小霞又一次禁不住利益的诱惑接了私活。但运气不佳的是，这次的事又被她的上司知道了，并且让她暂时离职，回家等候处理决定。在等待的期间，黄小霞很上火，吃不好，睡不好，整日忧心忡忡。

不久，她的口腔溃疡就又一次复发了，用了些治疗的药物，但治标不治本，口腔溃疡还是频频复发。于是黄小霞去找了当中医的老同学，老同学向她讲解，医学认为，口腔溃疡是因精神紧张、睡眠不足导致心肾不交、虚火上炎而成的。而饮食不周会导致体内缺乏维生素或微量元素，于是心脾积热，上攻口舌，形成溃疡。黄小霞因为长期处于精神紧张的状态，睡眠不足，加上不规律的饮食习惯，从而产生了口腔溃疡。所以，即使她用了西瓜霜之类的治疗药物，只要不改变生活习惯，依然不能去除病根。

为此，同学给小黄开了一个极为简单实用的治疗复发性口腔溃疡的偏方：银耳、黑木耳、山楂各10克，水煎服，每日1~2次。在服用老同学的偏方后，黄小霞的口腔溃疡明显转好了。

中医认为，银耳有开胃健胃、养阴清热、润肺生津的作用，主治虚热口渴，而且银耳含有17种氨基酸和多种矿物质，如钙、磷、铁、钾、钠、镁、硫等，可均衡人体微量元素。黑木耳有润肺益气，止血凉血的作用，能够抗菌、抗溃疡，主治齿龈疼痛等。《本草备要》称山楂能"行气散瘀，消食磨积"，可以促进消化，有抗菌作用，且维生素、钙、铁、磷等含量很高。

除了以上的偏方外，对于复发性的口腔溃疡还可以喝番茄汁。《陆川本草》说番茄"生津止渴，健胃消食"，具有消暑除热的功效。而且，番茄富含维生素C、维生素A以及钙、铁、磷等微量元素，如果口腔有溃疡，可以通过含漱番茄汁来治疗，而平时多吃番茄也可以起到预防口腔溃疡的作用。

此外，像白萝卜、茄子、菠菜一类富含维生素的果蔬，以及蛋类、花生、动物内脏等含锌的食物都是可以预防口腔溃疡的食品。对于容易患口腔溃疡的人而言，平时要戒烟戒酒，少吃酸、辣、烤、炸的食物，多喝白开水。

当然，如果口腔溃疡已经很严重，仅靠食物调养无法治愈时，可以用维生素C 1~2片，研末后涂擦患处，每日2次。一旦溃疡消失，就可通过日常饮食来做长期调理。

对治复发性口腔溃疡，多吃苹果就好

俗话说得好："手中有妙方，治病不用慌。"只要依据病情找到对治的药方，短期内治愈口腔溃疡并不是多难的事。只不过，防止复发也要下一番功夫才行。

复发性口腔溃疡的发生，是内外因相互作用的结果。外因以热毒为主，内因多为情志内伤,饮食不节,房事劳倦所致。因为此前已经有过类似的溃疡病史,所以复发性溃疡多数是发生在原来病痛的区域内,常常疼痛难忍令患者寝食难安。

王萍是上海某航空公司的空中乘务员,以前就有过口腔溃疡的病史。最近因为工作需要调整航线,倒时差成为她的家常便饭,而且身体状态需要一段适应时间。几天后,王萍发现自己又生了口腔溃疡。于是,无奈的她想用以前的药物继续治疗。谁知,3天过去了,病情没有丝毫好转。这虽是小病,却搞得她一连几天都没有食欲。最终,还是心疼女儿的妈妈向一位老中医讨得了一个吃苹果的老偏方,彻底解决了王萍的痛苦。

具体做法如下:取一个苹果,削成片放到容器内,加入冷水,水必须没过要煮的苹果,加热至沸,待其稍凉后同啤酒一起含在口中片刻再食用。

要注意,这里只能使用啤酒,白酒或者其他酒类都不宜使用。这是因为啤酒的原料中含有啤酒花多酚,这种物质是口腔溃疡菌——幽门螺旋杆菌的克星,可以降低其对口腔细胞的伤害。

复发性口腔溃疡与免疫有着十分密切的关系。有的患者表现为免疫缺陷,有的患者则表现自身免疫反应。由于各种因素,使人体正常的免疫系统对自身组织抗原产生免疫反应,而引起组织的破坏而发病。

复发性口腔溃疡还与遗传基因有关系。其发病有明显的家族遗传倾向,一般父母一方或双方患有复发性口腔溃疡,那么,他们的子女就比一般人更容易患病。

复发性口腔溃疡的发作还会受到一些疾病或症状的影响,如十二指肠溃疡、胃溃疡、慢性或迁延性肝炎、结肠炎等。

另外,消化不良、偏食、贫血、发热、腹泻、精神紧张、工作压力大、睡眠不足、过度疲劳、月经周期的改变等因素,一种或多种活跃、交替、重叠出现时,造成机体免疫力下降,免疫功能紊乱,进而引发复发性口腔溃疡的频繁发作。

贴压关键穴,牙痛和你说再见

俗话说得好:"牙痛不是病,疼起来真要命。"牙痛确实不是病,但往往是生病的一种症状体现。因为牙痛的类型多种多样,所以要想止住疼痛,就要先弄明白自己的牙为什么会痛。

孙岩是某出版社的一名责任编辑。因为工作的需要,平心静气,集中精力审阅稿件是她每天的工作状态。最近,她却常常坐不住,每隔几十分钟就要出去一次,在洗手间待好几分钟才出来,关系好的同事见她这样子有些纳闷。

"唉,我是因为牙痛的厉害,脸有些肿,去冰敷了。"她无奈地解释。

"原来如此,不过,这样能行吗,赶紧去看看吧。"

"没事的,我就是最近压力太大,有些上火。但是,又不想吃药。"

"我听说可以利用穴位治疗牙痛,你不妨试试。"

经过进一步的了解,孙岩真的尝试了同事推荐的穴位疗法,效果真的挺不错。

说到穴位疗法,我国医学临床实践摸索出治各种牙痛的耳穴贴压疗法,不仅药费低廉,而且易学易行,效果也好。可以说,是治愈牙痛的妙方。

具体的实施方法是：准备医用胶布和王不留行药子（如买不到可用萝卜子或六神丸代用）。把医用胶布剪成小指甲大的方块，然后把王不留行药子在胶布中心成为贴块。将这种贴块贴在不同的穴位，并在贴块上施压，即可治愈相应穴位的牙痛。如上牙痛，贴上颌穴、心穴、上牙痛穴；下牙痛，贴下牙痛穴及下颌穴；前牙痛，贴前牙痛穴；风火牙痛（齿龈肿胀，形寒身热），贴耳尖穴；实火牙痛（口渴、口臭、便秘），贴太阳穴、胃穴、三焦穴；虚火牙痛（隐隐疼痛，牙齿浮动），贴肾穴、肾上腺穴。另外，不论哪种牙痛，都必须贴牙痛点穴和神门穴。像上面例子中，孙岩因为上火而引发的牙痛情形就属于实火型牙痛，可以选择贴相对应的三个穴位来止痛。

此外，不管是哪一种牙痛都可每日同时按摩面颊区3~5次。耳郭上的穴位，贴药分男左女右。一个星期后痊愈，揭去贴块。若刚见好，可换耳再贴一个星期，以巩固疗效。贴药要尽量贴准穴位，以保证其发挥最大最有益的效用。不过，贴不准也不会有强烈反应。所以说，这种穴位疗法相比其他疗法而言更安全，既无刺痛，也不会因为患者是过敏体质而忌讳颇多。但如果在需要贴的穴位附近有冻伤，那么就不便采用此法治疗。

除了上述所说的穴位疗法，要想减少经历牙痛这种烦人的经历，就要在生活中注意以下几点事项。

首先，注意口腔卫生，养成"早晚刷牙，饭后漱口"的良好习惯。

其次，注意节制饮食。睡前不宜吃糖、饼干等淀粉之类的食物。宜多吃清胃火及清肝火的食物，如南瓜、西瓜、荸荠、芹菜、萝卜等。

再次，及时调节自己的心态与情绪，减少因为脾气急躁动怒诱发的牙痛。

最后需要注意的是，在牙痛始发的时候，不要过于草率地自我判断其性质。而是应该先与三叉神经痛相鉴别，以免耽误治疗，使病情加重。

一杯淡醋水，不怕牙周炎

牙周炎主要是由于堆积在牙龈结合部的牙面和龈沟内的菌斑微生物及其产物引发的牙龈的炎症和肿胀，并且常常会累及到四周牙周支持组织的慢性感染性疾病。它的主要病状为牙龈炎症、出血、牙周袋形成、牙齿松动移位、咀嚼无力等。

中医认为，牙齿需要气血的濡养，胃火上蒸、肾阴亏虚、气血不足都会导致牙周炎。

郑博伟是电视台的摄像师，平时工作很辛苦，经常要跟着电视台的编导到全国各地采访、拍摄节目。

有的时候任务比较紧急，还要加班加点的熬夜拍摄，要是赶上去环境条件较差的地方工作，更是很遭罪。这天刚结束了一个节目的拍摄工作，郑博伟正准备与家人一起吃饭的时候，忽然发现牙齿有些松动，咀嚼时牙龈有些发胀。

胀痛难耐的郑博伟最终来到了医院就诊。中医给郑博伟检查了口腔，发现他的牙龈肿胀得比较厉害，牙根有些松动，轻按牙齿，牙龈肿胀处还会有脓血流出。于是便诊断为是牙周炎。

郑博伟由于出差在外,良好的休息与饮食都不能够得到保障,不断增加的工作压力使他体力透支,气血亏虚,加上在大山里条件有限而忽视了口腔卫生,出现因上火而导致的牙龈肿胀、刷牙出血的症状也是很正常的。

针对郑博伟的工作性质,中医给他开了个老偏方,即将50毫升醋和冷开水混合后早晚漱口,两周为一疗程。郑博伟在实施后,取得了明显的效果,一段时间后,牙周炎基本治愈,痊愈后他仍坚持用醋漱口。

《本草经疏》记载,醋"酸能敛壅热,温能行逆血",因此能够开胃消食,消肿软坚。醋含醋酸、琥珀酸、柠檬酸、山梨糖、烟酸、高级醇类等成分,对流感病毒有杀灭作用,对甲型链球菌、卡他球菌、肺炎双球菌、白色葡萄球菌、流感杆菌也有较强的抑制作用。方子中的冷开水一方面可以淡化醋的酸味,而水中的矿物质也有辅助治疗作用,如果换作山泉水效果会更好。

此外,含漱生姜水也是治疗牙周炎的好办法。将适量生姜水煎,每天早晚用于漱口,也可将生姜水代茶饮。科学研究发现,生姜具有一定的抗菌作用,可以抑制细菌的生长繁殖,可治疗各种痈肿疮毒。

有些人可能觉得醋和姜的味道都比较刺激,这里还有一味药可以替代——金银花。金银花自古就是清热解毒的良药,它性甘寒,清热而不伤胃,芳香透达又可祛邪。

牙周炎的防治其实很容易,平时多注意保持口腔卫生,每两三个月换一次牙刷,并养成良好的饮食习惯,多吃水果蔬菜。

野山菊泡脚,巧治牙周炎

日常生活中人们对牙周炎总是视而不见,根本没拿它当回事,殊不知,无视它的后果往往是比较严重的。牙周疾病,侵犯的不仅仅只是口腔。

"医生,你看我这牙怎么比别人的稀呢?"在山东某某大学的附属医院内,44岁的金女士正在接受牙齿诊断。主治医师在仔细检查过金女士的口腔后告诉她。由于她的牙周炎没有得到及时治疗,致使牙龈萎缩。这个结果让金女士很吃惊,自己从没在意的"小毛病"酿成了这样严重的后果。

据不完全统计,我国的牙病患者中牙龈炎、牙周病的发病率高达90%。看到这样的结果,你是否想起关心自己的牙齿了呢?

想要根治像牙周炎这样的疾病,光靠吃药显然不是上上之策。药物虽然可以收到立竿见影的效果,但之后对身体的不良反应也会逐渐显现出来。尤其是对于上了年纪的中老年人,身体对于不良反应的承受力和容纳力很低,所以吃药治牙周炎对他们而言并不见得是一件好事,还可能会给身体造成更严重的伤害。

自然疗法才是老年人调养疾病的正确选择。这里为大家推荐的偏方适用于40岁以上的中老年人。这个方子的名字是野山菊足浴法。

简单地说,野山菊足浴法是以水为媒介,利用人与水的接触,使水中含有的一些对人体健康有益的成分通过亲和渗透作用进入人体,达到治疗目的。野山菊足浴能有效地祛虚火、寒火,可以治疗口腔溃疡、咽喉肿痛、牙周炎、牙龈炎、中耳炎等头面部反复发作的与虚火、寒火有关的疾病。对提高免疫力，防治和治疗感冒有很好的疗效。长期坚持菊花泡脚可增强机体免疫力，不易生病，亦可延年益寿。

需要注意的是，野菊花性微寒，常人长期使用或者用量过大，可伤脾胃阳气，如出现胃部不适、胃纳欠佳、肠鸣、大便稀烂等胃肠道反应，故脾胃虚寒者及孕妇不宜用。

此外，在野菊花的购买和选择上，也要有基本的鉴别能力。因为菊花容易发霉，长虫。且市场上菊花质量参差不齐，有些菊花在加工的过程中还使用硫黄熏制，人食用后会给身体造成伤害。因此为了方便大家选取质量上乘的野菊花，早日治愈牙周疾病，现为大家提供详细的挑选方法。

（1）颜色太鲜艳的菊花不能选，可能是硫黄熏的。硫黄熏的菊花用滚水冲泡后，有硫黄味。

（2）颜色发暗的菊花也不要选，这种菊花是陈年老菊花，且受过潮，可能还长了霉，这样的菊花吃了对身体有害。

（3）用手摸一摸，松软的、蓬松的菊花比较好，花瓣不零乱，不脱落，即表明是采摘的刚开的菊花。

（4）菜市场上的菊花质量没有保证，大医院或大药店的菊花有独立包装，周转快，有药师把关，相对来说，质量有保障。

最后需要注意，不管选用哪种方案治愈牙周疾病都要积极调适心情。心情好了，对药效的发挥有百利而无一害。

治疗咽喉疼痛，西瓜皮疗效佳

咽喉疼痛是一种最常见的病症，各种原因都可导致咽喉局部炎症而出现疼痛，如病毒、细菌感染、过敏反应、香烟等。一般来说，急慢性扁桃体炎，急慢性咽炎，急慢性喉炎以及咽部脓肿等病症也都会出现咽喉疼痛的情况。

王京生在电视台做访谈类主持人，由于工作的需要，他要尽一切方法保护好自己的嗓子，在嗓子状态良好的情况下，才能录制节目。

最近王京生的家里来了几个远方亲戚，大家许多年没见，格外高兴，因此在席间便多喝了几杯，而且抽了很多烟。再加上电视台的工作比较忙，在双重压力之下，王京生的咽喉开始发炎，疼痛而不能说话，完全干扰了他的正常工作。为了不耽误工作，减少身体上的痛苦，王京生及时地来到了医院。

医生结合王京生最近的饮食、生活作息不规律、压力大等多种因素给他开了这样的一个老偏方：西瓜皮250克，加水2碗煎熬至1碗，加入少许冰糖，冷服。看着如此简易的药方，王京生简直不敢相信。于是医生解释说，西瓜是夏天消暑解渴的佳品，《丹溪心法》中记载："治口疮甚者，用西瓜浆水，徐徐饮之。"西瓜皮同样也有清暑解热的功效，能很好地缓解喉舌疼痛，市面上售卖的西瓜霜就是以西瓜皮为主药配制而成的。

而冰糖性平，能够益气化痰。《本经逢原》中记载"患口疮者，细嚼冰糖辄愈"，称冰糖有去湿热凝滞的功效。二者配合，喉咙发炎便可痊愈。

王京生喝了3天，喉咙就不再肿痛，也能正常录制节目了。其实，治疗喉咙疼痛

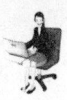

除了上面提到的偏方，还可以饮用生姜萝卜汁，做法是取生姜汁50毫升，萝卜汁400毫升，白糖50克，混合后服用。

《本草纲目》说生姜有"驱邪避恶"的功效，能使气血运行旺盛从而驱散热毒；萝卜是化痰解渴的佳品，《唐本草》称其能"去痰癖"，《本草纲目》则称其能"化积滞，解毒，散瘀血"，而白糖有润肺生津的功效，这三者同服，可以有效缓解咽喉疼痛，驱散热毒。

此外，如果咽喉疼痛症状较轻，可以食用香油鸡蛋来治疗。打一个生鸡蛋，加入10克香油，搅拌均匀后开水冲服。《本草纲目》里说，鸡蛋可以治"伏热，目赤，延后诸疾"，尤其是鸡蛋清，性甘凉，清肺利咽，清热解毒。通常而言，生鸡蛋清润喉效果最佳，但由于生鸡蛋含有一些病菌和寄生虫，故而这里将鸡蛋打散，用开水冲服。香油性甘平，也具有润燥解毒的功效，久食香油还可以预防口腔疾病，对咽喉也有保护作用。

为了防止咽喉疼痛，平日要注意饮食，多吃富含维生素C的水果蔬菜，以及富含胶原蛋白和弹性蛋白的食物，如猪蹄、鱼、牛奶等，忌辛辣食物和烟酒。冬春天是咽喉疾病高发季节，要注意保暖防寒，经常开窗通风，保持室内适宜的温度和湿度。

咽喉疼痛，快用丝瓜汁消肿止痛

丝瓜的妙用很多，鲜嫩的丝瓜可以作为餐桌上的菜肴；丝瓜水抹在脸上可以淡斑祛皱；鲜嫩的丝瓜榨汁来喝，则可以起到润喉止痛的作用。

恬然是一位地道的冀中女孩，毕业后毅然决定随男友回到他的湖南老家工作。恬然从小一口辣椒都不敢碰，到了湖南生活没几年，居然变成了大口吃辣的辣妹子。春节放假，终于可以回家看望父母。

到了吃饭的时候，桌子上摆满了恬然从前爱吃的饭菜，可是恬然不自觉地皱了下眉头，说："好清淡啊，没有一点辣椒。"于是家人为她临时买来大瓶的辣椒，让她佐餐食用。北方的冬天空气本来就很干燥，恬然刚来就觉得有点上火，需要多喝水还来不及，吃那么多辣椒无疑是火上浇油，没过两天就开始喊嗓子痛，大夫检查后告诉她是咽炎。

恬然的母亲连忙去菜市场买来最鲜嫩的丝瓜，为其榨汁喝。原来恬然很早以前为治疗咽炎用过一个偏方，是母亲打听了很多人才找到的好方子。只需要把新鲜的丝瓜捣烂取汁，每天喝几杯，疗效显著。恬然试过之后，见效确实很快，后来她更注意保养嗓子，之后咽炎极少再复发，只是感冒时嗓子会有一点不舒服。这次遇到上火加吃辣，嗓子受到强烈刺激，难怪又肿又疼了。

再次饮用丝瓜汁，效果和上次一样好，还没等到返身回湖南，恬然的嗓子就不疼了。可是老妈还一直叮嘱她最好少吃辣椒，起码等咽炎好了再吃。确实辣椒对身体的刺激作用较强，对于像恬然这样的咽炎患者，或者有扁桃体炎的患者，最好尽量少吃或者不吃。

润喉消肿的丝瓜汁具体做法为：准备好鲜嫩丝瓜3条，洗净捣烂取汁，每次喝一杯，每天2~3次，可以有效清热解毒、消肿止痛，对治疗咽炎、咽喉肿痛，扁桃体炎有很好的辅助作用。

中医认为，丝瓜性平味甘，有疏通经络、行血脉、凉血解毒、解暑除烦等食疗效用，非常适用于百日咳、咽喉炎、哮喘的人使用。现代药理学研究证明，丝瓜中含有防止皮肤老化的B族维生素，增白皮肤的维生素C等成分，能保护皮肤、消除斑块，使皮肤洁白、细嫩。它所含的皂苷、木聚糖、脂肪、蛋白质、B族维生素、维生素C、瓜氨酸等元素，则具有很好的消炎、镇痛作用。

明矾橄榄嚼一嚼，让咽喉不再肿痛

咽炎犯了很容易引发咽喉肿痛，嗓子里像是卡着块东西，咽不下去，咳不出来，吃东西还会很疼，对于需要用到嗓子的上班族来说还会影响到工作，该怎么办呢？嚼一嚼明矾橄榄，可有效减轻上述症状。

具体做法是：准备橄榄12枚，明矾15克，首先把橄榄洗干净，用小刀在橄榄上割几条纵纹，然后把明矾研成细末，再把它揉到纵纹里。每次取1~2枚，嚼一下，吃果肉，每天3次。

每当换季的时候，舒云就很容易上火感冒，尤其是秋天，天气干燥，舒云很少有意识地多喝水，或者吃点润喉的水果。本来身体抵抗力就很差，嗓子很容易发炎疼痛。等到感觉到喉咙发痒时，舒云才想起多喝水，但此时喝水已缓解不了症状。选择吃药又会使自己的胃难受。无计可施的舒云最终找到了医生。

医生为舒云做了详细的检查。因其症状已经很严重，所以需要输液进行治疗。最后，医生还教给了舒云嚼明矾橄榄的小偏方加以辅助治疗。

深受病痛折磨的舒云回家后就急忙做了明矾橄榄，嚼在嘴里，感觉涩涩的，之后越嚼越甘甜，味道很不错，重点是喉咙顿时觉得清爽了许多。吃过几次，嗓子就奇迹般地不疼了。

明矾又叫白矾，中医认为，明矾味酸，性寒，归肺、肝、脾、胃、大肠经，有除风清热、消痰解毒的功效。它是硫酸盐类矿物明矾石的提炼品。主要成分有水硫酸铝钾，是用来解毒杀虫、燥湿止痒、止血止泻、清热消痰的良药。橄榄，味先涩而后甘，性平，气味清香，具有化痰洗涤、除烦止渴、清肺和胃、利咽喉、解酒毒的功效，可用来治疗肺经邪热和痰涎阻塞咽喉等疾病。

明矾拌橄榄，做法简便而且容易食用，具有生津止渴、清热除烦、消炎清肺、下气和胃等作用。民间常用来治疗咽喉肿痛、扁桃体炎、声音嘶哑、咳嗽痰多等病症，同时对甲状腺肿大和癫痫病也有一定疗效。

声音嘶哑嗓子痛，快喝玄麦甘橘茶

慢性咽炎是指咽部慢性感染所引起的病变，一般来说，本病大多是由于情志抑郁、经常抽烟且烟量较大、情绪起伏大而引起咽部干燥、灼热、发胀、发痒、堵塞等现象。同时，咽部常有异物感，分泌的黏稠物质附于咽后壁而不易清除，夜间尤甚，甚至咳

第十三章 口腔咽喉老偏方，面对面沟通更顺畅

嗽。患有慢性咽炎的人经常也会感觉到嗓子嘶哑、疼痛等。

刘瑞峰在一家保险公司做培训讲师，由于他能说会道、口才很好，再加之有很多年的从业经验，因此刘瑞峰的授课很受好评，不仅仅是在本公司讲课，还经常要巡回授课。

由于要经常根据各地的不同情况来更换授课内容，而且要契合行业的发展趋势，刘瑞峰经常要熬夜更换内容，抑或是抽时间和基层的保险业务人员进行沟通，以防止所授内容与其脱节，丧失实际操作意义。为了提神醒脑，刘瑞峰常常抽烟，而且越抽越频繁。

近半年，刘瑞峰经常性地感觉嗓子不舒服，尝试着吃了一些润嗓的药物，但仍然反复发作，治标不治本。后来，咽喉也经常疼痛、发痒，总觉得里面有痰液堵着，但使劲咳还咳不出去。每天授课后，声音变得非常沙哑，甚至出现暂时失声的情况。这让每天都有大量授课的刘瑞峰很着急，害怕继续下去会严重耽误自己的工作。

因为害怕继续吃西药会刺激嗓子，不利于日后恢复，经朋友的介绍，刘瑞峰去看了一个口碑较好的中医，想通过调理来治愈。中医听完刘瑞峰的描述后，诊断他为慢性咽炎。其实，慢性咽炎是老师、记者、播音员等以经常讲话为职业的人群的常患疾病，此病从中医角度看来，多由肺、肾阴虚所致。中医认为，咽喉与肺、肾的关系最为密切。像刘瑞峰这种职业，长期大声说话、过度劳累，很容易会导致肺阴耗损，长期熬夜加班、吸烟导致肾阴不足。肾阴不足，虚火循经脉上炎于咽喉，肺阴虚亦导致虚热内生，烧灼咽喉，最后就患上了慢性咽炎。

由于知道他想通过调理的方式治疗，于是中医给他开了"玄麦甘橘茶"的方子，在实际的行医过程中，效果很好。刘瑞峰在实际使用后，也收到了良好的功效，饮用一段时间后恶心、异物感便消失了，坚持服用后，嗓子问题基本就解决了。

玄麦甘橘茶药方为四味药：玄参、麦冬、甘草、桔梗各5克，开水浸泡，代茶频饮即可。

方中的玄参是主药，它性微寒，味甘、苦、咸，归于肺、肾、胃经，具有清热凉血、解毒祛火、养阴生津的功效，是中药里养阴清热的佳品，对于热毒引起的各种病症都可治愈，治疗发热、咽肿、目赤等具有良效。

麦冬性微寒、味甘、微苦，具有润肺生津、益气养胃、养阴清热、清心除烦等功效，是养阴润肺的良药。但需要注意的是，脾胃虚寒、泄泻者，以及风寒咳嗽的患者忌服。

甘草既有调和其他药物药性之功，同时本身也能清热解毒，利咽止咳。至于桔梗，它既能提升肺气，还能够"载药上行"，有利于其他三味药的有效成分输送至咽喉，直达病所，从而增强该方的治疗效果。

现代药理学亦发现：玄参、甘草、桔梗均有直接的抗炎作用，能够直接作用于咽喉处起消炎之效；麦冬、玄参同时还具备抗疲劳之效；桔梗由于其中含有的皂苷成分，有明确的祛痰功效，对于慢性咽喉炎患者喉中有痰却无法排出的病症正好适用。

从现代医学的角度看，类似于刘瑞峰这种病因所致的慢性咽炎与长期超负荷讲课及发音方法不科学，使喉部和咽部黏膜在强气流的长期冲击下，导致黏膜发炎、充血肿胀有关，所以要想断根，还得注意科学发声，保护好嗓子才行。尝试利用丹田发音就是个好办法，不仅可以保护喉咙，发出的声音也具有强大的穿透力。丹田发声术的操作并不复杂，只需要我们按以下步骤操作即可。

（1）把双手重叠，掌心放在丹田（位于肚脐下方的小腹中线处），然后，呼气时用手掌挤压脐及脐下方，让小腹用力向内凹陷，吸气时手掌向上托起，同时小腹用力向外凸出，练习1分钟左右。

（2）姿势及动作保持不变，但吸气、呼气时同时发"嘶"的声音，要求缓慢、清晰，如此反复练习2分钟。

（3）选取一篇短小的诗歌、散文或童话故事进行朗读，朗读时缓慢、清晰，同时注意保持朗读时呼气凹小腹，吸气凸小腹的动作，练习1分钟。

长期坚持做以上三个动作，就能使人们习惯用腹腔发音。这能使肺部吸气量达到最大值，为发声提供足够动力保障，保证声音洪亮，且能够使喉咙的发声器官处于最科学、最有效率的工作状态，不容易出现损伤。在医学临床实践上，丹田发声术作为慢性咽炎的辅助发声训练法，卓有成效，因此人们可放心使用。

对于单纯慢性咽炎的患者，在使用玄麦甘橘茶和丹田发声术两个方法后，往往即可既治标，又治本。但对于那些病龄较长且病情较复杂的慢性咽炎患者来说，因为发病日久，声带大多损伤严重，往往出现了声带小结、声带息肉，单用上述方法可能达不到疗效，还需要通过手术切除小结、息肉后才能治愈。此外，鼻炎、胃食管反流症、颈椎病等疾病也可能引发慢性咽炎，因此在治疗慢性咽炎的同时，也不要忘记治疗这些疾病，才能取得最佳疗效。

冰糖梨是清热润喉的法宝

悦心是一位产品推销员，而且是位工作十分出色的推销员，每年的年终奖都非她莫属。同事们都对她佩服不已，有人说悦心有无人能敌的工作热情，有人认为悦心靠的是她那三寸不烂之舌，了解悦心为人的同事说是因为悦心的真诚和努力。产品推销员确实是个费脑筋更费口舌的工作，很多新来的同事刚刚工作一周就会把嗓子说哑。悦心看到就会马上向他们推一个老偏方，那就是冰糖梨汤。

做法极其简单：准备冰糖50克，梨2个，将梨洗净切块，和冰糖一起放到锅里，加水熬煮，直到把梨煮烂为止，每天分成两次服用即可。若觉得麻烦，也可将梨洗净切块，绞碎后再吃，吃的时候慢慢吞咽，以便更加充分起到滋润嗓子的作用，每次1小杯，和冰糖梨汤效果同样好。

悦心刚开始工作的时候，也会经常累得喉咙冒火。有次悦心哑着嗓子给一位老奶奶作产品介绍，老奶奶夸赞她工作努力，是个能吃苦的好孩子，并且告诉她了这种冰糖梨的老偏方。

冰糖梨可以起到清热润喉，消痰降火的效果，对治声音嘶哑效果良好，而且对嗓子有很好的保护作用。

在中医看来，梨的全身都是宝。梨果有生津、润燥、清热、化痰等功效，适用于热病伤津烦渴、消渴症、热咳、痰热惊狂、噎膈、口渴失音、眼赤肿痛、消化不良。梨皮有清心、润肺、降火、生津、滋肾、补阴功效，根、枝叶、花也可以润肺、消痰清热、解毒。《普济方》曾记载，将梨熬膏服，有良好的养阴生津、润燥止渴的作用，可用于

第十三章 口腔咽喉老偏方，面对面沟通更顺畅

消渴喜饮、阴虚火炽、津液亏耗、口渴心烦、咽痛喉干、失音、肺燥咳嗽等症的治疗。现代医学也证实，梨含鞣酸等成分，能祛痰止咳，对咽喉有养护作用。

此外，研究发现，吃较多梨的人远比不吃或少吃梨的人患感冒的概率要低。所以，有科学家和医师把梨称为"全方位的健康水果"或称为"全科医生"。现在空气污染比较严重，人多吃梨可改善呼吸系统的功能，保护肺部免受空气中灰尘和烟尘的影响。

烟酒过量声音嘶哑，喝点橄榄竹叶汤

在现代职场中，由于应酬的需要，许多人不可避免地要吸烟喝酒，但是如果没有节制，经常烟酒过量，则会极大地损害自身的健康。

科学研究早已证实，香烟燃烧时会释放出很多化学物质，主要包括放射性物质、一氧化碳、焦油、尼古丁（烟碱），毫无疑问，这些物质对人体造成的危害极大。它们会摧毁细胞中的遗传因子，杀死细胞或将其转化为癌细胞，影响人的心血管功能，还可能诱发癌症。此外，据调查研究发现，妇女吸烟会给卵巢的正常功能造成干扰和破坏，容易引起月经不调，过早绝经甚至不孕。

在我国，用药酒治病的历史久远，适量地饮酒确实对人的身体有保健作用，它对神经系统，特别是大脑有兴奋作用，可以增加唾液、胃液的分泌，促进胃肠道消化吸收，改善血液循环状态，从而具有增强心脏，消除疲劳，扩张血管，降血压，改善食欲的功效。但是过量饮酒会使心脏、肝脏、神经系统等功能受到严重干扰，其中肝脏受到的损害最大，原因在于酒精需要经过肝脏来解毒，大量饮酒容易使肝细胞受到损害，最终导致酒精性肝硬化。此外，酒精对胃部的伤害也不小，由于大量酒精被胃黏膜吸收，会导致胃充血，引发胃炎、胃溃疡等疾病。

30岁的苏羽刚刚进入一家著名跨国公司工作。万事开头难，虽然苏羽顶着世界名校博士的头衔，但是为了做好新接手的工作还是会忙得焦头烂额，经常加班到深夜一两点，因此习惯喝点葡萄酒放松一下身心。两个月之后项目成功告一段落，获得头等功的苏羽马上被破格升职。

能够同时把事业和感情都经营好，对男人来说不易，对女人来说更难。苏羽的男友暂时更愿意留在海外工作，两人天各一方，只能靠电话维持感情。苏羽越来越忙，和男友的联系日渐稀疏。最近一次，还是在两周前。那天晚上对于苏羽像是世界末日，男友告诉苏羽已经决定在国外定居，同时坦白自己已结新欢的实情。

男友的一席话对她无疑是个晴天霹雳。苏羽没办法接受现实，只好用酒精麻醉自己。几天过后，苏羽的身体承受不了煎熬病倒了。早晨起来后的苏羽感到头痛欲裂，口渴得很，打电话给公司请假发现自己嗓子都哑了。正巧老妈打来电话，着急地问她昨天晚上打电话怎么没人接，苏羽只说自己很累睡得早。老妈一下听出苏羽声音有点嘶哑，责备道："又喝酒了吧，以后不许这样了！我在厨房里给你备着专门配好的橄榄竹叶茶，专门治疗酒后声音嘶哑，赶紧自己煮好了喝点。"

苏羽这才发现柜子里有茶叶，感动于母亲的用心良苦。苏羽喝了几天，嗓子很快就不哑了，感觉神清气爽。清晨，沐浴着温暖和煦的阳光走在路上，感觉一切都是那么美

好,苏羽对自己说:"你看,一切都在照常运转,生活并没有自己想象得那么糟。"

橄榄竹叶汤的具体做法为:准备咸橄榄5个,竹叶5克,乌梅2个,绿茶3克,白糖10克。把上述材料一同共煎水,每天饮用2次,每次1杯。

竹叶,性寒,味甘、淡,归心、肺、胃经。《本草再新》中记载它可以"凉心健脾……聪耳明目",《药品化义》中称赞竹叶"清香透心,微苦凉热,气味俱清……主治暑热消渴,胸中热痰,伤寒虚烦,咳逆喘促,皆为良剂也"。橄榄味甘酸,性平,归脾、胃、肺经。中医认为,橄榄有清热解毒、利咽化痰、生津止渴、除烦醒酒、化刺除鲠之功,适用于咽喉肿痛、烦渴、咳嗽痰血、鱼骨鲠喉等。

此方可以起到清咽润喉的功效,对于治疗久咳不止、烟酒过量或过度劳累引起的声音嘶哑都很有疗效。

慢性咽炎,喝点罗汉果茶准没错

咽喉是我们身体上一个十分重要的部位,它常常承受很多外部刺激,还要时刻抵御外部细菌的入侵。所以,人一旦伤风感冒,或心情不好,或者长期受到粉尘的刺激等,就会导致咽部抵抗能力减弱,很容易引发炎症,发展成咽炎。咽炎是咽黏膜的慢性炎症,常为呼吸道慢性炎症的一部分,主要的症状有咽部有各种不适感觉,比如异物感、发痒、灼热、干燥、微痛、干咳、痰多不易咳净,讲话易疲劳,或刷牙漱口、讲话多时易恶心作呕。

临床医学上,咽炎有急、慢性之分。急性咽炎起病急,开始时会有咽部干燥、灼热,继而疼痛的感觉,尤其是在做吞咽动作时,疼痛更明显。由于急性咽炎多是由风热侵喉引起,所以往往伴有发热恶寒、头疼脑热、四肢酸痛、声音嘶哑、咳嗽等症状出现。慢性咽炎多是由急性咽炎转化而来,但也很有可能由于劳累忧伤过度、饮食上过于偏好烟酒辛辣、粉尘刺激等因素,表现出的不适主要有咽部干、痒、胀,稍有疼痛,有明显异物感,痰多,容易干呕。如果说话稍多,或者吃了刺激性食物,天气变化,以上症状就会更加明显。

患了咽炎是非常痛苦的,因为我们说话、吃饭、喝水都要用到它。咽喉疼痛时,许多人一般不会找专业医生治疗而是自己盲目食用消炎药、润喉药,效果往往不尽如人意。尤其是慢性咽炎,因为它并不是细菌感染所致,所以吃消炎药不会见效,还可能导致咽喉部正常菌群失调,引发二重感染。

文娟是一家茶馆的服务人员,对各种茶的功效了如指掌,因此她有能力向顾客正确推荐适合顾客体质的茶叶。靠着这般特长,文娟为茶馆赢得不少回头客,人们都愿意听她讲茶,也很信任她推荐的茶饮。

一次店里快要关门的时候,老顾客王姐忽然急匆匆走进来,她告诉文娟:"我嗓子常常又痒又痛,朋友告诉我说这是慢性咽炎的症状,说我可以喝一种茶来进行调理,但我没记清楚那是什么茶,你知道吗?"

文娟告诉她:"我想你说的应该是罗汉果茶。不过很抱歉我们店里没有,你只能去药店买些罗汉果自己做了。出了店门往右走100米就有一家中药店,你在那里应该可以买到罗汉果。"然后,文娟就将自制罗汉果茶的方法写了下来,递给了王姐。王姐连连道谢,然后立即出门去了附近的药店。

没几天,王姐和朋友来文娟所在的茶馆喝茶,她一进门就对文娟表达了深深的谢意,感谢她那天的帮助,因为喝了罗汉果茶后,她的嗓子确实好多了。

文娟推荐给王姐的罗汉果茶的具体做法是:准备罗汉果250克。首先将罗汉果用水洗干净,将其打碎,加上水煎煮30分钟,倒出药液,再煮2次,然后把3次煎得的药液混合在一起,再用小火煎煮,直至浓缩到黏稠将要干锅时停火冷却。接着在汤内拌入干燥的白糖100克,搅匀后晒干,最后将其压碎装到瓶子里备用。用的时候每次取10克,用沸水冲服,次数没有限制。

中医学认为,慢性咽炎的原因多为肺脏阴虚,津液不足,咽喉有失濡养,兼之虚火循经上炎等。而罗汉果素来就有"神仙果"的美称,罗汉果味甘,性凉,能清热润肺、止咳利咽。它与润肺生津的白糖一起制作成茶饮,口感清甜,而且清肺养阴,是慢性咽炎患者的最佳选择。

上面提到的罗汉果茶,制作起来会让人感觉比较麻烦。如果您并没有患咽炎,只是想保护好嗓子,也可以每天直接将一个罗汉果切碎,用沸水冲泡10分钟后饮用。像从事演员、教师、播音员等职业的人,咽炎患病率比较高,都可以用这个方子。

急性咽炎来得凶猛,消失得也很快,相比较而言,慢性咽炎却是一种顽固的慢性疾病。现代医学研究证明,除了与炎症感染有关,生活环境、生活习惯、精神因素、咽部周围慢性炎症等都是引发慢性咽炎的主要因素。所以,患有咽炎,尤其是慢性咽炎的人,一定注意培养自己良好的生活习惯,少吃刺激性食物,勤加锻炼,保持良好的心态和充足高质量的睡眠,只有如此才能减少慢性咽炎的复发。

慢性咽炎有困扰,胖大海泡茶要趁早

慢性咽炎多是指慢性感染所引起的弥漫性咽部病变,多发生于成年人,常因急性咽炎反复发作,鼻炎、鼻窦炎的脓液刺激咽部,或鼻塞而张口呼吸,均可导致慢性咽炎的发生。中医称之为"梅核气",并认为慢性咽炎是因为肝肾不足、虚火上炎所致,所以治疗时应以养阴润肺、滋阴降火为主。

柯晓亮在一家陶瓷用具公司做业务部经理,平时工作还算轻松,唯一不足的地方是要经常参加各种应酬,烟、酒不离身。最近一季度,公司的工作重点是开发海外项目,与海外的销售公司进行合作,把本公司的产品推广至海外。

因此,公司派柯晓亮到国外出差,没去几天,柯晓亮的喉咙就开始发炎。柯晓亮原以为是上火所致,便买了些润喉以及消炎祛火的药物,但服用后,效果不明显,而且症状似乎越来越严重。

由于国外的医疗价格较高,柯晓亮不舍得花钱去医院,便给在国内当中医的舅舅打电话求助。舅舅在听完柯晓亮的叙述后,诊断他是患了慢性咽炎,由于之前烟酒的刺激,他咽部已经很脆弱,再加之初到国外,工作、生活等多方面不适应,他开始上火,最后就导致患上慢性咽炎。

鉴于柯晓亮的病因以上火为主，因此舅舅给他开了一个调养的老偏方，即胖大海3枚，菊花和金银花各10克，开水冲泡15分钟，待温后调入蜂蜜然后代茶饮用。柯晓亮听了舅舅的建议去唐人街的中药店买了材料，回去喝了几天后，病症就有了较为明显的好转，而且物美价廉。

《纲目拾遗》中记载，胖大海可以"治火闭痘，并治一切热证劳伤……风火牙疼，干咳无痰，骨蒸内热，三焦火症"，具有清热润肺、利咽开音、润肠通便的作用，主要用于治疗肺热声哑，干咳无痰或者咽喉干痛。热结便秘，头痛口赤等。现代药理研究认为，胖大海具有抗炎、抗病毒、镇痛的功效，对血管平滑肌有收缩作用，能有效改善支气管黏膜的炎症，减轻痉挛、疼痛。中医临床常用它治疗咽喉疾病，许多歌唱演员也常饮胖大海保护嗓子。每次取上两到四枚胖大海用沸水冲泡半小时或者煎服，对嗓子有很好的保护作用，和青果、麦冬、桔梗之类搭配喝，效果更佳。

蜂蜜性平，味甘，对慢性疾病有很好的辅助疗效。《本草纲目》称其"和营卫，润脏腑，通三焦，调脾胃"，能补中缓急，润肺止咳，润肠解毒。

菊花性微寒，味微辛、甘、苦，是我国常用中药，具有疏风清热、清肝明目、镇静解热、解毒之功效，主要治疗头痛、心胸烦热、肿毒等症。现代药理研究表明，菊花具有抗菌、抗病毒、抗炎、抗衰老等多种药理活性。

金银花性寒，味甘，甘寒清热而不伤胃，具有宣散风热、清解血毒的功效，对于各种热性病，如身热、发疹、咽喉肿痛等病症疗效显著。

生活中，由于患有慢性咽炎的人不在少数，因此了解一些治疗的老偏方还是很有用处的。这里再给大家介绍一个简单的老偏方。可以在菊花茶中加入蜂蜜含服，一次10~15分钟。优质蜂蜜在室温下放置数年不会腐败，这说明其防腐作用极强。还可以用核桃仁食疗，每天吃10枚不去衣的核桃仁，分早晚服用，对慢性咽炎也有疗效。

支气管炎总咳痰，川贝白梨汤来帮忙

慢性支气管炎是气管、支气管黏膜及其周围组织的慢性非特异性炎症。此病的发病症状为咳嗽、咳痰或者伴有气喘的反复发作等，每年持续3个月，连续2年以上。

在患病的早期，症状较为轻微，多于冬季发作，夏春季节有所缓解。如若进入晚期，炎症加重，症状可常年存在。并且，慢性支气管炎的发病率在我国比较高，患有此病的患者要遭受很大的折磨。

王可俊做包工头很多年了，常年在建筑工地和各大建材市场之间奔走，他不仅要负责建筑工人的工作安排，而且还要时常在工地上监管工程进度。建筑工地的环境比较差，灰尘飞扬，虽然大家都会采取一定的防护措施，但时间长了，还是会受到不同程度的影响。

身为包工头，王可俊平时除了完成本职工作，还要经常参加与各个建材经销商的应酬活动，酒席间，喝酒、抽烟都是常有的事，更何况王可俊平时烟也抽得厉害。最近一段时间，他总是咳嗽、气喘，感到身体不适，他以为自己只是劳累过度，便想调养一下，于是便去了建筑工地附近的一家中医院。

第十三章 口腔咽喉老偏方，面对面沟通更顺畅

医生在给他做了检查后，诊断为慢性支气管炎。王可俊平时在粉尘较多的环境中工作，而且常抽烟、饮酒，再加上工作压力大，体质下降，便患上了此病。

中医学认为，慢性支气管炎和外邪侵袭、内脏亏损有密切关联，脾失健运而生痰，壅塞。

肺气则造成咳嗽，届时，肾气减少，五脏亏损。所以，中医治疗慢性支气管炎以调养五脏，健脾养肺为主。

于是中医给王可俊推荐了川贝白梨汤，即白梨1个，川贝母9克，冰糖12克。将白梨挖一个空洞，纳入冰糖及川贝母，水煎至梨熟。每日分2次服用，6剂为1个疗程。在饮用这个汤一段时间后，王可俊咳嗽、气喘的症状都不见了，而且咽喉也觉得清爽了许多。

白梨被称为"百果之宗"，它性凉、味甘、微酸，归肺、胃经，具有生津润燥、清热化痰、平肝降火、清肺止咳的功效，而且营养丰富，多汁可口。现代研究证实，梨所含的鞣酸等成分能祛痰止咳，对咽喉也有养护作用。需要注意的是，慢性肠炎、胃寒病、糖尿病患者不宜多食。

川贝母性微寒、味苦，归肺、心经。它具有清热祛火、润肺生津、化痰止咳、解郁散结的功效。现代研究表明，其中含有的生物碱等成分具有镇咳作用。

冰糖是诸种糖类中性较甘平的，能和胃润肺，止咳化痰。这三者相互配合，能起到化痰止咳、润肺养阴的功效，用此方还可以治疗久咳不愈、痰多、气短乏力等多种症状。

除了中医给王可俊推荐的搭配以外，还可以用大白梨和蜂蜜的组合，即将大白梨挖空后纳入30克蜂蜜，蒸熟后食用，每天2个，连服1周。

蜂蜜是一种营养丰富的天然滋养食品，也是人们最常用的滋补品。《本草纲目》记载，蜂蜜有"和营卫，润脏腑，通三焦，调脾胃"的功效。现代医学研究表明，蜂蜜中含有与人体血清浓度相近的多种无机盐和维生素、铁、钙、铜、锰、钾、磷等多种有机酸和有益人体健康的微量元素，以及果糖、葡萄糖、淀粉酶、氧化酶、还原酶等，具有滋养、润燥、解毒的功效，而且对治疗慢性病有很大的辅助作用。尽管蜂蜜不如川贝母、冰糖治疗效果好，但对一些症状较轻的慢性支气管炎患者来说，是一个比较划算的方子。

由于白梨并非一年四季都有的水果，因此人们在购买不到白梨的情况下，还可使用一个四季皆宜的方子，即将花生米、大枣、蜂蜜各30克，水煎后分2次服用。花生有润肺止咳、健脾和胃的功效。花生衣具有抗纤维蛋白溶解，能促进骨髓制造血小板，增强人体免疫力。大枣具有补中益气、调理脾胃、润肺生津等功效。研究发现，大枣也是提高人体免疫力的绝好食物，能促进白细胞的生成，降低血清胆固醇，保护肝脏，增加肌力，还能延缓衰老。

此外，慢性支气管炎患者在平时要注意坚持锻炼身体，提高抗病能力，积极防治上呼吸道感染，及时治疗感冒并根治鼻炎、咽喉炎、扁桃体炎等临近器官疾病。尤其是在使用中药调养治疗的时候，更要长期坚持锻炼身体。因为在病症缓解期间，许多表面症状都会消失，但并不等于气管内的病理改变已经恢复正常。慢性支气管炎患者在饮食上

一定要清淡，要多吃营养丰富易消化的食物，如稀饭、面条、鲜奶。进食有规律，有节制，少食多餐，不暴饮暴食，不吃生冷肥腻的食物。

海带白糖清热下火，巧治咽炎

咽炎在人群中的发病率高达87%以上，对于病情较重的咽喉病，应该及时去医院进行药物治疗，而轻度、慢性咽炎，或有咽炎的迹象，则可以通过经常食用一些可以生津降火、润肺止咳、防治咽喉肿痛的食物，这样可以实现预防或者辅助治疗的效果。

宜宁是一位电台主持人，因为经常讲话，患慢性咽炎很长时间了，每到秋高气爽的时节，她的喉咙痛的症状就开始加重，感觉嗓子肿痛，还时常发痒，想咳嗽又怕嗓子更疼，把她折磨得都没了精神，讲起话来也有些软绵绵的。去年秋天在医院看病时，一位中医大夫向宜宁介绍了个治咽炎的方子——白糖腌海带，并称赞它对于治疗慢性咽炎的帮助很大。

宜宁按照医生教给的方法做了这道菜，清爽可口，当时就觉得嗓子很舒服，连续吃了10天左右，嗓子基本上就没有痛感了，吃够一个疗程后，咽炎就痊愈了。

白糖腌海带的具体方法是：准备好生海带250克，用冷水泡开，然后将海带用水洗干净切成丝，再用开水烫一烫捞到适当的容器里，接着取100克白糖将海带丝拌匀，腌制3天即可食用。每天空腹吃一次，每次一小碟，连续食用15天为一个疗程。这个偏方尤其适合咽干心烦、手足心热等阴虚内热的慢性咽炎。

注意，食用这款食疗方症状得到明显改善后，不宜立刻进食油腻、麻辣的东西，以免产生刺激。一定要继续保持一段时间的清淡饮食，才能避免咽炎的复发。

白糖是由甘蔗的茎经加工精制而成的乳白色结晶体，又称石蜜、白砂糖、糖霜、白霜糖，可直接食用。中医认为，白糖味甘，性平，能润肺生津，补中缓急，可用于肺燥咳嗽、津液不足、口干渴、脾虚腹痛、饮酒过度、胃气不和等症状的治疗。海带味苦，性寒，无毒，具有消痰软坚、泄热利水、止咳平喘等作用。将这两者结合在一起使用，能起到更好的润肺化痰作用，也就能更好地消除咽炎症状。

当然，职场人士可以通过日常的饮食细节来预防慢性咽炎。

（1）饮食需要以清淡为主，减少对咽部的刺激，多吃些蔬菜水果。有些食物可以滋润咽喉，对于保护咽喉有很好的作用，比如蜂蜜、绿豆、绿茶、冰糖、百合、甘蔗、香蕉、苹果等。

（2）合理搭配饮食营养，增强自身免疫力，多吃富含胶原蛋白和弹性蛋白的食物，有利于慢性咽炎损伤部位的修复，如猪蹄、猪皮、鱼类、豆类、海产品等，这些食物都有利于损伤的修复。

（3）补充各种维生素。动物内脏、蛋类、深色的蔬菜和水果可以补充维生素A和维生素C；动物肝脏、瘦肉、鱼类、新鲜水果、绿色蔬菜、奶类、豆等可以补充B族维生素。

（4）多喝水或者利咽生津的饮料，如蜂蜜绿茶、百合绿豆汤等，可保证咽喉部的湿润，清热润肺、养阴生津。

（5）对于慢性咽炎患者来说，宜吃有清热解毒、滋阴润肺作用的食物，如萝卜、白菜、黄瓜、瓜、苦菠菜、冬瓜、梨、香蕉、柿子、枇杷、苹果、菠萝、荔枝、甘蔗等果蔬，也可以多选择食用瘦猪肉、鸭肉、兔肉、猪肺等滋阴润燥的肉类，还可以吃些具有养血润燥功效的乳、蛋类食物，可食用的豆类以绿豆、赤小豆、黑豆为佳。

（6）避免服用辛辣刺激的食物，比如辣椒、大蒜、胡椒粉等。少吃油炸的食物，如麻团、油条等。因为这些食物可能刺激咽喉，加重损伤。

（7）禁止抽烟，限制饮酒。

（8）咽炎是很常见的疾病，也是很容易反复发作的疾病，治疗主要是靠三分治七分养，所以在平时的生活中需要积极去预防和护理，避免长期反复发作才是最根本的原则。

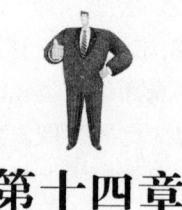

第十四章

胃病老偏方，启动办公室里的保胃战

工作压力越来越大，生活节奏越来越快，使得许多办公室白领长期处于紧张的精神状态，再加上饮食不规律，睡眠不足等原因，办公室白领多多少少都有一些小胃病：胃部疼痛、气胀、食胀、舌淡无味、口苦、面色萎黄，等等。如果不注意胃部养护，就可能让小病发展为大病，比如急慢性胃炎、胃溃疡、十二指肠溃疡、胃息肉、胃癌等。这就要求办公室白领多了解一些养胃的老偏方，启动办公室里的保胃战。

胃病瞄准职场人，多喝芦荟酒可养胃

上班族每天在工作中面临着巨大的压力，如工作量大，经常要熬夜，加班加点地工作。因此常常没有时间和精力关注自身的身体健康状况，就容易导致一些小病拖延成大病。假若上班族们在日常的生活中能够多采纳一些养生的做法，则能很好地预防身体遭受疾病的困扰。

马无双是一家广告公司的公关部经理，除了要处理公司大量的工作以外，她还要经常参加各种应酬，为公司争取更多的合作机会，获取更多的利润。

由于马无双平时工作压力大，饮食不规律，一般都要以客户的时间为主，因此即使是自己饿了，也要等到客户来了再进餐；或者是明明没有什么胃口，却还要陪着客户用餐。久而久之，她就有了胃病，常常觉得胃胀胃痛。

一天，马无双家里来了一个远房亲戚，她听说这个亲戚是个比较有名的中医师，于是特意向他请教：如何在不耽误工作的情况下，将肠胃调理好。亲戚告诉她一个偏方，将38°的烧酒1千克，芦荟叶1千克和1千克的冰糖放入广口瓶中密封，存放15天后就可以开启饮用，每次一小杯（70克左右）。

马无双饮用了一段时间后，胃不舒服的情况再也没有出现过，马无双还把这个偏方推荐给合作伙伴们，对方觉得马无双此举很贴心，决定以后多多和其所在的公司合作。就这样，马无双既治好了胃病，又很出色地完成了工作。

芦荟在中国南方地区极为普通，北方因为较少有的缘故，过去曾称其为龙舌兰。芦荟温润、排毒、养颜，药用价值很高，胃弱者饮用芦荟酒，可以醒脾，加速消化与吸收。一般喝过芦荟酒，都会觉得肠胃舒服，食欲大振。胃弱偏寒者饮用，加上干姜片，效果会更佳。

芦荟性寒、味苦，但无毒，归肝、胃、大肠经，能清肝热，通大便，用于便秘、小儿疳积，外治湿癣。亦可治小儿癫痫惊风，疗五疳，杀三虫及痔病疮瘘，解巴豆毒。

现代药理研究表明，芦荟能够全面调节人体免疫力，使得一些慢性病不治而愈。它可以促进细胞再生，使受伤和硬化的人体组织恢复健康。同时，芦荟还可以促进血液循环，促进人体的新陈代谢，加速排出体内的有害物质。此外，芦荟还是维生素、氨基酸和矿物质的宝库，可以为人体提供这些所需的物质。

需要注意的是，芦荟性寒，主要适用于实证病型，对于虚证就不太适合，尤其不适合阳气不足，脾胃虚弱或者虚寒体质的人食用。食用过程中要适当地控制饮用量，过量将导致腹泻等不良的症状，且孕妇慎用，月经期妇女不宜食用。

此外，芦荟浸酒的密封存放时间也可以更长一些，密封一个月后再开启，效果更佳。但存放时间也不能过长，否则会影响效果。

小米是办公室白领养胃的上上之选

胃病与饮食习惯有密切的关系，摄入过咸、过酸、过粗的食物，会刺激胃黏膜。不合理的饮食习惯，饮食不规律，暴饮暴食等都可导致胃病。

王伟是上海某电器公司的市场推广员。因为应酬客户和频繁加班，胃一直比较虚弱。经常是带着疲倦的身体回家之后，因为太累就什么都不吃直接睡觉。没过多久就发现自己得了慢性胃炎。胃里的状况一直不好，有时候没食欲，有时候疼痛，有时候又腹胀。为了帮他调理好身体，其母亲从老家山西赶过来照顾他的饮食起居，并按照老家的食疗偏方帮其调理饮食。

果然，两个月过去后，王伟的胃痛现象几乎消失了，吃东西也有些食欲了。去看医生，医生很惊讶，说他的病情的确有了很大程度的改善，不用再频繁吃促进胃动力的西药了。医生问及王伟的饮食，才知他每天都要吃小米粥，这才恍然大悟，并告诉王伟，治好他胃病的就是小米粥。

小米治胃病的功效早有记载，春秋战国时期，赵王过生日，各方进献了诸多山珍海味，高兴之余一连吃了多日，半个月后，便出现了肚子胀不消化的症状，连觉都睡不着。御医调理了5天，吃了好多药，始终没有太大作用。第六天，御医将小米、鸡内金一起做粥供其调理。赵王喝了3次后，肚子胀的症状便有了改善。

对于脾胃虚弱的办公室白领来说，将小米200克，生姜6片，一起煮粥，能很好地调养脾胃，预防和改善胃病。

在所有健胃食品中，小米是最安全最没有不良反应的，它营养价值高，对于老弱患者和产妇来说，小米是最理想的滋补品。中医认为小米有和胃温中的作用，小米味甘咸，有清热解渴、健胃除湿、和胃安眠等功效，内热者及脾胃虚弱者更适合食用它。有的人胃口不好，吃了小米后能开胃又能养胃，具有健胃消食、防止反胃、呕吐的功效。

小米熬粥营养价值丰富，有"代参汤"之美称。小米之所以受到产妇的青睐，皆因同等重量的小米中含铁量比大米高一倍，所以对于产妇产后滋阴养血大有功效，可以使产妇虚寒的体质得到调养。另外，小米因富含维生素B_1、维生素B_2等，还具有防止消化不良及口角生疮的功能。

小米粥是健康食品，可单独煮熬，亦可添加大枣、红豆、红薯、莲子、百合等，熬成风味各异的营养粥。对脾胃虚弱，或者在夏季经常腹泻的人来说，小米有很好的补益作用。与山药熬粥，可强健脾胃；加莲子同熬，可温中止泻；加糯米与猪肚同煮而食，可治食欲不振。

美中不足的是，小米的蛋白质营养价值没有大米高，因此不论是产妇，还是老弱人群，都不能完全以小米为主食，应合理搭配，如适当地加入红枣、鸡肉，避免缺乏其他营养。

上班族脾胃虚弱，离不开猪肚汤

在如今这个快节奏的社会，职场人士经常因为把过多精力投入到工作中，而忽略了对自己身体的养护，从而导致了身体虚弱。而中医认为，进补先要把胃养好，这是因为进补的目的就是要让人体摄取营养，从而达到调补气血、补益健康之效，而肠胃是人体之本，因而进补前首先要调养好肠胃。

王超是某事业单位的招商引资部工作人员，每天都在外面谈招商引资计划，工作十分辛苦，饮食也不规律，日久天长便有了脾胃虚弱的毛病，常常腹泻、胃痛，严重时还有呕吐的症状。王超的妻子心疼丈夫工作辛苦，特意从一个老中医那打听了一个补养脾胃的偏方，就是喝黄芪猪肚汤。妻子就每天为王超熬一锅黄芪猪肚汤，并每天监督着他在早上出门前喝完。一段时间后，王超脾胃虚弱的毛病就有明显的改善。

黄芪猪肚汤的具体做法是：准备猪肚一只，黄芪200克，山药、山楂各100克。将猪肚切碎洗净，将黄芪用纱布包好，然后将猪肚、黄芪包、山药、山楂放入锅内，加适量水炖至熟烂，加入适量姜丝、盐、黄酒、酱油等调味品就可食用。一只猪肚可分4次食完，一日分2次食用。

猪肚黄芪山楂山药汤为民间流传多年的治气虚下陷、胃下垂、久泻的良方。猪肚即猪胃，含有蛋白质、脂肪、糖类、维生素及钙、磷、铁等，具有补虚损、健脾胃的功效，适用于气血虚损、脾胃虚弱、食欲不振、中气不足、气虚下陷等症。黄芪为"补药之长"，山药有补脾止泻、补气养肺、益肾固精的功用，山楂能消食化积、助脾健胃。四物合用，具有补中气、健脾胃、升阳举陷、理气止泻、固脱益肾之效，对治疗脾胃虚弱具有显著疗效。

中医认为，猪肚味甘，微温。《本草经疏》说："猪肚，为补脾之要品。脾胃得补，则中气益，利自止矣……补益脾胃，则精血自生，虚劳自愈。"猪肚适于爆、烧、拌、蒸和煲汤，其做法都能保存猪肚的营养成分，可根据自己的喜好烹饪出适合自己口味的猪肚菜肴。

要治疗脾胃虚寒及十二指肠溃疡。可以取猪肚1只，生姜250克。将猪肚洗净，塞入生姜（切碎），结扎好后放入瓦锅，加水适量，用文火煮至熟烂为度，使姜汁渗透进猪肚内即成。此汤具有温胃散寒，营养补虚之功效。

我国的少数民族土家族有一个用猪肚治疗胃溃疡的偏方，具体做法是：在一只鲜猪肚内塞入已用水浸透的蚤休20克，扎紧猪肚两端，再加水及盐，用文火慢煲，最后倒出药渣，喝汤食肉。每隔4天用1剂，连食一个月左右。此方有消肿散瘀、清热愈疡之功效，可加速溃疡面愈合。

此外，人们在选购猪肚时，要注意方法：新鲜猪肚呈黄白色，手摸水分足，肚内无块和硬粒，弹性较足。而在食用猪肚汤时，人们也需注意以下两点，以便提高疗效，达到治病的目的。

（1）服时吃猪肚（淡吃或拌少许酱油），不吃姜，必须喝猪肚汤（如汤味太辣，可加入适量开水），每只猪肚可吃3~4天，连续吃8~12只。

（2）热证及感染性疾病不宜服用。

肠胃不适，快用十宝粥补脾胃

现代社会，生活节奏普遍加快，许多办公室白领不能按时吃饭，脾胃就容易出问题。这是因为脾胃为"后天之本"、"气血生化之源"，脾像仓库一样存储着人们吃的所有东西，而胃像运输车一样，把食物的营养物质输送到身体的各个部位。脾胃健康，身体这部机器才会灵活运转。如果脾胃出了故障，身体就会出现心烦、疲惫、胆小多疑、肠胃不适、消瘦等脾胃虚弱之症。这时，办公室白领就需要好好补养自己的脾胃了。

补养脾胃最佳的方法是食补。而粥历来被认为是世间第一补人之物，不仅易消化、可滋养脾胃，而且食材多、营养全，若是再配上恰当的药物，填腹充饥的同时，还能补养身体，可谓一举两得。

27岁的顾炎是一家水产品店的老板，因为他店里的水产品特别新鲜，因此他的生意特别好，每天从早上5时一直要忙到晚上11时多才收工。许多时候，他一忙起来，都顾不上吃饭，所以顾炎有肠胃毛病。

到了春节，顾炎的店生意更是比平时要忙得多，从早上4时开始就要给各大饭店送货，同时还要接待不断增加的来店里的客人，忙得焦头烂额，饮食更是没规律。时间久了，顾炎就有了明显的肠胃不适的症状：开始总是爱腹泻，或大便不成形，白天总感觉倦怠乏力，上班没精神，脸色暗淡发黄，总会没有缘由的感觉郁闷，心情不畅，吃东西不香，看见以前特爱吃的东西也没食欲，进餐后感觉腹部憋闷，消化不良，有时还会呕吐，让人痛苦不堪。

后来去看中医，医生给顾炎把脉诊断后，认为他主要是身体疲劳过度加上饮食不规律导致的脾胃虚弱。需要用食疗调理，然后医生就给他推荐了一个食疗方——十宝粥。顾炎按医嘱吃十宝粥1个月后，顾炎明显感觉自己的精神状态好多了，倦怠乏力症状消失，心情也舒畅了，吃东西有滋味了，饭后的憋闷感也消失了。吃十宝粥2个月后，顾炎感觉精神很好，身上有劲，气色明显好转，饭量见长，排便正常，复诊结果显示他已完全康复，但还是要注意饮食规律。

顾炎所服用的十宝粥是很适合脾胃虚弱的办公室白领的一款滋养脾胃的粥品，不仅制作简单,而且疗效显著。

具体做法如下:准备茯苓50克,枸杞子20克,党参25克,松子仁20克,葛根50克,玉米2根,山药50克,冬菇6朵,银耳20克,粳米20克,基础调料适量。

先将山药用水浸透;葛根用水洗净,取出晾干;茯苓、党参用水冲洗后,把党参横切成小段;银耳用水泡开,去蒂后撕成瓣状;玉米洗净,每个横切成5段;冬菇泡发后,去蒂切薄片;枸杞子、松子仁用水冲洗,晾干;粳米浸泡后洗净,备用。将葛根、茯苓、党参三味药放入药袋。取砂锅1个,加适量水(约15碗),放入药袋、山药、玉米,用大火煮开;水开后,用文火熬1小时,取出药袋(去药渣不用)及玉米。再放入银耳、枸杞子、冬菇、粳米。等水开后,用文火熬1小时(其间多搅动,防止粘锅)。煮至粥浓稠,放入玉米粒、松子仁,再煮沸5~10分钟,加调料,美味的十宝粥就做成了。对于那些因工作繁忙而无时间煮粥的上班族,可以把煮十宝粥的材料打磨成粉,再一起熬煮。

十宝粥的原料既是食品又是药品,具有补脾胃、益肺肾、强身体、抗病毒、抗衰老及美容养颜的作用。其中起到补养脾胃的材料主要为:茯苓味甘、淡,性平,入药具有利水渗湿、益脾和胃、宁心安神之功用。党参为中医常用的传统补益药,具有补中益气、健脾益肺之功效。山药味甘,性平,归脾、肺、肾经,可补脾养胃,生津益肺,补肾涩精。银耳性平无毒,既有补脾开胃的功效,又有益气清肠的作用,还可以滋阴润肺。粳米性平,味甘,归脾、胃经,具有补中益气,平和五脏,止烦渴,止泄,壮筋骨,通血脉,益精强志,好颜色之功,主治泻痢、胃气不足、口干渴、呕吐、诸虚百损等。

山楂麦芽熬红糖,告别消化不良

消化不良是一种临床症候群,是由胃动力障碍引起的疾病,也包括胃蠕动不好的胃轻瘫痪和食管反流病。消化不良主要分为功能性消化不良和器质性消化不良。其中,功能性消化不良属于中医的"脘痞""胃痛""嘈杂"等范畴,其发病时的主要症状是胃部痛胀、早饱、恶心、呕吐以及食欲不振等。

周瑞在一家软件公司上班,年终的时候,由于本年度周瑞所在的部门业绩最为突出,因此公司总裁奖励他们整个部门的人员一同去海南旅游。

年末的海南没有北方那彻骨的寒冷,整个部门都沉浸在一股喜悦之中。尤其是可以吃到许多鲜美而便宜的海鲜,大家更是一片欢腾。周瑞也很有胃口,一天三顿,顿顿是美味的海鲜,晚上还和同事们一起去酒吧,玩到很晚才回酒店休息。

在马上就要返程的时候,周瑞突然感觉到胃很难受,吃了止痛药后,胃痛缓解了不少。在回到家里的几天中,周瑞始终没有胃口,为了保持体力勉强吃点东西却感觉很恶心。

于是,周瑞赶紧去了一个离家不远的中医院就诊,医生经过详细的检查和询问,诊断他为消化不良。原来,周瑞原本是个生活作息很规律的人,身体也一直很健康,但由于之前去海南游玩的时候暴饮暴食,生冷食物吃得过多导致了胃功能紊乱。

第十四章 胃病老偏方，启动办公室里的保胃战

中医认为，消化不良其病在胃，涉及肝脾，病机是由于脾胃虚弱、胃失和降。如果患者长期情绪不佳、抑郁不疏，会使肝气郁结，导致脾胃失和。此外，暴饮暴食、过食生冷、食谷不化都会使得痰湿困阻，脾气不升，胃气不降，凡此种种最终都会导致脾胃气虚、消化不良。所以，中医治疗消化不良的关键在于健脾和胃，疏肝理气。

于是，医生给周瑞开了这样的一个方子，即山楂6克，麦芽、红糖各10克，将山楂炒焦，麦芽炒黄，同水煎30分钟，去渣后加红糖调服。

《本草备要》称山楂"健脾行气散瘀化痰，消食磨积"。历代医家都用山楂作为消食行气的方剂，对于消化不良引起的腹胀腹痛有很好的疗效，不过消化性溃疡患者应慎食。麦芽有助消化作用，其含有的淀粉酶，与山楂共同作用可将淀粉分解成麦芽糖与糊精，尤其消米面积食。《药性论》称其"消化宿食，破冷气，去心腹胀满"。红糖性温，能和脾缓肝，常常用作治脾胃病的药方的先导。

在服用了医生的药方不久，周瑞的胃胀等情况均有所缓解，而且逐渐有了食欲。医生嘱咐他，要缓慢进食，饮食宜清淡，再食用此药方一段时间就会完全治愈。

人们要防止出现因消化不良而带来的痛苦，就要在日常生活中养成良好的饮食习惯，戒烟戒酒。同时，消化不良患者也可通过对背部脊柱进行按摩以辅助治疗：从脊柱两侧第七颈椎起下达腰椎，由上而下推拿。用伤湿止痛膏贴在小腿两侧的足三里穴位也是一种外疗方法，半日换一次膏药，连贴2日。

此外，人们还可将麦芽、六神曲、山楂各20克，水煎后早晚空腹分服。当然，人们也可单用麦芽和六神曲水煎空腹服用。六神曲是指将辣蓼、青蒿、杏仁等药物与面粉或麸皮混合后，经发酵而成的曲剂，主治饮食停滞、胸痞腹胀、呕吐泻痢，有健脾和胃、消食调中的功效，但脾阴虚、胃火盛者不宜食用。这个方子对治疗吃面食引发的消化不良十分有效。

吐酸和嘈杂，酱油能救急

吐酸，又称反酸，是指胃里的酸水上泛的症状，常常伴随着胃痛出现，也会单独出现。而嘈杂是指胃中空虚，感觉像是饿了但其实又不饿，会有似辣非辣、似痛非痛的症状，让人的心情也变得烦躁。在消化性胃溃疡、慢性胃炎和消化不良等消化系统疾病中，吐酸和嘈杂有时会一起出现。

彭洋洋是律师事务所的助理，本来一份高薪水、福利多的工作让她周围的朋友都很羡慕，但最近事务所接手了一些关于经济纠纷的案子，而这是她非常不擅长的领域，因此工作起来非常吃力，工作效率也比其他助理低很多，彭洋洋自己心里也很着急。

这样的状态持续了将近一个月，彭洋洋每天都闷闷不乐。最近家里的琐事又很多，身体不堪重负的彭洋洋在一天晚饭前就开始不停吐酸水，感觉胃里很不舒服。这让她父母很担心，于是带着女儿去楼下的中医诊所就近治疗。

中医在听完夫妻俩对于彭洋洋病情的描述后，认为彭洋洋由于最近一个月的苦闷而导致肝气郁结，又因家庭琐事缠身便上了一股急火，此时正值夏季，于是肝郁化热引起了吐酸。中医认为，吐酸多由肝气郁结，胃气不和而引发，其中有偏寒、偏热的差异。

偏寒性的吐酸水，是由寒邪犯胃、脾胃虚寒引起；而偏热性的吐酸是因为肝郁化热而致。胃热、肝郁、胃虚、血虚都会导致胃中经脉受损，引起嘈杂。

由于彭洋洋吐酸水比较厉害，为了快速帮助她缓解病状，中医让彭洋洋的妈妈去旁边的超市买了一小袋酱油，然后用水冲开，让彭洋洋喝下，没过几分钟，她的吐酸水症状就有所缓解。

酱油味咸性寒，能够清热解毒，除烦躁。因为一时生气上火引起的吐酸水，喝点酱油汤见效会非常快。这个办法也同样适用于胃嘈杂。

其实吐酸水、嘈杂在生活中很常见，上班族们经常熬夜加班，饮食不健康，要是再赶上上火、忧虑就会引发吐酸水、嘈杂等病症。紧急处理时除了可以喝酱油以外，还可以喝玫瑰花茶，用一小撮干玫瑰花泡茶饮用，可以很快解决嘈杂、吐酸水带来的困扰。

玫瑰花能够理气解郁，和血散瘀。《本草正义》上说在"柔肝醒胃、流气活血"的药物中，玫瑰花是"最有捷效"的。许多白领女性因为工作压力、人际交往、饮食不周的原因，也会出现吐酸水、嘈杂的情况，而玫瑰花茶无疑是最好的选择，不但能够有效治疗病症，还有养颜美容的辅助功效。如果平时常饮玫瑰花茶，对养胃平肝也有很大的帮助。

另外，将糯米100克，大枣5枚，煮粥食用，也有治疗吐酸水和嘈杂的作用。这是因为糯米能够暖脾胃、止虚寒，是一种柔润的食物，营养价值极高。早晨起来空腹饮用糯米粥，有益胃生津的功效。大枣对胃虚食少，气血不足有很好的疗效，能培补脾胃。当人们因胃寒胃虚而导致吐酸水、嘈杂时，使用这个方法往往有极好的疗效。

此外，人们要想避免吐酸水和嘈杂的出现，就要在平日里注意胃部调养，少食辛辣食物，少喝酒，避免使胃部受刺激。油腻食品也要少吃，否则会妨碍胃部消化功能。气候冷时要注意保暖防寒，要保持心情愉悦，以免因为不良情绪导致内火过旺，肝气郁结，最终导致吐酸水和嘈杂。

嗝声连连，喝点八角茴香汤就好

打嗝学名呃逆，常因胃气不降，上冲咽喉而致喉间嗝声连连，声短而频不能自制，虽然打嗝不止但是没有其他明显症状，不会头晕也不会呕吐。此种情况下的打嗝患者不仅要注意选择治疗方法，也要在治愈之后调养自己的胃。

一般说来，人到老年阶段，正气虚衰，脏腑功能衰退，病久常气血阴阳耗伤，常伴痰浊、呃逆等症状。此时如果频繁出现打嗝反复不愈的症状，很有可能是由于机体的虚衰不足而影响了胃所致。因为上了年纪之后，人的脏腑功能进入加速衰老的阶段，以往不易出现的小毛病都可能会因为很轻微的刺激而出现。

但现在许多年轻的办公室白领也常常出现打嗝不止的现象，这是因为办公室白领因为忙于工作而忽略饮食，常常快速进食且进食过油腻的关系，再加上久坐不运动，就使得脾胃衰弱，导致脏腑功能过早衰退。所以，不只中老年人要学会养胃，年轻的办公室白领更要学会养胃。

王善琪是浙江某丝绸厂的厂长，虽然已经年过五旬，但是精神矍铄，干劲十足，每

第十四章 胃病老偏方，启动办公室里的保胃战

天都会到厂里转转。除了肠胃虚弱之外，平时很少生病。但是，因为饮食不太规律而经常会肠胃不适。饮食稍不注意就会经常打嗝。幸运的是他有每天看报的习惯，这天他在某中老年健康养生报上发现了一个制止打嗝的老偏方——八角茴香汤。他就按照上面的方法尝试了一下，效果果然很好。

具体做法是：将约50克重的生八角洗净，捣碎，放入锅中加两碗水煎煮，煎得一碗水时，即可服用。

如果患者同时有肠胃虚弱，或者胃寒较严重，除了煎八角茴香外，还可以在其中掺入少量蜂蜜，持续喝一个月左右，打嗝症状就会全部消失，胃口也会比以前好。

为什么八角茴香能有效防治打嗝呃逆呢？

八角茴香主要分布于我国的福建、广东、广西、贵州等省区。其果实与种子均可作调料，也可入药。它具有强烈香味，有驱虫、温中理气、健胃止呕、祛寒、兴奋神经等作用。

具体到治疗打嗝的功效，主要是因为八角茴香的主要成分是茴香油。茴香油能刺激胃肠神经血管，促进消化液的分泌，增加胃肠蠕动力，有健胃、行气的功效，有助于缓解胃痉挛、止打嗝呃逆，减轻疼痛。

除此之外，八角茴香治疗打嗝呃逆不仅可以内服也可以外敷。

具体的做法是：先准备八角茴香20克，然后将其炒热，趁热装进20厘米长的正方形纱布袋子中。患者平卧之后将药袋敷于脐腹部，并将茴香摊匀，上面盖上一层塑料薄膜，再放上水温50℃左右的热水袋，盖被静卧，每次热敷40分钟，1天敷2次。

最后，为了大家使用上的安全，特别提醒，这里所选用的八角茴香应该是栽培的品种，而不是野生的种类。因为，野生八角茴香的果实含有剧毒物质是已经被专家证实的，一旦误采误用，后果严重。

恶心呕吐受不了，生姜蜂蜜熬一熬

恶心与呕吐几乎是连锁反应，当我们觉得胃里不舒服的时候，会有种将胃部内容物吐出来的反射动作，有胃内容物的排出称为呕吐，而无胃内容物吐出则是恶心。除了神经性呕吐之外，并没有以呕吐为主要特征的疾病。呕吐如果持续不止，严重时可能会吐出胆汁或者肠液。而一些诸如急性肝、胆、胰炎症以及急性胃肠炎、食物中毒、肠梗阻，各种颅内压增高性疾病都可能导致呕吐。

刘月明在一家外企担任经理秘书，能够在众多的候选人中脱颖而出都归功于她流利的英语。公司最近要谈一笔大的生意，于是老板邀请目标合伙人外出度假，而刘月明作为翻译也要随行。

在美丽的度假村，刘月明陪着老板们一起谈生意，休息的时候还和对方公司一起前来的女秘书冲浪、游泳，气氛一直很和谐。老板告诉刘月明，晚上的宴会将对这笔生意做最后的谈判。

晚宴开始时，刘月明感到有些不舒服，不想吃东西，但碍于众人在场，自己不能表露病态，于是也跟着大家喝了少许的酒，吃了些果品，酒席间一笔大生意就谈成了，众

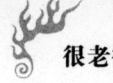

人多天的努力没有白费。

宴会结束后回到宾馆的刘月明,倍觉胃里不舒服,突然呕吐了起来,并且情况一直没有好转,她赶紧往家里打电话询问当医生的父亲。父亲在了解完情况后,知道女儿是由于白天冲浪时着凉,引起的胃部不适,而她晚上不仅没有吃饭,反而喝酒、吃果品,进一步加重了胃里的寒气,导致胃寒恶心、呕吐。

父亲让刘月明打电话向度假村要了由鲜生姜熬成生姜汁,用1匙生姜汁和2匙蜂蜜,沸汤调服。生姜辛温,具有温中散寒、健胃止呕的作用,可加快血液循环,对腹胀、腹痛、胃寒呕吐有很好的疗效。食用过后,人体将感到微热,此时身体的毛孔舒张,从而将人体中的寒凉之气和有害物质排出体外。而蜂蜜用沸水冲调后属温性,能调补脾胃,缓急止痛,对胃肠功能有调节作用,可使胃酸分泌正常。服下后不久,刘月明就明显的感觉好多了。

其实,对于突然的恶心、呕吐,除了刘月明的父亲所提的方法,还可以用陈皮9克煎汤,加生姜汁服用,也可以缓解胃寒引起的恶心、呕吐。陈皮性温、味辛而苦,入脾、胃、肺经,具有辛散通温、调中开胃、理气降逆、燥湿化痰等功效,且气味芳香。现代药理研究证明,陈皮所含有的挥发油,对胃肠道有温和的刺激作用,可促进消化液的分泌,排除肠管内积气。因此陈皮很适合脾虚引起的消化不良,以及恶心呕吐等病症。

如果是胃热引起的呕吐,最简便的方法就是生嚼萝卜。将萝卜切片,每次数片,每日数次。萝卜能清热生津、凉血止血,它所含有的芥子油和粗纤维可以促进胃肠蠕动,常用于治疗脾胃不和,反胃呕吐。

此外,花椒适量煎汤服用可以缓解饥饿呕吐。花椒性温、味辛,入肺散寒,入脾除湿,具有温中下气、消痰解毒、醒脾开胃的功效,中医临床常应用于呃逆呕吐。

驱除胃寒,可用白酒烧鸡蛋

由于不健康的饮食习惯,肠胃疾病成为现代职场人士的常见病症之一。有些上班族长年累月大便不成形,每日大便次数在3次以上,有的还伴有不同程度的腹部疼痛或不适,这就是慢性腹泻。由于慢性腹泻往往拖沓缠绵,治疗起来比较麻烦,成为肠胃疾病中最顽固的一种。

治病要治本,细究慢性腹泻的具体原因,主要有胃源性、肠源性腹泻,内分泌失调性和功能性腹泻。中医认为,脾胃虚寒是慢性腹泻的主要原因。因此,要彻底治愈还要从驱除脾胃部寒气上下手。

胃寒的主要病因与饮食习惯有关,如饮食不节,嗜食生冷,等等。经常冷热食物一起吃,吃饭不按时或者饥饱不均,久而久之就会造成胃寒。再加上现代职场白领的生活节奏快,精神紧张,饮食不规律,造成脾胃发病率越来越高。

苏静是一个文静的女孩,从小就爱吃冰激凌,但小时候因为有父母在身边,吃得比较有节制。但自从上班后,远离父母又有了经济来源,她每天都要买好几个冰激凌来吃,有时甚至拿冰激凌当饭吃。同事们刚开始还被她对冰激凌的狂热惊得目瞪口呆,后来见得多了,也就见怪不怪了。只是有一个老同事劝她少吃点冰激凌,容易胃寒,可苏

第十四章 胃病老偏方，启动办公室里的保胃战

静哪里听得进去。

久而久之，苏静的胃口变得极差常常空呕，还经常脐周部腹痛。到医院一检查，医生看她大便黏滞，舌苔白厚，诊断她是胃寒。但所幸她的症状还不算太严重，医生就给她推荐了一个治疗胃寒症的食疗方——白酒烧鸡蛋。

具体做法是：将二锅头白酒50克倒在一个茶盅里，打1个鸡蛋，把酒点燃，酒烧干后即可服用。早晨空胃吃，不加任何调料。胃寒症状较轻的患者吃一两次可愈。

苏静坚持吃白酒烧鸡蛋一周后，胃寒的毛病果然消失了。但她从此以后再也不敢狂吃冰激凌了。

中医认为，白酒味苦、甘、辛，性温，归心、肝、肺、胃经，可通血脉，御寒气，醒脾温中，行药势，主治风寒痹痛、胸痹、心腹冷痛。用现代医学的话来说，就是白酒可以使血液循环更好，使身体温暖。鸡蛋性味甘、平，归脾、胃经，能补阴益血，除烦安神，补脾和胃。

除了白酒烧鸡蛋可治胃寒外，鲜姜搭配白糖也能治胃寒痛。

具体做法是：将鲜姜500克（细末）和白糖250克，腌在一起；饭前吃，每次吃1勺（普通汤匙），每日3次。坚持吃一星期，一般都能见效，如没彻底好，再继续吃，直到好了为止。

消化系统有溃疡，喝点豆浆加饴糖

胃肠道黏膜被胃酸和胃蛋白酶消化而形成的慢性溃疡，被称为消化性溃疡，包括胃溃疡、十二指肠溃疡、胃空肠吻合口附近和胃黏膜憩室的溃疡。一般来说，胃溃疡和十二指肠溃疡总称为消化性溃疡。胃溃疡的患者多为老年人，而十二指肠溃疡则以中青年为主，且男性高于女性。

然而，近年来，随着生活节奏的加快，职场人士患消化性溃疡的人越来越多。病症慢性反复发作，发作呈周期性，与缓解期相互交替，病程长，从几年到十几年不等；上腹痛有节律性，多与进食有关，其并发症有上消化道出血、穿孔、幽门梗阻和癌变，为治疗带来了新的困难。

朱永超是一名骨科医生，平日里工作很繁忙，前来就诊的患者很多，而且大多数患者需要进行一些复杂的手术，那些较为复杂的手术有的时候要花上好几个小时，而主刀医生也就是最劳累的。

需要朱永超操刀的手术接二连三，似乎都不让他有喘息的机会。因此他的饮食很不规律，再加上他是四川人，喜食油腻辛辣的食物。长期如此，朱永超患上了消化系统溃疡病，经常会感觉到腹痛，而且最近疼得很厉害。但正所谓医者不能自医，他只好去中医部求助于自己的老同学。

中医学认为，消化性溃疡的病根在于七情刺激，特别是忧思恼怒会引起肝胃不和、气滞血瘀，加上饮食不洁、劳倦内伤，以至于脾胃虚弱患病。而朱永超患病实际上也有这方面的原因，在医疗的过程中，有不少时候患者及其家属不能理解医生的做法，只顾埋怨，这让朱永超很忧虑，精神压力不小。

老同学知道朱永超的性格，耽误工作的治疗方法他是不会同意的，于是告诉他只要每天早晨按要求喝一碗豆浆，就会没事，即每天早上起来，豆浆1碗，饴糖15克，煮沸后空腹饮用，长期坚持。在遵照老同学的方法进行后，朱永超的病果真有所缓解，因此他将这个方子当做了自己日后每天的早餐必备之物。

中医认为，豆浆性平味甘，滋阴润燥。《延年秘录》中说其"填骨髓，加气力，补虚能食"。而方中的饴糖是用大米、小麦、粟等粮食经过发酵糖化制成的，性甘温，有缓中补虚、健脾和胃的功效，对于体虚胃痛有很好的辅助疗效。《药征续篇》中称其"能缓诸疾"，强壮补胃的作用比白糖效果更好。

对治消化性溃疡，人们还可多吃鸡蛋：如将1个鸡蛋打入碗中，搅匀后以沸水冲服，每天1次。中医认为，鸡蛋性味甘、平，入脾、胃经，具有补阴益血、除烦安神、补脾胃的功效。鸡蛋中含有大量的维生素和矿物质，以及蛋白质，其蛋白质营养价值仅次于母乳。对人体起着极其重要的作用，如修复人体组织、形成新的组织，对于因忧思烦恼引起的肝胃不和有很好的养护作用。

此外，溃疡病患者需要遵守基本的饮食原则。首先，饮食有规律、细嚼慢咽。要养成有规律的饮食习惯，而且要进食有度，不要过饱过饥。细嚼慢咽，使唾液中的淀粉酶充分发挥作用。其次，避免刺激性食物。烟、酒、咖啡、浓茶、辛辣食物、菜过冷过烫等，对胃黏膜都是劣性刺激，所以一定要谨慎控制。再次，提早晚餐时间。经研究发现，提早食用晚餐可以让夜晚的胃酸分泌减少，因而可以减少夜间腹痛发作的机会、也是使溃疡病痊愈的措施之一。

食无定时胃反酸，饭前常服蛋壳芝麻粉

胃反酸是指胃内容物经食管反流到达口咽部，口腔感觉到酸性物质的出现的现象。胃反酸产生的原因有很多，比如生活不规律，精神紧张，过量的饮酒、吸烟等，严重时会有食管痛、吞咽困难之感。

李晓玲在一家汽车销售店工作，公司所给的薪金和员工各自的销售业绩挂钩。为了能有更多的收入，李晓玲工作很认真。由于汽车销售店的工作时间并不固定，只要在营业时间内有顾客来，李晓玲就要去招待顾客，不管她是正在午休还是吃饭。

要是赶上节假日或者年终的促销热潮，店里的生意更加红火，李晓玲也就忙得更加不可开交了。因此她常常饮食无规律，有时还会暴饮暴食。

时间长了，她渐渐感觉到胃有点不舒服，常常会有胃里发热、烧心的感觉，有时吃完饭后还有酸水从胃里返到口腔里。一开始她也没当回事，可这种情况越来越明显、频繁。于是，李晓玲终于挺不住了，趁着休息的时候，去公司附近的一家中医院看病。

在听完李晓玲的描述后，医生说，反酸水、烧心、胃里发热是胃酸过多的表现。胃酸在胃里刺激胃壁黏膜神经感受器，就可能引起胃里发热；如果沿着食管向上反流，刺激食管黏膜的神经感受器，就可能产生烧心感；反流到咽喉处，就有反酸水的不适。

幸运的是，李晓玲现在的这种情况还不算太严重，不过她的胃壁、食管壁可能已经有炎症损伤，再往下发展，甚至可能出现胃溃疡等更严重的胃病。考虑到李晓玲工作很

繁忙,医生决定给她开一个调理的偏方——蛋壳芝麻粉,具体做法是:取鸡蛋壳洗净碾碎,放入铁锅中用文火炒黄,研细末后,与黑芝麻粉拌匀,密封保存。每次取6克,饭前半小时温水冲服,每天3次,两周为一个疗程。

在经过适当的调理后,李晓玲的胃病逐渐好转,又能精力充沛地面对工作中的种种挑战,最终在年终的销售大战中取得了理想的成绩。

鸡蛋壳的主要成分是碳酸钙,含量高达96%。而碳酸钙恰恰是一种很常用的含钙抗酸剂,可中和、缓冲胃酸,其药理学作用机制是通过中和胃酸和减少胃蛋白酶活性,达到治疗效果,而且作用缓和而持久。另外,把鸡蛋壳磨成粉后,服用时这些粉末还会附着在食管壁、胃壁发炎损伤的部位,对这些伤口起到保护作用。

不过,单吃鸡蛋壳有个不良反应,就是碳酸钙容易导致大便干燥、便秘,临床资料显示,这种概率在10%以上。而加入黑芝麻粉就能够对抗这个不良反应。黑芝麻在中医看来有补肝肾,益精血,润肠燥的作用,对于肠燥便秘有良好的效果。现代研究发现黑芝麻含有丰富的脂肪油,含量可达55%,因此能够起到润肠滑肠通便之效。比如老年人的便秘,往往属于肠燥便秘,临床上往往就会建议患者多服黑芝麻。另外,单吃鸡蛋壳粉会比较难以下咽,而配上香喷喷的黑芝麻粉,口感和味道就会好很多。

白领女性胃痛,喝点梅花水可缓解

现在的女性朋友们由于饮食不规律、暴饮暴食、不忌生冷等饮食习惯,再加上工作压力大、休息不充分等,常常会有胃痛的毛病。虽然胃痛不是大毛病,但发作起来也难以忍受,给正常的工作、学习造成一定的影响。下面,就为女性朋友们介绍一种巧用梅花水缓解胃痛的方法,供借鉴使用。

如燕最近跳槽到一家著名外企做人力资源总监的职务,三十几岁,就有如此耀眼的成绩,源于如燕从不止息的努力。如燕一直都不觉得自己有多聪明,有所抱负但也算不得什么宏图伟志。如燕一直坚守的原则就是每天比别人勤奋一点点,每天比昨天进步一点点。这样一路走来,如燕从一个不为人知的丑小鸭变成了职场精英。但是一路走来的艰辛只有如燕自己知道,小时候家里条件不好,致使如燕的身体从小就营养不良、骨瘦如柴。工作之后,生活渐渐宽裕起来,如燕的身体还是老样子,因为她总是舍不得让自己多休息,常常因为忙工作而忘记吃饭,久而久之,如燕就有了胃痛的毛病。

有一次,如燕因为胃痛不得不躺在床上休息,她的好友得知后特地赶来如燕的住处。好友不仅给如燕带来了许多礼物,还给她带来了一味治胃痛的良方——梅花水。原来,如燕好友也有胃痛的毛病,她这次出差时认识了一位老中医,老中医推荐她喝梅花水治胃痛,她按医嘱喝了一段时间,胃痛已经基本痊愈了。正好如燕犯了胃痛的毛病,剩下的这些梅花送给她正好。好友为如燕泡了一杯,让她喝下,她果然感觉胃痛好多了。从那以后,如燕为自己制订规律的饮食计划,再加上每天都喝梅花水,她的胃痛很快就好了。

其实如燕所喝的梅花水在我国的古典名著《红楼梦》中有所描述,曹雪芹在第四十一回,写宝玉在拢翠店品茶,妙玉烹茶所用的水,就是将梅花上的积雪,用青花瓮在地下藏埋5年而成。用其烹出的茶水果然清醇无比，令宝玉惊叹不已。其实梅花上的雪水，功效和梅花泡水相似，可用于暑热或因热伤胃阴引起的心烦、口渴等。

另外，由生气引起的肠胃胀痛可以通过喝梅花水，或梅花粥进行缓解。

此外，白领女性还可以通过饮用梅花水缓解工作压力造成的情绪焦虑，精神疲乏，食欲不振等情况，还能起到疏肝，解郁的功效。

缓解胃痛，不妨吃点山稔根

造成胃痛的原因有很多，比如胃溃疡、急慢性胃炎等，一般情况下，由于生活作息不规律，饮食不健康导致的胃痛都是慢性胃炎。其发病初期效果不明显，再加上职场人士对自身的各种症状关注较少，很容易忽视，并导致其他更严重的并发症。

董小可是一个片警，因为她为人热情大方，做事公正公平，在她所负责的区域内很受居民欢迎。

由于董小可工作繁忙经常饮食不规律；休息时又常暴饮暴食，很少关注身体的承受能力，就是这样，董小可经常胃痛，一开始吃止疼药就好了，可渐渐地身体产生了抗药性胃一次比一次疼得厉害。

小区里的林大妈听说了小可胃疼，就向她推荐了一个治疗胃疼的偏方。这个偏方效果很好，所以在她家乡有很好的口碑。于是，董小可便试用了一段时间，没想到效果还挺明显。食用一段时间后，通过医院的检查结果显示，她的胃病已经完全好了。

这个偏方就是将山稔切细，晾晒一个星期左右，然后将它放在土罐中煮熬，每天以此当茶。饮用多日后，胃痛就能得到有效缓解。长时间饮用，还能治愈胃痛。

山稔（又称岗稔）生于中国南方地区，为野生植物，其果拇指大小，呈紫色，可食用。山稔根性平，味甘，归肝、胃、心三经。它的味道微酸且涩，而且这种涩味的成分有收敛、消炎止痛作用。以其果、根浸酒服用，亦有收敛肠胃、止泻、祛风、除湿之功效。

除此之外，山稔根具有益肾养血、理气止痛、利湿止泻的功效，对治肝炎、止血崩、缓胃痛、解风湿关节痛以及对疝气、痔疮、烫伤均有一定疗效。山稔的嫩芽嚼碎后敷于外伤创口，的确是消炎、止血的优良生药。

需要注意的是，煮山稔根的容器须用陶器（土罐）之类的器具，以防止给身体造成伤害。

职场人士想要减轻胃痛给生活带来的不利影响，在平时的生活中就应该多多注意身体养护，多掌握一些养生方面的知识，通过日常的合理调养，来减少生病的概率。即使工作日既辛苦又劳累，也要在周末的时候进行户外运动，提高身体免疫力，以保持良好的身体素质。

胃痛难忍耐，姜枣红糖疗效好

我们通常所说的胃病，其实就是慢性胃炎，它是由多种病因引起的胃黏膜慢性炎症。一般情况下，幽门螺旋杆菌是引发慢性胃炎的主要原因，但生活中的一些不健康的

第十四章 胃病老偏方，启动办公室里的保胃战

饮食习惯以及生活作息等，会使身体免疫力下降，从而提高患胃病的概率。

胃痛在中医学上又叫"胃脘痛"，是临床上常见的病症，以上腹部靠近心窝处疼痛为特征。生活中，我们最常见的就是因贪食生冷食物，或受风着凉引起的虚寒胃痛。

张凯是一名律师，平时工作压力就很大，每逢接手了重大案件后，常常要加班加点工作。最近，他又成为律师事务所的合伙人，因此在工作之余，还要常常参加各种应酬。虽说山珍海味，应有尽有，但饮食不规律，早出晚归的生活方式让他患上了胃病。

张凯的妻子看着丈夫总是吃些止痛药来应付，又没有时间去医院进行彻底的检查，于是便想找个方子给他调养一下身体。经人介绍，张凯的妻子来到一个中医开的诊所，向他讲述了丈夫的具体病症。中医说，张凯的病主要是由于他吃饭时间不规律，饭后也得不到应有的休息，肠胃在运动中消化食物受到了损伤。再加上张凯常出去参加各种饭局，饮酒过多，暴饮暴食，过多进食油腻生冷食物，导致消化不良，胃失温养，内寒滋生，从而引发胃痛。

针对张凯的病症，首先要缓解长期的胃痛，医生给张凯开了这样的偏方，即生姜60~120克，红糖120克，大枣7枚，水煎服，每日一剂，连服2天。

生姜温中散寒，健胃止呕，其特有的"姜辣素"能刺激胃肠黏膜，使胃肠道充血，增强消化能力，能有效地治疗吃寒凉食物过多而引起的胃胀、胃痛。红糖性温、味甘、入脾，具有益气补血、健脾暖胃、缓中止痛、活血化瘀的作用。红糖中含有的葡萄糖容易被机体消化吸收，使人感到温暖，可以和胃止呕。而大枣是一味最常见的药食同源方药，性温，味甘，具有补中益气、养血安神、健脾和胃的功效，主治脾胃气虚、血虚萎黄、血虚失眠、倦怠无力等病症。

张凯的妻子回家后，按照医生的药方一直坚持给张凯服用，在经过一段时间的调养后，张凯的胃痛完全治愈了。为了防止胃病复发，张凯在妻子的要求下适当地调整了生活作息和饮食习惯。

除了医生给张凯开的药方可以用来治疗虚寒胃病以外，将适量粗盐装进干净的布袋里炒制，或用微波炉加热，温度以手感稍烫为宜。用毛巾把粗盐袋子裹上敷在胃部，可以使局部皮肤温度升高，肌肉放松，皮肤毛细血管扩张，加快血液循环，从而缓解疼痛。

胃痛好难受，按摩穴位解忧愁

慢性胃炎、胃溃疡等疾病一般都是由幽门螺旋杆菌感染引起的。在临床的治疗中，常常对人体进行"杀菌"治疗就可以痊愈。但还有一些"老胃病"患者长期遭受着胃病反复发作的痛苦。而事实上，当有这种情况发生的时候，可以按摩相应的穴位来达到治本的目的。

李老师是一名高中教师，并兼职班主任，因此平日里更加繁忙，白天忙于授课和处理班级各种事情，晚上熬夜备课和批改作业，有时候还要在休息时间给成绩差的同学补课，和内心忧虑的同学谈心。

李老师将一批又一批优秀的学生送入高等学府，她也是桃李满天下。但由于长年的

辛劳工作，饮食不规律等，导致李老师患上了慢性胃炎。她曾多次去医院就诊，起初在吃了医生开的药后很有效，但不久之后，胃病就又复发了，有时又闷又胀，有时隐隐作痛。她不得不再次看医生，这次的检查结果让她很吃惊，她体内已经没有幽门螺旋杆菌了，但李老师还是胃疼。于是，医生给她开了一些保护胃黏膜、抗胃酸以及促进胃动力的药物，回去吃了以后，效果仍然不理想。

在之后的时间里，李老师尝试过很多药物和治疗方法，均不见效，这老胃病就一直和她如影随形。直到李老师的一个已经毕业的学生，打电话回来问候老师，听说了老师的顽疾后，向她推荐了一个老中医。

老中医在听完李老师的详细介绍后，给她进行了简单的身体检查。老中医让李老师俯卧在诊疗床上，在她背部脊柱第十二胸椎棘突的左右、上下附近区域按压。很快，老中医找到一处压痛点，他在此处用力揉搓了两下，然后问李老师现在她的胃部症状有没有什么变化。李老师惊讶地说胃闷胀的感觉立刻就减轻了不少。老中医告诉她这里就是她老胃病的病根所在，然后在这个区域进行了针灸治疗。针灸完毕后李老师惊喜地发现胃部的症状已经完全消失了。

李老师感到很不解，为什么胃部的疼痛，在背部治疗有效呢？老中医向她解释道，十二胸椎旁开1.5寸就是胃俞穴所在，往上则有脾俞、胆俞、肝俞穴，这些都是与胃肠功能密切相关的穴位，这些穴位处如果有明显的压痛，就表示对应的脏腑功能有异常，就可能影响胃肠正常功能。在中医针灸学理论看来，腧穴是脏腑之气灌注的地方，因此在腧穴上进行针灸、按摩治疗，就能调整脏腑经气，达到治疗目的。

而从现代医学角度看，像李老师这样的上班族，因常会久坐或久站，胸背部的肌肉长期紧绷着，很容易造成胸椎中下段以及腰椎上段旁边的肌肉、筋膜等软组织发生慢性损伤，最终导致局部软组织粘连、紧张，这样就会挤压并刺激局部的神经，进而产生异常神经信号进入胸椎、腰椎的相应脊髓处。脊柱旁软组织损伤产生的神经信号，我们可称之为"外部信号"，是传输到胸椎、腰椎等脊髓处，再往上传递到达大脑的；而另一方面，如果胃部有病，也会发出异常神经信号，我们可称之为"内部信号"，这个内部信号同样是先到达胸椎、腰椎的脊髓处，再往上传递至大脑。也就是说，外部信号和内部信号有着共同的传输途径。因此，在某些情况下，大脑会出现误判，明明是脊柱旁软组织损伤发出的外部信号，大脑却以为是胃部发来的"内部信号"，结果就会一直有胃胀、胃痛等不舒服的感觉了。

听到这里李老师就明白了，她老是觉得胃不舒服、胃有病，其实是大脑的一种错觉，真正有病的位置其实是在背部，算是"假胃病，真脊柱病"。但老中医说还有另一种可能，就是外部信号还可能会对脊髓的神经功能产生干扰，导致脊髓神经对胃部的正常神经支配与管理出现紊乱，这样也会出现胃部症状。在背部对压痛点进行针灸、按摩治疗，实际上是舒缓粘连、紧张的局部软组织，令其不再挤压刺激局部神经，不产生"外部信号"，这样就能迅速起效。

李老师听完老中医的介绍后，表示完全明白了，又向医生请教回去后应该注意些什么。医生嘱咐她要进行一段时间的按摩治疗，具体方法可采取"顶背法"。即右手握拳，放在背后，将食指的拳指关节顶在压痛点处，然后用背部撞击墙面，连撞10下。这实际是一种利用撞击力来进行自我按摩的方法,简便易行,随时可以进行操作,每天进行这个动作2~3次,坚持治疗1周左右就会有疗效。

在李老师自行按摩了一段时间之后,已经不再有胃部难受的种种病症了,她还把这个有效的偏方告诉了同事中也患有此病的人,大家纷纷试用,效果很好。

其实,患了老胃病而长期无法治愈,也可以从脊柱的角度进行治疗。而且临床实践发现,即便是胃确实有病,如存在幽门螺杆菌感染,在脊柱旁的胃俞、脾俞等穴位处治疗,也有利于加快胃病的康复。

如何找"十二胸椎"呢?其实不难,首先我们把双手叉在腰部两侧,在腰部两侧可以各摸到一块凸起的骨头,平常我们系腰带,就靠这两块凸起的骨头支撑,腰带才不会滑脱下去。这两块骨头的连线与腰部脊柱的相关点,就是第四腰椎。然后伸直手掌,把中指指尖置于第四腰椎处,手掌面向上贴紧于脊柱,注意中指应当与脊柱平行,这样掌根的位置,就是大概第十二胸椎附近了。

需要注意的是,顶背法要在第十二胸椎附近找明显压痛点,因为这里往往就是慢性软组织损伤的区域,也就是胃病的病根所在。这个最明显的压痛点,常常会出现在第十二胸椎旁开约3厘米的范围内,但如果在这范围内找不到明显压痛点,就要把范围扩大至胸椎的中上段和上段区域。而且要注意,明显的压痛点,可能并非只有一个,而是有多个,那样就得每个压痛点都需要进行治疗,方可取得最佳疗效。

如果自己按压不方便,也可让家人帮忙按压,具体做法是:

患者先平躺于床上,露出脊柱,由另一个人用大拇指从十二胸椎开始,分别向上、向下按压脊柱的左侧,向上按压至胸椎的中段,向下按压至第四腰椎以上。注意按压时要用同样的力度,然后再在脊柱的右侧,进行同样的检查。

鲜马铃薯汁巧治十二指肠溃疡

十二指肠溃疡是最为常见的消化性溃疡,它与胃溃疡类似,是由于肠黏膜被消化液自身消化而造成的超过黏膜肌层的组织损伤。

消化系统疾病的临床表现往往不典型,因此仅靠症状来诊断十二指肠溃疡是不可靠的。当患者自己觉得有慢性周期性发作的上腹不适及其消化不良症状应予以高度重视,同时要及时到医院就医。

李傲然是报社的一名记者,平时接到采访任务后就得东奔西走。最近报社正在对偏远地区的留守儿童做一期采访专题,因此李傲然来到了贵州的偏远山村。在这里采访的期间,李傲然患上了十二指肠溃疡。

原来由于山区湿气重,加上水土不服,李傲然不怎么有食欲,于是便放任自己,导致饮食没规律,高强度的采访任务,让她没有时间休息。看着留守儿童的生活状态,又使李傲然的心情很阴郁,多种因素导致她患病。在抽空回到城里做了检查后,确定其患有十二指肠溃疡,但她仅拿了些缓解的药物便匆匆赶回了村里。

在当地生活的时候,李傲然和大家同吃同住,产生了深厚的情意。一个老乡听说李傲然的病后,告诉她一个治疗这个病症的偏方:新鲜马铃薯1千克洗净后切成丝条,捣烂，再用纱布包住，用力绞出马铃薯汁。将马铃薯汁放在锅中以大火烧开，然后用文火熬至稠状，加入适量的优质蜂蜜，再煎熬至黏稠如蜜状，凉后装入瓶中备食。每次1汤匙，一日2次，空腹服用。

由于山区的医疗条件有限，李傲然又感到很难受，便尝试了老乡告诉她的方法，服用了一段时间以后，李傲然的病症竟然真的有所减轻，于是她决定一直用下去。

新鲜马铃薯一般只有在乡下才能找到，采挖就近，立时制作，药效确实有保证。如果条件不许可，也应尽量采购相对新鲜的马铃薯，切莫以陈货制作。因为较陈的马铃薯可能会发芽，含有对身体有害的龙葵素霉素。

马铃薯性平，味甘，多淀粉，热量不低，具有和胃健中、解毒消肿健脾利湿等功效，尤其暖胃、保护胃肠黏膜的作用明显。同时，马铃薯还含有丰富的蛋白质和B族维生素群可以增强体质，有效提高记忆力等作用。

在这个偏方中将马铃薯煎熬至稠蜜状，加蜂蜜长时间食用，则会有愈合胃肠溃疡创口之效。而且蜂蜜可以调和味道，吃了不感觉厌烦，常吃对习惯性便秘也有相当疗效。

此外，十二指肠溃疡其实是一种身心疾病。患者的精神压力往往较大，其临床症状与功能性胃肠病所致的各种消化不良症状交叉出现，故某些患者经根除治疗后，经过内镜检查证实溃疡已经愈合，但其所导致的消化不良症状仍存在，其主要原因是患者精神负担较重，睡眠不佳造成的。长此以往，消化不良的症状只会越来越严重。因此，治疗期间的患者一定要积极配合，调整好心态。

甘草配蜂蜜，肠胃溃疡不再愁

胃溃疡是一种多发病、慢性病，容易反复发作，因此要想治愈胃溃疡，是一个较为艰难持久的历程，这就需要患者在日常生活中做好自我保健。

某市人事局干部王爱林今年42岁，曾饱受肠胃溃疡病的困扰，他曾因患十二指肠溃疡和胃出血住院。一位中医朋友推荐他用甘草蜂蜜方试治，因此他按要求服药1周后，症状消失了。以前因有胃病不敢吃的食物现在也敢吃了，而且没有出现不良现象。

甘草蜂蜜方的具体做法是：准备甘草250克，纯蜂蜜500克。将甘草放入药壶或不带油的锅中熬3次后，放入碗内。服前先将熬好的甘草药水放在杯里，然后再放入3汤匙蜂蜜，搅拌均匀，每天分2次空腹服完。服药后，患者会增加大便次数，并逐渐变稀，或便有脓血似的物质。一般服1周可愈，病久又重的胃病需要2周痊愈。要注意的是服药的1个月内每餐必须吃软食物。

胃溃疡是一种典型的身心疾病，心理因素对胃溃疡影响很大。精神紧张、情绪激动，或过分忧虑对大脑皮层产生不良的刺激，使丘脑下中枢的调节作用减弱或丧失，引起自主神经功能紊乱，不利于食物的消化和溃疡的愈合，因此保持轻松愉快的心境，是治愈胃溃疡的关键。

胃溃疡患者在服药的同时要讲究生活规律，注意气候变化。劳累过度不但会影响食物的消化，还会妨碍溃疡的愈合。溃疡患者一定要注意休息，生活起居要有规律。溃疡病发作与气候变化有一定的关系，因此溃疡患者必须注意气候变化，根据节气冷暖，及时添减衣被。

此外,还要注意饮食卫生。不注意饮食卫生、偏食、挑食、饥饱失度或过量进食冷饮冷食,或嗜好辣椒、浓茶、咖啡等刺激性食物,均可导致胃肠消化功能紊乱,不利于溃疡的愈合。

食用小羊羔肠子,对胃溃疡有效

胃溃疡是职场人士的易患病,其症状不具有典型性,可表现为上腹痛及上腹不适等,绝大部分的人会出现各种消化不良的症状,但有的没有任何症状,直至出现并发症。

郑建波在考古研究所工作,之前研究所的主要科考范围是内蒙古赤峰一带,后来,研究所与边疆考古研究所达成协议,共同开发新疆等地区的考古资源。于是,郑建波作为其所在研究所的代表被派到新疆工作。

在临行前,他的妻子对他千叮咛万嘱咐叫他保护好自己的胃,还给他带了不少的药,就害怕他的胃溃疡复发。来到新疆后,郑建波由于水土不服等多种情况,还真的复发了胃溃疡,疼得没办法继续工作。

恰好这事被边疆考古队的一名队员知道了,他亲自来询问郑建波的具体情况后,告诉了他一个当地人的偏方:取小羊羔肠子(须取自6个月左右大的绵羊或山羊的十二指肠)、玉米粉各适量。将小羊羔肠子浸泡、洗净、翻开,撒上玉米粉,翻转羊肠子,加入适量油、盐,煮熟食用。如此每日3餐,连吃一个月以上,有特效。

在边疆考古的这段时间里,郑建波就一直按照同事给的这个偏方服用。等到考古工作进行阶段性的休息时,他回到家中,告诉妻子自己已经很久没有犯过胃溃疡了。他的妻子听后很高兴,一直称赞很神奇。

民间有狗肉补男人,羊肉补女人之说,无论是狗肉,还是羊肉,作为药膳的选料由来已久,对胃及十二指肠溃疡有显著疗效。

羊肉性热,味甘,归脾、胃、肾、心经。它是适宜冬季进补以及补阳的佳品。而羊肠子有温补脾胃、温中祛寒、理气补血等功效,用于脾胃虚寒所导致的反胃等胃部疾病有较好的疗效。

但需要注意的是,此物属于大热之品,凡有发热、牙痛、口舌生疮、咳吐黄痰等上火症状者都不宜食用。患有肝病、高血压、急性肠炎或其他感染性疾病不宜食用。

玉米性平,味甘,具有开胃健脾、除湿利尿、益肺宁心、调中理气的功效,对于脾胃气虚、气血不足、营养不良、心血管疾病的患者很有疗效。同时,玉米中还含有诸如蛋白质、核黄素、胡萝卜素等营养物质,可以益补身体。

小羊羔肠子和玉米粉相互搭配,养胃益胃,为身体补充能量。

得了胃溃疡,试试牛肉仙人掌

"我得了胃溃疡,这可怎么办啊?"在北京某公关公司工作的汪林这样向朋友抱怨道。

"吃药啊。"

"在吃，可是感觉不良反应挺大的，每天都昏昏欲睡，打不起精神。"

"算了，那你看看有没有合适的食疗方吧，至少能少受点罪。"

朋友的这句话一下子点醒了汪林。果然功夫不负有心人，在她姥姥的帮助下，找到了用牛肉和仙人掌治疗胃溃疡的方法。尝试之后效果显著。

这个方子的具体做法是：首先取鲜仙人掌30~60克，牛肉60克。将仙人掌洗净切碎，牛肉切片，共同炒熟，加适量调味品后食用。每天1次，连食5~10天。10天为一个疗程。一般患者一个疗程即可见效。

这其中的治疗原理是：牛肉有补中益气、滋养脾胃、强健筋骨、化痰熄风的功效。仙人掌含有人体必需的18种氨基酸和多种微量元素。牛肉、仙人掌共同炒，能活血止血，对溃疡有极好的滋养作用。

其实，这两种材料治病的道理在古方中就已经有记载，比如《闽东本草》载：能去痰，解肠毒，健胃，止痛，滋补，舒筋活络，疗伤止血。治肠风痔漏下血、肺痈、胃病、跌打损伤。《贵州民间方药集》载：仙人掌为健胃滋养强壮剂，又可补脾、镇咳、安神。治心胃气痛、蛇伤、水肿。从资料记载可以看出，仙人掌治疗疔疮肿毒的作用显著。现代医药研究发现仙人掌除用于治疗痢疾、哮喘、胃痛外，还能用于肾炎、糖尿病、心悸失眠、动脉硬化、高血压、肥胖症及肝病的辅助治疗。

患胃溃疡时，食物的性质可以影响疼痛的发生时间和严重程度，进食的量也与疼痛的发生有关。大量进食可导致胃部扩张，牵涉溃疡部位而引起疼痛；粗糙的、固体的、油炸及油煎的食物同样可引起疼痛。所以，胃溃疡患者的饮食原则应为：定时定量，少量多餐，具体有如下几个方面。

（1）多加咀嚼，避免急食。咀嚼可以增加唾液分泌，而唾液又有中和胃酸的作用。

（2）有规律的定时进餐十分重要。正常的一日三餐是适合一般患者的，但在发作的急性期内，每日进餐5~6次，可使胃酸的浓度减小。症状有所好转之后可以减少进餐次数。

（3）饮食要注意营养，无须规定特殊食谱。小麦、玉米、杂粮等对胃黏膜有营养作用，应鼓励病人食用。面片、玉米粥、豆浆、蛋类、肉类、菠菜、小白菜等食物容易消化，且中和胃酸的能力强，对胃黏膜没有机械性刺激，宜于食用。

（4）餐间避免零食，以防止胃不断受到刺激而增加胃酸的分泌和胃的蠕动。

（5）为了使胃酸降低，在溃疡病活动期每1小时可饮食牛奶或奶油1次。牛奶中富含前列腺素，前列腺素有明显的抑制胃酸分泌的作用，对胃黏膜又有保护作用，所以应鼓励患者多食牛奶。

木瓜、荔枝、樱桃互配治胃溃疡

胃溃疡是我国人群中最常见、多发病的疾病之一，属于消化系统疾病中的常见病之一。它的产生主要与胃及十二指肠黏膜的损害因素和黏膜自身防御修复因素之间失去平衡有关。

第十四章 胃病老偏方，启动办公室里的保胃战

幽门螺旋杆菌感染、胃酸分泌异常是引起溃疡的常见病因。典型的胃溃疡疼痛具有长期性、周期性和节律性的特点，会给患病的人带来极大的痛苦。

冯兰婷所在的公司主要销售便捷型的小家电，由于市场不景气，公司决定开展送小家电下乡的活动，因此派冯兰婷带领一些员工到各个城镇去进行现场促销活动。此时正值夏季，现场促销时，大家都感到很热，于是冯兰婷经常给员工们买雪糕、冰镇饮料来解暑。

而作为销售主管的她，倒是用不着像其他销售人员那样始终为前来了解的顾客进行讲解。于是，她便一边观察销售现场的情况，一边不停喝冰水或吃冰制食品。

一个月后，下乡的促销活动结束了，冯兰婷所在的部门在这次销售活动中表现突出，受到了公司的嘉奖。但就在这时候，冯兰婷觉得胃剧烈的疼痛，到医院一检查，发现是患上了胃溃疡。医生告诉冯兰婷，她之所以会患上胃溃疡，和她近一个月内大量食用冰制食品有很大的关系。寒凉食品在适当、适量的时候不会伤及身体各部，但在人的气血不旺之时食用，或长期食用，则百害而无一利。

她在医院开了一些药吃，有一定的效果，但为了加快胃溃疡的痊愈，冯兰婷托人打听到了治疗此病的一个疗养偏方：一个木瓜切成8块，上午10点吃1块即可；荔枝汁3汤匙，在下午2点前吃（可用市面有售的荔枝罐头）；樱桃1粒，樱桃汁1汤匙，在晚间9点左右服。如此反复，连服10天，见奇效。

木瓜性温，味酸，入肝、脾经，具有清热祛风、消化积食、健脾养胃、清心润肺等功效。现代研究表明，木瓜中的木瓜蛋白酶，可以将脂肪分解为脂肪酸，并且木瓜中含有的一种酶能消化蛋白质，帮助分解肉食，减轻胃肠的工作量，有利于人体对食物进行消化和吸收，因此具有健脾消食、养胃益胃的功效。但需要注意的是，木瓜含有番木瓜碱，对人体有害，每次食量不宜过多。过敏体质者应慎食，孕妇也不能吃木瓜，以防止引起宫收缩腹痛，但不会影响胎儿。

荔枝性温，味甘而酸，入心、脾、肝经，具有开胃益脾、理气补血、温中止痛、补心安神的功效。荔枝中含有丰富的维生素C和蛋白质，有助于增强身体免疫功能，提高抗病功能。

樱桃性温，味甘，入脾、肝经，具有解表透疹、补中益气、健脾和胃、祛风除湿的功效。但需要注意的是上火者慎食，糖尿病者忌食。

此外，治疗胃溃疡需要在生活中注意一下饮食原则：

（1）加强营养：选用含足够热量、蛋白质和维生素丰富的食物。

（2）限制多渣食物：应避免吃油煎、油炸食物以及含粗纤维较多的芹菜、韭菜、豆芽、火腿、腊肉、鱼干及各种粗粮。

（3）忌食刺激性大的食物：如肉汤、生葱、生蒜、浓缩果汁、咖啡、酒、浓茶等。

（4）制订合理的饮食制度：吃饭定时定量，细嚼慢咽，少说话，保持思想松弛，精神愉快。

慢性胃炎折磨人，陈皮大枣是救星

慢性胃炎是指不同病因引起的胃黏膜慢性炎症，临床上十分常见。通常而言，长期服用对胃黏膜有刺激的食物，如饮烈酒、咖啡，吃辛辣、粗糙的食物，过度吸烟，过度精神刺激等，均可引起慢性胃炎。慢性胃炎也会由急性胃炎转化而来。

许多慢性胃炎患者并没有特别明显的症状，偶尔有消化不良的症状，如上腹隐痛、饭后饱胀、反酸等。常反复发作，无规律性腹痛、间歇性隐痛或钝痛；严重者会有剧烈绞痛，并伴随恶心、呕吐、腹胀等。长期发作会影响营养状况，损害身体健康。

陈晓鸥是一名电台的节目主持人，她所主持的是午夜档的音乐节目，为整个城市的听众们播放或优美低回的抒情歌，或激情澎湃的摇滚乐。每次她的节目结束后都已经接近凌晨，可爱玩的她还是要去酒吧和朋友们一起玩闹、喝酒。回到家以后倒头就睡，起来吃饭的时候通常都是下午了。因此，她的饮食作息非常不规律。而且有时她还会通过节食来减肥。

不久，陈晓鸥发现自己有时候上腹胀痛，刚吃一点儿饭就觉得饱了，吃完饭后还有饱胀感。陈晓鸥觉得可能只是自己过于劳累以至于胃功能下降，于是吃了一些促进胃动力的药，但吃后效果并不明显。于是，陈晓鸥便去了电台附近的中医院。

医生听完陈晓鸥的叙述后，诊断她已经在不知不觉中患上了慢性胃炎。由于她没有规律的饮食习惯，咖啡甚至酒品饮料是日常饮品，有时为了缓解压力可能还会抽烟，这些都有可能是导致慢性胃炎发生的原因。于是，医生给陈晓鸥开了一个药方，即将陈皮15克切丝，大枣15克炒焦，用沸水冲泡，代茶频饮，可以治疗陈晓鸥饭后腹胀、消化不良的症状。陈晓鸥服用一段时间后，胃口变好了，不再有胃不舒服的情况发生。

从中医学的角度看，陈皮性温、味辛而苦，有理气开胃、燥湿化痰、理气降逆、调中开胃、治脾胃病的功效，其气味芳香，长于理气，能行散肺气壅遏，又能行气宽中，用于胸膈痞满及脾胃气滞、脘腹胀满等病症。此外，陈皮又能和中，可治胃失和降、恶心呕吐。《本草汇言》说："味辛善散，故能开气；其气温平，善于通达，故能止呕、止咳。"但要注意的是气虚证、阴虚燥咳、吐血证及舌赤少津、内有实热者慎服。

大枣是中医处方里一味最常见的药食同源方药，有补中益气、养血安神的功效，还可以改善女性因贫血引起的面色苍白。此外，大枣富含蛋白质、有机酸、维生素等多种营养物质，其中维生素C的含量十分高，可以提高人体免疫功能，防止病毒侵扰。

胃的日常调养是很重要的，尤其是独自漂泊在外的一些上班族们，一定要养成良好的生活习惯，吃饭要规律，不要暴饮暴食，多吃易消化有营养的食物，辛辣的东西要少吃，浓茶、咖啡也要少喝。另外，每天早上起来空腹冲饮一汤匙蜂蜜，一小时后再吃饭，可以保护胃部。因为蜂蜜可以调脾胃，止痛解毒，对慢性病有很好的疗效。

老母鸡炖参芪，能治胃下垂

一般来说，人体的各个器官都有其较为固定的位置，若其所在位置异常，就会引发诸多疾病。胃下垂病症的产生多是由于膈肌悬吊力不足，肝胃、膈胃韧带功能减退而松弛，腹内压下降以及腹肌松弛等因素，加上身型或者体质的因素，使胃呈鱼钩状。通常体质较差且身型高、瘦的人容易患有胃下垂疾病。

黄媛媛在一家婚庆策划公司工作，年轻又有活力的她在公司表现很突出，无论是与顾客沟通婚礼策划的具体想法与意见，还是进行婚礼物品的配备、购买，抑或是进行婚礼现场的布置，她都尽可能的亲力亲为，让顾客满意，让公司获得高利润和好声誉。

在这种高强度的工作状态下，原本就形体消瘦的她，越发瘦了，而且时不时感觉到胃里不舒服，吃一点儿就感觉到饱，不吃又觉得饿，有的时候还会冒虚汗。于是，黄媛媛利用年假的时间去医院就医。

中医在详细了解黄媛媛的情况后，诊断其为胃下垂，鉴于黄媛媛自身体质就较弱，给她开了一个既治病又可以调养身体的药方。黄媛媛在食用后不久，胃不舒服的病症再也没有出现过，而且整个人的精神状态好了很多，同事们都说媛媛的气色也越来越好了。

这个偏方是：用红参12克，黄芪30克，老母鸡肉500克，加水适量，食盐少许，隔水炖2个小时，分早晚两次喝汤吃肉，每周1剂，连服6周。

从中医学的角度来看，胃下垂者乃中气下陷，脾气不升，而至阳气不单，故有饥饿后手抖动或冒汗之症候。西医无特别疗法，中医则强调补气。如确诊是胃下垂，应劳逸结合，方能不至于加剧疾患。

红参性温，味微苦，具有强心健胃、和中补气、滋阴益血、养心安神的功效。红参有火大、劲足、功效强的特点，是阴盛阳虚者的首选补品，医疗上治疗虚脱或强补多用红参，主要用于大补元气、复脉固脱、益气摄血。但需要注意的是经期妇女禁用。

黄芪性微温，味甘，具有补脾益气、补肺固表、利尿消肿等功效，一般用于治疗脾胃气虚、中气下陷、气虚乏力等病症的治疗。它最常见的不良反应就是上火症状，如面红、心烦、睡眠差、咽痛等，使用的时候，最好逐渐增加药量，边服用边观察有无上火的表现，一旦发现，立即停止使用。

由此可见，参芪两药均系甘温补中益气之良药，老母鸡肉味甘性温，具有调补脾胃、补虚劳、温中益气以及祛风的功效，与参芪合用，共补脾胃，益中气，有升举胃体之效。常人食用，也能强身健体。

此外，胃下垂的患者还应该注意，晚餐前不能饥饿过度，因为饥饿过度会导致胃部功能的退化。如此一来，身体更无力吸收营养，必定加剧胃下垂疾患。如果条件允许，也可用糙米汁半碗煮香菇，在每晚9点后或睡前1小时吃下，以配合上述偏方治疗。

具体做法是：糙米浸水6小时后用搅拌机将糙米打为汁状，加上香菇若干（切成丝状），下锅煮熟后放下糙米汁搅拌成糊状。吃时可加白糖或盐，但只吃半碗，可配合上方连吃3周，治胃下垂效果更佳。

糙米性温，味甘，具有健脾养胃、温中补气、调和五脏、镇静神经、促进消化等功效。现代研究表明，糙米中含有丰富的营养物质，如大量的氨基酸、镁、铁、锌、钙等人体必需的微量元素，对胃功能障碍的患者有很好的疗效，能够有效调节体内的新陈代谢、强化体质等。

多做仰卧运动，治好胃下垂

胃下垂是指当人体站立时，胃的下缘达盆腔，胃小弧线最低点降至髂嵴连线以下。轻度的胃下垂多无症状，较严重的情况下会出现胃肠动力差、消化不良的症状。

由于病因以及原发性疾病和体质的不同，其肌力低下的程度、韧带松弛的程度都存有一定的差异。其下垂程度不同，临床表现也不同，因此往往难以诊断。

何新蕾是一名平面模特。作为一名平面模特，不光要求皮肤保养要好，身材也是非常重要的条件。为了保持良好的身材，何新蕾总是吃得很少，甚至不吃。而且因为工作性质的原因，常导致她饮食作息不规律。

最近她常常感到胃里有种饱胀感，可自己明明什么都没吃，经常还有嗳气、便秘、腹痛等症状，更易有疲劳、乏力之感，经常头晕不适。于是，何新蕾去医院做了X线钡餐检查，确诊为胃下垂。

在给何新蕾开了对症的药物之后，医生告诉了她一个腹部训练的方法。在经过一段时间的坚持后，何新蕾的身体终于恢复正常，而且在此期间没有耽误自己的事业。

胃下垂多发于瘦长体形的人，此外，久病体弱、长期卧床少运动者也容易出现。主要是因为腹部的膈肌、腹肌等肌肉收缩力减弱，以及固定胃的韧带过于松弛而引起。治疗的原理就是加强腹部的肌肉、韧带力量，使之重新变得有力、紧张，从而促使胃部逐渐回到正常位置。要达到这个目标，最直接的方法是进行专门的腹部的锻炼，以期使腹肌、腹部韧带强壮起来。

医生告诉何新蕾的锻炼方法并不难做，具体做法是：

（1）仰卧在床上，进行仰卧起坐运动，连做20下；

（2）做仰卧抬臀运动，先仰卧床上，两手放在身体两侧，两腿屈曲，双脚板蹬在床上，臀部尽量向上抬，停2~3秒后放下，连做10下；

（3）仰卧举腿运动：仰卧位，两腿并拢，直腿举起，举到腿与床面呈30°左右时停止不动，坚持10秒后放下，连做10次；

（4）做仰卧屈腿运动，将双腿并拢，向腹部方向屈曲靠近，使大腿尽可能贴住腹部，坚持10秒，每次做10下；

（5）做仰卧腹部呼吸运动，平躺在床上，像练气功那样，想象把肺里的气缓慢吸入小腹里，再慢慢从小腹部呼出，这样的呼吸过程，实际上就是在用腹肌进行呼吸动作，能够起到锻炼腹肌及腹腔内韧带的效果，连做30次左右。

以上动作每天做2次，一般一个月左右就能见效了。

巧用胡椒制妙药，治好慢性胃炎

慢性胃炎属于中医的"胃脘痛"、"痞症"等病症的范畴。中医认为本病或由饮食辛辣、饮酒过度、脾胃受损；或者是常年服药、误中药毒、胃伤不复；或者因为劳倦过度、损伤胃脾；或因情志不和、肝气犯胃，以至于脾胃功能失调而发为本病。

第十四章 胃病老偏方，启动办公室里的保胃战

临床辨证主要分为肝胃不和、脾胃虚寒、中焦湿困、胃阴不足等症型。而脾胃虚寒性慢性胃炎表现为腹痛腹胀，食欲减退，偶尔会有呕吐感，呕吐物为清水，面黄消瘦，神经疲劳，软弱无力，四肢冰凉，大便溏薄，舌苔白而淡，脉象细弱、缓慢。

王淑梅是一个地道的北方女孩，前不久，她所在的服装公司由于要拓展南方市场，而将她调到广州，担任分公司的经理。初来广州时，王淑梅对闷热潮湿的环境非常不适应，后来发现喝凉茶能使她感觉很清爽，解渴降燥，味道也不错，于是便常常喝。

王淑梅年纪轻轻就能当上分公司经理，为了把这份工作做好，她拼命投入到工作中，经常加班到深夜，忙得昏天暗地，因此饮食很不规律。在这样的工作状态下，王淑梅开始觉得胃不舒服，常常隐隐作痛，去医院一检查，原来是患上了慢性胃炎。

医生给她开了一些药，吃完以后有一定的效果，但吃了一段时间后，她的病症还是反反复复地发作。于是她又向中医求助，看看能不能有什么新疗效。

在详细了解完王淑梅的具体情况后，老中医诊断她患的是虚寒性慢性胃炎。始终在广州生活的老人家，对当地人的饮食习惯较为了解，调查研究，发现广东人并非是自己以为的湿热体质为主，而是有60%以上都是虚证，原因之一就与很多人自以为是湿热、上火体质，而长期把凉茶当饮料喝有很大关系。虽然凉茶的成分都是有清热、解毒、祛火功效，但长期、大量饮用后，其实是会损伤人体正气、阳气，造成虚寒体质的。

老中医给开的偏方是取田鸡1只，用小刀在腹部开一小口，去皮去内脏，洗干净后，取胡椒15粒放入腹腔内，加入姜、葱等佐料，蒸熟，每日1只，1个月为一个疗程。

从中医学的角度看，田鸡不仅仅味道鲜美，而且具有很高的药用价值。田鸡性凉，味甘，具有补中益气的功效，能治疗胃气虚寒症。而且还有丰富的营养价值，如含有大量的蛋白质、钙、磷等物质。

但这个方子的主力是胡椒。胡椒性热，味辛，归胃、大肠经，具有温中散寒、消痰解毒、醒脾开胃、消化积食的功效，对于王淑梅的虚寒型胃痛非常适合。现代药理研究也显示，胡椒具有一定的杀菌作用，还能够止痛、消炎，保护胃黏膜，促进胃黏膜修复，因此在胃病的治疗上很有效果。

同时需要注意的是，消化道溃疡、咳嗽、痔疮、咽喉炎症慎用。王淑梅回去食用几次后，就感觉症状有较为明显的变化，再也没有胃痛胃胀过，又恢复了从前的活力。

除了以上老中医介绍的偏方外，其实治疗虚寒性慢性胃寒还可以用几个其他含胡椒的方子。

（1）红枣蒸胡椒：红枣5~8枚，去核，每个红枣内放胡椒2粒，上笼蒸10分钟左右后食用，每日1~2次。1个月为一个疗程。

（2）鸡蛋蒸胡椒：取鸡蛋一枚打入碗中，黑胡椒大而饱满者10~15粒研细末，加入鸡蛋中搅匀，入锅将鸡蛋蒸熟后服用，每日1~2次。1个月为一个疗程

（3）红糖拌胡椒：取胡椒10~15粒研细末后，加入适量红糖水冲服，每日1~2次。1个月为一个疗程。

虽然胡椒对于缓解虚寒病症有一定的帮助，但要控制好胡椒的用量，长期且大量食用胡椒会对胃黏膜产生一定的刺激作用，严重时会引起充血性炎症，并能诱发痔疮、血压升高以及心慌、烦躁等症状。

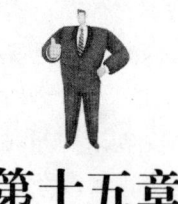

第十五章

便秘老偏方,狙击"职场健康新杀手"

办公室白领最容易出现的问题,除了电脑病、胃病、长痘痘之外,就是便秘了。这主要是因为办公室白领久坐电脑前少运动,或是工作压力大,或是饮食不规律,过食辛辣食物,喝水过少等,都会直接导致便秘的发生。我们都知道经常便秘会让身体毒素累积,不仅会引起肥胖,还会损害健康。因此,掌握一些防治便秘的老偏方,对办公室白领来说是十分必要的。

要想赶走顽固的便秘,快用黄豆面 + 牛奶

便秘是一种临床中常见的较为复杂的症状,而不是单独指某一种疾病,主要是指排便次数减少、粪便量减少、粪便干结、排便费力等排便方面的异常情况。一般来说,上述症状同时存在2种以上时,就可以诊断为症状性便秘了。

那些整天对着办公桌或电脑的办公室白领,比如文职人员、资料整理员、网络工作者等,因为整天坐着又缺少运动,因此患有便秘的可能性比较大,而且一般都是长期便秘。

郑家瑞是电视台新闻部的编导,新闻部是个工作节奏很快的地方,为了及时掌握社会百态以及新鲜资讯,并将所掌握的资料快速呈现在大众面前,工作人员常常保持着一种高度紧张的状态。

要是赶上有重大新闻发生,郑家瑞常常在台里一熬就是一夜,一直靠喝咖啡来支撑着。即使忙完了,回到家里,也顾不上吃饭,匆匆洗个澡就赶紧补觉。就是在这样的生活状态下,郑家瑞患上了便秘,她也没有对此多注意,实在难受的时候,就吃一点儿泻药暂时性解决一下。可时间长了,便秘越来越严重,为了防止引发更严重的病,郑家瑞去看了医生。

医生说了几种治疗方案,但都和郑家瑞目前的工作状态有冲突。医生针对此种情况,告诉了郑家瑞一个偏方,即1杯冰牛奶,加上3汤匙的黄豆面,分早晚2次每天持续饮用,屡试不爽。

郑家瑞在试用过几次后,就向医生打电话致谢,她用后效果很好,还把这个老偏方

告诉了和她一样饱受便秘折磨的同事。医生最后还是嘱咐郑家瑞要注意饮食，要适当地调整目前的生活作息，以防止类似病症出现。

这个偏方的有效之处在于冰牛奶会急速冷却胃肠，引起人体腹泻。在民间，让肠蠕动的有效偏方各式各样，腹泻也是其中的一种。温度法则有冷、热两种，而冷热两法都能使肠胃放松。肠胃冷却后，会紧紧收缩，发生痉挛，从而无形中提高了肠胃的活力。

黄豆性平，味甘，归脾、大肠经，具有健脾宽中、清热解毒、和中益气、润燥消水、润肠的功效。现代研究表明，黄豆中含有的可溶性纤维，既可以促进胃肠活动，提升其排便能力，又能降低胆固醇的含量。

从中医学的角度来看，牛奶性微寒，味甘，归心、肺、胃经，具有生津止渴、清热通便、补虚健脾的功效。

因此牛奶和黄豆粉相互配合，共同润滑肠道，促进排便。与此同时，黄豆还具有丰富的营养，有"豆中之王"的称号，含有丰富的蛋白质，以及维生素A、维生素D、维生素E及钙、磷、铁等矿物质，因此使用此方的同时，还能够补充身体营养。

此外，黄豆皮也是治疗便秘的法宝，尤其对治疗习惯性便秘效果十分有效。习惯性便秘，临床上称为功能性便秘或单纯性便秘，是一种常见症状，指的是排便频率减少，经常性大便秘结，难以排出。中医认为，本病多是由脏腑功能失调，津液不足导致。其中，脾虚失运、气血亏耗是习惯性便秘的常见原因。针对这一情况，就要相应地进行健脾宽中、补气养血。

黄豆皮治疗便秘的具体做法是：首先将黄豆研碎，挑拣出我们所需要的黄豆皮，120克为宜，将黄豆皮放入砂锅内，然后加水1000毫升，开始上灶煎煮，水开后继续煎煮15~20分钟停火。将煮好的汤汁倒入茶杯即可饮用，每天一剂，分成3~4次饮用。一般情况下，连续服用4~8天即可痊愈。

中医认为，黄豆皮有健脾宽中、清热泻火、通便利下的作用。现代研究表明，黄豆皮含有高纤维素，润肠通便的效果明显。

便秘患者在日常生活中应该注意避免食用的是食物过少或食物过于精细，而应多食用富含纤维素的食物，以加强结肠的运动。不要私自使用泻药。滥用泻药会使肠道敏感性减弱，如果产生对某些泻药的依赖性，则更容易造成便秘。养成良好的生活习惯，建议患者每天多喝水，一般来说，当人睡醒或者在餐后，结肠的活动最强，可以将粪便向结肠远端推进，因此晨起或者餐后是排便最容易发生的时候，要养成合理良好的排便习惯。

最后，久坐族须劳逸结合，不要每天扑到工作中而忘记娱乐身心。适当的文体活动，特别是腹肌的锻炼有利于胃肠功能的改善，对于久坐少动和精神高度集中的脑力劳动者更为重要。

解除腹胀便秘，可煎服厚朴、藿香、苏子和大黄

如今，患有便秘的办公室白领越来越多，而便秘的原因也是多种多样。一般情况下，便秘的病因主要分为器质性和功能性两大类。其中器质性便秘主要是指体内的器官

或者组织发生病变，从而引发便秘；而功能性便秘，则是指生活不规律导致体内某处系统暂时性异常的情况。

便秘中的腹胀型便秘症，多因胃肠中食物尚未完全消化或消化道蠕动力减弱形成食滞，以致胃肠内积存过多气体、液体而膨胀，致使气不下降而出现便秘。治疗此种类型的便秘宜服用行气导滞之药。

程浩是一家体育器材销售公司经理的助理，平时工作量不大，但作为经理的助理，他要常常和经理一起出去应酬。随着公司业务的不断扩大，应酬也越来越多。虽说每天吃好的、喝好的，在别人看来还是件挺享受的事，但其实是件苦差事，饮食不规律，有时不想吃但必须得吃，有时饿得很厉害却没时间吃，吃的也都是些油腻的食物。

时间一长，身体便要为不健康的生活习惯来"埋单"。程浩开始感觉腹胀，排便困难。

万般无奈之下，程浩去看了中医。在向老中医说明了病症以后，老中医给他开了这样的药方：厚朴15克，藿香12克，苏子12克，大黄5克。水煎服，每日1剂，每日3次。

程浩在服用一段时间后，排便畅通了，脸色也变得更好了。在应酬的酒席间也可谈笑自如，良好的状态让他为公司赢得了很多商业机会。

厚朴性温，味苦而辛，归脾、胃、肺、大肠经。它具有除燥祛湿、消化积食、补中益气、理气平喘等功效。现代研究表明，厚朴含有的挥发油，通过刺激嗅觉、味觉感受器，或者刺激局部黏膜，能反射性地增加消化腺分泌，并且能够抑制十二指肠痉挛等病症，具有整理肠胃运动的功能。

藿香性微温，味辛，归肺、脾、胃经。它具有祛暑解表、芳香化湿、补中益气、养胃健脾等功效。药理研究表明，藿香能够促进胃液分泌、增强消化能力，对肠胃有解痉、防腐的作用，加速肠胃运动，提升肠胃运动能力从而促进排便。

苏子性温，味辛，归肺、大肠经。它具有止咳平喘、润肠通便的功效。

大黄性寒，味苦，归肺、脾、大肠经，具有泻下攻积、凉血止血、祛瘀消肿、清热解毒的功效。现代研究表明，大黄能够增加胃肠蠕动，抑制肠内水分吸收，促进排便。

预防或者治疗便秘，一般情况下要注意饮食，可以多食用富含维生素的蔬菜、水果，也应多食粗粮、芝麻、番薯和番薯叶，适量地增加膳食纤维，保证每天供给足量的B族维生素以及叶酸。食用含有B族维生素的食物，可以促进消化液的分泌，维持和促进肠道蠕动，有利于排便。此外，还可以增加食用易产气的食物，如洋葱、萝卜等；晨起饮用淡盐水和蜂蜜水，均是针对治疗便秘的好的饮食习惯。

如果要使用诸如泻剂、促动力剂之类的药物来进行辅助治疗，则应该在医生的指导下使用，切不可自作主张。

胡萝卜汁加蜂蜜，肠道通畅不便秘

便秘是指排便次数明显减少，常伴有排便困难的病理现象。有些人虽然也好几天才排一次便，但是并没有不适感，这不属于便秘。便秘的临床症状是，大便次数减少，间隔时间延长或正常，但粪质干燥，排出困难；或粪质不干，排出不畅，伴有腹胀、腹痛、食欲减退、嗳气反胃等情况。引起便秘的原因很复杂，中医学认为，其基础病因都是由于燥热内结、气机郁滞、津液不足以及脾肾虚寒导致的。

尤晓丹在一家外企的人力资源部工作，平时工作虽然也比较忙，但凭借多年的工作经验也能应付自如。今年年终，公司要举行30周年庆典，主要由人力资源部负责，老板要求这次的庆典不仅要具备一定的规模，而且要有水准、有品位、有创意，这下可忙坏了尤晓丹和她所在的部门。

经过一段时间紧张的准备后，公司的庆典很成功地举行了。尤晓丹和她的同事们都受到了表扬，还获得了奖金。但大家都沉浸在喜悦中的时候，回到家里的尤晓丹感觉腹部胀痛，这才发觉自己已经几天没有排便了。在厕所待了很长时间，才终于排便，但排便量很少，而且排便时稍一用力便觉得很疼。

于是，尤晓丹赶紧去看医生，医生说她这是得了便秘。医生给她分析到，饮食不当、生活作息时间没有规律很容易导致便秘。平时可能一切都好，但工作忙时打乱了生活节奏，身体一时不能适应，加上情绪急躁，内热滋生，自然会有便秘的情况。

由于尤晓丹在庆典结束后要忙于处理后续工作，没有大量的时间用于治疗，医生就告诉了她一个调理身体、治愈便秘的偏方，即将胡萝卜洗净榨汁，兑上蜂蜜服用，每次80毫升，早晚各1次。在饮用这个方子不久，尤晓丹就可以轻松排便了，又能够精力充沛地投入工作了。

从中医学的角度来看，胡萝卜性平，味甘，有健脾和胃、补肝明目、清热解毒的功效，可用于肠胃不适、便秘等症状。而且，胡萝卜含有植物纤维，吸水性强，在肠道中体积膨胀，是肠道中的"充盈物质"，可加强肠道的蠕动，从而利膈宽肠，通便防癌。

但需要注意的是，酒不可与胡萝卜一起吃，当大量胡萝卜素和酒精一同进入人体，容易在肝脏中产生毒素，导致肝病。另外，萝卜主泻，胡萝卜主补，两者最好不要同时食用。

而蜂蜜不仅是调味的作用，还可以促进消化。研究表明，蜂蜜对胃肠功能有调节作用，可使胃酸分泌正常。

除了医生为尤晓丹推荐的偏方外，治疗便秘还有其他妙招，如治疗习惯性便秘，可以用马铃薯来治疗。将新鲜马铃薯捣烂，加适量冷开水搅汁，每天早晚各喝1杯，连喝2~3个星期。马铃薯具有很高的营养价值和药用价值，其性平、味甘，能和胃健中、补脾益气、缓急止痛、通利大便、解毒消肿。马铃薯富含柔软的膳食纤维，膳食纤维是植物细胞的坚韧壁层，进入人体后，虽然不被吸收，但可以帮助排便。中医临床常用马铃薯作为治疗脾胃虚弱，胃气不和之腹痛，大便秘结等疾病。马铃薯的特点是没有任何的不良反应，但需要注意的是马铃薯的发芽处一定要切除，以免中毒。

吃菠菜猪血，有效治疗便秘

都市白领的便秘大多和饮食习惯密切相关，特别是那些自称"食肉动物"的人，顿顿饭离不了肉，认为只有肉才能使他们在工作时精神百倍。对他们而言，如果饭桌上只有青菜简直是一种惩罚。其实这样的饮食习惯很不利于健康，只吃肉而很少选择蔬菜水果之类富含膳食纤维的食物，久而久之，很容易出现便秘的现象，反而会影响工作效率。

秀华就是个只爱吃鱼肉荤腥的女人，结婚选老公的必备条件就是要和自己一样——喜欢吃肉。后来找了一位不但爱吃肉，还做得一手好菜的厨师老公。大饱口福的秀华一直对自己的明智选择自豪不已，后来有了宝贝儿子，也从小培养了他爱吃肉的"家族传统"。有人来秀华家串门，赶上她家吃饭时，总会对一桌子的"丰盛"美味艳羡不已。

秀华年轻时苗条漂亮，追她的小伙子可以排成队，结婚生子之后，秀华的身材开始严重走形，渐渐丰满的腰身，让她在逛商场时自卑不已。早上照镜子，简直不相信镜子里的人就是自己，他大叫："这是从哪来的黄脸婆？"秀华很不解："我生活很开心，每天工作也不累，自己刚刚三十出头，怎么会这么快就变老了呢？"最让她尴尬的是自己有长期便秘的问题。

秀华的老公也发现了妻子便秘的事，开始隔天就往餐桌上端上一大盘菠菜猪血汤，让秀华尽量多喝。其实，丈夫身为高级厨师，很清楚各种食材对身体的补养功效。结婚前几年，丈夫因为爱妻心切，加上其长久形成的饮食习惯不好纠正，就没有强制秀华多吃素食。后来他发现，溺爱终究对家人是不好的，最近又看到妻子因为便秘苦恼，急忙做出菠菜炒猪汤血给她吃，因为这道菜对于治疗便秘的效果特别好。

具体做法为：准备好菠菜250克，猪血150克，盐3克。首先将菠菜、猪血放在一起加水煮熟，最后加上一点盐，喝汤即可。

这道简单的菜作用可一点不简单。中医认为，菠菜味甘、性凉、能养血、止血、润燥，清理人体肠胃的热毒，因而可以有效防治便秘，使人容光焕发。菠菜可以维持人体的酸碱度，并提供大量的纤维素，有助于清理肠胃，使身材苗条。菠菜所含的丰富的维生素还能够防止口角炎、夜盲症等维生素缺乏症的发生。猪血可以被称做人体废料的"清道夫"，它能够软化大肠中的燥便，使其易于排出体外。将猪血与菠菜一起食用，补而兼通，普通人都可以吃，尤其适合体虚及老人便秘者。

同样还是过犹不及的道理，猪血不宜过量食用，否则可能导致铁中毒，还会影响其他矿物质的吸收。菠菜不宜和豆腐一起吃，因为菠菜中的草酸易与豆腐中的钙结合，生成草酸钙，对身体会造成不良影响。

秀华明白了丈夫的一番苦心，一口气喝掉满满一碗，连声称赞老公厨艺好。连续食用一段时间的菠菜猪血汤后，秀华的便秘治愈了，她也自此改变了"无肉不欢"的饮食习惯。

工作压力大易便秘，多吃红薯顺肠又补气

其实便秘并不是一种病，而是多种疾病的常见症状，因而不同的疾病都可能是便秘的诱因。但是对于白领来说，习惯问题才是最需要改变的。细数办公室人士的几大坏习惯：憋尿、久坐、饮食不规律、吃饭图快捷……都是形成便秘的罪魁祸首，但因为工作忙碌的关系，有些习惯短期内人们没法改变，但是可以从细节上去调理。

26岁的魏秀是某家企业的总经理助理，人长得并不十分漂亮，但皮肤很白，使她看起来气质高雅，这也是总经理对她最满意的地方，因为总经理助理这个职位需要经常陪

第十五章 便秘老偏方，狙击"职场健康新杀手"

总经理出席各种高档场合。

总经理助理这个职位看似光鲜，其中的辛苦只有魏秀自己知道：白天要帮总经理处理许多文件资料，晚上还要陪着总经理参加各种应酬，常常忙到一两点才回家。无论是作息还是饮食都十分不规律，因此时间久了，魏秀就有了便秘的毛病，而且皮肤开始变得暗黄起来，甚至还开始长起黄褐斑来，她只好用粉底掩盖。

魏秀心里很清楚，如果自己丧失了皮肤白皙这个优势，长得不漂亮的自己很快就会保不住总经理助理这个职位。她不得不狠心买了许多昂贵的美白护肤品，却没有太明显的效果。后来，有一个朋友了解到她的情况，建议她看中医，从身体内部调养。魏秀就去了中医院检查，医生说她主要是由于便秘导致的皮肤暗淡，考虑到她有些气虚，就建议她多吃红薯，既能补气又能有效缓解便秘症状。

从那以后，魏秀就天天早上给自己熬一碗红薯粥食用，晚上没有应酬的时候也会熬一碗，和朋友去外面吃饭也不忘点一份红薯菜肴补充纤维。一个月后，魏秀的便秘症状果然消失了。

说起红薯治便秘的功效，就不能不提一个故事。

乾隆皇帝寿至89岁，在我国历代皇帝中年岁最高。据传，他在晚年曾患有老年性便秘，太医们千方百计地为他治疗，但总是疗效欠佳。

一天，他散步路过御膳房，一股甜香气味迎面扑来，十分诱人。乾隆走进去问："是何种佳肴有如此之香？"正在烤红薯的一个太监见是皇上，忙叩头道："启禀万岁，这是烤红薯的气味。"并顺手呈上了一块烤好的红薯。乾隆从太监手里接过烤红薯，就大口大口地吃了起来。吃完后连声道："好吃！好吃！"

此后，乾隆皇帝天天都要吃烤红薯。不久，他久治不愈的便秘也不药而愈了，精神也好多了。乾隆皇帝对此十分高兴，便顺口夸赞说："好个红薯！功胜人参！"从此，红薯又得了个"土人参"的美称。

红薯又被叫做大番薯，熟的红薯有金黄诱人的颜色，所以红薯也被人们爱称为"蔬菜中的黄金"，对这个称呼，红薯可是当之无愧。它含有丰富的膳食纤维、B族维生素和维生素C、钙、钠、磷、铁、胡萝卜素等。它的胡萝卜素含量与胡萝卜相比，也是毫不逊色，其他多种维生素的含量相当于柑橘的含量。

对于便秘患者来说，食用红薯是最好的选择之一。每100克的红薯含膳食纤维2.4克，这些膳食纤维可促进肠道蠕动、预防便秘，进而可以降低粪便在体内的留滞时间，预防大肠癌的发生。我们切生红薯的时候会发现，它的皮里会流出一种白色液体，这些液体里含有一种特殊成分，有类似泻药的效果，即便加热也不会被破坏，所以便秘患者吃红薯时最好连皮一起吃。

另外，每100克鲜红薯仅含0.2克脂肪，产生44焦耳热能，仅为大米的1/3，所以是很好的低脂肪、低热能食品，同时又能有效地阻止糖类变为脂肪，所以红薯也有利于减肥、健美。

需要注意的是，红薯一定要蒸熟煮透再吃，因为红薯中的淀粉颗粒不经高温破坏，难以消化。另外，一次食用红薯不要过多，因为红薯含有一种氧化酶，这种酶容易在人的胃肠道里产生大量二氧化碳气体。所以若红薯吃得过多，会使人腹胀、呃逆、放屁。

红薯的糖含量较高,吃多了可刺激胃酸大量分泌,使人感到烧心。胃由于受到过量胃酸的刺激而收缩加强,胃酸即可倒流进食管,发生吐酸现象。因此吃红薯时最好搭配一点咸菜,可有效抑制胃酸。

天热导致便秘加重,莴苣为你解忧

职场人士因为久坐、运动量少,使得肠胃蠕动缓慢,极容易引发便秘,而夏天更是办公室白领们便秘的高发期。这是因为夏季天气炎热,人体排汗频繁,水分流失较多,导致肠道干燥,就容易造成便秘。特别是本来就患有便秘的患者,在这一季节就更容易加重病情。

关于便秘的症状,主要表现为排便次数减少、排便周期延长、粪质坚硬、便下困难、出而不畅,同时还会伴有腹胀、腹痛、头晕、口臭、会阴部胀痛、排便带血以及出汗气短、头晕头痛、心悸、皮疹等。

在对付便秘的诸多方法中,一种最简单又无不良反应的方法,那就是吃莴苣。

阿郎是某企业的销售总监,每天都有许多的业务应酬,久而久之就有了便秘的毛病。一天,他从某饭店参加完一场宴席坐出租车回家,突然觉得腹痛难忍,于是就让出租车司机送他去了最近的医院。因为阿郎有便秘的情况,医生就要他做肠镜,做完后他腹痛并没有停止,医生又给他输盐水。输完一天盐水后,阿郎感觉半身麻木,没有感觉(可以走路,只是没感觉),大惊之下不敢再去医院,于是打电话给一个中医朋友,问他有没有什么办法。

根据阿郎喝酒、做肠镜、胃镜的情况,那位中医朋友怀疑阿郎腹痛是胃气受损的缘故,于是让他去买四君子丸或六君子丸,又教了他一些辅助补养胃气的方法。阿郎采用后,腹痛消失了,但便秘仍是老样子。当阿郎又一次10天没有排便后,他直接来到了那位中医朋友所在的医院,请对方帮他诊治。

朋友为他把完脉后,了解到阿郎经常喝酒应酬这个情况,猜测他的便秘与喝酒有关。因为酒是入肝经的,其性是向上升发的,而人体之气本应升降有度,当升提过多时降也会出错,也可能导致便秘。再加上天热,人体出汗多就会导致体内缺水,肠道就容易干燥,就会加重便秘症状,引发腹痛等问题。于是朋友建议阿郎多吃莴苣,还推荐给他一款莴苣的食疗方——麻油拌莴苣丝。

具体做法是:把莴苣切丝,以麻油调拌,加适量食盐调味,在吃饭时当菜食用。这道拌莴苣丝色碧味香,口感清脆。中午食用,下午大便即来。

莴苣种在初冬,长在春天,其色青,其为茎,归肝经,而茎甚粗,气在中途,可以阻肝气之过度上行,因此吃莴苣后大便易多。

回家后的阿郎让妻子每天都做一道麻油拌莴苣丝。1个月后他的便秘彻底消失了,大便完全恢复了正常。

莴苣营养丰富,是蔬中美食,古人称之为"千金菜"。莴苣的药用价值很高,中医认为,莴苣能够利五脏、通血脉。《本草纲目》中记载,李时珍曾用莴苣加酒,煎水服用来治疗孕妇产后乳汁不通。现代医学表明,莴苣中含有的大量纤维素,能够促进人体的肠壁蠕动，可以治疗便秘。另外，莴苣中还含有铁、钙等元素，如果儿童经常吃莴苣的话，对换牙、长牙是很有好处的。

具体说来，莴苣治便秘的功效主要体现在以下几方面。

1. 开通疏利、消积下气

莴苣味道清新且略带苦味，可刺激消化酶分泌，增进食欲。其乳状浆液，可增强胃液、消化腺和胆汁的分泌，从而增强各消化器官的功能，对消化功能减弱和便秘的患者尤其有利。

2. 利尿通乳

莴苣有利于体内的水电解质平衡，促进排尿和乳汁的分泌。对高血压、水肿、心脏病患者有一定的食疗作用。

3. 宽肠通便

莴苣含有大量植物纤维素，能促进肠壁蠕动，通利消化道，帮助大便排泄，可用于治疗各种便秘。

需要注意的是，有眼疾特别是夜盲症的人应少食莴苣。另外，莴苣与蜂蜜不宜同食，否则会导致胃寒，引起消化不良、腹泻。

人们在吃莴苣的时候，千万不要扔掉莴苣叶，因为莴苣叶子里的维生素含量要比莴苣茎高出5~6倍，而其中维生素C的含量更是高出15倍之多。

一碗麻子仁粥，轻松解决便秘烦恼

便秘是常见的都市病，有研究显示，许多人一发现自己便秘，就会去药店买泻药来吃，结果只能暂时解决便秘问题，甚至还会造成腹部绞痛及腹泻等不良反应。

从中医的角度来说，现代人虽然饮食丰富，但容易上火而致热灼津精，使得体内偏燥，缺乏润泽，所以容易出现咽干口渴、皮肤干涩、面色不润、毛发不荣、小便短少、大便干结、精神委顿等症状。津精受损，不但容易产生津燥疾病，还容易使津湿乘虚而入，更增胸闷水肿、肥胖身重等湿病症状。

在一家公司做办公室文员的叶枫在一次长达半个月的熬夜加班后，开始有了便秘的情况，要2~3天才排便1次，排便困难，大便硬、量少，且呈粒状，经常肚胀难耐。工作作息恢复正常后，叶枫的便秘虽然有所缓解，但没有消失，叶枫也没太放在心上。直到3个月后，叶枫发现自己的便秘症状还没消失，这终于让她意识到该去看医生了。

到了医院，医生认为叶枫没多大问题，然后给她开了一些治便秘的药，就让她回去了。叶枫倒是乖乖地按医嘱服药了，可效果确实不怎么样。后来，她听说自己所住的小区里有位退休的中医院大夫，于是登门拜访，想得到一些食疗的建议。医生为叶枫诊断之后，解释说，她的便秘是由于体内火气过旺造成的，建议她吃一点麻子仁粥。

麻子仁粥的具体做法是：取麻子仁20克，大米100克，白糖适量。先用清水将麻子仁洗干净，然后放入加了清水的锅中浸泡10分钟，之后取其汁与大米煮粥。粥煮好之后放入白糖，煮沸二次之后熄火。每天服用一碗，连续服用1周即可有效。

我国古代医学著作《伤寒论》中对麻子仁的医学药用就已经有所记载，其中提及麻子仁制成丸剂之后,可以润肠泄热,行气通便。《本草纲目》也有相关记载,麻子仁可以润肠通便,滋养补虚,适用于邪热伤阴,或素体火旺,津枯肠燥所致的大便秘结,脘腹胀满,恶心欲呕等。人们也可以从药店购买到成品的麻仁丸,用以治疗便秘。

在麻仁丸中,麻仁及大黄有清热通便作用,芍药和杏仁则能润肠通便,枳实及厚朴对因肝气郁结造成的实证便秘尤其有效。但要注意,麻仁丸只适合实证便秘人士服用,虚证便秘人士服用后会出现乏力、腹痛、恶心和胃部不适等不良反应,建议患者先咨询中医师意见后才服用。

此外,职场人士还要注意的是,便秘主要分为两类:热秘和虚秘,虚秘又分为气虚和血虚。热秘是由体内热毒引起的,需要润肠通便。而气虚则是大肠传导无力,血虚则因津枯不能滋润大肠。症状虽然差不多,但病因不同,因此对于体内毒素,切忌不可"一泻了之",用食物泻法来清肠就比较安全。

多吃空心菜,可有效缓解便秘

许多职场人士都有便秘的毛病,但大多数人都觉得便秘是小病,不值得去医院看病,在家随便买点泻药吃就行了,或是根本不把便秘放在心上,任其发展,因而常引发其他疾病。

现代医学认为,人体内的毒素主要通过粪便排出体外。长期便秘,体内毒素不能及时排出,可诱发炎症、肿瘤等疾病。如果患有心脑血管等慢性疾病,便秘还会导致并发症的发生和加剧,如心脑血管意外、肠憩室病、肠梗阻、胃组织疝入胸腔以及精神疾病等,严重影响人们的生活质量。

因此,办公室白领在发现自己有便秘的毛病后,应及时到医院进行检查,确诊便秘的病因。首先排除器质性病变,必要时要做肠镜检查,看有没有肠道肿瘤、炎症、肠结核或肠息肉等。如果不做检查在家自己吃药,短期内可能有一定效果,但有可能掩盖病情,贻误治疗时机。

35岁的董先生是一家建材公司的老总,每天应酬多、压力大,睡觉晚、抽烟喝酒多,从而导致了习惯性便秘。每天花很长时间上厕所,口臭也越来越严重,不仅仅影响自己的生活,也影响和客户交流的效率,因此影响了不少的生意。在一次损失了一笔上千万元的生意后,董先生终于下定决心去医院治疗自己的便秘了。

为了尽快治好自己的便秘,董先生多方打听最终选择了一家中医院里肠胃疾病相当有名的老专家。老专家详细询问了他的症状和生活习惯,并为他把脉后,给他开了一个老偏方,即日常饮食中多吃空心菜。

董先生抱着半信半疑的态度回了家,并去附近的超市买了几把空心菜,回家让妻子给自己做了清炒空心菜吃,当天晚上排便困难的症状就有所缓解。董先生这才有点相信那位老专家的话了,于是坚持天天吃空心菜。1个月后,董先生便秘的毛病就完全好了,也可以和客户正常交流了。

对于便秘患者来说,空心菜不但是一款可口的蔬菜,而且还是一种通便排毒的药材,经常食用可以有效缓解便秘。这是因为空心菜中含有大量的纤维素和半纤维素、胶浆、果胶等食用纤维素，可以促进胃肠蠕动，有利于食物的消化，并能促进排便。

另外空心菜还有排毒的作用。空心菜中含有的木质素能够提高巨噬细胞吞食细菌的能力，可杀菌消炎；果胶则能加速体内有毒物质的排泄。据相关记载，空心菜中含有类似胰岛素的成分，对于糖尿病患者也有益处。

空心菜在帮助人们排出体内毒素的同时，也为人体提供了大量的营养，因为从营养角度考虑，空心菜一般含糖类4%、蛋白质2.8%、脂肪0.3%。比西红柿含糖类的量高2倍，蛋白质高4.7倍，含钙量高12.5倍；含蛋白质是大白菜的2倍，脂肪为其3倍，糖类高1.5倍。空心菜还含有多种维生素，以胡萝卜素为例，是大白菜的19.5倍。

此外，空心菜还有许多其他功用：可洁齿、防龋、除口臭，健美皮肤，堪称美容佳品。因为它是碱性食物，并含有钾、氯等调节水液平衡的元素，所以食后可降低肠道的酸度，预防肠道内的菌群失调，对防癌有益。此外，空心菜中所含的烟酸、维生素C等能降低胆固醇、三酰甘油，具有降脂减肥的功效。

但在食用空心菜时要注意：若加热时间不恰当，会使空心菜颜色变差，营养受损。最好把茎和嫩叶分开吃。嫩叶适合急火快炒和凉拌，搭配腐竹、豆腐、鱼、肉沫、芝麻酱等烧煮能使营养更为全面合理。茎可以切成丁，与黄豆、豆渣等一起炒，口感独特，营养丰富。此外，空心菜性寒滑利，体质虚弱、脾胃虚寒、大便溏泄者不宜多食，血压偏低、胃寒者慎吃。吃凉拌或清炒空心菜时，最好放点蒜，因蒜能佐治寒凉。

决明子"一箭双雕"：既治便秘又护眼

近年来，办公室白领患便秘的数量有增加的趋势，尤其是白领女性，约占便秘患者的30%左右。工作压力大，心理过度紧张，加上不少办公室白领不注意身体锻炼，运动时间太少，活动量太小，是办公室白领患便秘的重要原因之一。

48岁的高蓓是一名会计师，工作时一坐就一天，渐渐就有了便秘的毛病。一开始，她只是感觉肚子胀，吃的食物不消化，因而食量很少。再后来大便不通畅、排便困难，且粪便干结还含有血丝，这样断断续续两个月下来，高蓓才觉得自己的身体出了问题。于是就自行到药店买了泻药来吃，严重时就搭配用点开塞露，吃了药后，便秘的问题很快就解决了。但过一段时间，便秘又复发了，高蓓就又去药店买了泻药和开塞露。

最后，在年底单位组织体检的时候，医生说高蓓有了黄疸、腹水、水肿等肝转移的趋势，如不积极治疗，就会形成巨结肠病，肯定会恶化成肠癌。医生建议高蓓做手术，但高蓓不想在自己身上动刀子，于是改看中医。

在朋友介绍下，高蓓找到一位退休在家的八十多岁的老中医就诊。老中医为她把脉后，认为她的症状还不算太严重，只要治好便秘的毛病，其他问题也就好解决了。老中医为她开了一个治便秘的方子，她吃了3个月后，便秘的毛病果然好了许多。去医院检查，发现上述症状都有所好转。

高蓓所用的这个治便秘的方子是：将决明子用小火炒至微黄，洗去杂质，晒干贮藏。每次取10~20克，用沸水泡于茶杯内，闷上5~6分钟，即可饮之。

中医认为，决明子性凉，味苦、甘，归肝、肾经，有清肝、明目、利水、通便的功效。现代药理认为，决明子含大黄酚、大黄素、决明素等成分，有降压、抗菌、通便和降低胆固醇等作用。微炒后的决明子浸泡代茶饮，色黄清香，味甘、苦，别有风味，有助于老年保健，适合患高血压和习惯性便秘的人饮用。

决明子治便秘的记载首见于《本草推陈》："慢性便秘及卒中后顽固便秘：用决明子一斤炒香研细末，水泛为丸，每日三回，每回一钱，连服三五天，大便自然通顺，且排出成形粪便而不泄泻。此后继续每日服少量，维持经常便通，并能促进食欲，恢复健康。"用上述方法治疗便秘效果明显，服法科学，以丸剂缓治更能润肠而不伤正气。

此外，决明子护眼的作用也早有记载。很久之前，我国民间就把决明子称为"千里光"，表明其具有良好的清肝明目作用。

久坐引起便秘，胖大海、黄芪泡茶巧治好

随着饮食结构的改变，便秘的发病率有增高的趋势，尤其是现在很多上班族较为固定的工作环境和工作习惯常常导致便秘。因为便秘是一种较为普遍的症状，轻重不一，大部分的人都不会太关注。但实际上，便秘的危害很大，严重时会引发诸如肠癌、肝性脑病等多种重疾。

徐晓莉是铁道部代售点的售票员，代售点一般都不大，工作的空间很有限。徐晓莉总是在这么狭小的空间里，一坐就是一整天，偶尔站起来活动活动筋骨，但不定时来买票的人还是让她不得不又重新坐回去。由于出入不怎么方便，而且有时候仅她一个人值班，所以徐晓莉只能尽量减少自己上厕所的次数，以免麻烦。

忙碌一天回到家后，疲惫的她往往没有什么精力进行锻炼。在这样日复一日的工作中，徐晓莉逐渐形成了腹部胀痛，大便不畅等毛病，经常几天都不通一次大便，而且排便时很吃力，会有疼痛的感觉。

由于有了明显的不舒服之感，才引起了徐晓莉的注意。于是，她去了售票点附近的一个中医院。医生详细地询问了她的症状后，又问了问她的日常生活，最终诊断为便秘。医生认为，徐晓莉患上便秘和她的职业有很大的关系，她的便秘就是由于久坐引起的。中医有句名言叫"久坐伤气"，长时间地坐，使得胃肠运动量下降，肠道气虚，无力推动，自然就会引起大便不畅，从而引发便秘。从现代医学的角度来看，久坐的人，腹部肌肉力量微弱，且肠道的动力也会下降。这双重因素的叠加，就容易产生便秘。

然而徐晓莉又不能因此而换工作，于是医生便给她开了个调养的方子，即胖大海2~3枚，配黄芪10克，把这两味药放入保温茶杯里，冲入沸水，加盖闷制15分钟左右即可饮用，还可加入适量蜂蜜调味。每天饮用1~2次，就能解决恼人的便秘。需要注意的是，胖大海寒凉之性较强，尽管有黄芪的辅助，还是不要服用太久，一般用2~4周就应该停用一段时间，并且感冒患者禁用。

服用一段时间后，徐晓莉排便畅通了，而且整个人都精神焕发，很有活力。在这个药方中，胖大海性寒，味甘，归肺、大肠经。它不仅仅有清肺润喉、利咽解毒的功效，还可以润肠通便。现代药理研究证实，胖大海泡水后释出的成分能够刺激肠道蠕动，所以可以治便秘。如果过量服用的话，甚至会引起腹泻，这一点恰恰反映了胖大海促进肠

蠕动的效力之强。

而黄芪性温，味甘，为阳中之阳。它具有补脾益气、利尿消肿、补肺固表等功效。便秘是因为久坐伤气，而黄芪正是补气的上品，对于气虚便秘非常适合。况且胖大海这味药属于偏凉之品，如果长期服用的话，恐有伤正气的可能，但加入温性的黄芪配合后，就能抵消胖大海的寒凉之性。

除了这个方法可以治疗久坐引起的便秘之外，便秘患者还可以试试腹式呼吸按摩。此法操作起来非常简单，上班族们在公司就能做。具体方法是：坐在椅子上，有意识地在吸气时让腹部鼓起，呼气时让腹部凹陷，连续进行3~5分钟，每隔1~2小时做一次。通过这样的动作，就可以起到锻炼腹部肌肉、促进肠道运动收缩的效果，而且还不影响正常工作，真可谓是一举两得。此法可以长期坚持进行，因为腹式呼吸在中医看来是补益元气的一种养生方法，而且是完全的非药物健康疗法，长期锻炼毫无害处。

在有时间和条件的情况下，久坐族还可以适当做一些医疗体操，主要是为了增强腹肌以及骨盆肌的力量。具体的操作方法是：站位做高抬腿步行、深蹲起立、腹背运动、踢腿运动和转体运动。而仰卧位则可轮流抬起一条腿或同时抬起双腿，抬到40°，稍停后放下。然后两腿轮流屈伸，模仿踏自行车运动，还可以举双腿由内向外画圆圈，以及仰卧起坐等。

这些都属于健康疗法，不仅有助于治愈病症，而且可以增强身体抵抗力，提高身体素质。

上班族治便秘，吃点杏仁粉就好

很多被便秘困扰的人总想找捷径，一步到位解决烦恼，甚至采用一些非常手段，最常见的就是吃泻药。靠泻药来解决便秘，造成的后果就是对它产生越来越强的依赖性。因此出现便秘一定要找专业医生，查明原因才能药到病除。而且中医对付便秘有很多比吃泻药还要简便又安全的方法。

迎春身体一向很好，因为她很注意照顾自己，但是她的急脾气，这一点总会给她的身体惹麻烦。有段时间工作繁忙，大家都累坏了，迎春也不例外。迎春为此开始了她的补养计划，她从药店买来大包的补药，每天喝水都要塞满一大堆红枣、枸杞子，结果没几天就把自己"烧"坏了，由于身体"余热"太多，导致大便干燥。于是迎春去药店买了一盒强劲的泻药，吃后立刻见效。之后只要发生便秘，迎春就马上吃几片泻药，吃到拉肚子也在所不惜。遗憾的是这个办法效果越来越差，后来吃到最大剂量也不见效了。

迎春急忙去找医生求救，医生告诫她以后不能乱吃药，过犹不及，在治病的事情上急功近利是最不明智的。医生告诉迎春，她的便秘是燥热内结导致。吃得过于辛辣油腻，服用温补食品过多等都会使体内产生过多的热量，而这些"余热"通常会潴留在肠胃道内，耗伤津液，导致肠道燥热而引发便秘。因此要治疗热秘，就要以清热润肠为主。可以用杏仁、火麻仁研成细末，再调上甘甜的蜂蜜就可以快速起效。

迎春服用医生开的药后觉得很好，不但口感好吃还能快速解决便秘。

详细做法为：准备好火麻仁、杏仁各50克，将其晾干，然后研成细末，把两种药末混合均匀，每次用的时候取10克，再加上大约10克的蜂蜜，用温开水冲服，每天一次，一个疗程为10天。

火麻仁含有丰富的脂肪油，可以起到润滑肠道的作用，杏仁除了和火麻仁、黑芝麻一样含有润肠的脂肪油外，还有宣肺降气的功效。根据"肺与大肠相表里"的原理，杏仁通过宣肺降气就可以促进肠道功能的正常发挥。

在服用本饮品时，还必须注意，杏仁应选择南杏，即带甜味的杏仁，因为苦杏仁如果处理不好容易中毒，一次服用不要超过10克。有关实验表明，火麻仁一次服用超过60克，容易引起中毒，因此一定不要过量。

工作劳累易体虚便秘，可吃松子治疗

现如今，患有便秘的人越来越多，而患上便秘的原因也是各不相同。中医学认为，体内气机郁滞、津液不足以及脾肾虚寒等都可能引起便秘，也就是中医常说的体虚型便秘。

王林富是一家机械公司的经理，主要负责技术工人的人事安排以及机械工程的安排。这份工作对体力有很大的要求，王林富虽已人到中年，但仍旧体力强健，很少生病，周围的朋友都很羡慕他。

最近，王林富所在的公司接手了一个大业务，为了按时完成任务，整个部门都加班加点地工作。王林富的工作状态也紧张起来。但在工作最忙的时候，王林富的妻子却生病了，他一边上班，一边照顾妻子。

为了兼顾事业和家庭，王林富只好辛苦自己。高强度的工作，饮食无规律再加上忧虑上火等因素使他患上了便秘，上厕所的时候就遭罪。在亲人的催促下，王林富去看了一名比较有名的中医医生。

医生在听完他的描述之后，诊断他为体虚型便秘。王林富觉得自己一直身体很好，怎么会患上便秘呢？医生解释道，即使平时身体很好，人上了年纪，体内各项功能都有所减退，再加上劳累和忧心，饮食不规律等多种因素，使得身体虚弱，体内积劳郁滞，最终导致患上便秘，这种情况是很常见的。

考虑到他最近很忙，医生给他开了个简单的老偏方，即取松子仁20克碾碎，精盐少许，同粳米100克煮粥，分早晚服食。在食用过这个食疗的老偏方不久后，王林富的便秘就有了明显的好转。不再受病痛折磨的他，又可以精力充沛地投入到工作中，也能够更好地护理他的妻子了。

松子仁，性温，味甘，归肝、肺、大肠经，具有和中补气、养血安神、滋阴养液、润燥滑肠等功效，对体质发虚、肺燥咳嗽、口渴便秘、头晕目眩有良好的疗效。现代医学研究表明，松子仁中含有大量的脂肪油，具有润肠通便、缓泻而不伤正气的功效，对体虚便秘、小儿津亏便秘有一定的食疗作用。

需要注意的是，此种方法特别适宜于中老年体质虚弱、大便干结的人使用，但便溏、咳嗽痰多、腹泻者忌用。由于松子仁中所含油脂丰富，肝功能严重不良者应慎食。

粳米就是我们常说的大米，它性平，味甘，归脾、胃经，具有补中益气、平和五

第十五章 便秘老偏方，狙击"职场健康新杀手"

脏、止烦止渴、健脾和胃、强阴壮骨等功效，可用于脾胃虚弱、营养不良、烦渴体虚等病症。现代医学研究证实，粳米中含有人体必需的淀粉、蛋白质、脂肪、维生素以及微量元素等营养成分，为人体提供所需的营养和热量。尤其是粳米米糠层的粗纤维分子，有助于胃肠蠕动，对胃病、便秘、痔疮等疗效都很好。

除此之外，体虚的人平时一定要注意加强营养和自身的养护，否则会因为体虚而导致身体抵抗能力下降，这样一来，各种病痛就都会找上门来。只有多进行体育锻炼，合理膳食，方能塑造好的体格。

运动不足引发便秘，黑芝麻煮粥疗效好

便秘，对于广大上班族并不陌生，由于生活条件提高，很多都市人每日的进食中全部或者大部分都是精细的食物，再加之很多人长期在办公室工作，而缺乏身体运动，导致胃肠动力不足。尤其是一些需要经常出差的工作，生活规律等方面常受到外界的干扰而改变，以至于正常的排便习惯受到影响，最终导致便秘。

冯宇阳在一家美容杂志社当策划编辑，一直都很喜欢美容的她，对这份工作十分热爱，再加上她比较内向，平时没有什么应酬活动，因此大部分的时间都待在杂志社里构思策划、搜集资料以及分析受众关注点等。

由于自小便生活在南方，冯宇阳特别不喜欢吃粗粮，而是很喜欢一些精致细腻的食物。

前不久，冯宇阳发现自己上厕所的时候排便非常困难，一开始觉得是自己饮水量过少，但在之后的几天里，即使喝了大量的水，还是不起效果。于是，冯宇阳去了离公司比较近的一家中医院。

在和医生详细地描述了自己的症状和生活情况后，医生诊断其为便秘。冯宇阳惊讶于自己平时吃饭十分注意，竟然还会得便秘。医生解释道，她之所以会患上便秘，其实和她的饮食习惯有着很大的关系。由于冯宇阳平时吃的食物都太过精细，以至于缺少残渣，结肠运动得不到有效而充足的刺激，运动能力下降。并且她长期待在办公室的座椅上工作，运动不足，腹部肌肉运动量不足，最终就导致便秘的发生。

于是，医生给冯宇阳开了个老偏方，即取黑芝麻粉60克，甜杏仁粉150克，大米粉50克，拌匀，加适量水煮成糊，再加少许白糖调味即可食用。尝试之后，冯宇阳觉得味道还不错，食用一段时间后，便秘的情况大大得到改善。

黑芝麻性平，味甘，归肝、脾、肾经，具有补益肝肾、养血益精、润肠通便的功效。对于头晕眼花、须发早白、病后脱发以及肠燥便秘者有不错的效果。现代研究表明，黑芝麻有致泻的功能，它所含有的多种人体必需的氨基酸在维生素E、维生素B_1的作用下，能加速人体的代谢功能，调节胃肠功能。有习惯性便秘的人，肠内潴留的毒素会伤害人的肝脏，造成皮肤的粗糙，而黑芝麻恰好能治疗便秘，并且滋润皮肤，保持皮肤的柔嫩、细致和光滑。

此外，黑芝麻还具有降血脂、抗衰老的作用，它所含有的脂肪大多为不饱和脂肪酸，有延年益寿的作用。

甜杏仁性平，味甘，入肺、大肠经，具有润肺宽胃、祛痰止咳、补中益气、润肠通

便、平喘的功效。现代研究表明，甜杏仁中含有丰富的蛋白质，其含有的大量纤维有益于肠道组织，促进肠动力，它还能促进皮肤的微循环，具有美容养颜的功效。

除了以上介绍的用于治疗便秘的偏方外，还可以用黑芝麻和香蕉搭配，取香蕉500克，黑芝麻25克，用香蕉蘸炒至半生的黑芝麻嚼食。每天分3次吃完。

香蕉性寒，味甘，入肺、大肠经，具有清热止咳、生津养肺、润肠通便等作用，对于大便秘结、痔疮出血有不错的疗效。现代研究表明，香蕉所含有的果胶，可刺激大肠的蠕动，使得大便通畅。

需要注意的是，香蕉性寒，体质偏寒者，最好少吃或者不吃，比如口淡胃胀者、泄泻者、怀孕期间脚肿者以及胃酸过多者等，而且最好不要空腹吃香蕉。

韭菜是上班族治疗便秘的法宝

现在的上班族，生活节奏多以工作为准，工作上面的变动立刻就会影响自身的生活规律，再加上平时没有养成良好的生活习惯。总是抱着侥幸的心理，仗着年轻体壮，过度消耗身体，因此，很容易患上便秘之类的疾病。一旦得了便秘，千万不要忽视，以防止其发展成为严重的病症。

陶芊芊是一名职业网络写手，经常在家里写一些网络畅销小说，然后放到各大小说网上，并赚取稿费。由于陶芊芊的小说十分吸引人，在网络上点击量高，很受欢迎，因此稿酬很不错。

这份工作不用挤公交车上班，不用坐办公室，在家里就可以完成，很是"惬意"，因此陶芊芊十分喜爱目前的工作。平时在家里工作的时候，"灵感"喷涌而出时，她便会经常在电脑前一坐就是一整天。而且吃饭从来不按时按点，写得好了，自己就去大吃一顿；进展不顺利的时候，就会因心情抑闷而不吃饭。

最近，陶芊芊的写作遇到了瓶颈，为此她着急上火，而且还发现自己排便十分困难，好几天都不能有一次正常的排便。感到难以忍受的陶芊芊去医院进行了检查，检查结果为便秘。遵医嘱吃了一些西药后，便秘有所缓解，但停药后不久，还是会复发。在无奈之中，陶芊芊去看了中医，想寻求调养的方法。

中医在了解了陶芊芊的具体情况后，给她介绍了一个老偏方，此方分内治和外治。外治：用干净的容器，倒入适量沸水，再放入适量新鲜干净的韭菜，尝试温度适宜后在肛门处先熏后洗。内治：取韭菜根50克，洗净，连根带叶捣烂取汁用温开水送服，每日一次。

在中医的指导下，陶芊芊回家后试用了这两个办法，几天就有了明显的效果。由于韭菜对于便秘以及身体的清毒方面有着良好的疗效，因此陶芊芊决定在日常饮食中要常吃韭菜，不给便秘回头的机会。

韭菜性温，味辛，入脾、胃、肾经，具有补肾壮阳、益气暖胃、健脾除湿、温中开胃、行气理血等功效，主治肾阳虚弱、腰膝酸冷、脾胃虚寒、腹中冷痛以及便秘等。现代医学研究表明，韭菜中含有多种纤维素，纤维素能刺激消化液分泌，帮助消化，增进食欲，并能促进胃肠蠕动，缩短食物在消化道内通过的时间。

第十五章 便秘老偏方，狙击"职场健康新杀手"

此外，韭菜还含有挥发性精油及硫化物等特殊成分，散发出一种独特的辛香气味，有助于疏调肝气，增进食欲，增强消化功能。韭菜的辛辣气味还有散瘀活血，行气导滞作用。

需要注意的是，多食韭菜会上火且不易消化，因此阴虚火旺、有眼病和胃肠虚弱的人不宜多食。

红薯+大枣，治疗便秘效果好

情绪上的变化往往也会反映在身体上，在紧张而忙碌的工作中，如若因为工作抑或家庭等原因而上火忧虑，常会导致一些身体上的小病，如上火、便秘等，小病没有致命危险，但病发时候比较折磨人。因此，上班族最重要的还是保持良好的心态，心态主宰生活常态。

张松是地铁站的售票员。由于办公空间有限，张松只能在狭小的服务窗口内工作，几乎天天坐着，再加上在地铁站上厕所不方便，张松也尽量减少喝水量。

最近张松的女儿刚刚参加了高考，高考成绩一公布，张松就开始发愁。孩子平时学习很用功，偏偏高考的时候发挥失常，都是心理素质太差惹的祸。孩子还因为这事生了病，这更让张松揪心了。

正因为着急上火，张松的身体出现了小问题。这几天，他上厕所的时候，有排便困难的现象。最初，张松并没有太在意，但后来他发现自己的大便中出现了血迹，这才紧张起来，赶紧去看了医生。

经过医生细心的诊断后，确定张松得了便秘，而不是什么很严重的恶性病。医生向他分析了致病的原因主要是他每日的工作几乎都是坐着的，在一定程度上阻碍了胃肠功能的正常发挥。又加上他因事忧愁，肝火旺盛，郁滞不泄，最终导致了便秘。

于是，医生给张松开了一个调养的方子，即取红薯300克，大枣50克，蜂蜜25克。将红薯去皮，切碎，大枣用清水洗净，将二者一起用500毫升水武火煮至约300毫升加入蜂蜜，再用文火煮5~10分钟，待凉后早晚服用。连汤带渣同时吃，每日一剂，服3~4天见效。

张松每天让太太把药熬好，然后装进他的保温杯中，带到单位饮用。由于红薯、大枣和蜂蜜不仅有治病的功效，而且味道很好，于是张松也很乐意喝。喝了几天后，张松就排便正常了，他还把这个方子介绍给了周围的同事。

红薯，在北方多被称为地瓜，性凉，味甘，归肺、胃经，具有生津止渴、宽肠通便、补脾益气的功效，主治脾虚气弱、大便秘结、肺胃有热、口渴咽干等病症。现代医学研究证实，红薯在经过蒸煮后，部分淀粉发生变化，与生食相比可增加40%左右的食物纤维，能够有效地刺激肠道的蠕动，促进排便。

枣性平，味甘，具有益气补肺、气血调和的作用，是脾胃虚弱、气血不足、倦态无力、失眠等患者良好的保健营养品。同时大枣中含有丰富的维生素C、维生素E等，具有很强的抗氧化活性，可以促进人体的新陈代谢，增强体力，减轻疲劳，预防心血管疾病。此外，大枣中含有的多糖可提高机体的免疫力。

工作紧张易大便干燥，可喝芋头粥

随着生活节奏加快和膳食结构改变，便秘在城市人群中的发病率呈上升趋势。而工作压力大、精神长期紧张，是引发便秘的原因之一。

在一家大型综合医院针对400多名护士进行的调查报告中显示：内科、重症监护室等工作忙、压力大的科室护士便秘患病率超过74%，而老年科、血液科护士发病率仅为26%和17%。这充分说明了工作紧张的人更易患便秘。因此，办公室白领要防治便秘，除了要多吃蔬菜，多喝水，多运动外，还应注意调节工作节奏，避免精神紧张。

董萱是一名急诊科的护士，平日里工作特别忙，又很爱吃辣椒和油炸食品。一到秋冬季节，就很容易便秘，有时候还会便血。她的婆婆老家有一个偏方，即用芋头和大米煲粥，据说每天空腹喝一碗或两碗芋头粥，对便秘有显著疗效。入秋之后，董萱的婆婆便每天给董萱做芋头粥当早餐。芋头粥要乘热喝，喝时加上少许醋则疗效更好。喝芋头粥，排宿便，对肠胃非常好，这是董萱用药后的体会。

其实，这个食疗偏方制作起来很简单：准备芋头250克，粳米50克，盐适量。将芋头去皮切块，将粳米淘洗净，粳米与芋头一起加水同煮粥，粥成用盐、油调味，随时服用。此粥有散结、润肠、利便之功效。

芋头的学名叫"芋艿"，不过人们更愿意亲昵地称它芋头，既可作为主食，又可用来制作菜肴、点心，是人们很喜爱的根茎类食品。很早以前，人们就认识到芋头的众多益处了。中医认为，芋头性平味甘，能补益肝肾、丰肌润肤、理气化痰、养胃、通便、解毒。它滋补脾胃，适合有胃病与消化不良的人吃。它容易消化，护胃宽肠，既可防治便秘，又能止泻，有习惯性便秘的职场人士吃芋头，能通畅肠胃。大病后或体质虚弱的人食之，有助康复。因为芋头所含热量不高，肥胖者可用其代替部分粮谷类主食。

现代医学也证实了芋头治便秘的显著功效：芋头含有一种天然的多糖类植物胶体，能增进食欲，帮助消化，有止泻的作用；同时又有膳食纤维的功能，能润肠通便，防止便秘。

此外，芋头还是营养佳品，因为它富含蛋白质、钙、磷、铁、钾、镁、钠、胡萝卜素、烟酸、维生素C、B族维生素、皂角苷等多种成分。其所含的矿物质中，氟的含量较高，所以芋头也具有洁齿防龋、保护牙齿的作用。

芋头是一种碱性食品，能中和体内积存的酸性物质，调整人体的酸碱平衡，产生美容养颜、乌黑头发的作用，还可用来防治胃酸过多症。

此外，现代研究还发现，芋头有抗癌抑癌作用，乳腺癌、甲状腺癌、恶性淋巴癌患者在术后做放疗与化疗时，吃芋头，能起到辅助治疗的作用。

需要注意的是，芋头要选用早芋头或红芽芋头，不要买香芋。香芋吃了容易胀胃，此外，芋头的黏液中含有一种复杂的化合物，遇热能被分解，这种物质对机体有治疗作用，但对皮肤黏膜有较强的刺激性，因此在剥洗芋头时，手部皮肤会发痒，但在火上烤一烤就可缓解，也可在剥洗芋头时最好戴上手套。要注意的是，芋头烹调时一定要烹熟，否则其中的黏液会刺激咽喉。

芋头不能生吃，中医称"芋头生吃有微毒"，是因为生芋头中含触及咽喉会产生痒痛的黏液，熟吃则无。另外，每次吃芋头不宜超过100克，即相当于中等大小的芋头2~3只。中医称"多食有滞气之弊"，所谓滞气，即表现为腹胀、打嗝。芋头也不能和香蕉同食，容易中毒。

吃点泡蒜，有效缓解因工作紧张而引发的便秘

人体就好像一台机器，平时按照正常的程序运转，不会有什么故障，一旦它的工作条件被打乱，就会产生一系列的麻烦。而人们的身体功能，恰恰就是这样的道理，平时按照正常的节奏工作，可谓得心应手，一旦遇到紧急任务，或者是工作量骤然间加大，往往就会在劳累的同时，打破体内的平衡，从而使人体这台机器出毛病。

李庆浩是公司的会计，平时工作量并不大，但每逢年末的时候，工作量就会突然增加。因为年末的时候，不仅公司的各个部门要报账、清算，整个公司的财务运转情况都要做最后的总结。

李庆浩与同事想要在公司开年度总结大会之前完成所有的事情，但因财务部门本身人手就不够，这更增加了工作的紧张度。李庆浩在一周的时间里，加班加点终于按时完成了任务。紧张的工作结束之后，李庆浩发现自己的身体出了问题，即大便次数减少，排便困难，并伴有腹部胀痛。

李庆浩去医院进行检查后，诊断为便秘，但比较轻微。医生说，由于李庆浩作息规律突然被破坏，而且饮食无规律，再加上工作量大，精神压力大，最终导致便秘的发生。李庆浩便秘的原因属于功能性病因，生活节奏的突然改变干扰了正常的排便习惯，从而便秘。

于是，医生给他开了这样的药方，取干净玻璃瓶一只，剥皮蒜250克，40度左右白酒适量。将蒜放入瓶中，倒入白酒，以淹没蒜为准，浸泡24小时以后即成。每顿饭吃两三瓣不喝酒，蒜吃光后换酒另泡。由于这个方法简单、易操作，所以李庆浩回家后就开始尝试，吃了几天后，便秘的情况果然好转了。

大蒜性温，味辛，归脾、胃、肺经，具有解毒杀虫、消菌消肿、温中消食、暖胃健脾、行滞气等功效，主治饮食积滞、脘腹冷痛、水肿胀满、便秘等病症。现代医学研究表明，大蒜中含有的辣素，能使胃酸分泌增多，具有刺激作用，因此可以刺激胃肠，帮助排便。但同时需要注意的是，正因为它具有这样的作用，有胃溃疡或者十二指肠溃疡的患者不宜吃大蒜。有肝病的人，也要控制食用量，食用过量的话，可能会造成肝功能障碍，引起肝病加重。

此外，便秘使肠管内积聚了一些有害物质，使细菌有条件滋生，这也就是便秘容易引起其他更严重病症的原因。吃大蒜可以杀菌，因为它含有的蒜素，是一种有强烈抗菌力的物质，如对葡萄球菌、伤寒菌、链球菌等都具有杀菌功效。

白酒性热，味辛、甘，归心、肝、肺、胃经，具有温脾胃、厚肠胃、助药力、通行血脉的功效。现代医学研究表明，饮用少量低度白酒，可以扩张小血管，促进血液循环、清理血管壁内的杂物，加速血液循环，加强体内的新陈代谢。而且，白酒也具备一

定的杀菌作用,多种功效共同治愈便秘顽疾,轻松加便捷。

白领女性减肥引发便秘,快找黑豆帮忙

民间常说,是药三分毒。现在,有很多药都带有一定的不良反应,尤其是减肥药。很多女白领为了保持身材,觉得吃一些泻药来减肥不会对身体产生多大的影响。殊不知,药物中的不良反应在长期的服用中会慢慢显现。

朱煜冰在一家传媒公司做职员,主管时装走秀这部分的工作,因此她常常出入各大时装发布会,并且有机会穿上服装公司赞助的名牌服饰,这是许多女孩都梦寐以求的工作。美中不足的是,朱煜冰是个身材偏胖的女孩,因此她一直想尽办法减肥。

朱煜冰为了减肥,尝试过很多方法,最后发现,虽然吃泻药有点遭罪,但对于她来说,效果还是很明显的。因此,朱煜冰吃过各种各样的泻药。周围的朋友劝说她,泻药里面的成分也对身体有伤害,但朱煜冰觉得,反正吃完后就全部排泄出来了,应该不会有什么影响。

就是抱着这样侥幸的心理,朱煜冰长期滥用泻药。一段时间以后,朱煜冰发现自己一旦停用泻药后,不仅肥胖会反弹,而且排便非常困难,而在这之前,自己的排便是很正常的。朱煜冰这才感到担心,于是去医院进行了检查,医生经过检查后,确认朱煜冰是患上了便秘。

朱煜冰对自己患上便秘感到很奇怪,因为自己隔三岔五地便会吃泻药来彻底排泄一次。按理说,排便应该比别人更舒畅,怎么反而得了便秘呢?医生介绍道,现在很多年轻的女性白领,不顾身体健康,为了身材美而滥用泻药,其实危害很大。就比如像朱煜冰这种情况,就是因为滥用泻药造成了药物依赖,胃肠功能紊乱,从而形成便秘。

为了让机体摆脱对于药物的依赖,医生给朱煜冰开了食疗的方子,即取黑大豆炒熟研末,用酥油调和,每次饭前用温开水送服。每次一匙,每日2次。在遵照医嘱服用了几天后,朱煜冰的排便逐渐恢复正常,而且她听从医生的吩咐,不再乱吃泻药,而是通过健康科学的方式减肥。

黑豆性平,味甘,具有消肿下气、润肺燥热、活血利水、补血安神、美容养颜、促进消化、提神明目的作用,食用黑豆可以祛风除热、调中下气、解毒利尿。现代医学研究证实,黑豆皮为黑色,含有花青素,而花青素是很好的抗氧化剂来源,能够清除体内自由基,尤其是在胃的酸性环境下,抗氧化效果极佳,既可以美容养颜,又可增加胃肠蠕动。

此外,黑豆中的粗纤维含量高达4%,食用黑豆可以提供食物中的粗纤维,促进消化,防止便秘发生。但黑豆不宜生食,尤其是肠胃不好的人容易出现胀气现象,因此,在此方中要将黑大豆炒熟研末。

酥油性微寒,味甘,具有和五脏、补气养血、和中健脾、滋润胃肠的功效,配合着黑豆进行通便润肠的功效。在二者的共同作用下可治愈便秘。

节食过度引发便秘，可用桃花来治

为拥有苗条的身材，不少都市白领女性在盲目减肥或者过度减肥，结果给自己的健康造成了损害。这样的例子层出不穷，但是很少有人知道，过度减肥的危害之一是便秘。

控制饮食是减肥的基本要求，很多女性在减肥的时候很少正常进餐，而且极力减少食量，这样会造成可以化为粪便的物质减少。排便量也会相应减少，长期下去，就会造成少量的食物残渣积存于体内，最终导致便秘。另外，女性的皮下脂肪虽然比男性多，但内脏脂肪比男性少。而且减肥以后，腹肌会减少，而腹肌支撑内脏的作用也会随之减弱，容易引起胃下垂，随之肠道受到挤压也会下垂，最终导致肠内弯曲增加，大便难以顺利通过。靠服用泻药来减肥的女性也很容易便秘，因为市面上所卖的泻药基本上是通过刺激肠壁促使其收缩而促进排便。长期服用此类泻药，肠道就会因为习惯这种刺激而造成蠕动能力减弱，自行排便就会更加艰难。

由此看来，不科学的减肥方式也是导致便秘的元凶之一，而如今减肥几乎成为大部分女性的生活主题之一，更有越来越多的女性采取实际行动，加入减肥的队伍。但是一定要选择健康科学的方式，否则导致便秘，就事与愿违了。

美华是位爱美如命的女白领，其实她本身就偏瘦，却总梦想着拥有赵飞燕一样的魔鬼身材。一开始每天忙着转呼啦圈、跳绳，后来觉得太累放弃了。接着又开始学习用各种按摩手法，结果还是因为觉得麻烦不再坚持，最后美华采取了毫不费力的减肥方法：少吃甚至不吃，还变本加厉地买来大堆减肥茶。最初几天，美华饿得胃疼，但心想："这是最后的办法，不坚持也得坚持，况且还能省下不少饭钱呢！"结果一个多月里美华都没有正经吃过一顿饭，经常是一个苹果、一包零食、几片饼干。最后美华真的"如愿"减肥成功，同事们见到她都会关心地问一句："美华你是不是不舒服啊？"因为美华减肥后的样子就像是大病初愈：皮包骨头，脸色惨白，头发也干得像枯草，谁看了都会心疼。

美华在经过两个月的节食之后，明显感到身体大不如前，决定从此适当增加食量，没想到想吃却吃不下了。原来她的胃早已被饿得自动收缩，吃一点东西就会发出饱胀的信号，而且还出现了便秘的现象。美华见过因为便秘长痘或者有口臭的漂亮女生，一想到自己也会变成那样，就很担心，于是赶忙去找医生求助。

医生建议美华立即开始按时适量吃饭，这样胃就会慢慢恢复到之前的状态，医生还告诉美华一个用桃花治便秘的老偏方，而且这个偏方不仅能治疗便秘，还具有美容减肥的功效。

离开医院，美华就抓紧时间去药房买桃花瓣。用过一段时间后，她果然身心通畅，舒服很多。同事们看到美华重新变回白里透红的脸，都夸她比以前漂亮了。

用桃花治疗便秘的具体做法是：准备桃花瓣6克。将其研成细末，用温开水送服即可。桃花瓣味苦，性平。具有泻下通便，利水消肿的功效。对于治疗便秘、腹水、水肿都有比较显著的效果。

上班族便秘了，快找芦荟来帮忙

便秘已经成为越来越多上班族的"小毛病"，毛病虽然不起眼但是能给人带来不少烦恼。女性便秘就意味着美丽不再，肌肤失去光泽和白皙，色斑也会乘虚而入。男性便秘也会使油脂分泌加速，人也比平时更易感觉疲倦。

便秘的形成与人体的肠胃有关。人体的肠壁并不是光滑的表面，而是由很多褶皱构成的。食物的残渣会在褶皱中堆积，只有加速肠胃的运转才能将这些残渣排出去，可是由于人们不良的饮食习惯和其他原因的作用，这些食物残渣移动过慢，使大便干硬，产生便秘。

生活中，不少人忽视便秘，觉得多喝水就可以解决问题，这种观点是十分错误的。便秘一旦出现就要及时治疗，因为便秘意味着身体中有很多排不出来的毒素存在。它们会通过血液循环影响人体各部位的健康，长期受便秘困扰的人患结肠癌的概率要高于常人。

由此可见，便秘一定要治，而且要选择正确高效的治疗方法才行。这里我们向大家推荐的治疗便秘的偏方——芦荟方。我们大家都知道，芦荟是一种很有名的草药，历史悠久。公元前2~3世纪，北非地区就用它来治疗便秘。

40岁的袁莉是一家服装公司的老总，平时忙于工作，饮食上多不规律，因此落下了便秘的毛病。她自己认为这是个小毛病，没太在意，再加上工作太忙，也确实抽不出时间去看医生。即便是便秘很严重的时候，她也只是去药店买一些泻药来吃，只要不是十天半月排不出大便，她都觉得不是问题。但有一次她去外地出差了一个月，由于水土不服，在出差的后半个月里，她一直都未排便。

在回公司的软卧车厢里，她遇见一对老夫妇，带了一个孙女。她见每餐后老人都要给女孩吃约为一寸的翠绿色食品，而且女孩经常吃得很开心。她感到好奇，就问："孩子吃的是什么？津津有味的。"

老太太回答说："这是芦荟，我这孙女从小就有便秘的弊病。2~3天才大便一次，又干又硬，拉不出来，经常又哭又喊，大人看着都心疼。有时不得不灌肠。在广州、上海、北京跑了许多大医院，找了不少名医，吃了数不清的中西药、民间偏方，没有明显效果。后来听人说生食芦荟有效，将信将疑地尝试了。吃了第三天孩子就排出许多硬结的深色粪便，我们大喜过望。从此坚持给她吃芦荟，至今已一年多了，她现在大便通畅，所以也愿意吃。"

袁莉很吃惊，又问："芦荟种类很多，给她吃的是哪一种？每天吃几次，每次吃多少？"

老太太又说："吃的是库拉索芦荟（又名美国芦荟）和中国芦荟，现在国内栽培得比较普遍。有些人家院子里，阳台上都有栽种。其他芦荟品种不能随便吃，因为有的芦荟有毒，没有这种疗效。根据我们实践的经验，三餐后各服一次，大约每次吃1寸芦荟叶片。"

袁莉又转而问小女孩："你吃芦荟有什么感觉？"

小女孩回答说:"有些苦味,黏黏的、滑滑的。"

老太太接着说:"是啊,现在芦荟成了她的饭后甜点了,走到哪里,带到哪里。"

回到家后,袁莉赶紧去花草市场买了一盆库拉索芦荟和一盆中国芦荟,又查了文献资料,得知以上两种芦荟的苦味主要来自叶片的表皮(即绿色深的部分),里面半透明状的叶肉部分无苦味,嫌苦的话可以自行将绿皮剥去。袁莉按老太太说的方法开始每天吃芦荟叶,有时也把鲜芦荟,榨汁饮用,一般在8~12小时候就能有所效用。1个月后,袁莉便秘的毛病果然有了很大的改善,她又坚持吃了半年,再加上开始注意规律饮食,渐渐便秘的毛病就消失了。

芦荟性味苦寒,和大黄一样,有泻下作用,对于慢性肠胃病、消化不良和便秘等很有效。另外,芦荟还有治疗创伤、抗癌等作用。芦荟中含有芦荟大黄素等蒽醌衍生物,为其泻下的主要成分。芦荟的味道极苦,它的苦味能提高肠胃的功能,所以它还可以当做健胃药来使用。

需要注意的是,有些人会对芦荟过敏,如出现红肿、起疙瘩、腹痛等症状,严重的腹部还会有灼热感。所以在食用芦荟前,应当先做皮试。如果没有异常现象,方能使用。初次内服,若出现恶心、呕吐或下泻等症状,有的人是暂时现象。如果这种情况出现次数较为频繁,则应停止食用。

缓解便秘,荸荠比药还灵

对于每天久坐办公室的职场白领来说,因为缺乏运动,再加上工作压力大,或是饮食不规律等,很容易导致便秘。

许多人以为便秘只是无关紧要的小毛病,其实不然,便秘除了会引起口臭、痔疮等病症外,严重的还可能成为脑出血、心肌梗死等突发性疾病的诱因,从而使人猝死。比如,著名相声表演艺术家马季心胸开阔,本应是高寿之人,然而却因有便秘,在排便时用力过大,导致心肌梗死复发,心脏骤停而猝死。

由此可见,及时治疗便秘,对办公室一族是十分必要的。而对治便秘,最好的办法不是吃药,而是食疗。

郝蕾大学毕业后,离开了自己的家乡,到北京来闯荡,并顺利找到了一份策划助理的工作,尽管每天的工作量都很大,三餐都不定时,还常常熬夜加班,但她干得很开心。没多久,郝蕾却发现自己便秘了,而且还很严重,她每天最害怕的事情就是上厕所,因为她常常要在厕所里待很长时间才能排便。

起初,郝蕾买了一些治便秘的药物来服用,便秘的症状确实有所好转,但一停药,便秘的症状就又出现了,而且排便不畅还使她经常腹胀、腹痛、食欲不振,甚至出现了便血的现象。为此,吃了各种各样缓解便秘的药物,光药费就花了近万元,但没有任何效果。

后来,郝蕾去农贸市场买菜时,发现一位七十多岁的大爷买了很多荸荠。于是,好奇地问道:"您买这么多荸荠干什么用呀?"大爷耐心地告诉郝蕾,两年前他得了便秘,自从吃了荸荠,症状大为好转。郝蕾听后,喜出望外,马上请教他怎么吃。大爷说道:"把荸荠洗干净,掐头去尾,中间不削皮。如果3~4天排便1次,每天吃50~60个;如果大便干结,每天可吃20~30个。吃一段时间荸荠后,便秘会很快缓解。"

听了大爷的建议,郝蕾马上买了些荸荠回家。坚持食用一周后,大便没有以前那样干结,排便时间也从原来的4~5天缩短到2~3天。仅一周时间,疗效就比药物明显,而且还没有药物不良反应。目前,郝蕾的大便已恢复正常,过去因便秘引起的腹胀、腹痛、食欲不振、便血等症状也随之消失。

荸荠,俗称马蹄,又称地栗,皮色紫黑,肉质洁白,味甜多汁,清脆可口,自古有地下雪梨之美誉,北方人视之为江南人参。中医饮食养生学认为,荸荠味甘性寒,具有清热化痰、消积利湿的功效,适用于发热烦渴、便秘、痰热咳嗽、肝阳上亢(如高血压病)等病症。

现代医学临床实践也证实,适量食用荸荠确实有预防便秘的作用,但荸荠对实热、阴虚或气滞所引起的便秘效果较佳,而对气虚、血虚及阳虚所引起的便秘则不适宜。而且每天进食荸荠的量也不宜偏多,且不宜长期食用。由于荸荠属于寒性食物,所以脾胃虚寒及血虚者不宜食用。健康人也不宜长期食用,以免寒凉之气损伤人体的阳气。另外,荸荠中含淀粉较多,糖尿病患者也应慎食。

荸荠可生食,也可熟食。生食荸荠时,要先将荸荠洗净,削去外皮,就可直接食用。熟食荸荠的方法也很简单:将荸荠洗净煮熟,削去外皮后食用即可。

葱醋敷肚脐,促进新陈代谢治便秘

上班族们在紧张的工作之余也经常要参加一些业余活动,但其中一些年轻人,总是一时兴起,不顾身体健康而妄为,通过尽情地玩来释放工作压力。但事实上,这样的方式对身体健康反而有很大的伤害。

刘晓彤在一家唱片公司工作,接触到的都是最潮流、最前沿的音乐和时尚元素。由于年轻,再加上身边的朋友圈都是些爱玩的人,因此下班后,大家总是先聚在一起玩一会儿,再各自回家。

最近公司因为业绩很好而举行了一次小型的庆祝活动,大家一起出去吃饭、玩乐。由于公司老板是重庆人,很喜欢吃辣,因而活动时的餐饮也以辛辣为主。饭后众人又一起去了海边冲浪、游泳,好久没有放松的大家,玩得特别开心。精彩节目还没结束,刘晓彤又和同事们去了常去的酒吧,一边喝酒,一边聊天,一边做游戏,玩得不亦乐乎。

结束后,意犹未尽的晓彤又叫了几个同事去了火锅店,酣畅淋漓地吃完之后众人才满意而归。回到家里的刘晓彤,洗漱完躺在床上没多久就感到胃里好像翻江倒海一般,拧着劲儿地疼,可上厕所时却排泄不出来。家里人害怕了,连忙带着刘晓彤去了医院。

医生检查后,认为她在前一段繁忙的工作中,已经患有便秘,但并未引起足够的重视,而聚会的时候,她先后吃了大量辛辣和生冷的食物,游泳时又着了凉,因此积食于肠间,不能下行,大便多日不通,寒邪凝结导致了上述症状。

为了尽快让刘晓彤脱离痛苦,医生告诉她一个方法,即取大葱2000克和适量的醋。具体的操作方法是:将葱白洗净切丝,放入锅内加醋炒至炙热,分2份用纱布包好,趁热敷脐上，凉则互换，不可间断，6小时后大便可通。

葱性温，味辛，入肺、胃二经，具有发表通阳、利肺发汗、温中理气、解热祛痰、通乳止血、定痛疗伤、解毒调味的功效。现代研究证实，大葱中含有具有刺激性气味的挥发油和辣素，能祛除腥膻等油腻厚味菜肴中产生的异味。不仅如此，它所产生的特殊香气，具有较强的杀菌作用，可以刺激消化液的分泌，增进食欲。同时，这种挥发性辣素在通过汗腺、呼吸道、泌尿系统排出时，能够轻微刺激相关腺体的分泌，而起到发汗、祛痰、利尿、加快胃肠代谢等作用。

把处理好的葱放到肚脐周围热敷，是因为这里有一个神阙穴。中医认为，此穴为经络的总枢纽，气通百脉，由于其无皮下脂肪组织，且脐内含有丰富的血管以及大量淋巴血管与神经，因此渗透性很强，药物分子较容易透过它进入体内，并迅速散入全身。因此，在此处敷药物，便具有通络活血、消除腹胀的功效。

葱属百合科，在我国栽培历史悠久。根据葱白的长短又可分为两个类型，大葱植株高大，葱白洁白而味甘。在北方，它是日常家居生活中必备的食物，不仅可做调味品，又可用来杀菌，提高机体免疫力。而南方大多是小葱，又被称为香葱，是一种常用的调料，一般用来生食或者拌凉菜用。

以上的偏方中也可以用香葱，因为香葱中所含有的果胶是一种水溶性的膳食纤维，有良好的润肠通便的作用，对于治疗便秘，保持肠道正常菌群生长有很好的作用。此外，葱还富含维生素C，有舒张小血管，促进血液循环的作用，带动体内新陈代谢的加速进行。

热水熏洗肛门，快速促进排便

便意甚浓却无论怎么用力都排不出来，其实很多办公室白领都有过这样的痛苦和窘态。这时，人们都渴望自己能获得灵丹妙药，吃下立即就可以顺畅排泄，因此许多人都喜欢使用泻药来解决便秘问题。然而，泻药只是治标不治本，而且滥用泻药对身体有害无益。泻药的作用是刺激肠黏膜，使之润滑肠壁产生便意，不能长期滥用，否则会造成肠子对药物产生依赖性，离开泻药就排不出便，而且容易引起大肠黑变病，一旦不用泻药，便秘更加严重。

还有些人自以为略知医药之道，喜欢在便秘时自作主张地滥用以大黄为主的清热泻下药来自解便秘。而大黄苦寒，损伤脾胃，不能多服，特别是老年人和产妇更应谨慎。

那难道就没有快速缓解便秘症状又不会对身体造成任何损伤的方法吗？答案是有的。只需一块纱布和一小盆热水，就可以马上解决问题。

28岁的小麦最喜欢吃辣椒，一天吃两次辣辣的火锅是经常的事，以前除了三五天大便一次，脸上偶尔起个痘痘，也没觉得怎么样……

年初，小麦怀孕3个月，便秘的情况更加严重了。小麦担心长期便秘会影响胎儿的健康，于是便去医院就诊。医生详细询问完她目前的情况后，考虑到胎儿的健康，便推荐了一个老偏方，即用热水熏洗肛门，就可以及时帮助其排便。刚听到这个办法时，小麦还有点不太相信，不过心想也没有比这个更快了，那就试试再说。没想到尝试几次之后小麦便秘的症状减轻了很多。

用热水熏洗促排便法具体做法为：在有便意时去厕所，提前准备好一个小盆和一小块毛巾，在盆内倒上热水（38~40℃为宜，自己感觉能够承受就可以），水面应该低于盆口，摆出平时大便的姿势，将臀部安置在盆上，开始熏洗。当感到水已经不热，而排便尚困难时，可将盆内冷水倒出，再加入热水继续熏洗，直到有便意为止。一般来说，熏洗30分钟后，即可排便。

热水熏洗肛门治疗便秘的原理是：热水能使肛门周围的血液循环改善，直肠壁受到热的刺激，进而加快了蠕动速度；肛门附近的干硬便受到热水的直接作用，可以变得软化一些，从而有利于排便；热水还可以使痉挛的肛门括约肌得到放松，因而有助于排便。

需要注意的是，对于初次体验热水熏洗的人来说，刚开始熏洗的时候可能会感觉水汽有点烫。此时可以将臀部稍微抬高一点。痔疮和肛裂患者，熏洗之前可以在热水中加入少量的食盐，有助于促进局部水肿与炎症的消失，也可以用1∶5000的高锰酸钾溶液坐浴，亦能有效消除炎症，预防进一步的感染。最好能早晚各熏洗一次。

此外，熏洗后最好用干而柔软的毛巾擦干外阴及臀部，以减少真菌感染，毛巾要专人专用，并定期用肥皂洗干净，在烈日下暴晒或煮沸消毒，毛巾浴盆宜放在阴凉通风的地方。如能在熏洗的同时，配合收缩肛门动作，对于增强肛门括约肌功能、改善局部血流状况、软化局部组织、缓解便秘症状疗效更佳。

上班族必知的治便秘特效穴——支沟穴

在办公室里，我们总是能看到这样一些人：明明已经过了青春期，但是脸上的痘痘依然层出不穷。医学家普遍认为，这些并不是什么"青春痘"，而是机体亚健康的表现。也就是说，如果你的痘痘经常出现在嘴角周围，那么提醒你，这是肠胃功能低迷的表现，最典型的症状就是便秘。

别看香巧今年才20岁，她已经是业界小有名气的插画师。凭着自己年轻力盛，香巧常常会接紧急的项目，也就常常不休息不吃饭地画图，久而久之，不仅累出了胃病，还有便秘的毛病。香巧的妈妈知道后，专门从老家过来照顾她，并监督她按时按量吃饭。这样调养了一年后，香巧的胃病差不多痊愈了，可她便秘的毛病却一直没有明显的好转。她一开始服用大黄，后来又改用开塞露，香巧妈妈认为这样老吃药肯定会对她的身体产生不良反应，于是心里很是担心。

香巧妈妈觉得香巧这样下去不是办法，就四处去找不吃药治便秘的方法。一次，香巧妈妈看到《玉龙歌》里有这样一句："大便秘结不能通，照海分明在足中，更把支沟来泄动，方知秒穴有神功。"于是，就开始自己按揉支沟穴，结果两穴轮换进行10多分钟之后，开始是酸胀感，即刻便有肠蠕动而产生了便意。

在自己亲身试验过支沟穴治疗便秘的效果后，香巧妈妈就对香巧建议说："你看电视时，不是讨厌广告吗？你就利用这个时间，多揉支沟穴，位置在手背侧腕横纹正中直上3寸（约4横指）处，支沟穴具有清利三焦，聪耳利肋，润肠降逆，舒筋活血，开郁行

第十五章 便秘老偏方，狙击"职场健康新杀手"

气，对你的便秘很有好处，可使大便规律或基本规律。我试过了，效果真的不错。"

在妈妈的监督下，香巧一有空就按揉自己的支沟穴，发现促进排便的效果真的很好，坚持按揉了一年后，香巧的便秘就基本痊愈了。

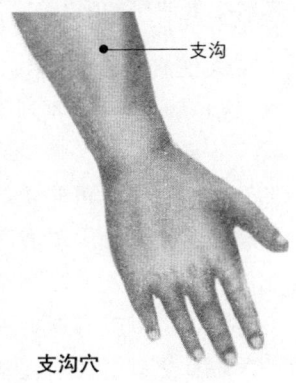

支沟穴在前臂背侧，阳池穴与肘尖的连线上，腕背横纹上3寸。找支沟穴时，首先要确定阳池穴的位置，手背往上翘时，在腕背横纹靠近小指的一侧能摸到一个深深的凹陷，这就是阳池穴。在阳池穴和肘尖画一条线，阳池向上四横指的地方，就是支沟穴。

找到支沟穴之后，将另一只手的食指指腹立起，垂直向下点按，点5~10秒，然后按揉3分钟，反复操作，每次点按的总时间控制在10~15分钟，要做到穴位局部有明显的酸胀感才有效。

中医认为，支沟穴能够润肠通便，对治久坐办公室的白领们的便秘尤其有效。而且不必花心思寻找地方和特定的姿势，在平时工作之余，卷起袖子就能操作。如果觉得用手指点揉太费力气，可以准备点穴器或是直接用笔来点揉，效果一样神奇。

缓解便秘症状，多多刺激章门穴

在快节奏的生活，很多都市上班族都忙于工作而没有时间来调理自身的身体，这也是便秘等病症广泛存在的重要原因之一。患上便秘之后，很多人的做法就是吃一些治疗便秘的药物，暂时缓解，但治病不治根，终究还是反复发作的。

无论是东方人还是西方人，女性患便秘的概率都比男性高。有人认为，这是因为女性通常没有在外边上厕所的习惯，有了便意却要忍耐，直到回家后才解决。日积月累，即使粪便堆积到大肠里，也不会产生排便的反应。

于景阳是一家线上游戏开发公司的游戏开发师，平时的工作就是坐在电脑前编程序，测试软件，几乎没有什么活动量。他从小就不喜欢喝水，从来都是口渴到极致才会喝上一点儿水。平时还喜欢吃一些辛辣的食物，觉得吃完后大汗淋漓的感觉很爽快。就是这样的饮食习惯和生活状态让他患上了便秘。

于景阳曾经尝试服用一些药物治疗的方法，但大多数药物多多少少都有一些不良反应，他害怕长期服用会对身体产生新的伤害。

在朋友的介绍下，于景阳拜访了一名老中医。老中医听完于景阳的描述后，告诉他一个中医穴位指压法治疗便秘的偏方。于景阳在老中医的指导下，按照此法治疗了一段时间，发现便秘真的有所好转，排便不再像以前那么费劲了，老中医还叮嘱他要多多坚持。

指压法治疗便秘的重要穴位都在腹部，有中脘、章门和大横。寻找章门穴可侧卧，在十一乳肋前端稍下方处便可以找到它。按摩章门穴还有疏肝健脾、理气散结、清利湿热的功效，主治腹痛、腹胀、泄泻等疾病，可以有效缓解消化不良、胃肠动力不足等病症。

大横穴也比较好找，它位于脐中旁开4寸处。对这几个穴位进行按压，每穴3~5分钟，治疗便秘可以收到很好的效果。掌握了这几个穴位的具体位置后，就可以变按压为揉摩。揉摩时要按顺时针方向进行，当掌下触及腹腔内硬物时，摩动要缓慢柔和，待腹部变软后，摩动可略快。自始至终手法都要轻缓，一点一点地慢慢加力，目的就是增强肠蠕动，使肠壁内津液润通，促使粪便排出。

在便秘状况有所改善后，敲打头顶的百会穴2~5分钟，或者按压拇指与食指之间的合谷穴，可以较好地巩固治疗效果。

除此之外，患有便秘的人，体内都缺乏水分，因而不论采用什么治疗手段，都要尽量多喝水。可以喝加柠檬汁的温水，也可以喝煮开的淡盐水。

便秘治疗要建立合理的饮食和生活习惯，养成定时排便的习惯，可晨起饮用凉开水促进排便，避免抑制便意。平时多食用含纤维素的食物和多饮水，避免久坐不动。

坚持按揉天枢穴，便秘很快就消失

预防便秘可多按摩身体上的穴位，因为便秘产生的原因多半是胃肠功能异常、精神压力过大、缺乏运动、水分或纤维质摄取不足等因素所造成。治疗上宜促进胃肠蠕动，同时多喝水、多吃蔬果，有空时多按摩天枢穴等人体穴位，可加以预防。

李珠今年23岁，在一家外企做市场助理，因为工作忙导致饮食、作息不规律，而患有便秘。病情较轻的时候，3~4天大便一次，病情严重时，则要依靠泻药才能排便。同时，便秘还给李珠带来了许多其他的烦恼，比如月经不调、痛经、腹胀，皮肤产生暗疮、色斑、视力下降，严重影响正常工作等。

后来，在一位朋友的介绍下，李珠找到一位老中医就诊，老中医给她开了一些药调养了两个月，她的便秘症状有了明显的好转。这时，老中医就建议她不要再服用药物了，可以多按揉腹部的天枢穴。李珠听了医生的建议，坚持按揉天枢穴半年多后，发现自己的大便完全正常了，月经也正常了，脸上的色斑也消退了。以后，无论工作多忙，她都不忘抽出时间来按揉自己的天枢穴，便秘的毛病就再也没有犯过。

天枢穴是集中了五脏六腑之气的胸腹部穴位，内外的病邪侵犯，天枢都会出现异常反应，起着脏腑疾病"信号灯"的作用。而且，天枢穴的位置正好对应着肠道，经常按揉此穴，能促进肠道的良性蠕动，增强胃动力。

天枢穴在肚脐两旁，是上下腹的分界，处于人体的中间地带。上半身为阳，下半身为阴，天枢即为阴阳转换的枢纽。可见，天枢穴在人体当中也是一个"交通要道"。

便秘者可每天坚持在两边的天枢处按揉50~100下。用中指压两侧的天枢穴，至有明显酸胀感时即按不动，坚持一分钟左右便有便意，然后屏气，增加腹内压，即可排便。也可用右手按逆时针揉小腹，如属下结（结燥部位在肠的下

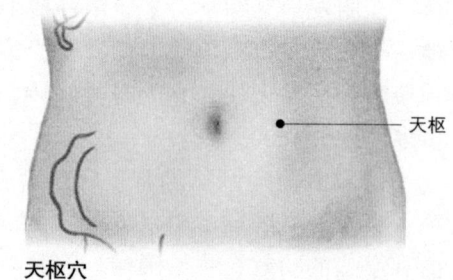

天枢穴

部），只用数圈，最多数十圈，便可通便。

如果是腹泻者，那么先排便，然后仰卧或取坐位，解开腰带，露出肚脐部，全身尽量放松，分别用拇指指腹压在天枢穴上，力度由轻渐重，缓缓下压（指力以患者能耐受为度），持续4~6分钟，将手指慢慢抬起（但不要离开皮肤），再在原处按揉片刻。经过治疗，腹泻者很快就会感觉舒适，腹痛、腹泻停止，绝大多数都能一次见效。

因为天枢穴能通肠道、排宿便，肠道通，脂肪便不会堆积，顺畅代谢，所以天枢穴还有减肥的功能。每天两次敲天枢穴，每次敲打5~10分钟，至小腹发热即可有显著的减肥效果。

上班族饮食不规律导致便秘，快用外敷+按摩

随着生活节奏越来越快，人们往往在快速的工作步伐中忽视了自己的身心健康。常常为了更好地完成工作而加班加点，饮食安排全凭主观喜好，种种原因导致了上班族们突发疾病或者无法及时发现隐性疾病。

夏小沫在一家工艺品公司做设计师，就像她恬静清新的名字一样，她所设计出来的工艺品，也是市场上最畅销、最有价值的。因此，公司为了让她专心地工作，为她单独设置了一个设计创作室，她在自己的创作室里任由想象力"天马行空"。

由于公司最近拿到一个比较紧急的订单，对方公司是国际大公司，因此这次的合作关系到公司日后的发展，老板要求全公司员工都必须全力以赴。由于客户的要求很高，因此这次的设计须要加倍用心。

在短短1个月的时间内，夏小沫大部分的时间都在自己的设计室里赶工，饿极了才会吃点儿东西。经过日夜奋斗，夏小沫设计的样品得到了客户的赞扬，并且与对方公司达成了长期的合作计划，全公司上下一片欢腾。

可夏小沫不那么开心，原来最近几天夏小沫的排便开始变得不规律，偶尔还有上腹胀痛的感觉，胃里面时不时地就上下翻腾。总算等到这次的紧急任务完成了，夏小沫赶紧去了医院。

经过检查后，医生诊断夏小沫是患上了便秘，而且由于耽误了第一治疗时间，因此现在有点儿严重。由于夏小沫又是过敏体质，说不定哪一种药物在服用后就会过敏，所以医生给夏小沫开了一个外治的方法，即取蓖麻仁2份，芒硝1份，全部捣烂成饼状，外敷于天枢、神阙穴，加用按摩则疗效更佳。

蓖麻仁性平，味甘，归肝、脾、大肠经，具有泻下通滞、消肿拔毒、排脓祛腐、祛风通络、逐水泻下的功效。现代医学研究表明，虽然蓖麻仁中含有的油并没有致泻的作用，但由于它在十二指肠内受脂肪分解酶的作用，皂化成为蓖麻油酸钠与甘油，这其中的蓖麻油酸钠对小肠有刺激性，引起小肠蠕动增强，促进小肠内容物急速向结肠推进，就会形成通畅的排便。

芒硝性寒，味咸、苦，归胃、脾、肾、小肠经，具有泄热通便、润燥软坚、清火消肿的功效，主治实热便秘、大便燥结、积滞腹痛等。科学研究证明，芒硝系含有杂质的硫酸钠，进入人体后其硫酸离子不易被肠黏膜吸收，存留肠内成为高渗溶液，使肠内水

很老很老的老偏方——职场疲劳一扫光

分增加，引起机械刺激，促进肠蠕动。

　　神阙穴，即肚脐，又名脐中，是人体任脉上的要穴。它位于命门穴平行对应的肚脐中。其是腹壁的最后关闭处，此处皮肤薄，敏感，含有大量的微血管，在此敷药吸收集中，且见效快。

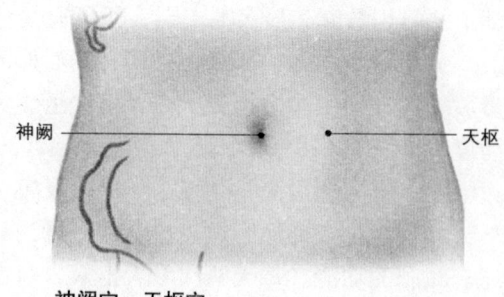

神阙穴、天枢穴

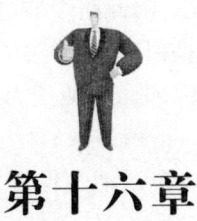

第十六章

痔疮老偏方，白领一族不再有难言的痛

痔疮作为一种常见的肛肠疾病，无论男女老少都会发病。其中，发病率比较高的当属职场人士。在职场人士中，白领首当其冲，成为肛肠疾病门诊中的主要就诊人群。这主要是因为白领一族长时间保持坐姿而很少运动，再加上他们的座椅往往过软，使得身体陷在椅子里面，血液循环会受到阻碍，极易诱发或加重痔疮病情。此外，进食过快、熬夜工作也是引发痔疮的重要因素。只要白领一族对生活习惯做出改变，再适时使用一些老偏方，就能远离痔疮的困扰。

白领久坐、久站易患痔疮，多多缩肛可预防

痔疮的得病率很高，正所谓十人九痔。尤其是广大上班族，长期坐在办公室里，缺少活动量，容易造成肛门盲肠内瘀血而引发疾病。一些不良的生活习惯，如大便时用力过猛，使盲肠肛门和盆底肌肉增多，形成不必要的负担与局部瘀血，致使疾病发生和蔓延。

王雅婷在出版社担任校对的工作，任务量比较大的时候，她常常不得不一坐就是一整天，腰酸背疼在所难免。不久前，王雅婷在家里上厕所的时候，发现如厕困难，肛门有异常的疼痛感，且粪便中带有血丝，她才发现自己得了痔疮，但觉得有点儿诧异，自己平时生活习惯很健康，怎么会得痔疮呢？

自从患上痔疮，她便时不时地受到痔疮的折磨。每次工作压力大、上火时，痔疮也会同时复发，坐下后觉得很疼，站着又没法好好工作，为此王雅婷很烦恼。

在这种情况下，王雅婷去了楼下的中医诊所，诊所里的老中医口碑很好。当王雅婷向老中医说了自己心中的困惑时，老中医解释道，上班的白领久坐久站都会引发痔疮。因为，人在站立或坐位时，肛门直肠往往位于下部，此时由于重力和脏器的压迫，往往是静脉向上而直肠回流受到很大的阻碍。而直肠静脉及其分支是缺乏静脉瓣的，血液容易回流、淤积。

听了老中医的解释后，王雅婷终于知道了自己得痔疮的原因，并接受了老中医给她提供的不用吃药的老偏方。老中医说，王雅婷的痔疮不是很严重，可以通过一些保健

的方法来治疗,减少吃药的机会,毕竟是药三分毒。在遵照老中医的偏方做了一段时间后,王雅婷的痔疮基本痊愈,再也没有因此而烦恼过,她决定一直坚持此偏方的做法。

王雅婷所用的偏方就是缩肛,也就是人们常说的提肛运动。

具体做法是:先全身放松,将臀部和大腿用力夹紧,舌抵上腭,然后用鼻慢慢吸气,同时将肛门提起,包括会阴部。稍稍停顿5秒后,缓缓呼气,并放松肛门。重复做10~20次即可。其次可以多做一些体育运动,像慢跑、气功、太极拳等。只要自己喜欢,每天锻炼半小时,一样能远离痔疮的造访。

除了提肛运动外,还可以尝试水疗法来治痔疮。比如矿泉浴、松脂浴、低压淋浴以及温水浴,其中容易操作的是后两者,低压淋浴即水压用1个大气压以下,温度为37~38℃,每日1次,每次15~30分钟,20天为一个疗程。而温水浴温度在37~38℃,每日1次,每次15~20分钟,20天为一个疗程。

多采用天然的办法来治疗和预防痔疮是再好不过的了,既免除了药物的不良反应,又解决了病症。

办公族预防痔疮,应该多坐硬座椅

由于广大上班族们长期坐在办公室里,活动量很少,为了舒服,都选择坐软椅子,回到家里后,觉得工作太累,还坐在软沙发上休息,久久不愿起身。然而,就是这一时的舒服,导致了痔疮的形成。

丁伟国是一名出租车司机,他的车里总是干干净净的,他待客人也很热情,因此大家总是很喜欢坐他的车。十年如一日的开出租车生涯,为他带来了财富,也给他带来了病痛。由于长时间坐在车里的软座椅上,丁伟国得了痔疮,折磨得他苦不堪言。

严重的时候,他甚至无法坐下,只好停止工作回到家里休息。可全家人的生计还要靠他呢,他很着急,便去医院就诊。在详细诊断后,医生向他耐心解释了病发的原因。

痔是肛垫病理性肥大,移位扩肛管皮下血管丛血液瘀滞形成的团块,其发病原因颇多,久坐、久站、劳累等使人体长时间处于一种固定体位,从而影响血液循环,使盆腔内血流缓慢和腹内脏器充血,引起痔静脉过度充盈、曲张、隆起、静脉壁张力下降而引起痔疮。

而人们坐在软座椅子上时,血液循环受到阻碍,从而诱发或者加重病情。再加之每天的运动不足,肠蠕动减慢,粪便下行迟缓或者因习惯性便秘而压迫静脉,导致局部充血和血液回流障碍,引起痔静脉内压升高,静脉壁抵抗能力下降,又将加重痔疮的症状。

为此,老中医向丁伟国推荐在出租车座椅上垫上一层较硬的座垫。而在办公室里,上班族们则应该多坐硬板座椅,因为当人坐在硬座椅上的时候,由于臀部有两个关节骨的支撑,就不会妨碍血液循环。

丁伟国听后赶紧回去在原来的座椅上加了一个竹子做的椅垫。坚持使用一段时间后,丁伟国的痔疮果真没有再复发,他还把这个偏方经常讲给那些乘坐他出租车的顾客听。

为了预防痔疮,大家在日常的生活中还应该多注意一些习惯,如尽可能一次排清大便。有的患者因为害怕疼痛而惧怕排便，或者因为肛门疼痛大便未排空便结束排便，从而导致大便在直肠内停留时间过长，水分被吸收，粪质变干而更加难以排出。

另外，痔疮患者最好便后有坐浴的习惯，坐浴是清洁肛门，促进创面愈合和消炎的简便有效的方法。每次便后都必须坐浴，坐浴时先用热气熏，待水温适中时，再将肛门的会阴部分放入盆内洗涤坐浴，每次20分钟左右即可。

此外，养成良好的排便习惯，每天清洗肛门也能起到良好的预防效果。

临睡前按摩长强穴，改善肛门血液循环

上班族们每天生活在巨大的压力下，工作辛苦又没有过多的时间进行自我保健，很容易患上一些常见病，比如痔疮。

白晓飞在一家动画公司从事绘画方面的工作，从小便喜欢绘画的她，对这份工作非常喜爱。

但长期端坐的姿势让她腰酸背痛，尤其是臀部，感觉都好像快瘀血了。白晓飞把自己的苦恼和妈妈说了以后，她的妈妈给白晓飞当医生的舅舅打了电话，问他是否知道什么有效的方法。

舅舅告诉白晓飞睡前按摩尾骨上的长强穴，每次约5分钟，即可改善肛门的血液循环。自此，白晓飞每天睡前都要按摩长强穴，没出几天，疼痛的病状就减轻了不少。

长强穴是督脉的第一个穴位。督脉对于大家来说比较熟悉，它从上至下，穿行于后背正中，是统领人体阳气的经络。长强穴在后背的正下方，在尾骨端与肛门连线的中点处，阳气就从这里开始产生。

很多老年人都知道，在治疗小儿疾病上有一个方法叫捏脊，捏脊的开始处就是长强穴，从这里沿着后背向上一直捏到后颈的大椎穴，对于小孩的食欲不振、消化不良、腹泻等病都有很好的治疗效果，原因就是它振奋了人体的阳气，所以中医学上说，长强为纯阳初始。

因此，按摩长强穴可以促进肛门部位的血液循环。不仅如此，对于中气下陷症，如脱肛、便秘等，都可以通过按摩长强穴来防治。另外，也可以让其他人帮忙艾灸长强穴，每次灸20分钟左右即可。

下面我们为职场人士介绍一招点长强不求人的瑜伽：坐在地上，双腿弯曲，把重心落稳在尾骨上；双脚抬起来，双手轻轻地放在小腿上，坚持半分钟，脚放下来，休息一下再练。三次为一组，每天早晚各练一组。练完后起身，双手半握拳，敲打长强位置5分钟。此法还能增强腰腿的力量，对不经常运动的职场白领来说，是比较适合的体式。在做这个体式的过程中，只有尾骨一个支点，全身都处在收紧的状态之中，可以按摩到腹部的内脏。尤其是以腰腹肌为中心的区域能得到很好的锻炼，相当于跑步的效果。

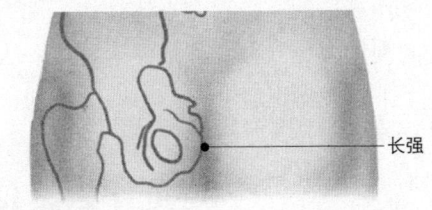

长强穴

葱白煮水洗痔疮，疼痛不再有

痔疮是指直肠末端黏膜下，肛管及肛缘皮下静脉丛瘀血曲张扩大形成柔软的血管瘤样病变。临床上分外痔、内痔和混合痔等，发作时有大便不畅、便血、疼痛、脱肛和坠胀的表现。痔疮的发病率很高，而且痔疮疼痛十分干扰人们的正常生活。

王华静在一家化妆品公司上班，公司老板很严谨苛刻。为了保住工作，王华静平时工作很拼命，又忙又累，几乎没有休息的时间。由于工作压力大，作息不规律，王华静患上了便秘。但她认为便秘不是病，吃点泻药就行了，因此也没放在心上。

不久前，王华静喜欢上了川菜，她几乎每天的正餐都是川菜，刚开始并没有觉得有什么不妥，直到有一天，王华静不仅便秘发作了，而且在试着排便的过程中肛门异常的疼痛。好不容易排出点儿粪便，她发现粪便中竟然带血，王华静这才意识到自己得了痔疮。

感觉问题严重的王华静去拜访了一个老中医，根据王华静的介绍，再加之观察到她面色黯淡、痘痘丛生，老中医判断她是体内积累了太多的毒素导致的。并且，由于这段时间她工作压力大，生活作息不规律，容易导致脏腑不调，气血运行不畅，经脉受阻。而饮食中高频率出现的辛辣食物，使她内生燥热，经脉交错，郁结不散从而形成了痔疮。

老中医给她开了个熏洗的方子，即将适量葱白煮汤后熏洗痔疮。葱白性温，味辛，归肺、胃、肝经，具有发汗解表、清热祛火、解毒杀虫的功效。《本草纲目》记载："葱，所治之症，多属太阴、阳明，皆取其发散通气之功。通气故能解毒及理血病。气者，血之帅也，气通则血活矣。"这说明，葱白可以很好地治疗血瘀之病，对痔疮很有疗效。

需要注意的是，表虚多汗者慎服，与葱白相克的食物也不要服用，如地黄等。

在遵照医生的嘱咐使用过后，王华静不仅痔疮好了，而且肠胃也更加舒服了。便秘的情况好转后，她的脸色也更加红润白皙了。

在治疗痔疮的时候，其实可以将以上偏方中的葱白换成萝卜，先将生萝卜捣碎，煎浓汤，熏洗患处，每天1~2次。中医认为萝卜有清热顺气、消肿散瘀的功能，萝卜含有能诱导人体自身产生干扰素的多种微量元素，可增强机体免疫力。同时，萝卜中的芥子油和膳食纤维可促进胃肠蠕动，有助于体内废物的排出，食用萝卜也能帮助治疗痔疮。

为了使痔疮更快痊愈，人们还要注意加强体育锻炼，尤其是要多做体操、太极拳、气功等运动，以增强身体功能。同时，人们的饮食也要合理，多吃果蔬，少吃辛辣刺激的食物，如辣椒、芥末、生姜等。人们更要养成良好的排便习惯，防止便秘。而且每天上下午做做提肛动作，帮助肠蠕动，也是防治痔疮的重要功课。

痔疮作祟，柿子帮你解"难言之隐"

患有痔疮后，较为明显的一个症状就是大便出血，这也是痔疮患者最为头痛的一件事。内痔与混合痔早期常见的症状就是无痛性、间歇性便后有鲜红色血混于粪便中。出血一般发生在便前或者便后，有单纯的便血，也会与大便混合而下，血色鲜红，出血时呈喷射状、点滴状、擦拭带血等。

钟晴晴是一名模特，因为身材高挑、样貌姣好而备受服装厂商的青睐，因此钟晴晴可谓商约不断，酬劳也越来越高。本该为了前途一片大好而欣喜的时候，钟晴晴却怎么也高兴不起来，原来由于自己有时过度的放纵饮食，多以辛辣的为主，再加之平时工作量很大，导致钟晴晴患上了痔疮。

正当钟晴晴为此事烦恼的时候，她当医生的同学来看望她，于是，她便把最近的烦恼事都和大学同学说了。她的同学当即就告诉她一个偏方，即食用生柿子，每日2~3个，洗净后连皮一起吃，几日即愈。

柿子，不光有甜美的味道，更具有一定的药用价值。从中医学的角度来看，柿子性寒，味甘而涩，归心、肺、大肠经。柿子具有清热润肺、生津止渴、健脾化痰、解酒降压等功效，主治肺热咳嗽、口干口渴、呕吐、泻泄等。

柿子在不同的状况下有不同的用处，新鲜柿子具有凉血止血的作用；柿霜可润肺，主治舌干咽干、口舌生疮等；柿蒂有降逆的作用；柿饼可和胃止血；柿叶也有止血的作用，尤其便血、出血和吐血等。

此外，柿子自身的营养价值很高，它所含有的维生素和葡萄糖比一般水果高1~2倍。柿子还含有很多的粗纤维、胡萝卜素、钙、磷、铁、果胶等，其中的果胶是一种水溶性的膳食纤维，有良好的润肠通便作用，对于缓解痔疮，保持肠道正常菌群生长有很好的作用。

需要注意的是，不能够空腹吃生柿子。在食用柿子后，不宜饮白酒、热汤，且在1小时之内，不宜喝牛奶、饮食醋。柿子还不宜与鹅肉、螃蟹、红薯、鸡蛋共同食用，否则会引起呕吐、腹痛、腹泻等症状。另外，贫血患者应该少吃柿子，因为柿子中含有的单宁，容易与铁质相结合，从而妨碍人体对铁质的吸收。

治痔疮，倒立、冷敷是首选

现在患有痔疮的人越来越多，虽然人们都已经意识到痔疮不可小觑，但由于一些错误的认识，导致很多人虽然进行了治疗，但效果并不明显，甚至加重了病情。因此，得了痔疮后，要到正规医院就诊，进行科学合理的治疗。

杜晓雯是一名舞蹈教师，每日活动量很大的她，本不应该患上痔疮。但她在妊娠期间，由于盆腔受压迫，阻碍血液循环而产生了痔疮。因为杜晓雯在怀孕期，害怕药物治疗会对孩子产生影响，因此在这期间一直强忍着痔疮带来的疼痛。在休假结束后，杜晓雯才开始治疗痔疮。

一个她在医院期间认识的老护士告诉她一个偏方，那就是倒立和冷敷可以预防和缓解痔疮。经常进行倒立活动，杜晓雯作为一名舞蹈老师，那可谓手到擒来，而且具备这样做的条件。可杜晓雯听见以后，并不太信服，觉得如此轻松的办法，怎么可能解决困扰自己这么久的问题。

护士为她讲解道理，痔疮是由于血液下行瘀塞，造成静脉回流障碍，发生曲张和扩大所致。而倒立正是反其道而行的一个方法，就是使血液上行，血液畅流其中，从而缓解痔疮。

冷敷长久以来都被热敷所取代，这是一种错误的认识。很多患者在痔疮发作时表现的都是肛门局部炎症或者形成血栓，很多医生会给患者开一些洗剂，嘱咐患者回家后用热水熏蒸治疗。

痔疮急性发作的时候，最好的方法就是用冷敷或者用凉水来洗浴。冷水可以快速减轻局部的肿胀，尤其是血栓，本来就是血管破裂引起的，冷敷后局部组织收缩，比较容易消肿。如果还是用热水熏蒸，局部炎症受热扩散得更加厉害，肿胀自然也就不能及时消退。

在听过护士的解释之后，杜晓雯相信了，并且开始回家进行尝试，同时配合一些药物治疗。经过一段时间的努力，杜晓雯的痔疮终于不再折磨她了，她又可以开心的和学生们共同起舞了。

苦楝子对治裂痔颇有成效

裂痔，又被称为哨兵痔。痔疮分为内痔、外痔和混合痔，而裂痔便属于外痔的一种。它是痔疮严重时的病症，由于便秘时排出硬便或者粗便而致使肛门破裂。裂口下端皮肤因为炎症而改变，浅部静脉以及淋巴回流受阻，引起水肿，组织增生，最终形成结缔组织性外痔。

胡宁涛在地质勘探队工作，长期在外进行野外勘探、实施操作是必不可少的。由于常常驻扎在贫穷的边远山村，抑或是野外的帐篷里，潮湿和病菌时常威胁着他的身体健康，就是在这种简陋的环境下，胡宁涛患上了痔疮。

在外工作时由于条件有限，他只能忍痛对其进行简单的处理，由于拖延的时间久了，胡宁涛的痔疮已经很严重了，疼得他连声叫苦。临时驻扎的村子里的老乡见状，很不忍，便拿出了自己家的祖传秘方。胡宁涛将信将疑地试用了几天后，痔疮没有之前那么严重了，有较为明显的好转。

这个秘方就是用那个村子盛产的苦楝树为原料，具体做法是：将成熟的苦楝树的黄色果实洗净、晒干备用，再将晒干的苦楝子置于砂锅中，翻炒至焦黑，并充分磨碎，撒上芝麻油搅拌后，放进空瓶中。当有裂痔发生时，即可用来涂抹患部。

苦楝树的果实性寒，味苦，归脾、胃、肝经，主要治疗主温疟伤寒，虚热烦躁胸胁，腹脘胀痛，疝痛，虫积腹痛等，具有清热祛火、润肺通肠、泄热健脾、疏肝行气、止痛的功效。此外，苦楝的酒精浸液，对若干常见的致病性真菌在体外有较明显的抑制作用，热水提取物也有抗真菌作用，故能够驱虫。

需要注意的是，过量摄入苦楝将对身体造成危害，一般常用量为4.5~9克，使用者一定要注意控制药量。

现代研究表明，芝麻油中以油酸、亚油酸、棕榈酸、甘油酯为主要成分，富含蛋白质、氨基酸、芝麻素、卵磷脂及钙、磷、铁等物质和多种维生素等，这其中的维生素E

对于改善血液循环、促进新陈代谢有很好的效果，对于软化血管和保持血管弹性效果更佳；不饱和脂肪酸和亚油酸，有很好的润肠通便作用；而卵磷脂是一种天然的解毒剂，它能分解体内过多的毒素，还具有良好的亲水性和亲油性，能为皮肤提供充足的水分，使皮肤变得光滑柔润。

芝麻油具有的这些功效，在痔疮治愈的过程中，一方面有助于肛门的润滑，另一方面还可以疏通血管、调理血液循环等。

用鲜无花果叶治痔疮，效果真不错

正常人肛管和直肠末端黏膜下有一种叫"肛垫"的特殊组织，只有当它有异常情况，如合并出血、脱垂、疼痛、嵌顿等症状时才被称为痔。而痔可分为内痔、外痔以及混合痔，其中混合痔是指内痔和相应部位的外痔融合，痔块可位于齿线上下。

张浩当公务员很多年了，由于他的文笔很不错，所以一直干的都是文职。他每天坐在办公室里整理资料、写写稿件，偶尔还要陪着领导出去应酬，因此食用大量油腻、辛辣食物，以及过量饮酒和长期坐着，缺少活动量等多方面因素使他患上了痔疮。

由于没有得到应有的重视，张浩的痔疮越来越严重，甚至出现裂痔的情况。痔疮每每发作的时候，张浩都坐立难安，痛得心烦意乱，几乎彻夜难眠。后来他的下属向他提供了一个治疗痔疮的老偏方，即选用鲜无花果叶，放入瓷罐中煮20~30分钟，趁热熏洗患部，每日3次。

听到治疗药物以及方法如此简单，张浩很怀疑，于是下属为他解释道，无花果性凉，味甘，归肺、胃经。它的主要功效是解毒消肿、清热祛火、生津开胃、健脾养胃、润肺利咽、润肠通便等。现代药理研究证明，无花果中含有的丰富酶类，以蛋白质分解酶为最多，其次是脂肪酶、淀粉酶、水解酶等有降低血脂和分解血脂的功能，可以减少脂肪在血管内的沉积。而痔疮的形成正是因为人体直肠末端黏膜下和肛管皮肤下静脉丛发生扩张和屈曲所形成的柔软静脉团，无花果的这种功效恰好可以促进血管中脂肪的分解，从而养护静脉，使其不至于扩张、曲张成团。

在听了详细的解释后，张浩决定试一试。在使用一段时间以后，张浩的痔疮明显好转，不再疼痛难忍，睡眠质量也提高了，又能正常地工作了。

其实无论是裂痔，还是疣痔，只要还是属于轻症，就可以治愈。但一旦变成了重症，就要做外科手术了，所以患者在患痔疮的初期就要用药治疗，不能轻视它，以防止进一步恶化。另外，痔疮的形成原因有很多种，比如便秘或者大便坚硬的人常会患有此病。在用鲜无花果叶治疗的时候，患者在入浴时用鲜无花果叶汁液熏洗肛门，并将擦有少量无花果叶汁液的手指插入直肠中，这也是一种能够促进排便、治痔疮的好方法。

除此之外，痔疮患者还可以多饮茶，因为茶性微凉，味甘、苦，能够调治多种疾病，对缓解痔疮也有很好的疗效。茶叶与中药配合即为茶剂，用于治疗疾病或者调养身体，又被称为药茶。而茶叶的选择则要根据个人体质的不同，素体阳盛者宜饮绿茶，体质虚寒者宜饮红茶，体质平和者宜饮花茶。

此外，患者还可适当食用芝麻，芝麻中含有大量的氨基酸、食物纤维和矿物质，能够促进排便。对于患有痔疮兼有便秘者，可长期服用，具有润肠通便、减轻痔疮、预防脱肛的作用。

事实上，生活中很多食物都有一定的药效，在进行食补的同时，要加强自身的锻炼，提高身体素质，让疾病远离我们。

大黄、鸡蛋，是治痔疮的一对好搭档

医学上所说的痔疮包括内痔、外痔、混合痔，痔疮发作时，一般会出现大便出血、疼痛、直肠坠痛、肿物脱出、肛门流出分泌物、肛门瘙痒等症状。痔疮不可久拖不治，严重时它会引发诸如贫血、坏死、肛门感染等其他病症。其中，如果患有外痔时，平时没有什么特殊的症状，但当发生血栓和炎症时可有肿胀、疼痛感。

郭美丽是客运站的窗口售票员，常年坐在窗口里为过往旅客查询车票详情以及打票。工作期间郭美丽经常在椅子上一坐就是一整天，有时坐久了觉得腰疼，就在腰后面垫一个靠枕。和那些整天站着工作的人相比，郭美丽觉得自己很幸福。

最近郭美丽的儿子参加中考，她这个当妈的也跟着着急上火，嘴边起个大泡不说，还突然间觉得肛门处胀痛难耐，于是便去了医院，经过医生诊断是患上了外痔。医生建议她进行外痔手术，可郭美丽的儿子在中考的关键时刻，郭美丽不想让孩子分心，于是拒绝了外痔手术。

医生考虑到郭美丽的各种情况，向她推荐了一个偏方，即大黄50克，鸡蛋2枚。先把大黄放入200毫升的开水中煮一两分钟，随即放入鸡蛋同煮20分钟。煮熟的鸡蛋，每天早晚各吃一个；煮过鸡蛋的水，晚上用来洗痔疮。这样经几天治疗后，就能使外痔痊愈。

大黄性凉，味辛而苦，归肺、脾、大肠经，具有清热解毒、凉血止血、祛瘀消肿的功效。现代医学证明，大黄能够增加肠蠕动，抑制肠内水分的吸收，从而促进排便。不仅如此，大黄还有抗感染的作用，对于革兰氏阳性和阴性细菌均有抑制作用。此外，它对于泻肛门部位之热有特效。

用大黄与鸡蛋合煮，鸡蛋可食用，以此排泄中下焦之热，而大黄可泻中下焦的内热，再辅之以大黄汁液清洗肛门，内外结合使用，效果更佳。

郭美丽照着医生的方子使用过一段时间后，明显有所好转，嘴边因上火而起的泡也不见了，终于能够全心全意地照顾儿子准备中考了。

使用此偏方需要注意的是，孕妇在妊娠期间，由于盆腔受压迫，阻碍血液循环也会发生痔疮，但不宜用此方法。对于孕妇的痔疮，考虑到药物可能对胎儿有影响，一般不进行处理。但要注意安排科学合理的饮食和休息，每天早上起床或早餐后养成定期蹲便的良好习惯，产后多做做提肛、踢腿的工作，有助于病症恢复。

另外，上班族在生活中要多多注意身体养护，多参加体育运动，比如太极、气功等，能够促进血液循环，调和人体血气，促进胃肠蠕动，改善盆腔充血，防止大便秘结，预防痔疮。

第十六章 痔疮老偏方，白领一族不再有难言的痛

长时间站立引发痔疮，多吃苋菜

痔疮说起来不是大病，但往往会给患者带来很大的痛苦，尤其是有些工作需要长时间走动或者坐着，很有可能触发痔疮所在的隐疾处，从而导致患者疼痛，干扰其正常的工作，因此我们应该对痔疮有正确的认识。

谭蓉在一家大型连锁超市担任理货员，这个工作看似工作量不大，也不需要长时间加班，没有很大的工作压力，但是把众多的货品按照不同的类别、品种以及生产日期在超市中摆放整齐也是十分辛苦的事。

在工作的时候，谭蓉几乎没有休息的时候，摆放各种物品，登高抑或是频繁的弯腰都是不可避免的，最痛苦的就是长时间站立，让她的四肢总是感到酸痛。

每晚回家后，精疲力竭的她也顾不上那么多，常常是倒头就睡。工作虽然劳累，但也算是一份较为固定的工作，因此她还是觉得挺满足。不久之后，她发现自己有时候会出现排便困难，便血的情况也时时发生，剧烈的疼痛感让她在工作的时候，有些行动不便。

于是，趁着休班的时候，谭蓉去医院做了检查，诊断结果为痔疮。医生解释道，由于谭蓉的身体长期呈现站立状态，导致静脉回流，使盆腔内血流缓慢和腹内脏器充血，引起痔静脉过度充盈，静脉壁张力下降，血管瘀血，从而扩张，导致了痔疮的产生。

针对谭蓉的具体症状，医生给她开了个中药的偏方。谭蓉在服用过一段时间后，痔疮有所改善，再排便的时候，不会产生剧烈的疼痛感了。

这个偏方是：取苋菜30克，生甘草10克，旱莲草30克，蜂蜜10毫升。然后水煎服，每日1剂，日服2次，服时加蜜糖10毫升。前两次煎液内服，第三次煎液外用熏洗肛门。

苋菜性凉，味甘，归大肠、小肠经，具有清热解毒、除湿止痢、凉血止血、通利二便的功效。现代医学已经证明，苋菜具有瘦身减肥的功能，可促进体内排毒，预防以及缓解便秘。此外，苋菜中还含有丰富的钙、铁和维生素，可补充人体所需的营养。

甘草性平，味甘，归心、脾、肺、胃四经，具有缓急解毒、祛痰止咳、补脾益气、清热润肺等功效。科学研究证实，生甘草能够促进胃部黏液的形成和分泌，延长上皮细胞的寿命，具有抗炎功效，常用于胃肠溃疡等病症的治疗，可以缓解急性疼痛，减轻便秘带来的痛楚，对于便秘的治愈也有一定的帮助。

旱莲草性寒，味甘、酸，归肝、肾经，具有凉血止血、滋阴养肾、补气益肝的功效，主要用于痔疮中大便带血这一病症，生甘草经过处理后，具有很好的止血功能。

此方中的蜂蜜具有调味的功能，同时还可以对链球菌、葡萄球菌、白喉杆菌等细菌有较强的抑制作用。当蜂蜜中含有的多种酶和矿物质发生反应后，还能提高人体免疫力。此外，蜂蜜对胃肠功能有调节作用，可使胃酸分泌正常。要注意，不要空腹饮用。

久坐引发内痔，喝点双花槐角饮可治

上班族们在工作中难免会遇到一些突发的情况，比如处理紧急任务，往往会使得大

家心力交瘁，而此时也正是痔疮容易产生或者加重的时候，因此上班族要适时地做好预防工作。

董宇中是一名速记打字员，他所在的公司进行项目谈判、召开总结大会等活动时，都是由董宇中来完成记录，并且将记录整理好，交给经理。因此，董宇中的工作就是坐在不同的场合中打字。这份工作说起来轻松，其实一点儿都不轻松。

为了保持高度集中的注意力，不漏记、错记重要的内容，董宇中在工作中要高度集中注意力。很多时候，一些重要的会议会开很长时间，董宇中也得在椅子上端坐好久，不可轻易走动。

由于长期以来工作压力比较大，董宇中生病了，他到医院一检查，是得了痔疮。痔疮发作起来着实让董宇中疼痛难忍。

医生诊断的病因是董宇中忧思上火，导致急火上涌。同时，他长时间地坐着，运动不足，最终导致了他的胃肠蠕动动力不足，粪便下行迟缓，压迫并刺激静脉，使得局部充血和血液回流障碍，引起痔静脉内压升高，静脉壁抵抗力降低，血管瘀血扩张，从而引发痔疮。

由于董宇中的工作时间不太确定，只要公司有重大的活动需要记录，都会通知他到场，而且董宇中也非常不愿意在治疗上花费太多的精力，因此，医生给董宇中开了个偏方。

在服用了医生给的偏方后，董宇中的痔疮有很大的改善，坚持服用一段时间后，他的痔疮被治愈了。而且这个方法简单实用，没有额外负担。

这个偏方是：取金银花10克，连翘15克，地榆炭10克，槐角10克，土茯苓10克，防风10克。然后用水煎服，每日2次。

金银花性寒，味苦，归肺、胃经，具有清热解毒、解热等功效。现代药理研究表明，金银花提取物对胃肠有很大的促进作用，其中含有的绿原酸可以增加胃肠蠕动，促进胃液以及胆汁的分泌，促进人体新陈代谢，调节人体功能、提高免疫力。此外，金银花还可以延缓衰老，改善人体微循环，清除过氧化脂肪沉积，降低胆固醇含量，促使堵塞的血管正常工作，从而加速痔疮的治愈。

连翘性微寒，味苦，归心、胃、胆、大肠、肾五经，具有清热解毒、散结消肿、解热镇痛、消炎抗菌、强心利尿等功效。尤其是它所具有的清热泻下的作用，可以缓解肠道内的堵塞所带来的危害。但需要注意的是，脾胃虚弱、气虚发热者不宜服用。

地榆炭实际上就是将地榆饮片置于锅内，用大火加热，炒至药物表面呈现焦黑色，而内部为焦褐色时取出，放凉即可。地榆炭性凉，味苦、酸，归肝、胃、大肠经，具有凉血止血、清热解毒、泻火敛疮的功效，主要用于治疗痔疮出血的症状。

槐角性微寒，味苦，归肝、大肠经，具有凉血止血、清肝泻火、清热润肝的功效，用于肠热便血、痔肿出血、肝热头痛、眩晕目赤等。科学研究证实，槐角也具有很好的止血效果，和地榆炭同样，此方子主要用于止血。

土茯苓性平，味甘、淡，归肝、胃经，具有除湿解毒、通利关节、健胃和脾、宁心安神的功效。

防风性微温，味辛、甘，能够祛风湿、止痛，可治疗破伤风、止血、止泻，尤其是对脾虚湿盛所致的泄泻有很好的功效。并且研究表明，防风的挥发物有解热、镇痛、镇

第十六章 痔疮老偏方，白领一族不再有难言的痛

静、抗炎等作用。

此外，患者也要注意养成良好的生活习惯。要积极地进行身体锻炼，保持良好的体质。

生豆腐渣治痔疮，效果真不错

痔疮的发病率越来越高，而随着被逐渐重视的民间老偏方的兴起，我们发现很多厨房中日常做菜的原料，在经过搭配或者加工后就可以用来治疗痔疮，且效果比较客观。

邢广军是银行储蓄岗位的一名柜员，这个职位是银行的基础职位，每天在银行大厅里的服务窗口工作，要为客户们耐心解答，或者是办理相关业务，一坐就是一整天。他每天经手的业务多时可达200多件。再加之大厅中人员较多，难免有些嘈杂，而且有的客户性子很急，总是无法理解业务办理过程中一些必要的等待，于是便冲着邢广军这些小职员发火，这样的情况也确实很让人恼火和忧虑。眼看着这一年要结束了，邢广军一方面忙于年末的各项工作，一方面高兴于可以放假，好好休息了，也可以抽空去医院看看，因为他这一段时间排便的时候都有剧烈的疼痛感。邢广军猜想自己是得了痔疮，但还不敢确定，尤其是坐着工作的时候感到很难受，现在全靠吃止痛药缓解症状。

总算熬到放假了，邢广军赶紧去医院做了检查，最终确定为得了痔疮，但还不算严重。病因主要是由于他久坐引起的，再加上这段时间工作繁忙，所以作息和饮食规律都被打乱，为了醒神而吃了不少以辛辣食物为主的夜宵，而且他还经常饮用咖啡。

由于邢广军非常希望趁着假期带着全家去旅游，轻松一下，因此恳求医生告诉他一个简单便捷而又有效的方法。于是，医生给他开了一个这样的偏方，即取一些生豆腐渣，在锅内炒干为末。用白砂糖汤送服，每次9克，每日服用3次。邢广军在家服用几天后，痔疮就疼得没有那么厉害了，于是全家人便起程一同去旅游了。他在出发前还带了已经制作好的药物，这样一来，既不耽误治疗，又和家人共享了一次欢乐之旅。

豆腐渣性平，味甘、微苦，归心、大肠经，具有清热解毒、消炎的作用。科学研究表明，豆腐渣是膳食纤维中最好的纤维素，被称之为"大豆纤维"，人常吃的话，可增加粪便的体积，使粪便松软，促进肠蠕动，有利于排便，可防治便秘、肛裂以及痔疮和肠癌。

正如中医学所认为的，豆腐渣内服可治疗大便下血，外用可以治疗恶疮、无名肿毒等。在这一药方中，白糖不仅仅有调味的作用，还具有和中益脾、生津解毒、清肺润燥的功效。

除了豆腐渣这一在我们的厨房中较为常见的食物外，用茄子也可以治疗痔疮，如将茄子切成片，烧成炭，研成细末。每日服3次，每次10克，连服10天。

茄子性凉，味甘，归脾、胃、大肠经，具有清热泻火、止血止痛的功效，对于口舌生疮、痔疮下血、便血等都很有效果。需要注意的是，脾胃虚寒、哮喘、体弱便溏者不宜多食。

夏季湿热易引发痔疮,多吃鳝鱼可防治

在炎热的夏季,很多湿热病易乘虚而入,尤其是痔疮发病率不断增加,且患有混合痔的患者居多,约占痔疮发病人数的60%左右。而在患病人群中,以职场人士发病率较高,这主要是因为职场白领常常饮食不规律、休息不足、疲劳过度,再加上因为天气炎热,职场人士常常在下班后去喝冰啤酒,并吃些辛辣刺激的食品等,都有可能引发大便干燥、排便困难等情况的发生,而便秘是诱发痔疮的一个重要因素。

由于痔疮是一种常见病、多发病,且发病部位特殊,很多职场人士即使患了痔疮也不重视,要么是"等"、"忍"、"拖",要么就寄希望于自己用药物来治疗,结果往往是用药不当,久拖不治,等到疼痛难忍或者便血时才去医院就诊,以至于延误了最佳的治疗时机,引起病情恶化。

因此,医学专家提醒广大职场人士,一旦发现出现便血、腹泻、肛门肿物脱出、肛门坠胀、疼痛、肛门潮湿、瘙痒等症状时,一定要及早到正规医院的专业科室进行检查。一旦发现患有痔疮,一定要及早对症治疗,以免延误病情,导致一些并发症的发生。

周明在某广告公司从事策划工作,经常熬夜,且吃饭很不规律,渐渐就出现了便血的症状。最初只是偶尔便血,他也就未放在心上,认为这是上火引起的,于是便到小门诊拿了些药,可是药吃了两天也不见效,便血是越发厉害,有时还会出现瘙痒的感觉,他心里很纳闷:这是怎么回事?

带着疑问,周明又去小门诊做了检查,经过粗略的检查后,他被告知得了肛门湿疹加火旺便血。医生为他开了些药物,并叮嘱他少吃辛辣的东西。周明本以为这次能把病给根除了,结果却令他大失所望,在刚吃药的前几天,病情稍有缓解,肛门也不瘙痒了。可仅维持了四五天,这便血就"爆发"了,而且来势凶猛,有好几次一上厕所,鲜血就喷涌而出,特别疼痛。他发现肛门处竟脱出一个肉球来,便后能自动收回。这可怎么办?周明想想这几次的就诊,花了数百元,病还未治好,真是越治越来气。

就这样一连拖了两三天,家人看着周明的症状也甚是着急,最终他去正规医院做了检查。中医仔细检查了周明的症状后,说他是内痔出血,给他开了一些药物治疗,并建议他吃清蒸黄鳝辅助治疗。

清蒸鳝鱼的具体做法是:准备鳝鱼250克,油、盐适量。将鳝鱼去鳃及肠杂,洗净后切成段,加盐,油适量,隔水蒸熟。佐餐食,适用于痔疮及痔疮出血的辅助治疗。

周明一边服药,一边吃清蒸鳝鱼,几天后痔疮就不出血了。在药物服用完后,他去复诊,医生建议他继续食用清蒸鳝鱼一段时间,以巩固疗效,同时建议他在平时的工作中多抽时间做做缩肛运动,能有效预防痔疮。

据《本草纲目》记载,黄鳝味甘、性温,有补血、补气、消炎、消毒、除风湿、治虚损等功效。民间用以入药,可治疗虚劳咳嗽、湿热身痒、痔瘘、肠风痔漏、耳聋等症。《本草求原》也记载:鳝鱼有黄青二种,黄者俗名黄鳝、青者俗名藤鳝、风鳝,味甘、性温,有小毒,善穿深潭,冬寒穴里始得,治痔痢、腰背脚湿风、五痔、肠风、下

血、带下、阴疮。

现代医学证实，鳝鱼所含的特殊物质"鳝鱼素"，有清热解毒、凉血止痛、祛风消肿、润肠止血等功效，能降低血糖和调节血糖，对痔疮、糖尿病有较好的治疗作用。

人们在挑选鳝鱼时，以表皮柔软、颜色灰黄、闻起没有臭味者为佳。鳝鱼最好是在宰后即刻烹煮食用，因为鳝鱼在离开天然环境后，生命力逐渐减弱，以至于处于濒死状态，这时它们体内的蛋白质就开始崩解，体内外的细菌开始向其肌肉深处侵袭繁殖。一旦鳝鱼死亡后，它们体内蛋白质很快会分解，细菌更是大肆扩张，将蛋白质中的组氨酸转化成组胺。当鳝鱼中的组胺达到一定浓度时，就会引发中毒现象，即人们食入组胺100毫克及其以上，几分钟后就会出现头痛、头晕的症状，严重时还会有恶心、呕吐、腹泻、心跳加快等症状，不利于人体健康。因此，人们一定不要吃死的鳝鱼。

许多人爱吃脆嫩的爆炒鳝鱼片，因为这样烹调的鳝鱼味道极鲜，但这种食用方法却对人体健康不利。据卫生防疫部门检验，鳝鱼体内常有颌口线虫的囊蚴寄生，在爆炒鳝鱼片时，这些寄生虫并没有死，进入人体半个月后会导致人们发病，发病症状多表现为体温突然升高、厌食，同时在颈颌部、腹部及腋下的皮下会呈现肿块，这就是颌口线虫感染中毒的迹象，应及时去医院就诊。

黄花菜煮汤喝，治疗痔疮很有效

对于从事电脑操作员、编辑等工作的职场白领来说，由于长时间保持坐姿，很少运动，尤其是长时间坐在过软的座椅里，身体血液循环受到阻碍，从而很容易诱发或者加重痔疮疾病，给他们的工作和生活带来种种困扰和不便。

吴乔是某广告公司的广告设计师，公司给员工配备的是坐垫柔软的办公椅，为了使自己坐得更舒服，她还给自己加了一个厚实柔软的布垫。却不承想，吴乔渐渐有了大便时出血、肛周疼痛的现象。到医院一检查，医生说她是患了痔疮。

医生告诉她，当人们长时间坐在松软的沙发里时，身体陷在沙发里面，血液循环会受到阻碍，从而诱发或加重痔疮病情，过软的座椅也有这样的效果。许多电脑一族就因为贪图一时的舒适，又久坐不动，很容易患上痔疮，而失去了健康。

医生建议吴乔多喝干黄花菜木耳汤，具体方法是：取干黄花菜、白糖各10克，木耳20克。将干黄花菜、木耳洗净去杂质，加水适量煮1个小时，原汤加白糖调服，每天早晚各1次，一般连喝3天即可见效。

吴乔按照医生所说的，连续喝了5天干黄花菜木耳汤，大便时就痛快多了，而且不再疼痛，大便纸上也没有血迹了。

人们也可以直接取黄花菜（鲜菜或干品均可）适量，用水两碗煎至一碗，调入红糖适量，温服，每日1次，可使初起痔疮消散，重者可减轻痛苦。

黄花菜是人们喜爱的一种传统蔬菜。因其花瓣肥厚，色泽金黄，香味浓郁，食之清香、鲜嫩，营养价值高，被视作"席上珍品"。中医认为，黄花菜性平，味甘，微苦，归肝、脾、肾经；有清热利尿、解毒消肿、止血除烦、宽胸膈、养血平肝、利水通乳、利咽宽胸、清利湿热、发奶等功效；主治眩晕耳鸣、心悸烦闷、小便赤涩、水肿、痔疮便血等病症。现代医学也证实，黄花菜常用于治疗痔疮出血或感染，它的胡萝卜素比番茄还要高10倍，加上有补血功效的红糖，会使黄花菜治疗长期出血痔疮的疗效更好。

食用黄花菜时最好选择干品，因为鲜黄花菜中含有一种"秋水仙碱"的物质，它本身虽无毒，但经过肠胃道的吸收，在体内氧化为"二秋水仙碱"，则具有较大的毒性。由于鲜黄花菜的有毒成分在高温60℃时可减弱或消失，因此食用时，应先将鲜黄花菜用开水焯过，再用清水浸泡2小时以上，捞出用水洗净后再进行炒食，这样秋水仙碱就能破坏掉，食用鲜黄花菜就安全了。食用干品时，最好在食用前用清水或温水进行多次浸泡后再食用，这样可以去掉残留的有害物，如二氧化硫等。

痔疮犯了，快用田螺明矾汁消痔止痛

今年34岁的王欢是一位出租车司机，因长期久坐，食无定时，患有严重便秘。大便时非常疼痛，并伴有便血，每次排便，痛苦无比。因天天忙于跑车赚钱，延误了治疗，近日便血更加严重，几个肉疙瘩堵在肛门外，疼痛难忍。因为便血过多，造成贫血，有几次跑车时头发晕，险酿成车祸。她这才休车一天，跑去医院检查，医生说她患了痔疮。

问及病因，医生说像她这种出租车司机患痔疮率非常高，因为久坐和饮食不规律，极易造成便秘，且大多司机不到万不得已不轻易就医，因此贻误病情。

医生建议王欢进行手术割除痔疮，可王欢一听到"手术"两字就恐惧，还是坚持药物治疗。医生就给她开了一些药服用，可效果并不明显，让她苦恼不已。

一次，她送一位老先生去机场，途中两人聊起天来，聊着聊着就聊到了痔疮这个问题。王欢坦言自己正为痔疮苦恼，老先生就告诉她一个消痔止痛的偏方——田螺明矾汁涂抹患处。

具体做法是：准备活的大田螺1个，明矾末少许。先把田螺用清水漂养2天，使其吐尽泥沙，然后以针刺破，加入明矾末，过1夜后，除去螺壳。用棉花每小时蘸汁涂患处1次。一般5~8天就可使痔疮痊愈。

《四川中医》杂志上也曾介绍过一个类似的偏方：取活田螺1个，用瓦片炼干，研细末分3包备用。每晚睡前先将肛门洗净，然后取1包田螺粉，用拇指、食指、中指捏田螺粉填入肛门内1~2厘米处。每晚1次，3天为三疗程，一般观察治疗1~2疗程。

《家庭医药》杂志中也对田螺治疗痔疮有所介绍，具体方法是：准备洗净的大田螺1个，将盖去掉，放入冰片1钱（5克），5分钟后取田螺水涂肛门。每天2次，7天为1个疗程，可有效治疗痔疮。但在用药期间应忌吃酒和辛辣食物。

《丹溪心法》中对痔疮的病因病理作了较好的论述，曰："痔者，皆因脏腑本虚，外伤风湿，内蕴热毒……以故气血下坠，结聚肛门，宿滞不散，而冲突为痔也。"而田螺以水田为家，中医认为，田螺"禀水土之阴气，其汁大寒"，味甘、咸，性寒，具有清热利水、除湿解毒的功效，广泛用于热结小便不通、黄疸、脚气、水肿、消渴、痔疮、便血、目赤肿痛、疔疮肿毒等症。在现代医学临床实践中，田螺也被广泛用于痔疮的治疗中，且效果极佳。而且，用田螺治疗痔疮既经济，又平和，无痛苦，无不良反应,易为患者接受,值得推广。

而明矾具有抗菌、消炎、收敛的作用,冰片有止痛作用,将其和田螺一起治疗痔疮,效果更好。

米醋煮羊血,止内痔出血效果好

在如今的现代化社会,越来越多的人从事久坐或者久站的工作,再加上当前生活压力的增加使得人们的生活节奏加快且不规律,因此越来越多的人患上了痔疮。

痔疮分为内痔、外痔和混合痔三种,内痔生于齿线以上和肛门3厘米处,称为内痔。《外科大成·痔疮》中说:"内痔在肛门之里,大便则出血如箭,解毕用手按,良久方入。"并进一步指出内痔以出血和脱出为主要症状,多为无痛软性肿块,因此在发病初期常常不会引起人们的重视,等到内痔脱出的时候,症状就比较严重了。尽管人们可通过各种治疗手段缓解内痔症状,不过自身的预防才是最为重要的。

人们要预防内痔,首先要清楚地认识内痔的症状有哪些。一般来说,内痔的症状主要有以下五点。

(1)便血:排便中或便后出血,色鲜红,有时大便表面附有少量血液,或将手纸染红,有时为滴血或射血。由于粪便擦破黏膜,或因排便时过于用力,血管内压力增高,以致曲张静脉血管破裂。如长期反复出血,或多次大量出血者,还可引起贫血。

(2)脱出:由于痔核体积增大,排便时受到粪便的挤压,使其逐渐与肌层分离而脱出肛外,有时是1~2个痔核同时脱出,有时是全部痔核并带有直肠黏膜一起脱出。最初便后能自行复位,症状较重者,脱出后需用手推回,或卧床休息,方能复位。症状更严重者,除排便时脱出外,凡用力、行走、咳嗽、喷嚏、下蹲等,都可能脱出。

(3)疼痛:单纯内痔,一般无疼痛,有时仅感觉肛门部坠胀或排便困难。如脱出未及时复位,则疼痛加重;如发生嵌顿,有溃烂坏死,引起肛缘发炎水肿,则疼痛剧烈。

(4)黏液流出:直肠黏膜长期受痔核的刺激,引起分泌物增多;晚期内痔,因肛门括约肌松弛,常有分泌物由肛门流出。轻者大便时流出,重者不排便时也自然流出,在内痔脱出时,分泌物更多,污染内裤,病人极不方便。

(5)瘙痒:因分泌物或脱出痔核的刺激,使肛门周围潮湿不洁,发生湿疹和瘙痒,瘙痒有时是由于内痔脱出因反射作用而引起的。

当人们发现自己出现以上5种症状时,一定要引起重视,并及时去医院检查,进行相应的治疗,才能有效预防内痔恶化,避免对身体造成更大的伤害。

刘池今年28岁,在一家上市公司做市场部主管。到了年末的时候,公司主要做明年市场策划方案,及本年度市场费用结算。刘池变得十分忙碌,许多时候忙得连饭都顾不上吃。即便是叫外卖吃,也多是肯德基、麦当劳、必胜客之类的油炸食物,她也知道常吃这些东西对身体不好,可又忙又饿的时候哪顾得上这些。就这样忙了半个月,刘池感觉自己的身体有些不良症状:肛门处奇痒难忍,大便时不光疼痛,还伴有出血。

刘池担心身体会出现更严重的问题,就立即到医院就医。经过医生检查分析,确诊

很老很老的老偏方——职场疲劳一扫光

刘池患了内痔。

中医认为，内痔主要是由于饮食不节，过食醇酒厚味、辛辣生冷刺激，或饥饱失常，或因起居失慎、久坐久立、负重远行，或房事过度，或因久泻久痢、长期便秘、妊娠生产、腹部肿瘤压迫等，均可使风湿燥热内生，气血不调，以致经络阻滞，瘀血浊气下注肛门而形成内痔。

医生认为，刘池主要是久坐导致的经络阻滞，再加上过食辛辣、饮食不规律等原因，就导致了内痔。但所幸刘池的内痔症状还不算严重，因此建议她通过食物治疗，于是医生推荐给她一个治疗内痔的偏方——米醋煮羊血，具体做法是：将200克已凝固的羊血用开水烫一下，将血污水倒出，切成小方块，加米醋1碗煮熟，加适量细盐调味。只吃羊血，不饮醋汤。可治初期内痔。

刘池按医生所说的方法食用米醋煮羊血一周后，肛门奇痒、疼痛、大便出血的症状就消失了。

中医认为，羊血性平，味咸，入脾经，有活血、补血、活血化瘀之功用，主要用于各种内出血、外伤出血的食疗，被广泛用于痔疮的治疗中。《本草纲目》记载："羊血，咸，平，无毒，止血，祛瘀。治吐血、衄血、肠风痔血，妇女崩漏，产后血晕，外伤出血，跌打损伤。"《便民食疗》上也说羊血"治大便下血：羊血煮熟，拌醋食最效"。

早晚一盅葡萄糖水，缓解痔疮出血症状

在现实生活中，大部分人都有被痔疮滋扰的经历，让人们承受着巨大的痛苦和折磨。

古月今年27岁，在一家科技公司从事销售工作，是位地地道道的川妹子。她平时吃饭就离不开辣椒，到了夏季，吃辣椒吃得就更多了。在她看来，辣椒能促进食欲，还有排汗降温的效果。古月工作一直都很繁忙，经常半夜才回家，休息不足，饮食也不规律。一直以来，古月就有便秘，偶尔还会出现肛门坠胀、疼痛的症状，因为工作忙，她也没当回事。最近天气炎热，古月下班后经常和同事一起去吃烧烤，使得肛门部位疼得越来越厉害，上厕所时竟然发现大便中带血，这可把她吓坏了，立即去了医院检查。

医生在了解了古月的情况后，为她做了详细的肛门镜检查，几分钟后就确诊她患了痔疮，但症状还不算太严重，医生没有给她开什么药，只是嘱咐她多喝葡萄糖水。古月半信半疑按照他的意见办了，果见奇效。见效后，她又继续按医嘱将1袋（500克）葡萄糖用完，至今已3个多月未复发。即使她后来便秘数日，也未见出血。

这个喝葡萄糖水的方法很简单，即每日早晚空腹喝一盅葡萄糖水，浓度以2汤匙糖拌大半茶盅温开水为宜。坚持喝3~5日，方能见效。

葡萄糖又称为玉米葡糖、玉蜀黍糖，也可简称为葡糖，是自然界分布最广且最为重要的一种单糖，它是一种多羟基醛。纯净的葡萄糖为无色晶体，有甜味但甜味不如蔗糖，易溶于水，微溶于乙醇，不溶于乙醚。葡萄糖在生物学领域具有重要地位，是活细胞的能量来源和新陈代谢中间产物。在糖果制造业和医药领域有着广泛应用。

这个偏方中食用的葡萄糖指口服葡萄糖，它一般呈粉状，所以又称葡萄糖粉。它能

迅速增加人体热量、耐力，可用作血糖过低、感冒发热、头晕虚脱、四肢无力及心肌炎等症的补充液，对癌症也有一定治疗作用。对于痔疮的治疗作用，目前虽然还没有明确的医学原理总结，但大量临床实践案例已证实了葡萄糖水治疗痔疮的实效。

此外，要想早日摆脱痔疮困扰，平时应该多吃清淡的食物，特别是粗粮，同时注意休息，不生气、不着急。

小小的清凉油，也是治痔疮的法宝

23岁的官昕是个五官精致、皮肤白皙滑嫩的漂亮女孩，大学毕业后，她进入了一家市场研究公司做市场研究员，每天的工作内容很多：忙着独立负责向客户提交市场研究计划书，并根据客户要求进行调整、设计问卷与项目执行模式、整理和分析数据、撰写数据报告和最终报告、报告提交和演示，还要负责客户沟通与维护。

每天一睁眼，官昕就开始想着报告，晚上闭眼休息前脑海里也想着报告。一日三餐没个准点，加班熬夜更是家常便饭，短短半年时间，官昕苍老了许多：皮肤变暗淡了不说，毛孔也粗大了，黑眼圈更是从来没消失过。可沉浸在事业激情中的官昕却似乎没有感觉到自己的这些变化，当然主要原因还是因为她每天忙得没空照镜子。

一天，官昕晚上回家，正赶上隔壁的小孩和奶奶散步回家，官昕很喜欢这个小孩，给了他几块巧克力，小孩很懂礼貌地说："谢谢阿姨。"官昕当时就愣住了，心想："这孩子以前不是叫我姐姐吗？可能是光线暗，没认出来吧。"第二天官昕出门上班时，又遇上了隔壁的这个小孩，小孩看见她，立即礼貌地说："阿姨好！"官昕彻底晕了，心想："我真这么老了？"

到了办公室，官昕冲到洗手间的镜子前仔细观察自己，发现自己果然老了许多，都快像一个40岁的大妈了。这时，她想起自己好像有好几天没有大便了，而且肛门处又痒又痛，她把这些症状说给自己做医生的朋友听，朋友说她可能患了痔疮，最好去医院做下检查。在医院经过一番检查后，她确实患了痔疮，但症状并不严重，因此可以不用药物治疗。

于是，医生建议她用清凉油治疗痔疮，具体做法是：先用温水洗净患处，然后取本品直接涂于外痔核隆起处，用量以患者自觉局部有清凉感为度，每日2~3次，1周为1疗程。但痔疮伴出血的患者不宜使用，过敏体质者禁用，孕妇慎用。

同时，医生还建议官昕合理安排自己的工作和生活时间，不要把所有的精力都投入到工作中，要注意给自己充足的休息，毕竟劳逸结合才是保证健康的最佳选择，也是预防官昕过早衰老的重要保证。医生认为官昕当前肤色暗沉除了她经常熬夜的原因外，还与她长期便秘有关，于是建议她多吃红薯、芋头、韭菜等通便食物，保证肠道健康，才能恢复昔日的美丽。

官昕按照医生给出的建议，对自己的工作和生活进行了调整，尤其是注重饮食的规律，当然也没忘了每天使用清凉油。一周后，她就觉得自己肛门痒痛的症状彻底消失了，同时便秘的毛病也有所改善，脸色也不像原来那样暗淡了。

痔疮的治疗方法也很多：手术切除、内服外用药物等，均能改善症状。但用清凉油外涂患处，不仅简单便捷、经济实用，而且效果颇佳，因此深受广大职场人士的喜爱。

清凉油，又称为万金油，是由清同治初年的福建人胡文虎发明的。当时，胡文虎随父在缅甸的仰光开了一家药铺，由于缅甸位于东南亚，属于热带季风气候，天气炎热，雨水充沛，蚊蝇虫豸繁多，胡文虎据此开始研究中草药，并吸取了南洋等国的民间草药配方，制成了"虎标万金油"。当人们遇到蚊虫叮咬、皮肤瘙痒或者有轻度烫伤时，取万金油涂抹患处，即能活血消肿、镇痛止痒。此外，当伤风、头痛时，取万金油涂在印堂、太阳穴处，便有清凉缓解之效。

后来随着医学临床实践的发展，人们发现了清凉油越来越多的用途，治疗痔疮就是其中一种用途，这主要是因为清凉油内含有薄荷脑、樟脑、薄荷油、玉树油、丁香油等物质，可起到抗炎、止痒、镇痛、促进血液循环等作用，故亦可用于治疗痔疮肿脱、痒痛。

此外，婴幼儿便秘时，人们也可以试试清凉油催便。准备一瓶清凉油（最好是白色的那种），用清凉油在便秘宝宝肚脐周围薄薄地抹一层（不能多，以免刺激宝宝皮肤），再在肚脐相对应的后背也抹一层，稍加按摩，1~2小时后，宝宝就会产生便意。一次无效，可以尝试2~3次。

久坐易生痔疮，多踮起脚跟走路可预防

俗话说"十人九痔"，痔疮是现代人特有的常见病，很多人都会有或轻或重的肛门疾病。所谓无痔疮，只不过是无症状而已。由于痔疮长在肛门，便成为很多人的"难言之隐"。

容易得痔疮的人群有久坐办公室的脑力劳动者、司机、厨师、生意人等。

司机因工作性质总是坐着，长期久坐不动容易加重肛门的瘀血状态，引发和加重痔疮的发生。

厨师这一行的弊病是久站。从解剖学层面看，人体直肠上的静脉及其分支没有静脉瓣，血液由下向上穿过直肠肌层向心脏回流时，在地心吸引力的影响下，容易产生血液淤积。而厨师工作期间经常站立，加大了痔疮的发作可能。

生意人饮食不规律、应酬饭局多是这个人群的特点。饭局上人们进食高蛋白、高脂肪、高胆固醇的精细食物多，粗纤维食物少，容易便秘，从而导致直肠肛门部位充血，久而久之肛垫组织就会松弛。

痔疮最主要的症状是便血和脱出，大便时反复多次出血，会使体内丢失大量的铁，引起缺铁性贫血。用脚尖走路可以减轻痔疮的困扰，让身体进入健康的"良性轨道"。

马驰是某医学保健报的记者，负责的是报纸中新增加的家庭老偏方板块，每天的工作就是采访许多医学专家，为读者搜集一些简单高效的老偏方。

一次，马驰前去采访一位乡村医生，那位医生不仅是个治病的高手，还是个长寿老人。马驰见到老人时，老人正在一踮一起地练功。出于好奇，马驰问老人练的是什么功，老人笑呵呵地说，这是治痔疮的功。原来，老人因为久坐的原因，患了痔疮，说痛不痛，说痒不痒，非常难受，于是他就开始练功。至于功法，老人说很简单：身体站

立，双脚后跟抬起，稍微停留几秒再放下，如此坚持100下，每天2次，半个月后就会好转。老人说自从自己坚持这种锻炼方法后，痔疮就好了。

马驰将这个方法在报纸上发表不久后，就有一位王女士发来感谢信，说她是一个高级白领，平时工作非常繁忙，饮食很不合理，所以经常便秘，每次排便都要很久。为了不耽误处理文件的时间，于是她想了一个自认为非常好的点子：就是把文件带到厕所看，这样就一举两得，不浪费时间了。而这项双重利用时间的好点子，却形成了恶性循环：便秘加重了，还出现了痔疮。她认为不是什么大问题，只到药店买了点药膏。过了段时间，病情却并未好转，越来越严重，整天又痛又痒，痛苦不堪，严重影响到了她的工作生活。当她从报纸上看到踮脚走路治疗痔疮的方法时，抱着试一试的心态做了，效果相当不错，才做了1周，她的痔疮就不痛不痒了。

除了王女士，还有许多读者纷纷打来电话，说这个治痔疮的方法十分有效，并希望报纸能继续为大家提供类似的老偏方。

踮脚走路即是用脚跟提起、脚趾受力的姿势走路。脚趾一旦受力，常使人不由自主地提肛，使肛门肌肉收缩，促使淤积在直肠静脉丛的血液向下腔静脉回流，使痔核的瘀血状况得以改善。因此，每天踮脚走路10~15分钟，有助于痔疮患者病情的康复。尤其是对于上班族来说，由于久坐，患痔疮的概率非常大，因此这种方法很适合上班族。

刺激会阴穴，治疗痔疮有良效

在我们周围，很多人为痔疮所困扰。有人认为，长期坐着工作、饮食习惯不良是患痔疮的主因。对患有痔疮的人来说，最难过的季节莫过于冬季了。尤其是有喜宴时，长时间坐在椅子上，本来就会容易引起肛门瘀血，再加上好酒一喝，扩张血管，痔疮就会恶化。

王贺是一名电工，患有痔疮多年。最近在一次工友聚会时，因长期坐着，痔疮痛得无法忍受，便跑到厕所，刚一蹲下竟如排尿般泻出大量的血。心有恐惧的王贺立即去医院就医。医生针对他目前的症状开了对症药给他，并教给了他一个通过刺激穴位进行辅助治疗的偏方。回家的王贺在遵医嘱吃药的同时，又配合了这个偏方，便血的情况再也未发生过。

王贺的老婆小钱是一家外企的秘书，每天坐办公室，外人都很羡慕这种工作。然而，由于长期久坐导致下半身血液瘀滞，再加上各种应酬，她也有痔疮的毛病。看王贺通过刺激穴道治疗痔疮很成功，她也就学自己的老公那样刺激穴位，很快就治好了痔疮。后来，她一有时间就刺激自己的那个穴位，再也没有担心过痔疮的问题。

这个方法中的关键穴道是小指中关节上的会阴点。顾名思义，它相当于会阴的位置。除了可预防痔疮外，针对因前列腺肥大而引起的阴部疼痛也有奇效。尤其对缓解痔疮出血特别有效。

寻找会阴点的方法：首先将小指弯曲成钩状，然后用指尖按压小指中关节内侧（靠无名指侧），如压到痛点，就是会阴点。建议两只手都找找看，疼痛的点就是穴道所在。

具体的操作方法是：用艾柱灸会阴点，每天早晚灸20~30次。此法能促使肛门括约肌受到锻炼，提高肌力，快速止血，并能改善痔痛症状。

除了刺激会阴点可预防痔疮外，手背的合谷穴和手掌侧食指第一关节的大肠穴也是预防痔疮的穴位。只要有时间，就用手指按压这些穴位，会很快收到预期的效果。